针药结合学

主审 石学敏 刘保延
主编 程海波 徐 斌

全国百佳图书出版单位
中国中医药出版社
·北京·

图书在版编目（CIP）数据

针药结合学 / 程海波，徐斌主编 . —北京：中国
中医药出版社，2021.7
ISBN 978 - 7 - 5132 - 7048 - 9

Ⅰ . ①针… 　Ⅱ . ①程… ②徐… 　Ⅲ . ①针灸疗法
②中药疗法　Ⅳ . ① R245 ② R243

中国版本图书馆 CIP 数据核字（2021）第 128027 号

中国中医药出版社出版

北京经济技术开发区科创十三街 31 号院二区 8 号楼
邮政编码 　100176
传真 　010-64405721
三河市同力彩印有限公司印刷
各地新华书店经销

开本 880×1230 　1/32 　印张 15.75 　字数 436 千字
2021 年 7 月第 1 版 　2021 年 7 月第 1 次印刷
书号 　ISBN 978 - 7 - 5132 - 7048 - 9

定价 　80.00 元
网址 　www.cptcm.com

服 务 热 线　010-64405510
购 书 热 线　010-89535836
维 权 打 假　010-64405753

微信服务号　**zgzyycbs**
微商城网址　**https://kdt.im/LIdUGr**
官 方 微 博　**http://e.weibo.com/cptcm**
天猫旗舰店网址　**https://zgzyycbs.tmall.com**

如有印装质量问题请与本社出版部联系（010-64405510）
版权专有　侵权必究

《针药结合学》编委会

主编简介

　　程海波，医学博士，教授，主任中医师，博士研究生导师，哈佛大学医学院博士后。现任南京中医药大学副校长，针药结合教育部重点实验室主任，国家中医药管理局名医验方评价与转化重点研究室主任。兼任中华中医药学会肿瘤分会副主任委员，全国中医药高等教育学会常务理事兼副秘书长。从事中医教学、科研、临床工作20余年，主持省部级以上科研项目10余项，主编学术著作2部，获得教育部科技进步奖一等奖、中华中医药学会科学技术奖一等奖。入选国家"万人计划"、国家中医药领军人才"岐黄学者"、科技部中青年科技创新领军人才、江苏省有突出贡献中青年专家。

　　徐斌，医学博士，研究员。现任南京中医药大学针药结合教育部重点实验室副主任。兼任中国针灸学会常务理事，中国针灸学会针灸临床分会主任委员。从事针灸科研、教学及临床工作33年，主要研究方向为针灸及针药结合效应规律及机制，主持国家级科研项目5项，发表学术论文289篇，主编专著、教材7部。作为第一完成人获得省部级及学会科技成果奖5项，主持起草行业标准或指南4部。《中国针灸》及《针刺研究》编委。2008年入选第二批全国百名杰出青年中医，2010年入选江苏省高校青蓝工程"针药结合增效减毒的科学基础"科技创新团队带头人，2018年入选江苏省中医药领军人才。

目 录

导 论

第一节 针药关系简史

针药结合产生于医学临床实践，从不自觉地将二者并用，到经验性地将二者结合应用以求共效，再到目前常识性认识框架内的二者有机结合应用以获增效，或减轻药物的毒副作用。针药结合的内涵与外延在医学临床实践中不断丰富。虽然，一般认为针药结合的学术思想古已有之，古代针药关系的主要特点可能是针药各有所宜，均可治疗疾病。然而，历代文献表明，针药结合治疗疾病（即现代意义上的针药结合）可能并不是古代医疗的主要治疗策略，而可能是近现代以来才成为主要的学术研究方向。

一、《黄帝内经》毒药治其内，针石治其外

《黄帝内经》中的治疗学是以针灸为主、药物为辅的（仅有 13 首方剂），针药结合思想可能已经形成，但与现代意义上的针药结合的形式与内涵是有区别的，"针药分治"可能是其主要形式。经常作为"针药结合"的代表性观点引用的论述有"故圣人杂合以治，各得其所宜，故治所以异而病皆愈者，得病之情，知治之大体也（《素问·异法方宜论》）"，然而，这一论述强调的是针灸与药物各有其适应证，尽管治疗方法不同但可以治疗相同的疾病，并不是特指针灸与药物同时治疗疾病，从这一论述的问题"黄帝问曰：医之治病也，一病而治各不同，皆愈何也？岐伯对曰：地势使然也"更能明确这一

点。可见，这一论述，并不是针对针药结合问题的（或是多种方法综合治疗），它是针对各种不同的治疗方法为什么能治疗同一种疾病的，论述重点是不同发病地域环境而产生不同的病因和体质，所以不同的治疗方法产生于不同的地域环境，而不是强调多种方法同时治疗疾病。

我们对《黄帝内经》全文进行了初步检索，真正的针/灸、药物同时治疗疾病的论述只有 6 条：

"调食和药，治在下俞"（《素问·经脉别论》）；

"可灸可药"（《素问·玉机真脏论》）；

"数刺其俞而药之"（《素问·骨空论》）；

"饮闭药，方刺之，时徒饮之"（《灵枢·四时气》）；

"代则取血络且饮药……紧则灸刺且饮药"（《灵枢·禁服》）；

"先饮利药……刺足内踝之下，然骨之前，血脉出血"（《素问·缪刺论》）。

其实，战国、秦汉的史料表明，当时医师更多的是"一人专事一技"，不太可能身兼数技，当时的法律也不允许医师同时用多种方法治疗疾病，如《史记·秦始皇本纪》载"秦法，不可兼方，不验，辄死"，《正义》注"令民之有方伎者不得兼两齐，试不验，辄赐死"。《灵枢·病传》的以下论述可能是这一法律观念的一种体现，"黄帝曰：余受九针于夫子，而私览于诸方，或有导引行气、乔摩、灸、熨、刺、蒸、饮药。之一者，可独守耶，将尽行之乎？岐伯曰：诸方者，众人之方也，非一人之所尽行也。黄帝曰：此乃所谓守一勿失，万物毕者也"；马莳注曰"此言诸方可行于众病，非行于一人，然守一可以御万也。诸方者，所以治众人之病，病有不同，故治之亦异也，岂必于一人之病而尽用之哉。帝悟诸方虽行于众病，而医工当知乎守一"；张介宾注曰"谓当因人所宜施治，是众人各有其方也"。

基于以上资料及分析，我们认为，《黄帝内经》尽管明确了针、灸、药物均可以治疗疾病，但运用针灸与药物结合的治疗可能还不是当时的主流。

二、《伤寒杂病论》针药结合，纠偏治变

《伤寒杂病论》中的针药结合思想也常被当代强调，我们检索到可能的针、灸与药结合相关的条文有以下 6 条：

"烧针令其汗，针处被寒，核起而赤者，必发奔豚。气从少腹，上冲心者，灸其核上各一壮，与桂枝加桂汤，更加桂二两也"（第11 条）；

"太阳病，初服桂枝汤，反烦不解者，先刺风池、风府，却与桂枝汤则愈"（第 24 条）；

"伤寒脉浮，医以火迫劫之，亡阳，必惊狂，卧起不安者，桂枝去芍药加蜀漆牡蛎龙骨救逆汤主之"（第 112 条）；

"火逆下之，因烧针烦躁者，桂枝甘草龙骨牡蛎汤主之"（第118 条）；

"阳明中风，脉弦浮大，而短气，腹部满，胁下及心痛，久按之气不通，鼻干，不得汗，嗜卧，一身及目悉黄，小便难，有潮热，时时哕，耳前后肿，刺之小差，外不解，病过十日，脉续浮者，与小柴胡汤"（第 231 条）；

"少阴病，得之一二日，口中和，其背恶寒者，当灸之，附子汤主之"（第 304 条）。

以上 6 条中有 3 条是应用药物解决针灸疗法（烧针为主）出现的不良反应或变证的（第 11、112、118 条），仅 3 条（第 24、231、304 条）可能符合现代意义的针药结合，同样也是以针、灸或药相互解决变证为主；且《伤寒杂病论》涉及的有名腧穴也仅 8 个（期门、巨阙、风池、风府、大椎第一间、肺俞、肝俞、关元）。尽管第 24 条被古今医家反复论述并拓展出多种内涵，但并不能认为《伤寒杂病论》时代，针药结合治疗疾病是当时的主流临床实践之一。

三、《脉经》药和肠胃，针调经脉

《脉经》中有"在肠胃之间，以药和之；若在经脉之间，针灸病

已"(《脉经·卷第一·辨脉阴阳大法第九》)的论述，在《脉经·卷第一·平三关病候并治宜第三》中有 48 条针药结合具体治疗的论述，其中寸脉 14 条、关脉 16 条、尺脉 18 条，列举如下：

寸口脉浮，中风，发热，头痛。宜服桂枝汤、葛根汤，针风池、风府，向火灸身，摩治风膏，覆令汗出。

寸口脉紧，苦头痛骨肉疼，是伤寒。宜服麻黄汤发汗，针眉冲、颞颥，摩治伤寒膏。

寸口脉数，即为吐，以有热在胃脘，熏胸中。宜服药吐之，及针胃脘，服除热汤。若是伤寒七八日至十日，热在中，烦满渴者，宜服知母汤。

关脉浮，腹满不欲食。浮为虚满，宜服平胃丸、茯苓汤，生姜前胡汤，针胃管，先泻后补之。

关脉紧，心下苦满，急痛。脉紧者为实，宜服茱萸当归汤，又大黄汤，两治之，良。针巨阙、下管，泻之。

关脉数，胃中有客热。宜服知母丸、除热汤，针巨阙、上管，泻之。

尺脉浮，下热风，小便难。宜服瞿麦汤、滑石散，针横骨、关元，泻之。

尺脉紧，脐下痛。宜服当归汤，灸天枢，针关元，补之。

尺脉数，恶寒，脐下热痛，小便赤黄。宜服鸡子汤、白鱼散，针横骨，泻之。

以上内容可能是目前临床针药结合治疗疾病最早的系统论述，以脉症为主线，描述了针、灸与方剂结合治疗疾病的具体内容，可见，针药同时治疗疾病可能在公元 3 世纪的西晋时期成为临床上较为成熟的治疗模式之一。

四、《备急千金要方》针药相须，表针内药

唐代《备急千金要方·孔穴主对法第八》提出了"若针而不灸，灸而不针，皆非良医也。针灸而药，药不针灸，亦非良医也，但恨

下里间知针者鲜耳，所以学人深须解用针，燔针、白针皆须妙解，知针、知药固是良医"的观点，也常常被认为是针药结合的代表性学术思想，历代多有阐述，宋代《针灸资生经》、明代《普济方·针灸》均基于此倡导了"针灸须药"的观点。这一论述强调的是针灸与药物均是医疗所必需，主要以腧穴主治病症与方剂主治相关的方式，表述了针药结合治疗疾病的必要性，但真正的针药结合治疗疾病的方案并不具体。在《备急千金要方·灸例第六》中提出了"表针内药"的观点，但没有明确地论述其内涵。

查阅《备急千金要方》，论述约 185 类病症用方（方论 5300 首）的条目下，只有 32 个条目下有灸法、7 个条目下有针灸法（腧穴为纲），即可能的针药结合治疗方案约占 21%；卷三十又单独列出针灸治疗 9 类病症的具体方法，可见本书中依然是方药、针灸各自治疗病症为主，针药结合治疗的病症并不多，主要是列出相关腧穴。

卷十　伤寒方下·伤寒发黄第十四·桂枝黄芪汤

治诸病黄胆宜利其小便，假令脉浮当以汗解方。桂枝、芍药、生姜（各三两），甘草（二两），黄芪（五两），大枣（十二枚），上六味㕮咀，以水八升，微火煎取三升，去滓，温服一升，覆取微汗。须臾不汗者，饮稀热粥以助汤，若不汗更服汤。

卷十　伤寒方下·伤寒发黄第十四·针灸黄胆法（共 23 条，列举 2 条）

脚后跟穴，在白肉后际，针灸随便，治马黄黄胆寒暑诸毒等病。

耳中穴，在耳门孔上横梁是，针灸治马黄黄胆寒暑疫毒等病。

卷三十　针灸下·热病第五·黄胆病

然谷，主黄胆，一足寒一足热，喜渴。章门，主伤饱身黄。太冲，主黄胆热中喜渴。中封、五里，主身黄，时有微热。脊中，主黄胆腹满不食。中脘、大陵，主目黄振寒。劳宫，主黄胆目黄。太溪，主黄胆。脾俞、胃脘，主黄胆。

五、《针方六集》以药明针，针药旁通

唐宋以降，针药分离更盛，汤药治疗成为中医临床主体，故诸多医家倡导"针药相须"等针药结合观点。明代《针方六集》可能正是这种历史状态的反映，专门著述了"旁通集"以期"以药明针"，向用药者介绍针灸、药物的异同，以促进针灸的应用，但主要强调的是针灸与药物遵循相同的中医理论，并不是强调针药同治，并进一步强调了药物治内、针灸治经脉的特点。

叙曰：郡邑之医，以药为政者，九十其徒。以针为政者，百难一二。然，皆朝夕由之，而不察其所以然者也。今欲善与人同，莫若因其所明以通之，以药明针，亦一道也。于是作旁通集。

针药无二致　一

药有汗、有吐、有下、有温、有凉、有补。针亦能汗、能吐、能下、能温、能凉、能补。今须顿悟得破针理药理，何物使之若此，又何以更无二致。

此节，从临床效应方面论述针灸、药物能起到相同的效应。

针药兼有　二

药有气、有味、有厚、有薄、有升、有降、有阴、有阳、有入肝、有入心、入脾、入肺、入肾之殊；为木、为火、为土、为水、为金之异。针有浮、有沉、有疾、有徐、有动、有静、有进、有退；有刺皮、刺脉、刺肉、刺筋、刺骨之殊；取井、取荥、取经、取合之异。针药二途，理无二致。

此节，从药物、针灸作为疾病干预方法的特性论述了针灸和药物治病途径的不同，但其道理是一样的。这里的道理一致并不是指作用相同，可能实指均能治疗疾病。

以气为主　二十一

用药以气为主，曰益气、曰正气、曰流气、曰清气、曰化气、曰降气；纷纷以气名汤者，气能统血，气治血而血亦治也。用针者亦以气为主，曰候气、曰见气、曰得气、曰引气、曰致气、曰行气；谆谆

以气立法者，气能运血，气和而血亦和也。故胃气绝者，药亦无功。候气不至者，针亦无所用也。

此节强调药物、针灸"以气为主"在内涵上的差异。

针药所长　二十二

败血积于肠胃，留于血室，血病于内者，必攻而去之。药之所长，针不得而先之也。败血畜于经隧，结于诸络，血病于外者，必刺则去之。针之所长，药不得而先之也。里有败血，用药者必佐以辛温；表有败血者，用针必佐以熨烙，理一也。败血得寒则凝，得热则散故也。

此节进一步明确了药物、针灸治疗疾病的病机差异。

清代《续名医类案》认为："凡属形体之疾，当外治，不明外治之法，服药虽中病，仅得医术之半耳。"同样是以上观点的再现。

六、《伤寒论新注》针注伤寒，以针代药

承淡安于20世纪40年代讲授《伤寒论》时，编著了《伤寒论新注（附针灸治疗法）》，认为："病固有汤药可愈者，亦可不用汤药而以简捷之针灸法治愈者，因将针灸法补于后，复约略释其取穴之意义，俾读者于仓促不及配药时择用之。"

承淡安为了进一步明确针灸治疗诸证的依据，还对原文进行了必要的补充，以利于针灸治疗方案的制订，"原文中言不言苔、脉，或及脉不及苔，及苔不及脉者，则将脉、舌之症状，依平时经验之所见而补充之"。同时，他还特别指出"方有'桂枝汤''麻黄汤'等，而针灸法不能以某某几个穴代'桂枝汤'，或某某几个穴代'麻黄汤'。'针'与'灸'之取穴，概以症状为定则，若某穴代某药，则根本不可能也"，即针灸是"辨症论治"，强调了针药治疗理论的差异。

三十五条："太阳病"，项背强几几，无汗，恶风者，葛根汤主之。

本条之脉证、舌证：脉当为浮紧；舌当为苔薄而润。

本条之针法：合谷┬（┬代表补法）、经渠┬、风池┬、大椎┬、风门┬、身柱┬。

四十八条：太阳病，下之微喘者，表未解故也，桂枝加厚朴杏仁汤主之。

本证之脉证、舌证：脉为浮，苔为薄白。如下见浮而见细脉弱脉者，非"桂枝证"也。

本条之针法：合谷⊤、风府⊤、风池⊤、太渊⊤、列缺⊤、足三里⊤。

七、《针刺镇痛原理》针刺麻醉到针药复合麻醉

1999 年韩济生院士的著作《针刺镇痛原理》中指出，针药复合麻醉是利用多年针灸医师在各种不同手术中进行针刺麻醉优选穴位的宝贵经验，转而由麻醉医师自行操作穴位刺激，并自行掌握具体药物和药量的使用。对这种新型的麻醉方法，至少可以有两种命名法：一是"针药复合麻醉"，另一是"针刺辅助麻醉"。后一个命名反映了这样一个事实，即药物麻醉是一门成熟的学科，积累了丰富的经验和完整的理论，而针刺则是利用针刺或相关技术激发身体内源性的镇痛和调整系统，来减轻痛觉并维持内环境稳定的一种手段，在整个麻醉过程中，是起一个辅助作用。但这一命名丝毫也没有降低针刺或相关技术在新型麻醉中的地位。从针刺麻醉到针刺辅助麻醉，这两字之差是经过二三十年的实践过程而总结出来的更深入的认识，是可以被国内外麻醉学界普遍接受的一种对患者有利、对医师方便的新型麻醉方法，相信它会逐渐被医学界接受和推广。

曹小定教授 1998 年指出，研究已经表明：针刺在激活有利于镇痛的因素同时，也激活了不利于镇痛的因素；可以认为，后者是针刺作为一种生理性调节方式的自我约束，使机体组织仍然保持对伤害性刺激的知觉以免被进一步损伤，但作为治疗手段则有时不够完善。目前已知针刺激活有利于镇痛的因素有内阿片肽系统、5- 羟色胺系统、乙酰胆碱系统等，不利镇痛的因素有脑内多巴胺系统、去甲肾上腺素系统等。因此，我们有针对性地采用一些药物加强上述有利因素，阻断不利因素，如阿片受体激动剂、多巴胺受体拮抗剂等，来增强针刺

镇痛效应，使针药结合取得良效。同时他还强调：针药结合应用将是针灸疗法发展的必然趋势，目前所面临的问题是如何使针药结合在临床疾病治疗的应用中规范化，如何进行系统、深入地研究，从而找出内在规律。

八、《针灸中药临床学》构建针药结合"理、法、方、穴、药"知识体系

2008 年，杨长森教授以其 1985 年主编的高等医学院校试用教材《针灸治疗学》为蓝本，遵循"针能治者药亦能治"的理念，在疾病治疗部分增加了中药方剂及方义，编写了《针灸中药临床学》，构建了中医病症治疗"理、法、方、穴、药"相结合的针药结合知识体系。

咳嗽·内伤咳嗽·湿痰侵肺

（理：中医病症的病名含义、病因病机、辨证部分；针灸、中药相同）

治法：健脾化湿，调补肺气。取手足太阴、阳明经穴。针用补法或用灸法。

针灸处方：肺俞、脾俞、太渊、太白、丰隆、合谷。

方义：脾为生痰之源，肺为贮痰之器。原穴为本脏真气所注，故取肺原太渊，配肺俞、脾俞，以健脾化湿，补益肺气，乃标本同治之意。又取足阳明络穴丰隆和手阳明原穴合谷，以和胃气，使气行津布，则痰浊自化，而肺脏自安。

随症选穴：咳嗽兼喘加定喘穴；胸脘痞闷加足三里、内关。

中药处方：制半夏、橘红、茯苓、甘草、白术、薏苡仁、杏仁、款冬花、百合。

方义：本方半夏燥湿化痰，痰因气滞，气顺则痰消，故以橘红利中风，杏仁降逆气；痰由湿生，苓、术、苡、甘渗湿健脾，款冬花、百合补肺止咳。

随证选药：偏寒者加干姜、五味子；偏热者加黄芩、山栀；偏燥

者减半夏，加麦冬、瓜蒌仁。顽痰加白芥子、紫苏子、莱菔子。

上述资料及论述提示，在中医药学术长期发展的过程中，针灸与方药作为中医学治疗疾病的两个主要方法，在理论与实践上，走过了一源两歧交互发展的道路。一源是指两者均在理念上遵循中国传统医学的知识范式，均以阴阳、五行、脏腑、经络、气血津液、四诊八纲等学说为其治疗范式构建的基本概念。两歧是指由于干预方法与途径的差异，形成了各自解决临床问题的不同规范：针灸以体表腧穴为干预部位，以针灸器具为干预工具，以治疗经脉相关疾病为主要对象；方药以药物特有的性味为基础，以口服进入体内为主要途径，以治疗内脏疾病为主要对象。正是由于它们的多种不同和实践中事实上的分离，历史上才出现了"针药相须""针灸须药"的多种论述。

当代文献分析表明，以"针药结合"为主题的研究报道自 1999 年 43 篇（占同期针灸文献的 4%）以来，文献量快速增长，2011 年以来研究报告达到 258 篇 / 年（占同期针灸文献的 5.89%），针灸类文献增长 3.86 倍，针药结合类文献增长 6.00 倍。近 20 年来，针药结合的外文文献亦同步快速增长。因此，我们认为针药共同治疗、有机结合以增效的研究与应用，应该是近 20 年来才成为一个重要的领域，并可能成为针灸学拓展学术与应用空间的重要领域。

第二节　针药结合学的定义及主要内容

一、针药结合学的定义及学科定位

针药结合学是研究和应用针灸与药物共同治疗疾病的临床规律及科学基础的交叉学科，以解决"针药协同增效减毒"的临床和科学问题为学科的目标和任务。

在传统中医领域，针灸、中药是广义的中医理论指导下的两种治疗方法，因此，它是中医学科内的针灸学科与中药学科的结合与交叉。当代的针药结合已经不是单纯的针灸与中药相结合，更包括与西药的结合，因此针药结合学又表现为针灸学科与西医、西药学科的结合与交叉的性质。针药结合学应该是针灸与中、西药学学科交叉的一个新学科。

一般认为，针药结合是指在同一患者身上，针对某一病症同时施以针灸和药物等治疗措施，以达到防病治病的目的的一种方法。这是对针药结合临床形式的描述，并未能揭示针药结合的本质特征。我们认为，针药结合应是指以针灸学、药学理论为指导，根据针灸及或穴位、药物作用的特点，形成并实施针灸与药物同时治疗疾病及/或穴位给药治疗疾病的临床方案的科学过程。针药结合学就是基于针药结合的临床现象及其理论基础的一个学科。

针药结合并不仅仅是两种治疗方法的简单相加，更是在治疗理念上的结合。穴位刺激与药物存在作用形式、作用机制上的本质差异，针灸从体表刺激穴位以调节机体功能，是一种从外治内的治疗方法，体表穴位是治疗的一个主要因素；药物无论是通过注射、口服、静脉滴注，均是以机体内的病原体或病变部位为作用目标的，是一种从内治内的方法，经皮给药尽管也是从体表治疗内部疾病，但从治疗理念上说它仍是一种以内在目标为作用靶点的治疗方法，因为经皮给药并未将体表给药部位作为一个治疗因素，只是将其作为一种更有利于药物进入体内的因素。针药结合，从治疗理念上说就是同时发挥体表穴位刺激的外治作用和药物内部刺激的内治作用的一种新的治疗方式，从治疗途径上说针药结合具有内外同治的新特性。

针药结合之所以能发挥针灸、药物单独治疗所无法起到的作用，是因为两者结合后产生了新的更有利于各自作用发挥的因素。针灸作用的本质在于它可能调动机体内所有的因素参加机体平衡的恢复过程，也就是说针灸是调动"内因"参与机体平衡恢复的，这一"内因"的作用可以为药物的作用提供较好的基础状态（增加靶向性、提高药物与靶器官的亲和力等）；药物尽管是作用于体内靶点的，但对于机体来说，仍是一种"外因"，这一外因可以强化机体衰减或抑制亢进的某种能力，但一般一类药物产生一个方面的作用，对机体的平衡恢复来说，可能产生过与不及的现象，而针灸可以抑制这种现象（针灸抑制毒副作用），同时"外因"的加入也可能强化针灸调动"内因"的能力。所以，从调动的治疗作用因素上说，针药结合有利于"内因"与"外因"协同发挥机体平衡的恢复作用，这是内外同治的另一个含义。因此，针药结合以内外协同、增效减毒是针药结合学的根本任务。

二、针药结合学的主要内容

1. 研究针灸与药物治疗性质和作用途径的差异

针灸、药物作为治疗疾病的两种人工措施，均是机体平衡的调节方法，但在治疗性质、作用途径等方面各有特点，具体见下表。

针灸是指以针刺、艾灸及其他方法等物理手段作用于体表特定部位（腧穴）用以防治疾病的一种方法，作为物理性刺激是依赖于机体自身调节功能发挥作用的。对于这一作用的特点，承淡安先生有过精辟的论述，他认为，针术"但在体力未至十分衰弱时有效。针术对于各种急性病症之有效，大都如是。及体力已衰，针术即不发生效用"。这一观点有两个方面的含义：一是针灸是依赖于机体自身的调节机制发挥作用的，只有在机体尚有调节能力或潜力的前提下，针灸才能发挥其治疗作用；二是针灸的作用是有限的，只能在机体可能的范围内进行调节。

药物，主要是化学物质，是一种以药物自身的化学性质作用于特定靶点发挥对机体调节作用的物质。药物治疗基于还原论，西医学认为任何疾病的发生均可找到解剖学上的病变，小到分子、细胞，大到组织、器官，药物治疗就是改善这些病变。根据 2000 年《科学》杂志一篇综述报道，过去几千年来人类利用化学物对疾病进行治疗所涉及的靶点只有 483 个，其中接近一半是受体，1/4 是酶类，还有其他各种离子通道和核受体等。这些靶点在正常生理状态下具有分布广、作用途径多、效应差异大的特点，药物针对病变靶点的调节作用，并不仅仅在病变部位起作用，而是整体发挥效应，这是药物治疗在作用针对性强的同时而又难以避免个体差异大和毒副作用多的根本所在。

针灸与药物作用异同比较

	治疗理念	性质	作用部位	作用机制	作用特点	作用结果
针灸	整体观	物理刺激	体表腧穴	激发机体自身整体调节功能，纠正病变部位功能	由整体纠正局部，整体性强但调节能力有限	恢复机体平衡
药物	还原论	化学刺激	病变靶点或病原体	依赖药物特定性质，调节病变部位功能，纠正机体失衡状态	由局部纠正整体，针对性强但易损伤正常功能（毒副作用）	

2. 研究针药结合的科学基础

既然针灸与药物的共同作用目标均是恢复机体的生理平衡，那么它们是否可以结合，结合以后能否产生更好的调节作用呢？

以往的研究已经表明，针药结合是可以实现这一目的的。有研究认为：①针灸配合适当的药物治疗，可弥补单纯针灸调节的不足；②针药结合可以减少药物的毒副作用，它的机制可能包括两个方面：一是针灸可以改善因副作用引起的症状体征，二是针灸的效应可以减少药物的用量，从而达到减轻药物副作用的目的。

也有研究者对针药结合的机制提出了自己的观点：首先，针灸能增强体质，提高机体的抗病功能，使机体以最佳的状态，积极地配合药物清除和消灭机体内的病原物质，达到针药协同增效的治疗目的；其次，针灸可能通过改善药物的代谢过程，增加药物有效成分的作用时间，从而提高疗效；第三，针灸特异性地调整靶器官的功能，增加器官对药物的亲和力，增加了药物在机体的靶向效应。因此，可以推断，针药结合之所以能够增加疗效：①可能是通过神经、内分泌等对体内脏器产生良性调整，特异性地增加靶器官的兴奋性，扩张其微血管，使单位时间内灌流靶器官的药量增加；②可能是从分子基因水平影响相应器官细胞表面受体，使其与药物相适应的受体表达增多，从而增加病变器官细胞与药物之间的亲和力，这一过程很可能是影响针灸与中药协同增效的主要因素。

不过，目前针药结合似乎只是针灸、中医药界的观点，且更多的是从临床疗效上来论述这一思想的。那么，这一思想是否符合当前医学、药学发展的主流思想呢？是否只是中医药、针灸学在独立治疗疾病病源不广、疗效不显的状态下提出的权宜之计呢？系统医学生物学、系统药物学的形成和发展为针药结合提供了基础。

2005 年 2 月《中华医学杂志》发表了"迎接系统医学生物学新时代"的述评，认为："21 世纪的生命科学将从传统的描述性科学，走向综合分析表述性科学；将从局部走向整体；将从单一因素的研究走向综合、系统研究的大科学。系统医学生物学是 21 世纪医学生命科学发展的方向。"系统医学生物学主要研究的对象是人体、疾病和防治措施，它不仅包括医学的基础研究，更包括临床实践和观察的资料、数据和分析。它主要的目的是揭示人体组织、器官、结构、功能、发育、调控的本质，阐明和预测疾病发病的机制，达到有效诊断、防治疾病和增进人类健康生活的目的。人体的一个基因、一种蛋白、一种细胞、一种生命现象和一种疾病都是不同层次复杂的体系，包含着各种因素、组分，以及复杂的内在和外在的时间与空间的相互关联。我们只有将局部的、分散的、无序的、凝固和枯燥、单一和个别的无数的医学生物学庞杂的数据、资源整合，成为系统的，可以扩展、利用和再生的知识，才更具有意义和生命力，才能更好地为人类所应用，达到认识生命，防治疾病，增进健康的目的。这将是新世纪系统医学生物学的任务。

2006 年 4 月，《世界科技研究与发展》发表了"系统药物学"一文，提出了系统药物学的概念。系统药物学——在系统水平理解药物，研究药物系统及其对机体的作用。药物系统包括：药物之间的关系和药物的信息特征。药物对机体的作用包括：药物对机体作用的网络性、系统性，药物与机体的信息调节动力学，多药物对机体作用的时间动力学。研究者认为，系统药物学与系统生物学、系统医学一起，构成生命科学领域的系统科学研究和知识发现体系。系统生物学是从生物系统出发，研究生命规律。系统医学与系统生物学相同，但注重的是生物系统故障的排除、平衡的重建、动力学的恢复。系统药物学则是从药物出发，研究药物系统及其作用机制，即药物系统对生物系统结构和动力学的影响，并通过对生物系统的扰动，加深对生命现象的理解。同时，由于信息与控制是系统动力学的主要特征，系统药物学将药物看作信息分子或信息系统。系统药物学在系统水平认识药物对机体的作用，在治疗上就表现为药物的系统运用，即系统药物治疗学——反映多药物治疗时的程序性或时序性。

系统医学的研究者已经关注中医药学与系统医学的关系。陈竺院士指出：有着悠久历史的中国传统医学虽然在理论体系和治疗方法方面，与兴起于西方的现代医学有很大的不同，但却蕴藏着许多朴素的辨证分析思想及系统论的观念。中医在治病用药过程中强调整体平衡和阴阳平衡，而不局限于一个疾病、一个细胞或一个分子。如对传染病治疗的指导思想是在强调祛邪的同时更强调扶正；在中药的使用上重视配伍，讲究不同手段和不同用药方法的结合，所提出的"君臣佐使"的概念则是一个完整的系统论的思想。在治疗上也十分注重个体的差异，以及人与环境间的关系。因人而异的辨证用药，体现了先进的个性化治疗思想。中国传统医学的深厚积淀，为发展系统生物学，并将其与现代医学紧密结合提供了十分有利的客观条件。

《系统药物学》的作者指出：在中药现代化中经常提到中药西化。系统药物学显示，中药西化是必要的，而更为重要的是西药中化。所谓西药中化，是指将西药进行性味归经，从而可在中医药理论指导下用药。随着系统药物学的发展，对中医药理论体系的重新认识将奠基在现代生物学和现代医学基础之上，因此西药中化将不再是"化"为原来意义上的中药，而是在新的医药理论框架下的系统药物。中药西化与西药中化，将成为系统药物学的重要组成部分，构建起现代药物理论体系。一般认为中药属于天然药物，因此较西药的副作用小。这很可能是一种误解，中药的副作用更小应归功于中医中药理论对用药的指导，即精确辨证论治、合理配伍用药。由于西药具有更可靠的药效学和药代学基础，可以预期，西药如果能够像中药一样具有性味归经规律，可以在现代系统医药理论指导下使用，其副作用会更小、疗效会更好。

系统医学、系统药物学等新兴学科均关注到中医药学，认为中医药学的基于人体功能特点的治疗学思想是符合系统医学、药学的科学思想。针药结合则可能是更能体现这一学术思想的具体形式：①系统医学关注生物系统故障的排除、平衡的重建、动力学的恢复，而不是如现代医学的传统模式那样只关注疾病的病原体清除、病变组织故障的排除，针灸的根本作用就在于"调衡"，它可能在促进病变机体的平衡重建和动力学恢复方面发挥关键性作用；②系统药物学关注药物系统对生物系统结构和动力学的影响，而不是如传统药物学那样以关注药物的特性为主，针灸可通过对病变生物系统功能的扰动而促进药物作用的发挥；③药物对生物系统的扰动也可能为针灸发挥进一步的调衡作用提供物质基础。

所以，针药结合思想，是中医针灸学以积极的态度应对现代医药学新发展的一个重要思想，而不是被动的权宜之计。

3. 研究针药结合的规律及问题

历代中医医家及经典著作在针灸、药物关系论述中，表达过多种观点，经常被当代学者引用的典型观点有：杂合以治，各得其所宜（《素问·异法方宜论》）；必齐毒药攻其中，镵石针艾治其外也（《素问·汤液醪醴论》）；疟脉缓大虚，便宜用药，不宜用针（《素问·刺疟》）；诸小者，阴阳形气俱不足，勿取以针，而调以甘药也（《灵枢·邪气脏腑病形》）；表针内药（唐代《备急千金要方·灸例》）；针药相须（宋代《针灸资生经》）；疾在肠胃，非药饵不能以济，在血脉，非针刺不能以及，在腠理，非熨蒸不能以达（明代《针灸大成》）。以上内容可简要概括为"外针内药"或"表针内药""实针虚药""针通药达""针药先后"等，但对于针药究竟如何结合更有效，还没有系统的观点。

刘宝玲 1989 年以"针药相须论"为题，提出了 6 个"适合针药结合之见证"："急证暴证，先针后药""欲引邪出，先针后药""表里错杂，先针后药""痛证，痛处固定，先针后药""定时发作之证，先针后药""亦有先药后针之例（阳虚外感证）"。这可能是目前以传统中医范式概括的较为系统的观点，但仅列出了适合针药结合病证的特征及针药干预的先后，作为规律还过于简略。

吴根诚等于 2005 年指出，针药结合在用于镇痛时，有没有明确的配伍禁忌？举例说，以往在针药复合麻醉中，发现安定用于脑外科手术时明显影响针药复合麻醉效果，安定归属于针麻减效药；但后来在妇产科分娩镇痛时发现，安定能加强针刺镇痛效果。这就提示，针药结合在不同的病种（不同的机体状态）下，配伍规律也有所不同，值得深入研究。由于以往课题研究急于出阳性结果，往往强调阳性有效药物及其机制（这当然是必要的，正确的），而对减效药物的规律及机制研究几乎没有开展研究，这是十分欠缺而又是十分重要的一个方面。实际上，这也是针药结合研究中必不可少的内容之一。还有研究者认为，有必要从更广义的角度来认识针（灸）药结合的效应问题，寻求两者结合后的内在作用规律，而绝非仅仅停留在结合应用必将产生增效作用这一狭隘的认识上。

以上内容提示针药结合的规律还不清楚，需要重点研究的问题可能主要集中在三个方面：①古代文献中针药结合的规律性问题并不清晰，需要进一步系统整理挖掘，当代中药与针灸联合应用的规律亦未有系统的总结与研究；②当代临床上除了针药结合麻醉／镇痛中的规律已经有初步认识外，其他西药如何与针灸合理结合仍没有系统的探索；③规范化的针药结合方案应该是目前需要解决的重点问题，即在什么条件下什么样的针灸与什么样的药物的结合是增效的，这需要临床与机制的同步研究。尽管目前对这些问题均有一些研究，但还没有整体的思路与策略，所以，首先需要明确的是针药结合及研究的基本原则。

4. 研究穴位给药的规律及机制

穴位给药则是另一种形式的"针药结合，内外同治"。穴位注射的研究表明，不同穴位注射同一药物，血药浓度无差异，但药效不同，选穴适当效果显著，穴位药效具有穴位相对特异性、高效性和速效性，穴位药效与血药浓度不相关，其机制可能与不同穴位的离子构成和类半导体属性有关。穴位的基础研究证实：①人体穴位具有血流量高、血流速度相对较慢、局部微血管同步舒缩、不同穴位血管舒缩频率不同的特点；②穴位处的表皮中缝隙连接数量明显多于对照皮肤，表皮细胞间丰富的缝隙连接导致该处皮肤导电量增加；③穴位下有血管－神经束通过体浅表筋膜的孔道；④在体测试发现，经穴处的 Ca^{2+} 浓度高于非经穴处，针刺本经穴位可使本经其他穴位处的 Ca^{2+} 浓度升高，当脏腑发生病变时，相应外周经穴处的 Ca^{2+} 浓度存在特异性变化，当络合针刺穴位处及相应经脉线上的 Ca^{2+}，或阻断穴位经脉线上的 Ca^{2+} 通道，或拮抗经穴处的钙调素活性，针刺效应均消失，提示 Ca^{2+} 是经脉活动的重要化学基础之一，也是经脉活动的关键因素之一。躯体－内脏反射的工作显示，躯体刺激可以通过一定的机制影响内脏器官的反应性，提示穴位注射等针药结合使用时，穴位针刺有可能通过增加内脏器官对药物的反应性而提高药物的效应。这一"内外同治"是对针灸学腧穴理论的新发展，它提示：穴位不仅具有对物理刺激产生特异反应的特性，而且具有特异性放大药物作用的特性，这一特性将随着"穴位药理学""穴位药效学"研究的深入而逐步得到阐明。

5. 研究针药结合的优势病种，为临床方案制订提供依据

针药结合的优势归纳为"增效减毒、节约资源"。一是增效，这既是针药结合的最终目标也是其最大的优势。与药物"借外力于自固"的特性不同，针灸主要是通过诱导机体自身调节机制实现疾病愈合的，这也是"针灸""治本"特性的体现。尽可能调动体内、外积极因素促进机体愈合——增效，已经有很多论述，不再展开。二是解毒，这是针灸被主流西医重视的最主要原因。2017 年《自然》讨论针

刺减轻化疗药所致疼痛的焦点新闻中，有专家甚至提出"将针灸纳入主流医疗保健，而不是将其交给独立的、或许不受监管的针灸师，可以将把权力交给不科学的从业者的风险降到最低。这就是为什么我们（主治的西医）需要引入针刺"。西医临床多数药物均具有一定的毒副作用，而用药物去解决这些不利效应的时候，又会因药物相互作用有许多禁忌，因此用不会产生化学性质的毒副作用的针灸解决这些不利效应，就有可能成为一种必然的选择；美国癌症研究会已经在着手进行针药结合减少化疗药毒副作用的相关临床路径的研制，以指导针灸在癌症连续干预过程中与常规治疗的整合。三是节约资源，这里的节约资源有三个方面的含义：一是针药结合治疗后，患者具体疾病的直接治疗成本会减少，中国台湾一项为期10年的队列研究表明，在接受针灸治疗的偏头痛患者中，急诊和住院治疗的医疗支出显著低于未经针灸治疗的患者，认为对于卫生政策制定者而言，鼓励针灸和西药相结合治疗偏头痛患者具有成本效益；二是社会整体的药物治疗成本的减少，可以减少药物研究、生产相关的资源及环境成本（药物对生态的影响）；三是节约患者机体因长期或大量药物治疗导致的体内"自稳态"资源过度消耗，药物治疗常常会"杀敌一百自伤五十"，针药结合减少药物的单次用量或总用量，对机体自稳态的恢复是极为有利的。

针药结合的协同作用不外乎四个方面：一是针灸促进药物有效成分的吸收，针刺可以提高消化道吸收率不高的药物有效成分的吸收，如针刺足三里可促进口服丹参时消化道对丹参酮ⅡA的吸收，提高血药浓度；二是促进药物的靶向性，如针刺可能加强肺部功能，增加紫杉醇在肺中的分布，针刺"肺俞"比针刺"灵台"更能影响紫杉醇在肺脏的分布；三是针刺调节非药物靶点，对主要脏器发挥保护作用，如针药复合麻醉中，针刺可以对心脏、脑、肺、肝、肾、胃肠等重要脏器发挥一定程度的保护作用，这些保护作用，对于手术的顺利完成、术后快速恢复均具有重要意义；四是减少药物的毒副作用，促进药物有利作用的发挥，抑制不利作用的出现，使小剂量的药物发挥较大的作用或使药物使用周期延长。

至于"优势病种",因为目前较严格的临床证据表明针药结合主要还是解决一些症状,而不是整个疾病。比如说针药结合对癌症或化疗的一些症状有优势,但不能说针药结合治疗癌症具有优势,因为没有证据说明针灸对癌症本身有确切的疗效。国内有很多针药结合提高疗效的报道,几乎都是阳性结果,但多数因为研究设计及实施问题,证据等级不高。较严格的证据还是来自针药结合干预癌症及化疗副作用的研究,已经有证据表明针药结合对成人癌症患者的疼痛、疲劳、潮热、口干、恶心呕吐等症状有效,对小儿肿瘤的疼痛、疲劳、失眠、焦虑等症状有效。此外,有证据表明针刺联合药物治疗帕金森病可以显著提高总有效率,也有研究认为针灸与标准药物联合治疗或单独针刺可能比单用标准药物治疗糖尿病性视网膜病变更有效。

第三节 针药结合研究的新进展

2020 年多篇报告从不同角度报告了针药结合的效应及相关问题,除了针药结合疗效提高以外,针药结合还可能对新型冠状病毒肺炎(COVID-19)的预防和治疗有效,且针药结合可以减少药物毒性,并具有成本效益。一项研究认为针灸与标准药物联合治疗或单独针刺可能比单用标准药物治疗糖尿病性视网膜病变更有效。另一项系统评价表明,与单纯使用药物相比,针刺联合药物治疗帕金森病可以显著提高总有效率。中国研究者还报道了在中国武汉市雷神山医院 C7 病房确诊的卧床患者中,针灸结合药物治疗 2 例 COVID-19 的经验:每天针灸配合口服"上海雷神一号配方",并与西药的抗病毒、抗感染和对症治疗相结合,2 例均得到改善并出院,作者认为"预计治疗经验可能对 COVID-19 的预防和治疗提供指导和启示"。中国针灸学会发布的《新型冠状病毒肺炎针灸干预的指导意见(第 2 版)》明确提出:"临床治疗期可以针药并用,发挥针灸的协同作用,恢复期患者的康复应发挥针灸的核心作用,建议建立以针灸为主的新冠肺炎康复门诊来开展。"一项研究的中期分析表明，针灸可减轻头颈癌化疗／放疗后的疼痛，并减轻皮肤和黏膜毒性。一项为期 10 年的队列研究表明，在接受针灸治疗的偏头痛患者中，急诊和住院治疗的医疗支出显著低于未经针灸治疗的患者，认为对于卫生政策制定者而言，鼓励针灸和西药相结合治疗偏头痛患者具有成本效益。以上报告表明针药结合的治疗领域已经拓展很多，无论是重大疾病还是新发疾病均有针药结合的应用与研究。

美国国家癌症研究所 2017 年发表的报告中首次提出了"肿瘤针灸"的概念，指出肿瘤针灸是一个专业领域的实践，要求提供者关注其患者独特的安全问题和心理社会需求（针灸医师可能会遇到由于癌症治疗或疾病本身导致的广泛的共病）；肿瘤针灸治疗提供者将受益于肿瘤心理及相关培训，以便成为为癌症患者提供全面支持的专业网络的组成部分。报告中的资料表明，对 20 项随机临床试验的荟萃分析（n=892）中，没有发现仅用针灸会比药物治疗癌症相关的疼痛效果更好，但针药联合治疗可能比单独药物治疗更有效，且可以更快地缓解疼痛、延长疼痛缓解时间并改善生命质量；该报告同时列举了针灸治疗化疗相关周围神经病变、疲劳、潮热、恶心呕吐、口干症及儿童肿瘤的多个临床证据。报告最后指出，鉴于新出现的临床证据和大量未满足的病患相关症状管理需求，美国国家综合癌症网络 11 个成员中的 5 个，支持治疗指南中使用针灸治疗成人癌症疼痛、癌症相关疲劳、化疗引起的恶心等的建议；认为随着研究证据的积累，应该努力转向将知识转化为行动，需要制定具体和明确的临床路径，以指导针灸在癌症连续干预过程中与常规治疗的整合。这提示，针药结合治疗将可能会成为肿瘤干预研究重要的领域之一。

2018 年《美国医学会杂志》（*JAMA*）发表的论文表明，绝经后早期乳腺癌并服用芳香酶抑制剂发生关节痛的妇女中，针刺治疗 6 周时能显著减轻关节痛，这一结论 2019 年被德国妇科肿瘤组乳腺委员会纳入更新的指南：针刺或电针可用于治疗芳香酶抑制药引起的关节疼痛。不过，同一作者在 2016 年发表的论文中观察到：对紫杉醇引起的乳腺癌患者的周围神经病变疼痛，接受电针患者的疼痛症状恶化（与假电针比），从而认为较大的安慰剂作用可能导致假电针患者疼痛得到更好的缓解。以上不同结论提示：电针对不同肿瘤治疗药物引起的周围神经病变疼痛的缓解作用是不同的。

国内外临床上之所以重视针药结合的应用与研究，还可能与医学界对"药源性疾病"的认识与研究的进展密切相关。据不完全统计，2017 年全球共有约 1.8 万种药品。根据我国药物不良反应监测中心推算，2007 年因药物不良反应而住院的患者占总住院患者的 3% ～ 5%，有 10% ～ 20% 的住院患者容易罹患药源性疾病，加上临床上药物使用剂量大、疗程长、多药联合治疗的情况愈来愈多，药源性疾病有明显增多的趋势。我国每年药源性疾病位于心脏病、癌症、肺病、脑卒中之后，成为第 5 位导致死亡的疾病。WHO 的数据则表明，全球人口中有 1/3 死于不合理用药。针对这种情况，我国针灸界提出了"改变服务模式，走出针灸科，让针灸发挥更大的作用"的发展策略，为在药源性疾病防治中提供针药结合方案奠定了基础。

以上资料体现了两个趋势：一是针灸与特定药物结合提高临床疗效、减少药物的不良反应的循证证据日益丰富，且质量正在快速提高；二是药物的不合理应用已经成为重大的卫生健康问题，针灸作为非药物的代表性疗法在多种药源性疾病治疗中具有潜在的重要价值，合理的针药结合有可能成为防治"药源性疾病"的重要策略之一。

2009 年的述评认为针药结合增效的机制可能涉及以下三个方面：①针刺穴位可能通过影响血清药物浓度，从而介导针刺对药物的增效作用；②穴位针刺能够特异性地引起与其相关联的内脏靶器官对于靶向性药物的吸收增加；③穴位针刺特异性地提高了靶器官对该药物的反应性或敏感性。近年来一些研究提供了新的证据，从另一个角度深化了对针药结合增效减毒机制的认识。

胰岛素增敏剂罗格列酮（RSG）在治疗中可导致体重增加的不良反应，有研究表明针刺可有效降低 2 型糖尿病模型大鼠服用 RSG 所致的体重增加，其机制可能是通过直接调节中枢摄食相关的 PPAR γ

和瘦素 –Stat3 信号通路，或是通过抑制血脑屏障的通透性，减少 RSG 在中枢的浓度，间接减少其对中枢 PPAR γ 的激动作用，从而控制摄食，达到减肥的目的。

紫杉醇是多种实体恶性肿瘤（如肺癌、宫颈癌和卵巢癌）的主要治疗药物，但药物导致的周围神经病变，使化疗药物治疗剂量减少甚至终止。研究者运用蜂针和文拉法辛联合干预紫杉醇诱导的小鼠周围神经病变所致疼痛，观察到脊髓肾上腺素能 α_2 受体和 5–HT_1/5–HT_2 和 5–HT_3 受体介导了针药结合镇痛效应。

研究者认为，与目前最新心衰治疗方案中所采用的诸如钙拮抗剂、受体阻滞剂 ACEI 等外源性物质不同，针刺是通过调节和调动体内的内源性物质，改善心肌细胞内钙调机制的异常，从而发挥治疗作用的，因此，可以减少药物毒副反应的产生。相应的机制研究表明，电针预处理可通过反复兴奋交感神经，激活经典的 Gs 蛋白—腺苷酸环化酶—环腺苷酸蛋白激酶 A 信号通路，使心肌细胞内 Ca^{2+} 浓度降低，改善因钙超载引起的心肌缺血性损伤，减少缺血心肌细胞钙振荡的发生，从而抑制缺血性心律失常的发生。针药结合在有效增强心肌收缩功能的同时，可防止或减轻因乌头碱过量引起的心律失常等不良反应的产生，从而起到对乌头碱的增效减毒作用。

在穴位注射这种针药结合的独特形式的机制研究方面，有研究表明，穴位注射二甲双胍可协同电针、艾灸对炎性反应性疼痛模型小鼠产生镇痛作用：穴位注射二甲双胍联合电针较单纯电针干预其峰值痛阈值提高了 16.3%；联合艾灸较单纯艾灸干预其峰值痛阈值提高了 31%。机制研究表明，足三里穴位局部 AMPK 受体可能参与介导二甲双胍与针 / 灸的协同镇痛作用，而穴位局部腺苷未参与这一过程。

研究表明，电针可以通过产生内源性阿片肽、调节 μ 阿片受体基因（OPRM1）表达来参与镇痛；镇痛中药有效成分多甲氧基黄酮（提取于柑橘属的药材）可作为一类 μ 阿片类制剂发挥镇痛效应，此过程依赖 ERK1/2 通路和 c–Fos 来实现胞外信号向胞内以至于核内的传导，但对 OPRM1 并无影响。研究者认为，这一结论提示了电针和中药镇痛机制的异同，为运用电针解决 μ 阿片类药物镇痛的不良反应提供了新的靶点。

以上研究与以往针药结合机制研究的重要区别在于，更注重针灸与药物作用机制的差异，运用针灸调节的非药物机制，而不是仅针对针灸对药物作用过程的影响来阐述针药结合的科学性、合理性。

第四节　针药结合应用与研究的基本原则

古今文献中，表述针药关系的常用术语有针药结合、针药并用、针药相须等，但对于"针药结合"一直没有明确的定义。我们曾给出一个定义：针药结合应是指以针灸学、药学理论为指导，根据针灸及/或穴位、药物作用的特点，形成并实施针灸与药物同时治疗疾病及/或穴位给药治疗疾病的临床方案的科学过程。这一定义是基于目前针药结合实践的一种描述性定义，强调其为"科学过程"的用意在于指出目前的"针药结合"还处于临床经验积累阶段和科学机制探索的过程中，还没有形成相应的知识体系。为了促进这一知识体系的形成与发展，结合上述研究进展及问题，我们提出针药结合应用及研究的基本原则可能有以下四个方面。

一、针药结合增效原则

这是针对针药结合临床效应特征提出的原则，体现针药结合的必要性。疗效是临床医学的根本，目前的针药结合研究报告多是针灸有效、药物亦有效，针药结合更有效。然而，前述国内外研究进展已经明确指出，不是任何药物与针灸的结合均是增效的，有的是减效的，有的加上针灸后症状甚至加重了。在针药结合麻醉/镇痛的研究中已经明确，依据药物对针刺镇痛效应的影响，将临床镇痛、麻醉药分为3 类：一类是拮抗针刺效应镇痛效应的药物，称为针刺麻醉减效药，目前发现的有氯胺酮等 6 种；一类是能增加针刺镇痛效应的药物，称为针刺麻醉增效药，目前发现的有芬太尼等 16 种；一类是对针刺麻醉不产生影响的药物，称为针刺麻醉无影响药，已经观察到的有舒必利等3种。有研究表明，电针天枢穴对西沙必利促进胃运动的功能具有抑制效应，提示在非疼痛类疾病治疗中，针药结合也可能存在上述情况；此外，还提示针药结合应用中可能还存在针刺腧穴选择的问题。所以，增效是针药结合的首要原则。

二、针药结合协同原则

这是针对针药结合原理及其研究提出的原则，体现针药结合的科学性。针药结合协同原则的第一个含义是针药在药物效应靶点上的协同作用，以往的针结合研究中已经发现：目前已知针刺激活，有利于镇痛的因素有内阿片肽系统、5-羟色胺系统、乙酰胆碱系统等；不利于镇痛的因素有脑内多巴胺系统、去甲肾上腺素系统等；当前非镇痛类针灸机制研究报告中这些系统也经常提及，那么，针灸与某些神经系统调节药物结合时是否也出现"不利"的效应呢？我们认为这是非常值得研究的领域。只有针灸与药物能够产生协同效应时的结合才是临床需要的。所以，从针灸、药物作用机制方面，研究分析针、药效应是协同还是拮抗的，就成为科学合理地应用针药结合的必然要求。针药结合协同原则的第二个含义是针灸可以调动非药物靶点产生协同药物治疗疾病的作用，即在疾病层次而不仅仅是药物层次，本文前述机制新进展中已经涉及相关例证。疾病往往不仅仅是一个靶点的异常，单一药物针对单一靶点发挥作用，且这一靶点也不仅仅分布在病变组织或细胞上，对正常组织靶点的非生理干预正是药物产生不良反应的主要机制之一，针灸整体多靶点调节维持机体自稳态的特性正可弥补药物的这种先天不足，这种协同的机制目前研究得还不充分，必须加强这一领域的研究。

三、针药结合量效原则

这是针对针药结合方案制订及研究中针药如何配伍提出的原则，体现针药结合方案制订的合理性。当前的针药结合研究中，往往不关注量效；量效应该包括针灸的量效、药物的量效、针药结合的量效，将有效的单纯针灸刺激量加上药物剂量的针药结合并不是理想的针药结合方案。理想的针药结合量效关系应该是指在单纯针灸刺激量或单纯药物剂量不足以有效治疗时，两者结合起到有效的结果，或者是针药结合具有显著提高疗效，即减量等效或等量增效。目前的多数研究是等量增效的研究，即在不调整刺激量或药量的情况下，将有效的针灸方案加上有效的药物方案同时干预患者，得出增效的结论（幅度有限，统计学有意义并不完全等于生物学上有意义，更没有体现成本效益）或减毒的结论，减量增效的研究还很少（主要是在针药复合麻醉中有减少麻醉或镇痛药物剂量的研究）。许多药物的不良反应或效应量降低是剂量（单一剂量或总剂量）依赖性的；电针的强度依赖性也在最新的研究中被明确，0.5mA 的电针刺激足三里对脂多糖（LPS）诱导的全身炎性反应小鼠模型具有抗炎作用，3.0mA 的电针刺激足三里时则是产生相反的促炎作用；因此，在减量增效方面开展深入的研究应该是针药结合方案优化的重点。

四、针药结合时空原则

这是针对针药结合实施过程提出的原则，体现针药结合的可行性。在针药结合的时效关系方面，刘宝玲已经总结了针药先后的基本特征。针刺麻醉的研究表明，手术前 30 分钟电针"诱导"才能充分发挥镇痛效应；LPS 诱导炎性反应之前电针天枢或足三里对 LPS 诱导的炎性反应均有抑制作用，LPS 诱导后予以 3.0mA 电针则产生促炎作用；电针预处理可抑制缺血性心律失常的发生从而防止或减轻因乌头碱过量引起的心律失常等不良反应，从而起到对乌头碱的增效减毒作用。因此，针药结合时必须考虑针药干预的先后顺序，目前的基本倾向是先针后药可能更能发挥针药结合的优势。针药结合时的空间问题有两个指向：一个是靶器官指向，即要观察不同器官的效应倾向，因为针灸调节的不仅仅是药物靶点；一个是不同部位腧穴的效应倾向。我们的研究表明，电针天枢抑制胃运动、电针上巨虚促进胃运动，因此，在针灸与调节胃动力药结合使用时应该考虑腧穴的空间位置。目前，这两个方面的研究还均不充分。

参考文献

［1］韩济生.针刺镇痛原理［M］.上海：上海科技教育出版社，1999：201-202.

［2］曹小定.针药结合 优势互补——发展中西医结合针刺研究的思考［C］//中国针灸学会.纪念承淡安先生诞辰一百周年暨国际针灸发展学术研讨会论文集.北京：中国针灸学会，1998：2.

［3］杨长森.针灸中药临床学［M］.北京：人民卫生出版社，2008：56-57.

［4］陈竺.系统生物学［J］.世界科学，2005（3）：2-6.

［5］吕梅，王玲玲.针药结合的临床应用及机制研究概述（之二）［J］.针灸临床杂志，2004，20（6）：59-60.

［6］王威.针灸与中药协同作用的合理性［J］.中国针灸，2004，24（4）：296.

［7］汤健，张其鹏.迎接系统医学生物学的新时代［J］.中华医学杂志，2005，85（6）：361-362.

［8］郭骁才.系统药物学［J］.世界科技研究与发展，2006，28（2）：7-13.

［9］刘宝玲.针药相须论［J］.中医杂志，1989，30（12）：55-56.

［10］吴根诚，李为民，王彦青.针刺镇痛临床和基础研究再思考［C］//全国针法灸法临床与科研学术研讨会暨脊柱病研究新进展论文汇编.北京：中国针灸学会针法灸法分会，2005：3.

［11］郭义，张艳军，苗文方，等.钙离子是经络活动的关键因素之一［J］.中国中医基础医学杂志，1998，4（7）：49-51.

［12］ANG L, SONG E, JUN J H, et al. Acupuncture for treating diabetic retinopathy:A systematic review and meta-analysis of randomized controlled trials［J］. Complement Ther Med, 2020（52）：102490.

［13］HUANG J, QIN X, CAI X, et al. Effectiveness of Acupuncture in the

Treatment of Parkinson's Disease:An Overview of Systematic Reviews［J］.Front Neurol，2020（11）：917.

［14］GONG Y B，YANG Z L，LIU Y，et al.Two cases of corona virus disease 2019（COVID-19）treated with the combination of acupuncture and medication in bedridden patients2［J］.World J Acupunct Moxibustion,2020,30（3）：171-174.

［15］中国针灸学会.新型冠状病毒肺炎针灸干预的指导意见（第2版）［J］.中国针灸，2020，40（5）：462-463.

［16］DYMACKOVA R，KAZDA T，SLAVIK M，et al.Acupuncture in the treatment of acute toxicity during and after head and neck cancer radiotherapy: Interim analysis of randomized prospective open-label trial［J］.Biomed Pap Med Fac Univ Palacky Olomouc Czech Repub. 2020，164（4）：454-460.

［17］TSAI S T，TSENG C H，LIN M C，et al.Acupuncture reduced the medical expenditure in migraine patients:Real-world data of a 10-year national cohort study［J］.Medicine（Baltimore），2020，99（32）：e21345.

［18］ZIA F Z，OLAKU O，BAO T，et al.The National Cancer Institute's Conference on Acupuncture for Symptom Management in Oncology:State of the Science，Evidence，and Research Gaps［J］.J Natl Cancer Inst Monogr，2017，52:lgx005.

［19］HERSHMAN D L，UNGER J M，GREENLEE H，et al.Effect of Acupuncture vs Sham Acupuncture or Waitlist Control on Joint Pain Related to Aromatase Inhibitors Among Women With Early-Stage Breast Cancer:A Randomized Clinical Trial［J］.JAMA，2018，320（2）：167-176.

［20］DITSCH N，UNTCH M，Thill M，et al.AGO Recommendations for the Diagnosis and Treatment of Patients with Early Breast Cancer:Update 2019［J］. Breast Care（Basel），2019，14（4）：224-245.

［21］GREENLEE H，CREW K D，CAPODICE J，et al.Randomized sham-controlled pilot trial of weekly electro-acupuncture for the prevention of taxane-induced peripheral neuropathy in women with early stage breast cancer［J］.

Breast Cancer Res Treat，2016，156（3）：453-464.

［22］刘皋林，吕迁洲，张健.药源性疾病［M］.北京：人民卫生出版社，2019：131.

［23］刘保延.改变服务模式，走出针灸科，让针灸发挥更大的作用［J］.中国针灸，2015，35（1）：1.

［24］逯波，王玉敏，高俊虹，等.针药结合机制研究概况的分析及思考［J］.针刺研究，2009，34（3）：212-216.

［25］JING X，OU C，CHEN H，et al.Electroacupuncture Reduces Weight Gain Induced by Rosiglitazone through PPAR γ and Leptin Receptor in CNS［J］. Evid Based Complement Alternat Med，2016：8098561.

［26］LI D，YOO J H，KIM S K. Long-Lasting and Additive Analgesic Effects of Combined Treatment of Bee Venom Acupuncture and Venlafaxine on Paclitaxel-Induced Allodynia in Mice［J］.Toxins（Basel），2020，12（10）：E620.

［27］周晨，刘群，陆凤燕，等.针刺联合乌头碱改善心力衰竭的效应及其钙调机制探讨［J］.中医杂志，2020，61（8）：681-685.

［28］邓吉立.二甲双胍协同针灸镇痛效应及其嘌呤信号相关机制研究［D］.成都：成都中医药大学，2019.

［29］刘岸龙.基于μ阿片类受体（OPRM1）及其剪切异构体研究电针和多甲氧基黄酮镇痛机制［D］.南京：南京中医药大学，2019.

［30］徐斌.针药结合，内外同治［J］.南京中医药大学学报：自然科学版，2007，23（4）：208-210.

［31］余曙光，徐斌.实验针灸学［M］.2版.北京：人民卫生出版社，2016：141.

［32］LIU S，WANG Z F，SU Y S，et al.Somatotopic Organization and Intensity Dependence in Driving Distinct NPY-Expressing Sympathetic Pathways by Electroacupuncture［J］.Neuron. 2020，108（3）：436-450.e7.

［33］余芝，夏有兵，卢明香，等.电针不同部位单穴/穴组对大鼠胃运动调节效应的特征及影响因素［J］.针刺研究，2013，38（1）：40-47.

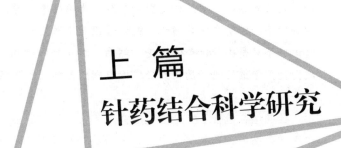

上　篇

针药结合科学研究

长期的针药结合临床实践已经表明针药结合具有增效、协同、减毒等效应，为药物与非药物疗法结合共同维护健康提供了新的选择。目前临床上常见的针药结合可以分为以下三个类型：第一种类型是针灸与药物同时治疗具体疾病，如口服中药汤剂或西药同时进行针灸治疗；第二种类型是穴位给药，即将中药或西药通过腧穴作用于人体，发挥药物刺激腧穴与药物经腧穴进入机体两个方面的作用，如穴位注射、穴位敷贴等；第三种是药物归经，当然在中医学、针灸学没有专业分化下的传统中医药时代，经络理论是中医药学的基本理论，经络理论并不只是指导针灸的理论，然而，专业分化以后，经络理论似乎成为针灸学的理论，药物归经理论也就成为体现针药结合思想的理论之一。

针药结合包含了三个层次的交叉学科知识的应用：第一个层次是中医学范围内针灸学科与中医、中药学科的知识交叉与结合，这种结合不仅是指临床治疗的结合，更包含针灸、中药理论的结合，如中药学的药物归经理论，穴位药效学理论等；第二个层次是医药学科范围的知识交叉与结合，即中西医结合，中医针灸与西医西药的结合，如针灸与西药同用协同增效，西药用于穴位注射，针灸治疗药物依赖，针灸降低药物的毒副作用；第三个层次是生命科学层次的结合，针灸学作为非药物体表刺激维护机体稳态的主要知识体系，与药物治疗学以药物自身特有物理化学性质调节机体稳态的知识体系之间，在生命观、生命调节方法、生命调节规律认识等多方面存在着显著的差异，更何况关于体表刺激如何影响机体功能的现代知识体系还没有完全形成，因此，针药结合在生命认识层次的中西结合还存在许多知识空白。

目前，针药结合临床优势已经有所体现，但仅仅有自发的临床实践可能还是不够的，必须在实践基础上开展理论、临床规律及机制的科学研究，只有通过研究建立独立的知识体系这一领域才能获得快速发展、临床优势才能真正发挥和提高，本篇从五个方面介绍了相关的研究，以期为针药结合学知识体系的构建提供基础。

第一章　针药结合理论研究

　　认识针灸治疗的性质、药物治疗的性质并将两者进行比较是中医学发展的重要学术内容之一，也是针药结合学理论研究的首要问题。针灸与药物需要结合，不仅仅是因为针灸与药物具有相同的治疗作用，更重要的是针灸与药物具有不同的作用途径，并基于治疗方法与原理的差异形成了各自的理论体系，基于针、药理论及其关系的研究，是构建针药结合理论的基础。传统与当代的针药结合实践，形成了药性穴性论、药物归经理论、穴位药效等理论与观点。

第一节　穴性与药性

　　穴性（腧穴的性质）与药性（中药的性质），是中医两个主要治疗手段针灸、中药的特征性理论之一，针灸与中药的结合不仅表现在临床应用的结合上，也表现在这两个理论观念的结合之中，"药性穴性"就是一种具有代表性的针药结合的理论结合观点，当然，这可能不是主流的认识，却可能代表了一种学术趋势，即针灸、中药理论融合发展的趋势。

一、穴性

　　穴性即腧穴的性质，针灸学经典《黄帝内经》认为腧穴具有以下几个方面的特性：①腧穴具有定位性：《素问·阴阳应象大论》"气穴所发，各有处名"，表明在《黄帝内经》时代的腧穴（气穴）概念中，它是有具体位置的，《素问·气府论》《素问·骨空论》《素问·水热穴论》均详细描述了腧穴的具体位置，表明腧穴具有定位的特性；②腧穴具有循经性：《素问·气府论》以"某某某脉气所发"，讨论了手足三阳经及督、任、冲等经腧穴的特性，表明腧穴是与经脉相联系的，《素问·调经论》"夫十二经脉者，皆络三百六十五节"，《素问·痹论》"五脏有俞，六腑有合，循脉之分，各有所发"，则明确表明了腧穴的循经特性；③腧穴具有脏腑归属性：如上面的引文"五脏有俞，六腑有合"，就表明有一些腧穴是与一定的脏腑相关联的，《素问·气穴论》"脏俞五十穴，腑俞七十二穴"，表明腧穴与脏腑的联系不仅仅是指腧穴通过经络与所属脏腑的联系，而且有一些腧穴与脏腑有不同于其他腧穴的特殊联系；④腧穴具有主治特性：《素问》中"热俞""水俞""寒热俞"等概念表明，当时人们已认识到一些腧穴是与特定性质的疾病相关联的，《灵枢·终始》"从腰以上者，手太阴阳明皆主之；从腰以下者，足太阴阳明皆主之"，表明腧穴具有分部主治的特点，但全书没有对具体腧穴的性质进行总体归纳。

后世从《针灸甲乙经》到《针灸大成》等著作中，单个腧穴的定位和主治功效以及针灸手法对穴位功能的影响成为关注的重点。尤其是在《备急千金要方》之后，经与穴之间的联系则渐渐瓦解，单个腧穴的定位和主治慢慢成为主流，以致改变了后人对针灸腧穴的描述和研究方法。清代岳含珍的《经穴解》一书是最早最完整地解释腧穴功能作用和性能的专著，书中运用中医的阴阳、五行、脏腑、经络、病因、病机学说，结合自己的经验，对腧穴的主治作用机理进行了系统地分析、归纳、分类阐述，如"中府穴，此穴主泄胸中之热，以实肺气"。岳含珍对腧穴的这种分析归纳的方法，在历代针灸诸书中独具特色。但后世由于重汤药而轻针灸，没有像"药性"那样去重视"穴性"整理而致湮没不彰，一直仅以"主治病证"作为腧穴的治疗作用的表述方式。

后世的一些歌赋也特别强调腧穴的主治性质，《玉龙歌》是其代表，它导致了人们以主治代穴性的倾向。主治是腧穴的一个重要特性，但并不代表穴性，现在往往是从主治来概括穴性，曰某某穴具有补益肝肾的性质，其实这只是某某穴在特定条件下（病性、配伍、手法）的一个作用，并不是该穴固定不变的性质，所以不能以主治代穴性，故《针灸问对》云"治病无定穴也"，另外，腧穴的主治亦不应与经络的主治（或病候）混同，经络的主治是该经腧穴的共性，不能代替具体腧穴的特征。此外，腧穴还具有定名性、配伍性、定时开阖性、特定归属性（五输穴、下合穴、络穴、原穴等）等性质。

基于对穴性问题的理解，我们1999年的论文《穴性论》，将穴性表述为"穴性是以腧穴的经络脏腑属性及即时状态为基础确定的具体腧穴在具体疾病治疗中的性质"。这一表述体现了决定腧穴性质的双重因素：一是腧穴的经络脏腑属性，这是它的绝对性质；二是腧穴的即时状态，这是腧穴的相对性质。腧穴的经络脏腑属性不仅仅是指腧穴属何经何脏，更重要的是指该穴在该经所处的位置，这个位置决定了该穴与经气的关系，从而也就决定了该穴的基本特征。2014年分别有研究者将穴性表述为"穴性是腧穴所具有的与诊断和治疗作用有关的性能，包括定位、经络脏腑归属、特定穴属性和功能等，穴性是临床诊治疾病时选取穴位应首先考虑的因素""穴性应当是腧穴所具有的能同时解释其生理与病理表现的固有属性，包括部位属性和功能属性，与时间及施术方法相关"。2017年有研究者将腧穴的本质特征高度概括为"应是历验的体表固定施治处"，腧穴的规定性基于此。以上关于穴性的论述，认为穴性是指其体表位置及由其决定的诊治功能。"药性穴性"的内涵可能只是这个内涵的部分表达。

二、药性

"药性"一词，最早见于《神农本草经》，文中指出"药性有宜散者，宜丸者，宜水煮者，宜酒渍者……并随药性，不得违约"，这里的药性实际上和药材的水溶性、醇溶性等理化性质相似。《本草经集注》里面提出"案今药性，一物兼主十余病者"，并分为"上品药性、中品药性、下品药性"等把药性与药物的功效和毒性结合起来。后世的多种书籍记载如《述用本草药性》《药性论》《药性本草》等以药性命名之本草，包含的内容较为广泛，涉及性味、毒性、七情配伍、用量等。而明清时期的医学著作多偏重于药物的寒热药性与功能。由此可知，历代本草的药性是无一不可包容，无一不可指代的。

目前认为，药性是中药性质与功能的高度概括，包括药物发挥疗效的物质基础和治疗作用。中药药性理论就是研究药性形成的机制及其运用规律的理论；有广义与狭义之分：狭义的药性指药物的寒、热、温、凉四种性质；广义的药性包括中药的四气、五味、归经、升降浮沉、有毒无毒及配伍法度、妊娠禁忌、十八反、十九畏等；又以四气、五味为中药药性理论的核心内容。

中药药性理论是在人们治疗疾病的过程中，对中药的作用特性逐步认识、分析、归纳，最终抽象、升华而成的理论系统。药性是中药本身所具有的客观属性，属于物质层面；而药性理论是人们对药性的主观认识。理论必然随研究者的知识背景和看待问题的视角不同而改变，这也是历代医家总结的"药性"不断变化的原因之所在。将药性和药性理论区分开来，有助于明确研究的主体，客观地对待古代医学典籍中所载药性理论的疏漏、矛盾甚至错误之处，吸收和消化先进科技手段用于现代中药药性理论的建设，将有利于指导中医临床辨证论治和中药研究开发。

鉴于药性与药性理论中存在的悖论，2021年，有研究者提出了中药药性研究中"以效识性"的新观点，认为中药的药效和药性均以饮片为载体，药效是药性的外在表现形式，通过中药药效认识中药药性（即"以效识性"）。研究者通过构建2020年版《中华人民共和国药典》所载中药的药性数据库，从中药的四气、五味、归经入手，发现"有其效而无其气"的中药25味，"有其效而无其味"的中药145味，"有其效而不归其经"的中药35味。作者认为基于古今、不同书籍、不同医家对同一中药药性存在不同认识的事实，传统药性理论必须通过"以效识证"的策略进行再认识。这一再认识，可对已有中药药性进行再认识，还可对新发现中药、化学药的药性进行研究、认识。以上论述，似乎表明，从"药效"——药物功能、效应的角度认识药性，可能是一种发展趋势。

三、药性穴性

"穴性"作为一个针灸学的概念，最早是民国时期罗兆琚在《实用针灸指要》中提出的，然而，作者所述穴性的含义却与前述穴性是不同的，他认为"药性穴性，其义一也，凡研究药剂者，莫不谙熟药性，针灸家对于穴性之研究，实未之前闻也"，该书还示范性地将262穴进行了"穴性"归类，将它们分为气、血、虚、实、寒、热、风、湿八大类，如"气类"中的"中府，理肺利气""大椎，调和卫气"等。罗兆琚提出"穴性"概念时，并没有对其理论渊源进行回溯，只是说"药性穴性，其义一也"，显然是参照"药性"而提出"穴性"的，而从其具体的内容看，这里的"药性"是指药物的功能（功效，如降气、理气等）而非中药学上的经典"药性"概念（如四气、五味等）。穴性理论一经提出，就迅速得到针灸界的认同，以后许多针灸学者沿着这种思路，做了多方面的努力，概括起来可以分为两类：一种是对单个腧穴的"穴性"进行描述，如"天枢穴功用：健脾理气，和胃通畅，调经导滞"；另一种是以功效统穴的归类法，如"解表类""清热类"等，其中如解表类又分"发散风寒类""发散风热类"等。1986年肖少卿编撰了中华人民共和国成立后第一本以"针灸处方学"命名的专著《中国针灸处方学》，他在书中写道："腧穴和药物在性质上虽然不同，但从其主治疾病的作用方面来看，却起着异曲同工、殊途同归的效果。"这里其实提示了穴性不等于药性，只是从"主治功能"方面，腧穴与中药有共同的作用。

然而，目前出现了新的现象：有学者尝试用药性中的四气、升降沉浮、归经理论来描述腧穴的性质。2016年有研究者提出"因药配穴"的针灸处方配穴新思路，认为"针灸处方虽有别于药方，但都是在中医整体观念和辨证论治原则指导下制定的。药方的严谨有效、主次分明，应该是针灸处方努力的方向。'因药配穴'是运用中医辨证论治的理论，首先通过四诊八纲，明确证型，确立方药，然后根据穴位的特性，借鉴中药组方里的君、臣、佐、使，形成主穴＋特定穴＋辨证取穴＋配穴的处方原则，进行针灸补泻治疗"。正如中药处方学建立的基础是药物功能那样，针灸处方学建立的基础，是"穴性"理论，药性与穴性的对应性是参照药方发展针方的基础。研究者认为"腧穴与中药的对应性"主要体现在三个方面：一是"归经所属，穴药统一"，即腧穴与药物均具有归属特定经脉和脏腑的特性；二是"升降之性，腧穴同具"，即腧穴的功能也具有如同中药的升降沉浮性质，如少商宣泄肺气，胆俞降泄肝胆；三是"四气之性，效如中药"，即腧穴也具有如中药四气寒热温凉的作用，如然谷温下助肾火，中脘内庭清胃热等。这其实是典型的以中药治疗规律代替针灸治疗规律的思路，在强调腧穴与中药功能相同观点的基础上，进一步提出了腧穴的四气、升降沉浮观点。

四、药性穴性与针药结合

从治疗效应和功能角度认识不同治疗方法的共同效应确实是一种理论和技术融合发展的重要策略。然而，以中药的药性理论取代针灸的穴性理论，或是参照中药的药性理论构建针灸的穴性理论，并不是真正意义上的针药结合，我们认为创新针药结合理论应该从以下三个方面进行：一是针灸、药物共同效应是否存在不同的机制，这种不同机制的整合机制可以形成独特的针药结合调节新理论，可以形成针药结合的增效理论；二是对针灸、药物产生不同的效应（因为腧穴是一种运用机体自身调节机制，药物是外源性调节机制，效应），从不同角度解决同一疾病的不同问题的研究，可以形成针药结合的协同理论；三是针灸与药物相互补充对方的不足，如药物扶正以使针灸有调节之源，针灸稳态调节以减少药物的毒副作用，可以形成针药结合互补理论。

第二节　腧穴或药物归经

归经是中药与腧穴的共同特性之一。药物归经，是以脏腑经络理论为指导，阐发药物对机体各部位的选择性作用机理而形成的一种药性理论；归，是作用的归属；经，是脏腑经络的总称。腧穴归经是指将腧穴依据"脉气所发"将腧穴分属十四经，这些腧穴称为"经穴"，而不属于经穴的则称为"经外奇穴"及"阿是穴"。两者尽管均称为"归经"，但是它们形成的时间及主要意义并不完全相同，腧穴归经最早见于《黄帝内经》，唐代杨上善完成当时全部 349 穴的归经；药物归经最早见于宋代《图经本草》；腧穴归经的目的主要是为了掌握"循经取穴"，即取不同的腧穴治疗不同经脉、脏腑、组织的疾病，这里的经主要是指经络，由于经络联系脏腑，经也间接指相应的脏腑；而药物归经中的经可能主要是指的脏腑，药物归经指药物可以通过经络作用于特定的脏腑，脏腑为主，经络为辅，当代药物归经又发展出方剂归经、西药归经等新内容。

一、中药归经

汉唐时期并未有关于中药归经理论的明确记载，《黄帝内经》作为中医理论之渊薮，最早确定了五味、疾病等与五脏的关系，《神农本草经》归纳了中药对机体脏腑的趋向性作用，实为后世中药归经理论产生的学术渊源。宋金元时期，中药归经作为一门单独的药性理论渐成体系，宋代《图经本草》是最早进行脏腑辨证用药的著作，书中记载瞿麦"通心经，利小便最要"是中药归经最早的雏形；宋代《本草衍义》论述泽泻时，提到"张仲景八味丸用之者，亦不过引接桂附等归就肾经，别无他意"，首次出现了"归……经"的字样，为后来"归经"一词的正式提出产生重要影响。张元素重视十二经辨证，主张分经用药，并将每一脏腑的病证也按照寒、热、虚、实分类，针对不同的病证，确立了相应的治疗法则与药物，建立了由"药物－干预

疾病 – 脏腑定位 – 药物归经"的药物归经逻辑论证体系，将归经思想上升为理论。王好古在《汤液本草》中明确指出了每一药物的归经，并以列表的形式将归入各经的药物进行了总结，称为"向导图"，这是中药归经的第一次大总结。明清时期中药归经理论渐趋成熟完善，药物归三焦、走卫气营血、入络和入奇经等思想形成，归经理论朝着更具针对性、精细化的方向发展。

中药归经理论的建立，经历了两种定位形式：一是六经定位，源于《伤寒论》六经辨证论治，通过六经病 – 六经病病位 – 代表方剂 – 方中君药的关系影响了金元时期对药物归经的判定和表述，如太阳病代表方麻黄汤、桂枝汤，《汤液本草》记载君药麻黄"入足太阳"，《珍珠囊》称君药桂枝为"太阳神农本草经药"；二是脏腑定位，药物的"形性气质"借助五行特性确定脏腑归属，以及针对病症的脏腑病位建立的对应关系。以上内容表明中药所归之"经"与腧穴所归之"经"并不是完全一致的，归经的原理也是不一致的。

二、方剂归经

2021 年有研究者提出了"方剂归经"的概念，认为方剂归经与归经分类法早已实实在在地发生了，且与中药归经分类法如影随形，在古医籍中屡见不鲜，只是不为人们所察觉。研究者认为方剂归经以五种形式存在：一是方剂名称借助五行分类直接或间接显示与脏腑经络的相关性，如白虎汤、泻青丸、归脾汤等；二是方剂列属于脏腑经络病变卷次之下，所属方剂归经便不言自明；三是方剂具有针对脏腑经络病变的功能表述，如补益肝肾、培土生金、泻南补北等；四是方剂主治明确针对脏腑经络病变；五是直接注明归经。方剂归经分类同样有两种形式：六经分类和脏腑分类，两种分类法的内容和意义相同。

因此，方剂归经是与药物归经并行且广泛存在的药性理论形态；方剂归经与药物归经一样，是针对六经（十二经）辨证、脏腑辨证必然做出的属性安排；确定方剂归经，是全面实现理法方药有机结合的理性选择。

当然，方药归经与药物归经尚有一些区别之处需要澄清。药物归经确立过程需依赖药物的形性气质，而方剂归经不涉及这个问题；药物归经是在单一药物自身属性和功能范围内的判定，方剂归经则是若干药物多种属性和复杂功能的提炼。

若能借助归经统一融合方药分类，最重要的意义在于打破药物与方剂的界限，便于从药物与方剂的关联上深入学习《中药学》与《方剂学》，掌握药物与相关方剂的关系和在方剂中的地位；临证时，可在充分把握方药关系的基础上，驾轻就熟地精选方剂，灵活化裁与变通，进而提高临床诊疗水平。

当今《中药学》《中药大辞典》《中华本草》《中华人民共和国药典》（一部）等文献皆标注中药归经，中药归经分类顺理成章。然而，现代《方剂学》《临床用药须知·中药成方制剂卷》《中华人民共和国药典》（一部）等，均无方剂归经的明确标注，因而必须先对所载方剂、中成药根据药物组成、功能主治实施归经定位。历代传统名方归经属性的大量确认，已经发挥了重要的示范作用，既解决了补充完善方剂归经的理论和认识问题，又明确了实际操作的方法问题，可法而从之。

从中药归经到方剂归经，提示了明确中药、方剂作用靶向性的价值及其研究的意义，然而，这种"归经"可能更进一步脱离针灸学"经脉"的本义，它更强调的是药物作用于脏腑的意义，而与"脉气所发"的针灸学归经可能渐行渐远。

三、西药归经

西药归经也是近现代"西药本土化研究"中呈现的一个学术现象。"西药本土化研究"，是指运用中药性味归经理论对一部分西药进行研究，其意义在于通过明确其性味归经，结合临床辨证，指导其更合理、更有效地应用，特别是对于部分抗肿瘤药物，如果能确定其性味归经，临床上可以根据肿瘤患者的辨证分型，给予个体化治疗，有可能使这部分患者的疗效得到提高并减少抗肿瘤药物带来的毒副作用。"西药本土化研究"的历史，也许可追溯到汉武帝时期张骞出使西域带回的西方植物如苜蓿、胡麻、胡桃、胡石榴等，其中许多都可入药（当时称"胡药"）并已纳入中药研究体系。到了近代，中西医汇通大家张锡纯著《医学衷中参西录》，记载了部分西药，并从药性和药味角度对这些西药进行了中药医理分析，并说明"恒取其（西药）化学之理，运用于医理之中"。例如，对于规尼涅（奎宁）即金鸡纳霜，记载其色白，味苦性寒，善退实热证；又如，对于单宁酸，又名鞣酸，记载其色黄白，味苦涩性凉，其收涩之性能止一切血证，又善治淋证久不愈者。诸如此类的记载，在《医学衷中参西录》中单独列出一卷用以对西药的药性药味及应用进行说明。

2015 年有研究认为，阿司匹林属寒凉之性，味酸略苦，归肺、肝、肾、脾诸经；根据"药类法象"理论研究，可归于"风药"之属；根据用量、归经的不同，轻则清凉透热，重则燥湿止痛，亦有活血通络的"动药"特性。基于此，阿司匹林作为"风药"适用于多系统、多病症，是一味药性复杂、功效丰富的"中药"。还有研究以雌激素的生理药理作用为基础，从性、味、归经、升降浮沉及有无毒性五个方面分析雌激素的中药药性，认为雌激素具有滋补肾阴的功效，属寒凉药性，在五味应属甘苦，归肝、肾经，属沉降药，合理选用雌激素制剂是安全无毒的。明确目标西药的中药药性可以实现根据证型不同而施治有别，有助于个体化治疗。

2017 年，有研究认为氢氯噻嗪性温热，味甘、苦，归经于肺、脾、肾、膀胱经，具升浮之性。运用中医理论对其辨证分析可知，其用于原发性高血压时，尤适用于痰湿壅盛型患者；氢氯噻嗪兼具利尿及抗利尿功效，因此其具有双向调节作用。西药中药化，不仅能辨证运用西药，且能增加对西药双向调节作用的认识，为中西医有效结合提供新思路。2019 年，有研究认为根据中医药性理论，吉非替尼（Gefitinib）四气属温热，五味属辛，归经归于肺、肝经。应用清热凉血等中药联合吉非替尼治疗局部晚期或转移性非小细胞肺癌可起到减毒增效作用。

将西药当中药用固然对于中医更好地运用中西药物同时进行疾病的临床治疗具有一定的意义。这里需要指出的是，依然是基于"功效"而进行的理论演化，尽管运用了"归经"这个术语，但这里的"经"的含义依然是"脏腑"为主的，而与"经脉"之经关系不大。

四、归经与针药结合

腧穴归经、药物归经从字面上分析，均是指腧穴与药物均有其经络属性，似乎经络理论将腧穴与中药天然地结合在了一起，是一种理论上完善的"针药结合"。然而，从内涵上分析，这两种"经"的主要意义是不同的。腧穴归经之经，是将体表（四肢百骸）与体表、体表与内脏联系起来的"经脉理论"，重点关注的是体表刺激如何调节机体不同部位的功能，重要的是"经气"如何调节；而药物归经之经，重在脏腑，"经"是运送"药气"到达脏腑的渠道，而对经脉本身的调节功能并不是关键。因此，"归经"是传统中医学统一中医学理论的一种尝试与实践，以图构建针灸、中药效应的共同理论。然而，针灸、中药作用途径与机理的不同，使这种理论呈现"各取所需"的局面，统一的理论很难完善。

针药结合应该重视的关键问题是："经气"调节与"药气"调节的异同与协同问题，也就是自身调节功能与外部药物调节功能的差异及其相互影响的问题，这种相互影响也正是"系统生物医学"目前关注和试图解决的关键问题，也是个体化医疗迫切需要解决的问题之一。

第三节 穴位药效

穴位药效是基于应用穴位注射方法治疗疾病获得的临床现象开展研究而获得的知识，研究者认为从穴位给药可以呈现"药效放大"作用，认为这是针、穴、药三重作用形成的。同时，近年来另一种穴位给药方法穴位敷贴也在临床广泛应用，研究者认为这一方法可发挥药物、腧穴的双重作用，同时可以使药物不经过肝脏的"首过效应"和胃肠道的破坏，提供可预定的和较长的作用时间，降低药物毒性和副作用，维持稳定、持久的血药浓度，具有提高疗效、减少给药次数、给药方便等优势。

一、穴位注射

穴位注射又称腧穴注射法，是 20 世纪 50 年代兴起的一种临床治疗方法，是以中医理念为指导，依据穴位作用和药物性能，在腧穴内注入药物以防治疾病的方法，临床用于治疗多种疾病。

1996 年有研究认为，若选择的腧穴适当，则穴位注入的药物均可于短时内产生与静注等强甚至更强的药效，穴注药物按常理必须吸收至血液达到阈浓度后才能显效，静注药物无吸收过程，作用快速与强大一般非其他给药途径可比；然而，实验结果似违于"常理"，提示穴位注射情况下的药效必另有作用途径和机制。实验检测到胰岛素、阿托品和速尿穴注后 5 ～ 15 分钟时血药浓度都远远低于静注者，与上推论相符。再者，等量药物注于不同穴位，药效强度迥异，且与各穴位部位的肌肉丰度与血管分布密度并不相关，也说明上述的论点。此外，Zn^{2+}（锌离子）、Cr^{3+}（铬离子）、V^{5+}（钒离子）等微量金属无机化物预注于腧穴能显著地加强某些穴位注射药物的效应，且亦有穴位的相对特异性。此点也表明腧穴具有辨别性地接受化学性刺激的性质，同样表明穴位药效不完全决定于药物的吸收作用。

研究者比较了 7 种中西药物的穴位间药效强度的差异，均呈现穴位药效的相对特异性：增强胃肠道运动的新斯的明、对腹腔刺激损害有镇痛作用的可乐定，胃经足三里穴注射效果最强；作用于心血管系统的肾上腺素、异丙肾上腺素则内关穴注射作用较显著；主要作用于泌尿系统的速尿的利尿排钠作用以膀胱经的委中穴和脾经的三阴交穴注射较其他穴位强大；影响肝胆功能的山豆根制剂和茵栀黄，注射于胆经的阳陵泉穴和脾经的三阴交穴防治实验性肝损害效果较突出，各配以足三里注射能进一步增强此两穴的药效；胰岛素降小鼠空腹血糖的强度，内关穴注射大于足三里穴注射。这些结果显示穴位药效有一定的循经特点。这也意味着穴位药效的发生与发展有腧穴和经络功能的参与。研究者还强调，穴位药效与外周、中枢神经的完整性并不相关。切断臂丛神经后内关穴注射胰岛素、戊四唑、阿托品；切断坐骨神经及股神经后足三里穴注射可乐定，其药效强度并无显著改变。大鼠脊髓毁损后并不减弱内关穴注射肾上腺素、去甲肾上腺素的增强心室内压和升血压作用，也不明显影响针刺足三里穴对胃肠功能的影响。

研究者认为上述研究结果主要有以下四方面的意义：①腧穴对药物化学性刺激有辨别性的强大的反应性，支持了小剂量药物穴位注射临床应用的合理性和科学性；②药物或其他化学品可以作为化学性的"探针"，从药物量效反应的特点可探索腧穴、经络性能特征；③穴位药效的循经特点，表明不同腧穴与经脉对药物刺激的反应性有别，不但可以供作研究经络功能的线索，也可能是研究药物归经理论的一种新策略；④本研究中有许多不符合现代药理学基本原理和机制的结果，提示药理学中尚有未知的、有待于开发的全新领域。这篇论文发表以来，已经被引用180余次，然而，其观察到的穴位注射的特殊药效现象及提出的相关科学问题到目前还没有明确的答案。

二、穴位敷贴

穴位敷贴法是指在某些穴位上敷贴药物，通过药物和腧穴的共同作用以治疗疾病的一种方法。研究者认为它具有药物、腧穴双重治疗作用。

2013年，研究者对穴位敷贴特殊的药理学效应进行了归纳分析并提出了进一步研究的思路与方法：

腧穴对药物亲和性的研究：穴位敷贴是将中药制成各种剂型敷贴于人体的某个"点"或某几个"点"而发挥作用，这是因为这些特殊的"点"即"穴位"是神经、血管的密集区，其不仅是机体多个功能系统在体表的综合表达，也是人体经气输注于体表的部位，起着内联脏腑、外络肢节的作用。腧穴对药物的亲和性不仅表现在腧穴透皮给药吸收量更强这一方面，还表现在腧穴对药物的特异性吸收这一方面。腧穴点具有非经络、非穴点不可比拟的药效作用。

腧穴对药效延长性的研究：穴位敷贴疗法发挥疗效的作用不仅在于对腧穴部位的刺激作用，同时其作用的持续性亦为不可忽略的部分，就目前在临床应用最普遍的"三伏贴"而言，对秋冬季多发的咳喘，采用三伏天量少频用贴穴的治法临床效果显著，之所以量少、时间短还能取得良好疗效，推测腧穴可能具有储存药物、延长药效时间的作用，药物的理化作用可能较长时间停留在腧穴或者释放到全身而产生了整体的调节作用，使得疾病得以治愈。腧穴对药效具有延长性，可能与药物在穴区进行生物化学作用有关，也可能是在调动和恢复患者自身的调节免疫功能的过程中出现的。可针对某一疾病外治有效方药开展的以体表特定点（穴位）、非特定点及局部外部给药异同比较研究，揭示外部给药效应产生的药效物质基础及其作用机制，可以合理其量效关系，寻找机体不同的体系功能状态或不同疾病状态影响穴位药效"质"和"量"的因素及其规律。

经穴给药对整体的调节作用的研究：一般认为整体效应是药物的透皮吸收与经络系统对人体调节的双重效应；穴位给药具有穴效、药效整合效应，正是因为腧穴参与了对药效的整合，将经络、腧穴、药效进行了有机结合，最终使穴位给药呈现出高效性特点。腧穴透皮给药不仅是一个药物吸收途径不同的问题，更重要的是通过经络腧穴的吸收过程所产生的整体效应。中药敷贴于相应腧穴之后，通过渗透作用，进入皮肤、血液循环到达脏腑经气失调的病所，发挥药物的"归经"和功能效应。但经穴给药怎样对机体整体进行调节从而发挥强大治疗效果的？这一机制迄今尚不清楚。机制不明反过来又阻碍了穴位敷贴的临床研究系统化、深入化的发展。可以以药效为基础开展效应物质或先导化合物（群）的研究，并可针对药效机制为基础的、外部给药作用环节与药靶定向研究，进而了解外部给药与内服给药药代动力学的区别与联系，还可以了解经络与神经、循环、内分泌、免疫、淋巴、肌肉等系统的密切相关，看它是如何调整这些系统的生理、病理功能的。另外，经络具有声学、电学、代谢、温度等生物物理学相对特异性，这些相对特异性在其调整机制中充当了怎样的角色。这不仅可为寻找新的有效活性物质及先导化合物提供依据，也可为药物的归穴现象以及经络的本质提供可靠依据。

以穴位药效为"探针"，探索经穴的性能：外部给药虽不比内服给药吸收得多，但其临床疗效却丝毫不逊于、甚或优于内服给药，究其原因，推测经穴在药物外治中有重要价值。从穴位药效的特征为"探针"探索经穴的本质可能为经络的科学性初步阐明提供新思路。为了更好体现出外治这一传统疗法现代研究的全貌，可以将经络、腧穴、中药敷贴、现代药理学全面结合，进行深入研究。穴位药效呈现出穴位相对特异性，穴位药效的持久性和整体调节性是经过多种药物试验后获得的一般规律，并非偶然所得。因此，对其机制进行深刻阐明必将对窥见经穴的性能与实质、药物归经理论的真正内涵以及开拓药理学中的一个新领域意义重大。

三、穴位药效与针药结合

从以上资料中，我们不难看出穴位给药的药效是独特的，临床和实践均提示穴位注射的药效接近，甚至超过了静脉给药，而根据现代药理学的理论这是不可能的。正是这一不可能使我们看到了针药结合的特殊价值，也就是说人体可能存在着一个对药物有特别的敏感反应的系统，而现代药理学对其还知之甚少。我们认为当人体处于某种病理状态时，与特定疾病有特殊联系的一些区域就产生了特异性的改变，这种改变可表现出压痛、良导的现象，而其根本在于这些区域产生了特殊的生理、生化变化，出现了"穴区病理产物"，而当特异性的药物注射到该区域时，就迅速产生特异性的结合从而使与之相联系的疾病得以消除。由于这种调整过程的特殊针对性，就使药物效应的发挥更为强劲，从而出现了超过静脉给药的疗效的现象。

陈汉平教授曾指出"我们完全可以借鉴药理学的某些研究方法，并结合针灸学研究的特点，加强针灸量效关系与时效关系的研究与针灸诱导产生的效应调节物质动力学的研究"，其学生杨永清教授以针刺防治哮喘为例，经过多年来的探索和研究，从"三穴五针"针刺治疗哮喘有效出发，成功发现并验证transgelin-2（肌动蛋白结合蛋白2）是针刺效应蛋白MT2的防治哮喘新靶标，成为我国学者发现并验证的第一个支气管哮喘新靶标，也是中国针灸人拥有自主知识产权的原创性科研成果。

1997年，我们曾提出除了研究针灸诱导产生的效应调节物质，还应该重视疾病引起的"穴区病理产物"的研究，因为它是针灸刺激穴位产生效应的直接病理基础。2015年的研究结果表明，在正常的穴位处存在P物质、降钙素基因相关肽标记的神经纤维和形态完整的肥大细胞，这些肥大细胞同时也呈现出组织胺和5-羟色胺的阳性标记。不同部位的穴位组织细胞化学成分相同但含量不同；针刺大鼠"合谷"穴后，穴位局部表现为伤害性神经肽P物质、降钙素基因相关肽在穴位局部表达增加，肥大细胞聚集脱颗粒，组胺和5-羟色胺表达增加；在造成胃黏膜损伤后，体表敏化点的分布和内脏的神经节段分布类似，和经典穴位重叠率高，敏化穴位的局部也出现了和穴位刺激后相同的组织细胞化学改变。提示穴位处虽然没有一个特异性的解剖学结构，但是无论是疾病反应还是针刺刺激，其局部的组织细胞化学改变却是一致的，这可能就是穴位处组织细胞化学动态改变的基础。穴位对疾病的反应，是穴位敏化，表现为穴位处的致痛物质增加，是穴位反映疾病的一种表现，也是刺激穴位治疗疾病的物质基础。

从某种意义上说，穴位给药才是真正能够体现针药结合特色理论和优势的领域，穴位注射方面的研究在2013～2014年形成高潮以后（中国知网年发文量1000篇以上），研究工作似乎下滑很多（2020年降至597篇），我们相信，随着穴位敷贴相关应用和研究的上升，穴位药效的研究必然会迎来新的发展。

第四节　针药配伍

　　针药结合在临床实际应用中的关键问题应该是针灸与药物如何进行结合？怎么样的结合是合理的或必须的？有没有禁忌？应该遵循什么样的原则制订针药结合的临床方案？

　　2005 年，有研究指出，针药结合在用于镇痛时，有没有明确的配伍禁忌？例如，以往在针药复合麻醉中，发现安定用于脑外科手术时明显影响针药复合麻醉效果，安定归属于针麻减效药，但后来在妇产科分娩镇痛时，安定能加强针刺镇痛效果；这就提示，针药结合在不同的病种（不同的机体状态下），配伍规律也有所不同，值得深入研究。这是首次将针药结合与配伍规律联系起来的文献。

　　2011 年，文献中首次出现"针药配伍"一词，认为药有寒热温凉，穴有升降浮沉，用穴如用药，用药如用兵。我们可以把中药处方与针灸处方合二为一，这样将更有助于从整体上把握针药并用及其效果；方剂君臣佐使的组方配伍理论同样适用于指导"针药结合"治疗模式的构建，亦即用"针药配伍"的概念来指导针药结合的具体运用形式。临床应用针药配伍时，或以针灸为主，或以药物为主；对于方药所擅长的疾病，以方药为主、针刺为辅，同时"以针为药"，把穴性及针刺效应看作一味或数味药物，针刺相关穴位的效应可以与方剂中的其他药物相互配伍以增效减毒；同理，对于针灸所擅长的疾病，以针刺为主、方药为辅，同时"以药为针"，把药效、药性及归经与针刺选穴配伍应用。然而，到目前为止，这方面未再见到新的论述。

　　承淡安曾指出"方有'桂枝汤''麻黄汤'等，而针灸法不能以某几个穴代'桂枝汤'，或某几个穴代'麻黄汤'。'针'与'灸'之取穴，概以症状为定则，若某穴代某药，则根本不可能也"。即针灸是"辨症论治"，强调了针药在治疗理论方面存在明显的差异。因此，辨析针灸、药物中"配伍"的原则及其内涵对于确立"针药配伍"概念的内涵具有重要意义。

一、配伍

据考证，"配伍"是一个现代名词，首见于1949年出版的《伤寒解毒疗法·方剂说明》"表里和解丹：上方虽用经九年，效验甚明确，然其配伍药，亦应研究随时改良"。《汉语大词典》中"配伍"的解释是：把两种或两种以上的药物配合起来同时使用。药物配伍之后可以加强药理作用，减弱毒性或刺激性，防止副作用，矫正恶味。亦泛指把两种或两种以上的物品配合起来使用。《辞海》的解释则是：将不同的药物调配在一起使用，如药物配伍之后可以增加疗效，减低副作用。可见，配伍一词主要是指两种及以上药物的同时使用。

然而，并不是两种以上药物联合使用均称为"配伍"。在医学领域，目前最常用配伍一词的是中医药学领域，主要概念有方剂配伍、腧穴配伍等；在西医学领域也用配伍一词，但更常用的是"联合用药"一词。2002年以来，在西医领域，尤其是心血管病防治领域，多效药片（固定剂量复方制剂，polypill）成为一个研究热点，陈可冀指出，polypill的概念与中药复方有相似之处，但根基于中医药理论的中药复方与根基于西医理论的西药复方在其化学组成上却是两个极端体系，前者是复杂体系——"说不清道不明"，后者属简单体系——"明明白白"。西药的特点和优势在于药物成分作用靶点和途径都比较明确单一，结构清楚、疗效确切且特异性较强，有成熟和公认的评价体系，但对药物不良反应和耐药性等问题一直没有很好的解决办法。

2009年有研究者提出了"复方药物"的概念，其定义是"复方药物即指为了实现整体最佳的疗效目标，综合多种治疗原则和多种作用机理导向下所开发的由多个化合物或化合物群配伍组成的治疗药物"。复方药物既包括中药复方药物，也包括西药复方药物（化学药复方药物），甚至还可能开发中西药结合的复方药物。近年来很多西方科学家和国际制药公司开始向中药学习，而中药优势和特点的集中体现之一就是复方药物。复方药物不仅可以通过降低单一药物成分的有效用药剂量降低毒副作用，更重要的是通过配伍法则实现了增效减毒的协调统一，而且国际上抗疟疾药物研究表明复方药物可以显著降低耐药性。

西医与中医在联合用药方面的态度是非常不同的，西医认为联合用药过程中，药物相互作用是导致药源性疾病的重要因素，合并使用药物越多，药源性疾病发生率越高，致死性药物相互作用也可能出现；联合用药品种越多，不良反应发生率越高；有些药物相互作用是有益的，可以提高疗效或降低毒性；但更多的药物相互作用是有害的，使得药物的作用降低或毒性增加。中医则认为中药配伍使用（联合用药）可以实现提高疗效、减少个别药物毒副作用的目的，所以中医学发展出系统的方剂配伍理论，尽管各个时期其名称不尽相同，但合理地联合用药一直是中医的优势与特长。

二、配伍规律

方剂即中药处方，是临床按方证对应的原则，遵循方剂配伍规律选择中药及用量，并指明制法与用法的规范化药方。可见，配伍—药物组成是方剂的核心要素之一，指导中药配伍的理论观点称为配伍规律。明确的方剂配伍规律描述始见于《神农本草经·序例》，一是君臣佐使规律，"药有君臣佐使，以相宣摄合和，宜用一君、二臣、三佐、五使，又可一君、三臣、九佐使也"；二是七情和合规律，"药有单行者，有相须者，有相使者，有相畏者，有相恶者，有相反者，有相杀者，凡此七情，合和视之。当用相须相使者良，勿用相恶相反者。若有毒宜制，可用相畏相杀也，不而勿合用也"。尽管历代医家有多个方面的发展，在当代这两个规律仍然是方剂配伍的主要规律。

当代研究者认为，方剂配伍规律是指方剂中各个元素之间在干预机体从疾病向健康转化过程中的本质的联系；主要有君臣佐使配伍规律、七情配伍规律、特殊配伍特殊规律〔如攻补兼施、甘温除热、升清降浊、提壶揭盖（以升为降）、反佐等〕。然而，也有研究认为在现行《方剂学》教材选定的208首方剂中，有50.48%的方剂配伍没有遵循君、臣、佐、使这一原则，特别是原则不全、原则反串现象比较普遍，较大程度地影响着方剂理论的科学性；并认为配伍过程中的阴中求阳或阳中求阴、情绪调理等隐性原则现象，也应作为现代方剂学研究的重要内容。有关文献整理研究认为，中医方剂的配伍理论主要是君臣佐使理论，认为这是方剂构成的基本框架；但是有学者通过对小方的分析认为君臣佐使理论并不是主要的方剂配伍理论，性味配伍及七情和合是最根本的方剂配伍理论；研究者强调"由于药对是最简单的配伍，是组成复方的基础，药对配伍规律反映两个（组）药物间相互关系，'七情和合'是反映药对配伍相互作用最为典型的规律"。

2010 年有研究者指出了中药分子配伍的概念，认为中药配伍的发展存在三个层次：饮片配伍中药→组分配伍中药→分子配伍中药。饮片配伍中药：传统中药制剂，如汤剂、丸剂、散剂、膏剂等，是中药饮片按照君臣佐使配伍等理论，利用传统制剂技术制成的，属于中药饮片配伍制剂。传统中成药在中医临床上发挥了数千年的治疗作用，疗效确切。但是传统饮片配伍中药具有大、黑、粗以及药效成分不清楚，作用机制无法用简明的现代语言阐述清楚等缺点。中药组分配伍：在传统中药配伍理论的基础上，张伯礼、王永炎院士提出组分配伍研发中药的理论，首先分离各个标准组分，通过建立组效关系寻找有效组分，然后优化各组分的配伍配比，形成组分处方，进一步研究处方作用机制，研发新药，建立质量标准，利用组分配伍已对清开灵、复方丹参、六味地黄汤等多个经典方进行了研究和二次开发；组分配伍中药利用中药配伍理论将有效组分优化配伍配比而成，改善了传统饮片配伍中药的剂量大、粗糙的缺点，但由于有效成分仍然不明确，仅仅选取有效组分中结构、药效较清楚的成分作为指标成分来控制质量，而指标成分的药效作用不能完全反映整个制剂的作用，并且剂量仍然较大，限制了先进剂型的应用，是其局限性。分子配伍新假说：分子配伍是以中医药理论为指导，在组分配伍的基础上，进一步明确有效成分、作用机制，将结构、药效、作用靶点清楚的多个有效分子，优化配伍成分子复方，制成具有先进剂型的现代中药，并建立质量标准。分子配伍是组分配伍的发展和完善，也是组分配伍发展的更高阶段。后两种配伍如何应用传统中药的配伍规律或是有新的配伍规律仍在探索中。

2019 年，有研究者提出用超分子"印迹模板"理论解释中药复方配伍的观点，或许是对中药组分配伍、分子配伍规律深入探索有所启示。该观点主要基于以下两个观点：一是超分子化学法源于自然，也应回归于自然；二是中药与人体是来源于自然界的巨复超分子体，自然界的生物体进化过程本质上是生命体的超分子化学过程。生物体内各种分子以超分子"印迹模板"为母体，由小分子到大分子，由单分子到多分子，由多分子到细胞器、细胞、组织、系统，乃至整个生物体，逐步演化，超分子"印迹模板"贯穿始终。中药复方配伍理论正是对中药与人体这种分子间作用的表达。中医理论的经络脏腑是生物体各级超分子"印迹模板"有序体；中药有效成分群是与经络脏腑"印迹模板"相一致的聚集体；中药配伍能显著地改变这一"印迹模板"的作用规律。

以上中药配伍的观点与研究，有可能在传承方剂配伍理论的基础上构建新的理论，更可能为针药配伍规律的研究提供学术基础。

西药联合用药基本上没有统一的联合用药原则，主要根据不同疾病制订详尽的指南实施，如高血压合理用药指南提出降压药物应用应遵循下列四项原则：剂量原则，一般人群采用常规剂量，老年人从小剂量开始；优先原则，优先选择长效制剂（从长时疗效和平稳性考虑）和固定复方制剂（从依从性考虑）；联合原则，联合用药（2 级高血压或高危人群）；个体化原则，依据不同合并症和患者对药物不同的耐受性给予个体化用药。其中，联合原则的内容是：对单药治疗未达标者或 2 级以上高血压患者原则上可采用联合治疗方案；对老年患者起始即可采用小剂量 2 种药物联合治疗，或用固定复方制剂。这与前述西医认为联合用药弊大于利的认识有关。

同样，临床上针灸也有处方，包括两大要素，即腧穴与刺灸法，常用的配伍概念是"腧穴配伍"。有研究指出腧穴配伍是基于中医理论，在针灸选穴原则的指导下，结合临床和腧穴主治特性，选取两个以上作用相同的腧穴进行配伍，发挥腧穴的协同增效作用，以达到特定治疗效果，提高临床疗效的一种方法；针灸处方是针对患者病证情况，在辨病辨证基础上，提出的具体治疗方案，其主要涵盖穴位组成和治疗方法两大部分；腧穴配伍是针灸处方的基本要素，针灸处方是腧穴配伍的具体应用。腧穴配伍的选穴原则有部位选穴（近部、远部）、辨证选穴、对症选穴、按西医学理论选穴；配穴原则有按经脉配穴法（本经配穴、表里经配穴法、同名经配穴法）、按部位配穴法（上下配穴法、前后配穴法、左右配穴法）。

综上可见，针灸的配伍原则或规律与中药配伍规律、西药联合用药原则均存在显著的区别，将针灸与中药或西药联合应用时，应该遵循的原则或理论还有待探索。

三、针药合和

在导论中我们曾指出，在长期的中医药学术发展的过程中，针灸与方药作为中医学治疗疾病的两个主要方法，在理论与实践上，走过了一源两歧交互发展的道路。一源是指两者均在理念上遵循中国传统医学的知识范式，均以阴阳、五行、脏腑、经络、气血津液、四诊八纲等学说为其治疗范式构建的基本概念，两歧是指由于干预方法与途径的差异，形成了各自解决临床问题的不同规范；针灸以体表腧穴为干预部位，以针灸器具为干预工具，以治疗经脉相关疾病为主要对象，方药以药物特有的性味为基础，以口服进入体内为主要途径，以治疗内脏疾病为主要对象。正是由于它们的多种不同和实践中事实上的分离，才有了"故圣人杂合以治，各得其所宜"的经典命题，即各种治疗方法有其自身的适应证，圣人使用不同的方法治疗不同的疾病，在这里强调的不是针药在患者身上的结合，而是针药技术与思想在医者知识中的结合，所以历史上才出现了"针药相须""针灸须药"的多种论述。

我们前面定义了针药结合，它是指以针灸学、药学理论为指导，根据针灸及／或穴位、药物作用的特点，形成并实施针灸与药物同时治疗疾病及／或穴位给药治疗疾病的临床方案的科学过程。针药如何结合同时运用就成为核心问题。前面我们简要分析了目前配伍、配伍规律的基本内容，我们并不认为中药的具体配伍规律可以直接应用于针药结合，一方面是因为它是以中药药性理论为基础的，中药药性与穴性的关系我们前面已经讨论过，显然存在本质的不同；另一方面是还有针灸与西药的结合，这方面也没有明确的原则与规律可以借鉴。因此，我们尝试将针药结合配伍的原则上溯到配伍的最根本原则，即"合和"原则。

我们认为"凡此七情，合和视之"是对七情配伍的总概括，所以"合和"是对中药配伍最根本原则的提炼。"合和"一词，是融合了"合"与"和"的含义而构成的复合词汇，"合"与"和"原本是两个独立意义的字词，后根据需要连用并举，表达"整体协调"之义，逐渐演化为中国古代哲学最具特色的思想观念之一。它也是中医学的核心思想，《黄帝内经》视"和"为生命活动的最佳状态，将常人称为"阴阳和平之人"；病理上，认为阴阳五行之气的失调是疾病的根本原因，提出"从其气则和，违其气则病"的观点；治疗上，提出了"因而和之，是谓圣度"的基本原则。这是中国医学对世界医学最重要的贡献之一，因为当前的西医遵循的是截然不同的"对抗治疗"理念。

针药配伍合和原则的含义应该有三个方面：一是合的含义，即针灸与药物共同使用；二是和的含义，即针灸与药结合共同使用的目标是为了应用各自的特点促进机体的"和谐"；三是为了实现合和的目标，针灸与药物必须合理地配伍应用。基于这样的认识，借鉴"广义药物配伍"的观点，我们尝试提出针药配伍应该有以下四个原则：①增效配伍，即针药结合后，至少一种疗法的疗效得到增强；②主辅配伍，即在一种治疗方法为主解决主病的情况下，增加另一种治疗措施以解决兼病或兼证；③共效配伍，对复杂性疾病两种治疗措施均能实现各自的疗效，解决各自的问题；④制偏配伍：即针对中西药物不可避免的毒副作用，应用针灸消除或抑制毒副作用，或使有毒药物的使用量明显减少，以实现降量减毒的目标。当然，这些原则的具体内容还有待进一步的研究与深化。

第五节　针药结合理论的研究策略

尽管针药结合的临床实践历史悠久，但针药结合学作为一个新兴的交叉学科，其理论体系的研究与构建必然是一个长期的过程，"立足针药结合临床优势效应，构建临床诊疗体系，在阐明针药结合协同、增效、减毒机制的基础上，构建针药结合理论体系"是其总的研究方针。

目前的理论研究策略可归纳为三类，各有利弊。第一类是基于个人实践与创新思维的研究策略。传统中医药学从历代实践中总结归纳形成了多种形式的针药结合理论观点，前述药性、穴性、药物归经、穴位药效是主要的代表性理论观点。从当代研究分析，这些观点仍有一定的学术价值，并还在原有模式下继续发展着。如有研究者撰写了《人体药库学》，认为中医有两大药库：一是在自然界的药库，那是中草药，是外药；二是人体经络学，那是人体药库，是内药；作者结合经络理论及针灸推拿临床实践以描述腧穴的药效，如合谷穴，此穴药性为寒性，具有退热镇痛、镇静的作用，主治眼、齿、耳、喉诸病及腰病和皮肤病；再如，书中介绍《幼科铁镜》的"推拿代药赋"，"推上三关代却麻黄肉桂"，即推拿小儿上三关（腧穴）可以代替麻黄和肉桂的双重功效。因此，立足于临床实践经验、基于传统中医药针灸理论模式构建理论是中医药理论累积式发展的一种重要模式，这应该也是针药结合理论发展的一种策略。这种策略的研究结果是基于学者个人对中医药知识的理解与个人的临床实践，要成为共识的理论或观点需要长期的验证、研究与完善。这方面目前积累的观点与知识相对丰富，但均缺少共识。

第二类是基于中医药知识框架的融合创新模式研究策略。前述药性穴性、方剂归经、西药归经等理论观点，均是以坚守中医药辨证诊治的知识体系为基础的，是建立在阴阳、五行、经络、脏腑理论当代临床应用基础上的一种理论发展策略。中医药学一直遵循一种开放的科学范式，所有的新知识均可以在旧的知识框架内，以丰富原有概念内涵的形式不断发展。例如，归经理论，首先是腧穴归经，然后发展出药物归经，当代又发展出方剂归经、西药归经等概念，有研究还提出"基于超分子化学的中药归经"的观点，认为"作为天然超分子'印迹模板'聚集体的中药，进入人体后，必然寻找到与自身'印迹模板'相吻合的人体经络脏腑的超分子主体发生自识别、自组织、自组装与自复制作用，从而产生针对经络脏腑的特异性药效，宏观上表现出中药归经现象""中药归经是揭示自然界生物体主客体大小分子按'印迹模板'相互交流的普遍规律，是阐明中医药理论物质基础的第一道屏障，是实现中医药基础理论现代化的突破口"。这种研究模式的着重点在于将基于现代生物学方法研究的中医药学相关知识纳入中医传统知识体系，不是将中医药仅仅作为现代实验研究的对象，用现代方法解释中医药知识，而是将中医药学传统知识作为现代研究的目标。然而，这种研究也面临困境：传统中医药诸多底层概念，如阴阳、五行、经络、脏腑等概念缺少现代生物学的具体定义，可能缺少基础科学方面的说服力。

　　第三类是基于生物医学、药学模式的研究策略。由于生物医学模式是目前生命科学研究的主流，目前的针药结合研究更多的是将针灸、中药作为如西药一样的对象，观察针灸效应、药物效应、针药结合的效应差异及可能的机制。主要从三个角度开展研究：一是针对药物作用的特定环节或现象开展研究。如抑郁症的治疗，SSRIs 类抗抑郁药物治疗本病时一般需两周以后才能起效，有研究发现，针刺结合氟西汀可以在一周内起效，即"针药结合快速起效"，并进一步探讨了这一现象的机制，观察到这一现象与电针调节中枢 β-内啡肽相关；二是选择针灸治疗有效的"症状"解决药物副作用的相同"症状"，如罗格列酮作为胰岛素增敏剂在治疗 2 型糖尿病时会产生体重增加这一副作用，针灸可以减重，那么，针刺能否减少药物引起的体重增加？研究发现针刺可有效降低 2 型糖尿病模型大鼠服用罗格列酮所致的体重增加，其机制可能是通过直接调节中枢摄食相关的 PPAR γ 和瘦素 –Stat3 信号通路；三是研究针灸与药物作用机制的差异，为发挥针药结合协同作用提供依据和线索。研究表明，电针可以通过产生内源性阿片肽、调节 μ 阿片受体基因（OPRM1）表达来参与镇痛；镇痛中药有效成分多甲氧基黄酮（提取于柑橘属的药材）可作为一类 μ 阿片类制剂发挥镇痛效应，此过程依赖 ERK1/2 通路和 c–Fos 来实现胞外信号向胞内以至于核内的传导，但对 OPRM1 并无影响，研究者认为，这一结论提示了电针和中药镇痛机制的异同，为运用电针解决 μ 阿片类药物镇痛的副作用提供了新的靶点。这种研究策略的研究结果容易被当代主流研究接受，但缺少构建自身理论体系的可能，只能在当代生物医学的框架下解释，中医药的特色将不复存在。

针药结合理论研究涉及多个学科知识的整合，导论中已经提出针药结合应用及其研究中的四项基本原则：增效原则、协同原则、量效原则、时空原则，这是基于目前认识中针药结合效应的主要特征提出的，阐述清楚针药结合的这些效应特征的机制是构建针药结合理论体系的基础。因此，结合上述现状，我们认为针药结合理论研究的主要策略可能有以下两个方面：

一是借鉴当代生物大数据研究中的数学建模策略，全面梳理中医药学经典文献中、现代针药结合临床与机制研究中，腧穴、中药及其结合运用的数据，构建针药结合理论的数学模型，以精确的数学语言表达针药结合的规律性，这可称为"守正"研究策略，这一策略不是为了论证传统理论的合理性，而是基于传统理论和当代实践拓展传统理论，不是在传统理论的范式下丰富内涵，而是形成新的理论范式，使传统理论及其新发展在当代科学语境下能够被表达、理解与应用。

二是从体表腧穴理化刺激如何影响药物的药理过程入手，即从针灸对药物的药动、药代、药效影响的过程入手，借鉴当前相对完备的药理学理论模型，构建体表刺激影响药物效应的理论模型，这里应该以针灸与具体西药结合的研究为主，前述"穴位药效放大效应""针药结合快速起效""针药调节不同靶点协同增效"的研究均是这种策略的结果，这可以称为"药理"研究策略，这一策略的根本目标是明确腧穴刺激调动的"内药"如何与"外药"（药物）相互作用的，这种相互作用已经形成"生物力药理学"，这一学科全面考虑流体生物界面力学因素与药效、药理的密切关系，一方面重视药物通过改变生物功能界面力学因素而发挥其药理作用；另一方面，突出生物力学因素的等效药理作用，以及可能的对药物代谢与药效的影响，药效对于剂量与生物力因素的依赖多为非线性关系，同时，还利用病理状态下生物力学环境的改变而实施靶向治疗；生命流体管理使中医气血运行理论与现代医学血液循环学说得到完美的统一，生物力药理学的提出，必将为更好进行生命流体管理，从而调节机体状态提供新角度与新方法。研究者将生物力药理学与青蒿素、砒霜并称为中医献给世界医学的礼物。体表腧穴刺激对心血管功能的调节效应非常明确，如果将这种效应与生物力药理学结合起来，就可能使这种效应不仅仅局限于针灸治疗心血管疾病，更可能揭示针灸对药物影响的主要机制，从而从新的角度构建针药结合理论。

参考文献

［1］徐斌，王富春.针灸医学导论［M］.北京：人民卫生出版社，2016：12.

［2］徐斌.穴性论［J］.中国针灸，1999（01）：29-31.

［3］王振国，余楠楠，陈泽林，等.穴性与腧穴功能的本质——影响腧穴功能与作用的因素探讨［J］.上海针灸杂志，2014，33（08）：772-774.

［4］牛舰霏，赵晓峰，武连仲，等.再论"穴性"［J］.中国针灸，2014，34（06）：569-571.

［5］赵京生.腧穴概念析［J］.中国针灸，2017，37（02）：149-152

［6］王伽伯，金城，肖小河，等.中药药性研究回顾与思考［J］.中华中医药杂志，2008（07）：572-576.

［7］曹灿，冯静，李玲玲，等.基于"以效识性"观点的中药药性再认

识 [J].中华中医药杂志，2021，36（02）：648-653.

[8]李洁纯，郭义，李桂兰.针灸处方配穴新思路——因药配穴 [J].
中国针灸，2016，36（09）：979-981.

[9]张益赫，赵琰，屈会化.中药归经理论演变脉络及发展梳理 [J].
环球中医药，2019，12（12）：1915-1918.

[10]刘诗聪，范颖，梁茂新.论方药归经的分类特征与融合 [J/OL].
世界科学技术–中医药现代化：1-8 [2021-05-05].http：//kns.cnki.net/kcms/
detail/ 11.5699.R.20210329.1427.004.html.

[11]唐汉庆，郑建宇，黄月艳，等.西药本土化研究：能否以中药性味
归经理论研究西药 [J].医学争鸣，2015，6（05）：24-26，29.

[12]董丽，李波，张德绸，等.以阿司匹林为例试论西药中药化研究的
可行性 [J].中医杂志，2015，56（02）：112-114.

[13]陈凌燕，胡丽莎.雌激素的中药药性 [J].中国当代医药，2019，
26（30）：123-125.

[14]帅眉江，尹思源.从西药中药化探讨氢氯噻嗪之中药化特性 [J].
山东中医杂志，2017，36（01）：43-45.

[15]马大宝，唐武军.从中医角度分析吉非替尼 [J].山东中医杂志，
2019，38（02）：126-128.

[16]刘祖舜，周爱玲，丁斐，等.腧穴对药物（化学性刺激）的反应性
[J].上海针灸杂志，1996（05）：34-36.

[17]燕艳，周春祥.对穴位药理学沉浮的思考 [J].中华中医药杂志，
2013，28（06）：1801-1803.

[18]杨永清，尹磊淼，朱维良，等.源自针灸的靶标发现之科学路径：
以针刺防治哮喘为例 [J].科学通报，2020，65（32）：3520-3525.

[19]徐斌，王香，王玲玲.穴位注射疗法研究进展 [J].针灸临床杂志，
1997（10）：40-42.

[20]何伟，吴美玲，景向红，等.穴位的本态：穴位组织细胞化学的动
态变化 [J].中国针灸，2015，35（11）：1181-1186.

[21]吴根诚，李为民，王彦青.针刺镇痛临床和基础研究再思考 [C]//

中国针灸学会针法灸法分会等 . 全国针法灸法临床与科研学术研讨会暨脊柱病研究新进展论文汇编 . 北京：中国针灸学会，2005：3.

［22］刘西建，韩涛 . 针药结合模式——针药配伍浅谈［J］. 山东中医杂志，2011，30（09）：607-608.

［23］谢恬，程海波，榄香烯脂质体抗肿瘤中西医结合基础与临床研究［M］. 北京：人民卫生出版社，2019：56.

［24］陈可冀，刘玥 . 多效药片与心血管疾病的预防：证据、评价与思考［J］. 中国循证医学杂志，2015，15（07）：745-748.

［25］罗国安，梁琼麟，刘清飞，等 . 复方药物研发创新体系展望［J］. 世界科学技术（中医药现代化），2009，11（01）：3-10.

［26］刘皋林，吕迁洲，张健 . 药源性疾病［M］. 北京：人民卫生出版社，2019：6.

［27］于友华，王永炎，赵宜军，等 . 方剂配伍规律的研究［J］. 中国中药杂志，2001（04）：3-6.

［28］张养生，杨轶 . 方剂组成原则在方剂配伍中的非原则现象探析［J］. 上海中医药杂志，2006（07）：5-6.

［29］王阶，衷敬柏，王永炎 . 方剂配伍理论历史发展与研究思考［J］. 中医杂志，2001（08）：497-500.

［30］王淑玲，谢恬，孙敏，等 . 分子配伍的理论与实践［J］. 中国实验方剂学杂志，2010，16（15）：222-224.

［31］海英，贺鹏，贺玉婷，等 . 中药复方配伍研究的关键问题及超分子化学解决对策［J］. 中草药，2019，50（12）：2757-2762.

［32］国家卫生计生委合理用药专家委员会，中国医师协会高血压专业委员会 . 高血压合理用药指南（第2版）［J］. 中国医学前沿杂志（电子版），2017，9（07）：28-126.

［33］张国雪，刘昊，王富春 . 论腧穴配伍与针灸处方［J］. 中国针灸，2014，34（10）：987-990.

［34］王小平 . 中医学合和思想的研究［D］. 济南：山东中医药大学，2001.

［35］原永贵.广义药物配伍论［J］.中国中医药信息杂志，1999（01）：11-13.

［36］周尔晋，人体药库学［M］，合肥：合肥工业大学出版社，2004：8.

［37］贺福元，邓凯文，杨岩涛，等.基于超分子化学的中药药性理论研究方法探讨（1）中药归经［J］.中国中药杂志，2015，40（08）：1624-1629.

［38］韩东.生命复杂流体与管理［J］.生理科学进展，2018，49（05）：397-401.

［39］TU Y. The discovery of artemisinin（qinghaosu）and gifts from Chinese medicine. Nat Med. 2011，17（10）：1217-20.

［40］FILSHIE J，WHITE A，CUMMINGS M. 西方医学针刺［M］.杜元灏，主译.北京：人民卫生出版社，2021：1.

第二章　针药结合调节糖脂代谢研究

糖脂代谢紊乱可致多种疾病的出现，且临床上往往多病并发，单病种治疗模式疗效亟需提升。上述背景及问题的出现，为针药结合调节糖脂代谢奠定了基础。因此，明晰其临床治疗的可行性及优势，探究调节糖脂代谢的靶器官及作用途径，可完善针药结合治疗的物质基础及分子机制，推进针药结合调节糖脂代谢的策略制定。

第一节　糖脂代谢调节

糖脂代谢紊乱机制复杂，多种疾病可呈现出相似的病理核心，如何解决和正确认识这一类疾病的本质并开展精准防控，是针药结合调节糖脂代谢研究中需要厘清的首要问题。而糖代谢与脂代谢过程可相互影响，产生串扰作用，加剧临床诊断及治疗的困难，亦揭示多靶点治疗的必要性。

一、糖脂代谢紊乱

代谢综合征（metabolic syndrome，MS）是指由于肥胖、2 型糖尿病、血脂紊乱等所致糖、脂、蛋白质等物质代谢异常的临床综合征，最终促发各种心脑血管疾病和糖尿病的发生和发展。由于 MS 概念的提出与丰富，使得许多具有代谢紊乱特征但彼此割裂的疾病被整合后集簇存在，关于各组分间交互作用的认识亦随之革新：提出肥胖是 MS 的中心环节，而糖调节受损 / 胰岛素抵抗是 MS 的主要病理机制，循环血中脂肪酸的异常累积是早期促发胰岛素抵抗的关键因素，而胰岛素抵抗将进一步影响脂肪、蛋白质的合成及储备。因此，糖脂代谢异常则可表现出糖调节受损或胰岛素抵抗及体重和脂肪分布异常、脂代谢紊乱，且糖脂代谢紊乱将直接或间接地影响其余各营养组分，对其进行合理管理与调控是维系健康的重要举措。郭姣团队基于胰岛素抵抗、神经－内分泌失调、炎症等共同病理环节，创新性地提出"糖脂代谢紊乱性疾病"的整合概念，强调多器官多系统共同致病的特点。其中，2 型糖尿病、肥胖及高脂血症为糖脂代谢障碍的典型疾病。

糖尿病患者以罹患 2 型糖尿病最为常见，表现出典型的代谢障碍的症状，其产生原因在于胰岛 β 细胞和脂肪组织对慢性能量过量的反应不足，提示 2 型糖尿病的进展与脂肪堆积有关，即 2 型糖尿病与肥胖之间存在相互作用。肥胖属代谢性疾病，呈现出脂肪异常分布或过度蓄积的病理状态，其诊断强调脂代谢异常表现，而非机械地按照体重标准划分。能量摄入与消耗的调节失衡是肥胖产生的根本原因，而这种调节体系的影响因素复杂，除脂质的直接摄入外，糖耐量异常、遗传缺陷及中枢功能紊乱均可成为诱发肥胖病的危险因素。高脂血症指血浆中脂质的量和质的代谢紊乱，与糖尿病及肥胖关系密切。此类患者常因胰岛素抵抗诱发脂蛋白水解异常，而致血浆中胆固醇和（或）甘油三酯升高。研究亦指出早期肌肉胰岛素抵抗是 2 型糖尿病的高脂血症和过量脂肪积聚特征的病因。糖脂代谢紊乱性疾病亦包括脂肪肝、高血压病等，其核心病理相似，因此，在治疗靶点的选择上存在共性，常异病同治。综上，糖脂代谢存在多途径、多环节参与的特点，代谢紊乱可致多种疾病产生且可相互串扰，故其管理模式亦需多靶点共同调节。

二、糖脂代谢的调控模式及存在问题

积极防治糖脂代谢紊乱已成为当前一个刻不容缓的研究课题。糖脂代谢紊乱的临床应对要则在于纠正异常，降糖调脂，降低并发症的发生风险。由于体内慢性葡萄糖、脂质平衡紊乱可引起各种并发症，因此，糖尿病、肥胖及高脂血症等代谢性疾病的管理模式格外强调全方面的护理措施。虽调整饮食及生活方式（以低能量密度食物摄入为主结合锻炼）是管理代谢性疾病的基础，但仍有超过 80% 的患者无法仅通过饮食和生活方式的改变来实现糖脂代谢的有效控制，因此药物治疗仍是常规方案之一，如二甲双胍、磺脲类 / 格列奈类、噻唑烷二酮类、贝特类、他汀类和 GLP-1 受体激动剂 /DPP-4 抑制剂等。手术亦是治疗中重度代谢障碍的有效方法，如一项回顾性调查显示，在 4 年的随访时间内，胃旁路手术是有效减轻体重及治疗代谢综合征（糖尿病、血脂异常等各种代谢参数均明显改善）的手术。此外，个体化的营养处方制定有助于预防和干预糖脂代谢紊乱。综上，目前所实施的糖脂代谢调节方案为多元化模式，且由于糖脂代谢紊乱可引发多种进展性疾病，后期多联合用药等，因此药物靶点的选择、远期收益、患者依从性及经济因素等均为制定方案时需考虑的综合因素。

临床大数据显示利莫那班可产生精神方面的副作用，如加剧自杀倾向等；西布曲明增加心肌梗死、中风等心血管事件风险。因此，这些药物分别于 2009 年和 2010 年在全球范围内被停用。此外，用于治疗 2 型糖尿病的药物继发性失效并不少见。例如，在诊断为糖尿病后的 3 年内，约 50% 的患者将需要联合用药，因为单一药物控制不能有效维持糖化血红蛋白（HbA1c）目标值，而 9 年后，约 75% 的患者将需要多次治疗才能维持空腹血糖浓度 < 7.8mmol/L（140mg/dL）或 HbA1c 水平 < 7%。上述药物所存在的有效性或安全性问题限制了其临床使用，故亟需一种新的治疗手段介入以确保平稳有效地降糖调脂。为此世界卫生组织（WHO）建议各国采取有效措施预防和治疗糖尿病，并联合美国国立卫生研究院（NIH）发表报告称针灸可能是治疗糖尿病的有效手段。糖脂代谢是一个复杂的动态过程，在多种因子的参与下相互作用，密切关联完成重要生理功能，因此在制定糖脂代谢的调控方案时，亦需考虑到治疗手段的综合效应。上述药物靶向性虽相对较强，但缺乏对全身的广谱效应，若需针对多器官靶点治疗时，常联合用药，往往将降低患者的依从性并加重经济负担。而针药结合的诊疗模式对于糖尿病前期及糖尿病均展现出有益作用，且有助

于平稳降脂、促进脂肪重新分布，降低肥胖及心血管意外的发生，无论从医疗还是经济角度而言，皆意义重大。

第二节　针药结合调节糖脂代谢的临床研究

目前关于针药结合调节糖脂代谢的临床研究多集中在糖尿病、肥胖及高脂血症等典型疾病上，且呈现出多疾病相互串扰的趋势，治疗方案及预后指标检测上亦基于多水平共同介入与评估，符合糖脂代谢紊乱为多因素介导的认识，有利于打破单病种治疗模式的疗效困境。

一、针药结合调节糖尿病的糖脂代谢研究

糖尿病已成为全球性健康问题，对其的管理与预防至关重要。前驱糖尿病由于可被识别和逆转，故视为预防糖尿病的最关键时期。YU 团队通过一项为期 72 周的随机对照试验，评估针灸配合草药治疗前驱糖尿病患者的有效性和安全性：针刺脾俞、胃俞、肝俞、中脘、章门、期门、至阳等穴，配合中药辨证论治治疗 24 周，1 周 1 次。与仅接受健康教育的志愿者相比，治疗组的空腹血糖（FPG）、口服葡萄糖耐量试验（OGTT）和 HbA1c 等糖尿病相关指标及全血黏度等血液流变学相关指标均显著改善，亦无不良事件发生，并在一年的随访时间里显示出长期收益。该项研究强调了针灸结合中药的综合疗法有助于延缓前驱糖尿病的进展。

2 型糖尿病患者常伴随典型肥胖表现，而肥胖所诱发的胰岛素抵抗是 2 型糖尿病的主要病理缺陷。二甲双胍作为肥胖 T2DM 患者的一线用药，疗效确切，因此 ZHU 等以单纯服用二甲双胍为对照组，探析二甲双胍和针刺联合疗法对于恢复胰岛素敏感性的作用。治疗组选用中脘、天枢、足三里、三阴交、水分、合谷等体穴电针，结合三焦、饥点、胃、神门穴等耳穴刺激治疗 3 周，对照组行假针刺 / 电针。结果显示，治疗组糖尿病相关指标及血脂相关指标均明显改善，且较于对照组更为有效，证明针灸是一种胰岛素增敏剂，且可通过抗炎、

降脂等多途径改善胰岛素敏感性，即针药结合治疗对于控制 2 型糖尿病具有疗效优势。

其他团队的临床试验也证实了针药联合疗法对于纠正糖脂代谢紊乱，改善糖尿病症状及死亡率的作用。YING 等通过一项真实世界研究，证实针药结合的使用率与糖尿病死亡率呈负相关；郭义团队发现三黄汤联合针刺治疗可改善胰岛素抵抗及血脂水平，并能延缓糖尿病及其并发症的发生发展。糖尿病患者的死亡风险往往与其并发症有关，因此对于并发症的预防是糖尿病患者健康管理的目标之一。马国良等证实针刺联合前列腺素 E1 可更有效降低糖尿病患者血糖水平及脂肪酸结合蛋白表达，增加下肢血流量，改善患者生活质量。上述临床研究均为针药结合调节糖脂代谢、治疗糖尿病提供客观依据。

二、针药结合调节肥胖病的糖脂代谢研究

一项刊登于《肥胖综述》（*Obes Rev*）的 Meta 分析表明，在生活方式管理的基础上，针刺或针药结合对超重患者的减肥效应可最大化，提示针药结合可作为调节脂代谢紊乱的治疗手段之一。梁炳君等曾以脾虚痰浊型单纯性肥胖患者为观察对象，研究俞募配穴法穴位埋线联合加味苓桂术甘汤的临床疗效。对照组给予加味苓桂术甘汤治疗，治疗组在对照组基础上进行俞募配穴法穴位埋线治疗，且两组均进行饮食、运动干预。连续治疗 1 月后，治疗组较对照组可见腰围、BMI 及体重的明显降低，提示针药结合可有效改善患者脂代谢，提高治疗效果。

肥胖病治疗的过程中常存在体重反弹等困难，严重影响肥胖患者减重的积极性与意愿，而叶秋丽等曾对针灸结合中药的远期收益展开研究，提出患者在接受针药结合治疗后的反弹率远低于纯中药治疗后，将 88 例患者随机分为对照组（仅接受中药辨证论治）及治疗组（在对照组基础上加用上脘、中脘、水分、阴交、关元以及天枢等穴），治疗结束后，治疗组疗效显著，且体现出明显的远期效应（对照组患者的反弹率为 31.82%，研究组患者的反弹率仅为 11.36%），该

项研究提示针药结合可有效维持减重、促进健康。

肥胖可增加糖尿病、多囊卵巢综合征等疾病的风险，因此，对肥胖的管理有助于构建一个理想环境以恢复患者健康状况。方剑乔团队曾探讨电针联合补肾中药对肥胖型多囊卵巢综合征患者胰岛素、脂联素、瘦素及腰臀比等影响：电针组取天枢、中脘、气海、三阴交及膈俞等穴治疗，每周 3 次，共 3 月，针药结合组在此基础上配合服用中药天葵胶囊，治疗结束后，两组均可改善肥胖相关指标及胰岛素敏感性，但针药结合组体现出调节糖脂代谢的显著优势。QIN 等通过对 62 例患者为期 3 月的穴位埋线结合中药治疗，结果显示针药组的体重指数和腰臀比明显低于单纯用药组，同时脂代谢紊乱的纠正有助于提高肥胖型多囊卵巢综合征患者的妊娠率及改善妊娠结局，印证针药结合对脂代谢稳态调节的意义，并能有效治疗肥胖及其延伸的相关慢性代谢性疾病。

三、针药结合调节高脂血症的糖脂代谢研究

糖脂代谢异常可相互影响，高脂血症、糖尿病及肥胖均属于慢性代谢型疾病，且均与胰岛素抵抗以及游离脂肪酸增加等代谢综合因素有关，因此，上述三种疾病常并发出现且相互影响。针药结合多发挥调节代谢紊乱的综合效应，如前述方剑乔团队研究显示针药结合可促进血液循环，改善血糖和血脂水平及肥胖指标。沈俊宏通过 60 例门诊患者研究针药结合（穴位注射黄芪注射液）和口服阿托伐他汀钙片疗效比较，结果显示穴位注射效果显著优于服用阿托伐他汀钙片，并未见不良报告。上述研究均提示，针药结合可发挥纠正异常糖脂代谢的协同作用。

同时，部分临床研究亦补充针药结合调节高脂血症患者脂代谢的安全性评估。张瑞华选用自拟降脂汤结合针刺治疗的综合方案治疗高脂血症患者 127 例，总有效率达 94.5%（总胆固醇下降 ≥ 10% 或甘油三酯下降 ≥ 20%，或高密度脂蛋白胆固醇升高 ≥ 0.10 mmol/L 则视为针药结合治疗起效），且治疗过程中未出现腹胀、腹泻、肌痛及肝功

能损害等常见降脂药物的副作用，提示针药结合疗法具有安全、毒副作用小的优势。

高脂血症已成为冠心病等心血管疾病的独立危险因素，因此，维持血脂的正常代谢水平具有重要的现实意义。王晶等研究针药结合对于冠心病合并高脂血症患者纤维蛋白原、血浆黏度、内皮素等指标的影响，对照组采用常规西医治疗，研究组在对照组治疗基础上给予针灸结合活血调脂方佐治冠心病合并高脂血症，结果显示针药结合能有效改善病人血脂水平、血液流变学指标和血管内皮功能，从而治疗高脂血症。

第三节　针药结合调节糖脂代谢的机制研究

近年来，针药结合增效减毒的特性在疾病防治中的疗效已经被临床验证。针药结合可以增加单一针刺或药物治疗的实际效用，具药物针对性调节、针灸整体性调节、毒副作用调节等特性，越来越多地运用于糖尿病、肥胖等糖脂代谢类疾病治疗中。目前的研究着眼于从对脂质代谢、糖代谢、神经－内分泌－免疫网络及相关并发症的调节来阐明针药结合在此类疾病中的增效机制。

一、对脂质代谢的调节

脂质代谢异常是指体内脂质过度蓄积导致的一种脂质紊乱现象，可介导 β 细胞的破坏和胰岛素抵抗（IR），而 IR 会加重游离脂肪酸（FFA）的体内沉积，催化甘油三酯（TG）的组织水解，进一步加重 IR，导致葡萄糖代谢障碍，糖脂毒性加重。脂代谢紊乱与糖尿病、肥胖、肝脂肪变性、心血管疾病及癌症的发生密切相关，常作为肥胖及糖尿病的前期指征，在疾病的发生发展中起重要作用。血脂异常包括总胆固醇（TC）、甘油三酯（TG）、低密度脂蛋白（LDL）升高和 / 或高密度脂蛋白（HDL）降低，且被证明与代谢综合征发展的各组分密切相关。

目前的实验研究中，血脂指标是用来衡量针药结合在平衡糖脂代谢紊乱中的重要参考依据。研究表明针药结合可有效降低血浆 TC、LDL-C（低密度脂蛋白胆固醇）并升高 HDL-C（高密度脂蛋白胆固醇）水平，改善血脂异常导致的心脑血管、肝肾功能减退等，与促进胆固醇逆转运相关的 ABCA1、LXR-α 基因表达的上调有关。电针可调节 AMPK 活性以抑制 SREBP-1c 和 FAS 的表达，改善肝脏损伤；电针激活骨骼肌组织 AMPK/ACC/CPT-1 信号通路，降低大鼠体质量，改善脂代谢紊乱。

二、对葡萄糖代谢的调节

糖尿病患者的胰岛素缺乏或抵抗导致持续高血糖水平。在对糖尿病的干预措施中，如何针对胰岛素的及时补充及胰岛素敏感性的调节始终是重点研究的问题。针灸可降低高血糖水平、调节胰岛素敏感性，已被越来越多地用于临床糖尿病治疗。研究表明，针灸可以通过降低抵抗素而改善胰岛素抵抗水平；徐芬等发现电针通过调节过氧化物酶体增殖物激活受体 1（PGC-1α）改善线粒体的能量调节能力，从而缓解胰岛素抵抗。在此基础上，针药结合对胰岛素水平的调节作用更为显著，与血糖调节水平一致。对糖代谢的机制阐述中，目前的研究多集中于对胰岛素敏感性的调节。

三、对神经 - 内分泌 - 免疫环路的调节

目前对于针药结合作用机制的研究多集中于对神经 - 内分泌 - 免疫网络的影响，旨在以干预过程中某一神经元、神经递质、激素、免疫细胞或分子的改变阐释针药结合的作用机制。基于针灸对脂质代谢、摄食中枢的调节作用，针药结合在糖脂代谢失衡类疾病中的治疗机制也被越来越多地与之相关联。张细柳等在电针"后三里"和"内庭"穴结合西布曲明治疗肥胖大鼠的实验中观察到其对下丘脑 AMPKmRNA、GKmRNA、GI 神经元放电频率及葡萄糖敏感性的改变，推测这可能导致了模型大鼠食欲减低，肥胖改善。孙志等观察到相较

于单一针刺治疗和药物治疗，针刺结合黄芪多糖能够显著降低 db/db 小鼠血糖、血清胰岛素，有效改善胰岛素抵抗水平；龚美蓉等观察到针灸通过影响大鼠下丘脑瘦素受体，改善胰岛素抵抗水平。针灸对神经系统的调控通过影响迷走神经、下丘脑－垂体－肾上腺轴抑制或促进细胞因子释放，从而介导对免疫系统的调控和神经－免疫系统的相互作用，该特性也被用于解释对糖尿病及脂代谢紊乱的调节。

四、对相关并发症的调节

长期的代谢失衡导致多脏器功能紊乱，相应的并发症也是目前的研究热点之一。高糖高脂对神经功能的损伤导致糖尿病神经病变、胃轻瘫等并发症的发生。多项研究支持针灸的损伤性修复功能，东红升等发现针刺肾俞、足三里配合穴位注射雪莲注射液可调节糖尿病周围神经病变大鼠坐骨神经 VEGF，改善损伤神经细胞血液循环，促进神经修复；程军平等发现在与针刺、中药、西药各组的对比中，仅针药组显著上调 c-Kit 蛋白和 SCFmRNA 水平，修复 SCF-Kit 途径，对糖尿病胃轻瘫模型小鼠有较好的治疗效果；洪兵等发现针刺结合莫沙必利治疗较单一药物治疗更能改善血浆 Ghrelin，有效改善糖尿病胃轻瘫症状，减少血糖波动；陈伟燕等研究表明玉泉丸加味合穴位注射可有效减轻糖尿病瘙痒症状，表明针药结合在糖脂代谢紊乱并发症中的治疗作用。

第四节　针药结合调节糖脂代谢的研究策略

目前针药结合调节糖脂代谢的研究多集中于对效应的观察与总结，在机制的探讨中多侧重于对针刺的增效或协同作用。随着药代动力学、网络药理学的进一步发展，针灸对药物的吸收分布（如血药浓度）、药物靶向器官的特异程度、靶向药物的趋向性的调节也成为针药结合增效机制的研究热点。

一、对药代动力学的调节

药效很大程度上取决于血药浓度的维持，在针药结合的相关研究中，针刺对药物体内吸收分布的影响成为主要研究对象之一。研究表明，电针可促进丹参酮ⅡA的吸收；"肺俞""脾俞"电针可影响大承气汤的药动学过程；针刺"足三里"穴可调节对乙酰氨基酚的体内排布，并对肝脏能量代谢相关酶、肝药酶有一定影响；电针可提高血浆雷公藤甲素的给药后浓度，提高生物利用度；"足三里""肾俞"等穴位埋线联合丙戊酸钠可上调血药浓度，治疗脑血管性癫痫，均充分说明针刺对药物体内分布的影响。针刺后血药浓度的升高可能与穴位周围组织血管渗透性、药物吸收屏障（肠不扰动水层）、代谢酶（如细胞色素P450酶）的调节有关。针刺对血药浓度的调节在糖脂代谢平衡中的作用有待进一步研究。不同于针刺对给药浓度的影响，穴位注射的研究表明，不同穴位注射同一药物的血药浓度无差异，但药效不同。穴位药效的机制可能与不同穴位离子构成和类半导体属性有关。在针药结合对糖脂代谢的调控中，药代动力学和穴位药理学的研究需进一步深入。

二、药物靶向性与药物归经

现代药理学研究认为靶器官药物浓度变化、靶器官对药物的敏感性均可影响药理效应，这也可作为判断针刺对药动学影响的观察指标。穴位针刺能特异性增强靶器官兴奋性并上调靶器官灌流量，被认为是针药结合增效的机制之一。此外在针灸理论中，经络所在皮部为病理反应点，经络理论指导下的药物归经理论及中药、方剂的使用是特殊概念的针药结合，以之为代表的经穴经皮给药如穴位敷贴、穴位注射都是常用的针药结合模式。药物归经是药物靶向性的另一种理论阐释，突出了药物与病灶的相关性，这与系统医学的整体性思维相关。糖脂代谢失衡的整体性、广泛性及机制的复杂性提示在相关的研究中，需更侧重于糖脂代谢水平的动态调节及对药物分布的动态扰动。针药结合调节糖脂代谢的临床及基础研究中，需要对此针药结合特殊模式深入研究，在实验研究中揭示经络理论指导下的针药结合规律，以实现中医药学和药理学的多学科交叉融合。

三、对药物毒副作用的调节

针灸在化疗痛中的镇痛作用使其越来越多地被运用至对药物毒副作用的治疗中。相较于以药物调节这些毒副作用，针灸干预则有效避免了药物相互作用而产生的诸多禁忌，且针灸诱导机体自愈调节机制的治疗特性，对"自稳态"的恢复是较为有利的。研究表明，针灸在辅助抗抑郁药治疗抑郁症、降低用药量的同时，对该类药引起的不良反应如头痛、便秘、口干等副作用有明显的减轻；针灸能有效降低巴氯芬治疗中风后瘫痪所导致的口干、恶心、便秘、腹泻等副作用；针灸可通过降低洋地黄的非毒性起效浓度，降低心律失常和耐药性，可能与交感神经的调节有关。调脂类药物如他汀类等，毒副作用包括胃肠道反应、肝功能异常、周围神经感觉异常等，均使得患者依从性降低。针灸降低药物剂量、改善药物所致毒副作用的作用已经临床验证，具有调节胃肠功能、镇痛等作用。但多集中于解决主要的症状，而非疾病整体或机体的紊乱状态。

目前的研究设计多着眼于对症状缓解的描述，且局限于疼痛、便秘、恶心、呕吐等症状，在糖尿病等代谢紊乱疾病中，也多局限于并发症的研究。针药结合在糖尿病或肥胖中的减毒作用的研究应更多地聚焦于对代谢调节环节的调控，而非单一靶点的作用。

参考文献

［1］詹姆逊.哈里森内分泌学［M］.胡仁明，译.3版.北京：科学出版社.2018：216.

［2］廖二元，超楚生.内分泌学（上）［M］.北京：人民卫生出版社.2001：1678，1371.

［3］郭姣，肖雪，荣向路，等.糖脂代谢病与精准医学［J］.世界科学

技术 – 中医药现代化，2017，19（01）：50-54.

［4］YING W，FU W，LEE Y S，et al.The role of macrophages in obesity-associated islet inflammation and β –cell abnormalities［J］.Nat Rev Endocrinol，2020，16（2）：81-90.

［5］WING R R，HILL J O.Successful weight loss maintenance［J］.Annu Rev Nutr，2001，21：323-341.

［6］MANNINO G C，ANDREOZZI F，SESTI G.Pharmacogenetics of type 2 diabetes mellitus，the route toward tailored medicine［J］.Diabetes Metab Res Rev，2019，35（3）：e3109.

［7］GUERREIRO V，NEVES J S，SALAZAR D，et al.Long–Term Weight Loss and Metabolic Syndrome Remission after Bariatric Surgery：The Effect of Sex，Age，Metabolic Parameters and Surgical Technique – A 4–Year Follow–Up Study［J］.Obes Facts，2019，12（6）：639-652.

［8］GONZÁLEZ-MUNIESA P，MARTÍNEZ J A.Precision Nutrition and Metabolic Syndrome Management［J］.Nutrients，2019，11（10）：2411.

［9］JAMES W P，CATERSON I D，COUTINHO W，et al.Effect of sibutramine on cardiovascular outcomes in overweight and obese subjects［J］.N Engl J Med，2010，363（10）：905-17.

［10］TURNER R C，CULL C A，FRIGHI V，et al.Glycemic control with diet，sulfonylurea，metformin，or insulin in patients with type 2 diabetes mellitus：progressive requirement for multiple therapies（UKPDS 49）［J］.JAMA，1999，281（21）：2005-2012.

［11］WANG H，WANG Q，LIANG C，et al.Acupuncture Regulating Gut Microbiota in Abdominal Obese Rats Induced by High–Fat Diet［J］.Evid Based Complement Alternat Med，2019：4958294.

［12］LI X，LIU H，FENG H，et al.Acupuncture paired with herbal medicine for prediabetes：study protocol for a randomized controlled trial［J］.Trials，2017，18（1）：297.

［13］FIROUZJAEI A，LI G C，WANG N，et al.Comparative evaluation of the therapeutic effect of metformin monotherapy with metformin and acupuncture combined therapy on weight loss and insulin sensitivity in diabetic patients［J］. Nutr Diabetes，2016，6（5）：e209.

［14］SUI M，XUE L，YING X.Association of Acupuncture Treatment with Mortality of Type 2 Diabetes in China：Evidence of a Real-World Study［J］.Int J Environ Res Public Health，2020，17（21）：7801.

［15］林莹宣，于素丽，陈语安，等.三黄汤联合针刺治疗糖尿病合并肥胖 50 例临床研究［J］.江苏中医药，2020，52（05）：61-63.

［16］马国良，陆军，黄兴民，等.针刺联合前列腺素 E1 治疗 2 型糖尿病下肢动脉粥样硬化病变临床观察［J］.上海针灸杂志，2020，39（02）：167-172.

［17］KIM S Y，SHIN I S，PARK Y J.Effect of acupuncture and intervention types on weight loss: a systematic review and meta-analysis［J］.Obes Rev，2018，19（11）：1585-1596.

［18］梁炳君，沈维增，廖圣榕.俞募配穴法穴位埋线联合加味苓桂术甘汤治疗脾虚痰浊型单纯性肥胖的临床研究［J］.中国现代药物应用，2019，13（13）：145-146.

［19］叶秋丽，钟志国，罗磊玲，等.针灸联合中药治疗肥胖病效果分析［J］.中医临床研究，2016，8（19）：51-53.

［20］YU L，LIAO Y，WU H，et al.Effects of electroacupuncture and Chinese kidney-nourishing medicine on polycystic ovary syndrome in obese patients［J］.J Tradit Chin Med，2013，33（3）：287-93.

［21］QIN W，ZHAO K，YANG H.Effect of acupoint catgut embedding therapy combined with Chinese medicine for nourishing the kidneys and promoting blood circulation and improving blood glucose and lipid levels as well as the pregnancy rate in obese PCOS patients with infertility［J］.Exp Ther Med，2016，12（5）：2909-2914.

［22］沈俊宏.穴位注射黄芪注射液治疗脾虚湿盛型高脂血症的临床疗效观察［D］.福州：福建中医药大学，2018.

［23］张瑞华.中药汤剂结合针灸治疗高脂血症 127 例［J］.继续医学教育，2018，32（12）：159–160.

［24］王晶，黄梅.针灸结合活血调脂方佐治对冠心病合并高脂血症病人血脂、内皮功能及血液流变学的影响［J］.中西医结合心脑血管病杂志，2020，18（20）：3388–3390.

［25］王玲玲.探讨针药结合规律，发现针药结合本质［J］.南京中医药大学学报，2007（04）：205–207.

［26］马湘俊.代谢综合征血脂异常与干预策略［J］.温州医学院学报，2006（04）：401–403.

［27］程井军，任婕，吴其恺，等.针药结合治疗脂肪肝的疗效观察［J］.时珍国医国药，2016，27（03）：635–636.

［28］王少锦，陈杰，刘洋，等."温通三焦"针法对代谢综合征糖脂代谢调节作用的影响［C］//中国针灸学会.2017 世界针灸学术大会暨 2017 中国针灸学会年会论文集.北京：中国针灸学会，2017：2.

［29］肖颖.针药结合治疗高脂血症的临床与实验研究［D］.武汉：湖北中医药大学，2013.

［30］龚美蓉，陈凤丽，曹晨，等.针刺通过 AMPK 信号通路改善肥胖大鼠瘦素抵抗的机制［J］.现代中西医结合杂志，2013，22（22）：2500–2501.

［31］龚美蓉，曹晨，陈凤丽，等.电针对肥胖大鼠骨骼肌 AMPK/ACC/CPT–1 信号通路的影响［J］.南京中医药大学学报，2020，36（04）：489–493.

［32］孙志，马丽，韩海荣.针灸对 2 型糖尿病大鼠胰岛素、抵抗素的作用研究［J］.北京中医药大学学报，2010，33（10）：718–720.

［33］徐芬.电针对 ZDF 大鼠股四头肌 PGC–1α 及下游线粒体相关基因表达的影响［D］.武汉：湖北中医药大学，2015.

［34］张英，王小云，郭瑶.针药结合对骨质疏松大鼠 E_2 及胰岛素样生长因子影响的实验研究［J］.江苏中医药，2011，43（07）：88–89.

［35］张贵锋，吴晓玲，温鸿源，等.针药结合对围绝经期综合征大鼠血

清 E$_2$、FSH、LH 及 IGF 表达水平的影响［J］.齐齐哈尔医学院学报，2016，37（17）：2143-2145.

［36］崔晶晶，高俊虹，王玉敏，等.针药结合增效机制研究的新思路探讨［J］.针刺研究，2010，35（02）：146-150.

［37］张细柳.电针结合西布曲明减肥的效应特征及可能机制［D］.南京：南京中医药大学，2011.

［38］孙志，李茜，宫翠红.针药结合对 db/db 小鼠血糖和胰岛素抵抗的影响［J］.中国老年学杂志，2012，32（19）：4195-4197.

［39］龚美蓉，徐斌，毛珍，等.针刺对肥胖模型大鼠下丘脑瘦素受体mRNA 的表达与针刺的影响：SYBR Green 实时定量聚合酶链反应检测［J］.中国组织工程研究与临床康复，2008，12（46）：9105-9108.

［40］东红升，张秋娟，张云云，等.针药结合治疗对 DPN 大鼠坐骨神经 VEGF 表达调节作用的实验研究［C］// 中国针灸学会.2011 中国针灸学会年会论文集.北京：中国针灸学会，2011：9.

［41］程军平，喻欢，梅志刚，等.针药结合对糖尿病胃轻瘫小鼠胃窦酪氨酸激酶受体及干细胞因子的影响［J］.辽宁中医杂志，2016，43（05）：1088-1091.

［42］洪兵，王旭.针药结合对糖尿病胃轻瘫患者空腹血浆 Ghrelin 水平的影响［J］.中医学报，2010，25（01）：149-151.

［43］陈伟燕，林晓琼.玉泉丸加味合穴位注射治疗糖尿病瘙痒症的临床观察［J］.中国生化药物杂志，2016，36（10）：102-104.

［44］李忠汗，黄仑，刘力维，等.电针"后三里"穴位促进血中丹参酮 II A 的吸收［J］.中国组织工程研究与临床康复，2010，14（46）：8635-8638.

［45］薛桂君，黄伟，李娟，等.基于肺与大肠相表里研究电针对大承气汤在急性胰腺炎大鼠体内药动学的影响［J］.针灸临床杂志，2015，31（10）：77-81，97.

［46］蒙光义.针刺足三里对对乙酰氨基酚在大鼠体内代谢的影响［D］.南宁：广西医科大学，2010.

［47］陈昊.电针对类风湿性关节炎模型大鼠口服雷公藤甲素药代动力学的影响［D］.南京：南京中医药大学，2012.

［48］崔晶晶，高俊虹，王玉敏，等.针药结合增效机制研究的新思路探讨［C］//中国针灸学会实验针灸分会.第十五届针灸对机体功能的调节机制及针灸临床独特经验研讨会暨第十一届针灸经络学术研讨会会议论文集.北京：中国针灸学会，2010：3.

［49］徐斌.针药结合，内外同治［J］.南京中医药大学学报，2007（04）：208-210.

［50］白学颖.针刺减轻抑郁症药物副作用的临床研究［D］.南京：南京中医药大学，2005.

［51］周喜燕，王雁慧.针药结合治疗中风后痉挛性瘫痪的临床观察［J］.时珍国医国药，2009，20（04）：1010-1011.

［52］马淑骅，高俊虹，王玉敏，等.针刺对洋地黄类药物治疗心衰可能的增效减毒作用机制研究思路［J］.针刺研究，2011，36（03）：225-229.

第三章　针药结合镇痛效应研究

　　疼痛是一个严重的全球健康问题，影响约全球 20%的人口。常规药物仅具有中等疗效，并且经常产生令人困扰的副作用。在过去的3000 年中，在中国和其他亚洲国家使用的针灸 / 电针是现有疼痛缓解策略的潜在有价值的辅助手段。针药结合治疗痛症具有增效、减毒、经济、安全等优势，是符合当前生命科学、医学、药学发展潮流的一种治疗策略，明确其临床规律及潜在机制，有助于推进针药结合镇痛在临床的应用及国际推广。

第一节　疼痛及其防治

　　根据国际疼痛学会（International Association for the Study of Pain，IASP）的最新共识，疼痛被定义为一种与实际或潜在的组织损伤相关的不愉快的感觉和情绪情感体验。随着疼痛研究的推进，研究者逐渐认识到疼痛包括痛感觉、痛情绪、痛认知 3 个维度，疼痛研究也从伤害性感受的单一模式向"疼痛－情绪－认知"的多维度模式转变。疼痛根据其病因、部位、性质和时程可分为：伤害性痛和病理性痛，或急性痛和慢性痛。

一、急性痛的防治

　　伤害性痛是在生理状态下伤害性刺激造成机体损伤引起的疼痛，损伤修复后疼痛消失，如围手术期痛、术后痛等，具有时程短的特点，又称为"生理性痛""急性痛"。中等程度以上的疼痛（如术后痛），给患者带来极大的痛苦，其不利影响累及循环系统、呼吸系统、胃肠、心理等，如果不能在初始状态下被充分控制，则可能发展为慢性疼痛，性质也可能转变为神经病理性疼痛或混合性疼痛。因此疼痛管理的目标包括：①在安全的前提下，持续、有效镇痛；②无或仅有易于忍受的轻度不良反应；③最佳的躯体和心理、生理功能，最高的患者满意度；④利于患者手术后康复。目前临床上采用多模式镇痛，包括不同药物或者不同镇痛方式的组合。常用药物有对乙酰氨基酚、非甾体抗炎药（non-steroid anti-inflammatory drugs，NSAIDs）、曲马多、阿片类药物等。目前手术后镇痛以药物为主，针灸等非药物疗法作为辅助手段。

二、慢性痛的防治

病理性痛根据其病因可分为"炎症性痛""神经病理性痛"和"功能性痛"，在病灶修复后该类疼痛仍持续存在或反复发作3个月以上，又称为"慢性痛"，其发生发展涉及生物、心理和社会等多种因素。世界卫生组织（World Health Organization，WHO）于2018年重新修订了国际疾病分类（ICD-11），将慢性痛分为7大类：慢性原发性疼痛（如纤维肌痛、肠易激综合征）、慢性癌症相关性疼痛、慢性术后或创伤后疼痛、慢性继发性肌肉骨骼疼痛、慢性继发性内脏痛、慢性神经病理性疼痛、慢性继发性头疼或口面部疼痛。其中慢性原发性疼痛以功能性痛为主，癌症痛则兼具有炎症性痛和神经病理痛的复合类型，机制更为复杂。

慢性疼痛是最重要的医学和公共卫生问题之一。有研究显示，慢性疼痛在普通人群中的发生率为2%～40%，其中日本为17.5%，中国城市为8.9%（北京为例），韩国为37.6%，泰国为19.9%，缅甸为5.9%，摩洛哥为21%，德国为24.9%，美国为2%～45%。慢性疼痛严重影响患者的生活质量，给社会带来巨大的医疗资源和生产力的损耗。据报道，美国慢性疼痛给医疗资源、生产力的损害等每年损失累计达1000亿美元左右，因为疼痛导致的生产力损失达到612亿美元。

疼痛病人常伴随其他功能障碍，有研究者对病人的慢性非癌性疼痛调查结果显示，42%病人存在睡眠问题，其总健康分、精神健康分、躯体功能、情绪状态和社会功能均不同程度下降，而且慢性疼痛患者往往不能完成家务，业余爱好以及休闲活动受损，常伴有行走困难，36%的病人显示出了全面的功能降低，给患者生活带来很大困扰。

在慢性疼痛控制中，治疗的目标重点在于促进康复和最大限度地提高生活质量上，而不是获得治愈，对已经患有慢性疼痛的患者以及有可能因急性疼痛而发展为慢性疼痛的患者进行分层和管理，并定期进行评估，确保治疗适当，用药安全，最大程度地减少和解决药物的副作用。在对慢性疼痛的大规模研究调查发现，慢性疼痛的人服用的常见处方药有：非甾体类抗炎药物（NSAIDs）（44%），弱阿片类药物（23%），对乙酰氨基酚（18%），COX-2抑制剂（1%～36%）和强阿片类药物（5%）。目前，最常用的镇痛药是NSAIDs和阿片类，神经性疼痛的患者中，只有一半的患者能从药物中获得有效的止痛效果，而且许多药物还具有不良作用：NSAIDs有胃肠道反应、胃溃疡、胃出血和变态反应等，阿片类药物则有不同程度的成瘾性，这使得它们在临床上的应用受到了很大的限制。因此疼痛管理计划应该是整体的和循证的（在可能的情况下），并应结合药理学和非药理学方法（包括心理学，自我管理，理疗等）。事实证明，多学科疼痛综合管理，对于治疗具有复杂疼痛状况的患者，可以大大降低间接费用，如，一项哥本哈根医疗保健和福利系统数据分析表明，多学科综合管理疼痛节省的总成本是管理慢性疼痛患者的成本的两倍。然而，目前仍有三分之一的慢性疼痛患者未使用任何非药物或复杂干预疗法，另外三分之二使用的非药物疗法则包括按摩（30%），物理疗法（21%）和针灸（13%）。

第二节　针药结合镇痛的临床研究

针灸的镇痛效应获得了国际认可，1997年美国国立卫生研究院

（NIH）举行了关于针刺疗法的听证会，形成的共识认为针灸对多种痛症疗效确切。2009年中国出版的《现代针灸病谱》资料表明，国际文献认为针灸治疗有效的110种病症中，有20种为疼痛性病症，而与疼痛相关的疾病则有50多种，病种涉及急性痛和七大类慢性痛。2014年出版的《循证针灸治疗学》，有明确的、较高等级证据表明针灸对以下病症中的疼痛具有止痛作用：颈椎病、肩关节周围炎、肱骨外上髁炎、膝骨关节炎、类风湿关节炎、腰椎间盘突出症、纤维肌痛综合征、肌筋膜炎（颈背部）、梨状肌综合征、强直性脊柱炎、原发性头痛、三叉神经痛、股外侧皮神经炎、颞下颌关节紊乱综合征、原发性痛经、泌尿系结石、分娩痛、急性腰扭伤、踝关节扭伤、痛风、带状疱疹、流行性腮腺炎。

一、针药结合治疗急性痛的临床研究

国际上针刺镇痛临床研究的成果也在迅速增长。对中等程度及以上的急性痛而言，治疗的主要目标在于控制疼痛，预防术后并发症及向慢性痛发展。目前临床用于镇痛的药物种类繁多，但各类镇痛药均有不同类型的不良反应，如阿片类药物可引起呼吸抑制、便秘和成瘾等，有报道研究发现阿片类药物亦可影响内分泌系统；非甾体抗炎镇痛药有胃肠道不良反应、降低血小板聚集增加出血风险、天花板效应等。结合针刺干预，则可以很大程度减少这些不良反应。以围手术期应用为例，单纯针刺镇痛效果弱，常伴有镇痛不全，肌肉松弛不足，内脏牵拉反应难以解除等缺点，且针刺镇痛个体差异大，因此，目前多采用在针刺的基础上同时给予小剂量的镇痛药物相结合的方法，既可以发挥针刺对机体的广泛调节作用，又可以获得药物良好的镇痛效果。针刺和药物复合麻醉可有效降低药物用量，减缓副作用。一项针对1966～2007年15篇随机对照临床试验文献的系统综述中发现手术后8小时、24小时、72小时，针刺组较对照组分别少用吗啡3.14mg、8.33mg和9.14mg；用视觉模拟尺（VAS）测痛，在术后8小时和72小时痛觉较对照组显著降低。

针刺麻醉除了基本的镇痛作用，在调节机体免疫功能上具有积极作用。针刺麻醉能提高患者术后第 8 天 T 淋巴细胞亚群水平和 NK 细胞活性。在手术期间，针刺药物复合麻醉组的 CD^{4+}/CD^{8+} 均高于药物组，提示电针刺激可以调节机体免疫。针药复合麻醉临床上主要用于头面部、颈部、腹部、妇产科及四肢手术的麻醉，如甲状腺摘除手术、胃大部切除术、肺叶切除术、心脏外科手术、颈椎前路骨科手术、剖宫产等。针药复合麻醉不仅能够为患者提供较好的镇痛效果，有效稳定患者平均动脉压与心率，还可避免药物入血不良反应的发生，在镇静深度、镇静药物用量、应激反应等方面较单一使用镇痛药物有所改善。

除了改善患者症状、减少药物用量、减轻药物毒副作用之外，针药结合还能给患者和社会带来巨大的经济效益：有效减少患者术后疼痛，减少患者术后恢复时间，缩短住院天数，节约住院费用。

二、针药结合治疗慢性痛的临床研究

在慢性痛的治疗方面，针刺治疗的效果因具体病种而不同，似乎不如急性痛（例如术后痛）那么明确。针对慢性原发性疼痛，电针可以减轻纤维肌痛症患者的疼痛，提高生活质量，增强药物作用，NIH 亦于 1998 年建议将针刺纳入该病的综合管理计划之中，而针对肠易激综合征，则可能需要更多的临床证据支持。骨关节炎，类风湿性关节炎和慢性腰背痛等慢性继发性肌肉骨骼疼痛是全球最常见的致残原因，目前尚无有效的治疗方法。现有证据表明，对于膝骨关节炎和慢性下腰痛的患者，针灸确实可以短期缓解疼痛，是一种安全、合理、有效的选择。但是，现有证据不支持针灸对髋骨关节炎和类风湿关节炎的疗效。大多数研究得出的结论是，短期镇痛效果优于各种对照。颈肩腰背痛、膝部骨关节痛等，单纯针灸即可获取疗效，属于针灸的一级病谱，可作为常规治疗的一种有效替代疗法。与常规治疗方案相比，增加针刺更能改善患者功能障碍，并作为一种具有成本效益的治疗策略，已经纳入了多个国家的医疗保险报销体系。慢性继发性内脏痛也是针灸的有效病种之一，如盆腔炎性疾病后遗症慢性盆腔痛，针刺联合止痛药（布洛芬）对体征的改善作用较单纯口服布洛芬缓释胶囊全面，可在多个领域（生理、心理、社会关系和环境领域评分）提高患者生活质量。

癌性痛，属于慢性疼痛中的一种，是晚期癌症患者最常见、最痛苦的症状之一。调查显示一半癌症患者癌痛级别为中重度，其中30%的重度疼痛难以忍受。世界卫生组织以"让癌痛患者不痛"为防治目标，在全世界范围内推广三阶梯止痛法，其中轻度疼痛给予非阿片类（非甾体抗炎药）加减辅助止痛药，中度疼痛给予弱阿片类加减非甾体抗炎药和辅助止痛药，重度疼痛给予阿片类加减非甾体抗炎药和辅助止痛药。该疗法虽然疗效确切，但长期服用毒副作用大，依赖性强且易耐受，造成部分患者止痛效果欠佳。一项针灸疗法联合三阶梯止痛药治疗肺癌疼痛的临床疗效和安全性的 Meta 分析共纳入 9 篇文献累计 531 名患者，分析结果表明，针灸疗法联合三阶梯止痛药镇痛总有效率、疼痛改善程度明显优于单用三阶梯止痛药，且能减少恶心呕吐、便秘反应的发生。此外，与单纯三阶梯药物止痛法比较，针刺联合三阶梯药物止痛疗法在缩短药物起效时间，延长镇痛持续时间的同时，可减少阿片类药物的使用剂量及降低不良反应发生率，改善患者抑郁和焦虑的行为状态，在预防阿片类药物成瘾方面也发挥着积极作用。

第三节　针药结合镇痛的机制研究

在神经科学快速发展的大背景下，疼痛的神经生物学机制研究在近十多年来取得了快速发展，继续有力地推动针刺镇痛机制研究：不仅关注急性痛，更关注慢性痛；不仅关注外周敏化，更关注脊髓和脑的中枢敏化；不仅关注单个神经元，也关注神经网络。针药结合镇痛的机制在这些方面也取得了长足的进步。

一、针药结合治疗急性痛的机制

针药结合镇痛的研究，由 20 世纪针刺麻醉（针麻）发展而来。针药复合麻醉（即针刺与小剂量麻醉药、镇痛药合并应用），是针药结合治疗急性痛的代表。手术本身造成组织创伤，导致疼痛和应激反应，麻醉药在发挥镇痛、镇静、稳定循环呼吸功能等作用的同时，也造成脏器功能损害、免疫抑制等副作用。针药复合麻醉减少了麻醉药物的用量，削减其不良副作用，同时增强了机体自身对手术应激的良性调整作用。

脊髓背角是躯体信息传入的初级中枢，存在于脊髓背角神经元和星形胶质细胞的 CX3CL1 与其在小胶质细胞上的唯一受体 CX3CR1 信号通路介导了神经元到小胶质细胞之间的信息传递，并广泛参与慢性痛的发生和发展，李超等人首次揭示了 CX3CR1 在术后疼痛和针药复合麻醉中的作用：足跖切口术后疼痛发展过程中，CX3CR1 的蛋白水平在术后 3 天显著增高，针药复合麻醉对 CX3CR1 蛋白表达水平未见显著影响。CX3CR1 基因敲除小鼠足跖切口术后 3 天机械痛阈较野生型 C57BL/6J 小鼠明显升高，但针药复合麻醉的镇痛作用消失；小鼠鞘内注射 CX3CR1 中和抗体同样可翻转针药复合麻醉的术后镇痛作用。以上结果提示，脊髓小胶质细胞中的 CX3CR1 参与足跖切口痛和针药复合麻醉术后镇痛作用。CX3CR1 既参与切口术后痛，又在针药复合麻醉的镇痛中发挥作用，这似乎是矛盾的。可能的解释是 CX3CL1/CX3CR1 信号通路具有双向调节作用。CX3CL1 作为一种双向调节因子，在高浓度时，可以增加脂多糖所引起的 IL-23 和 TNF-α 的表达；低浓度时可以明显地减少 LPS 引起的巨噬细胞 TNF-α 的释放以及 ERK1/2 和 NF-κB 的磷酸化。因此，CX3CR1 对切口痛和针药复合麻醉的双重作用，可能与手术和针刺过程中释放的 CX3XL1 的量密切相关，需要进一步追踪。

针药复合麻醉在很多临床手术中，相比于传统全麻手术，能够降低手术中的应激反应，调节机体免疫功能，但详细的作用及机制还鲜有报道。有研究分析针药复合麻醉后小鼠外周血及脾中淋巴细胞、中性粒细胞、骨髓来源的抑制性细胞（MDSCs）、腹腔巨噬细胞数目变化及 T、B 细胞的活化，发现针刺可以诱导具有负性调控作用细胞 Treg、MDSCs 的数目增多，并抑制 $CD^{4+}T$ 细胞活化及增殖，但对 $CD^{8+}T$ 细胞未见到抑制作用，提示针刺在手术条件下对免疫细胞活化和增殖具有负调节作用。

在针麻的作用机制方面，有一种学说认为，术前针刺预处理，这时针刺引起的神经冲动先期到达脑（主要是丘脑）的神经元，使之兴奋。其后，外科手术引起的伤害感受信号也到达丘脑感觉神经元。由于后者到达较晚，不再能兴奋丘脑的感觉神经元，因此使手术引起的疼痛有所减轻。这种根据神经冲动到达中枢先后顺序不同的说法，或许可以部分解释针刺的镇痛原理。略为欠缺的是，按照这一学说，针刺镇痛应该是立即起效，在毫秒级的时间尺度上发挥作用。但针刺镇痛的临床实际经验是，在术前就先行刺激（称为"诱导期"），持续 30 分钟左右才能充分发挥作用。另有一种学说认为，从同一个脊神经节段支配的皮肤发出的传入冲动，可以通过粗纤维（主要传递触觉信号）或细纤维（主要传递痛觉信号）到达脊髓。粗纤维传递的信号先期到达脊髓，应该可以抑制细纤维的信号传递。具体到针刺镇痛机制：针刺的信号主要由粗纤维传递，手术切口的伤害信号主要由细纤维传递，针刺的信息（酸、麻、胀、重等"得气"感）抑制了手术创伤引起的疼痛，这是疼痛"闸门控制理论"的具体应用范例。但实际上，这一机制可以解释针刺在同一个脊髓节段发挥的镇痛作用，而难以解释针刺手上的合谷穴，或下肢的足三里穴，可以引起全身性镇痛的客观事实，因而针灸镇痛的机制还有很长的路要走。

二、针药结合治疗炎性痛的机制

外周敏化和中枢敏化是慢性疼痛的神经病理机制。炎性疼痛在外周水平的机制主要在于炎性反应介导的免疫反应和伤害性感受器痛觉敏化之间的相互作用。组织损伤和炎性反应介导神经免疫反应，并释放炎性介质（促炎因子包括 IL-1、IL-6、TNF-α 等，抗炎因子包括 IL-4、IL-10、TNF-β 等），这些因子并与伤害性感受器末端相应的受体结合，持续的炎性刺激可使伤害性感受器发生痛觉敏化。电针正是通过介导免疫细胞和伤害性感受器之间的相互作用，促进内源性阿片肽、腺苷等介导的抗炎性疼痛的作用，抑制免疫细胞释放的促炎因子。研究证实，针药并用一方面能抑制局部痛敏状态，降低局部促炎因子如 IL-1β、IL-8 含量，另一方面，能通过 ERK-CREB 信号途径减少伤害感受器辣椒素受体 TRPV1 的磷酸化，缓解机体对吗啡的耐受，从而减少其药物摄入，避免药物成瘾。二甲双胍是经典降糖药，其潜在的镇痛效应受到广泛关注，有研究提出二甲双胍可通过激活自噬缓解术后疼痛，亦可以通过激活 AMPK 抑制星形胶质细胞中 c-Jun 氨基末端激酶（JNK）来调节缝隙连接功能，进而改善骨癌痛，最新研究表明，针刺与二甲双胍联用可以提高痛阈，对炎症性疼痛模型小鼠发挥协同镇痛的效应。尽管腺苷作为一种内源性神经调质，调节多种病理、生理过程，全身或脊髓给予腺苷可有效抑制病理性疼痛，二甲双胍与电针协同镇痛作用，却与局部腺苷无关，参与协同镇痛过程的可能是穴位局部 AMPK 受体。

中枢敏化是慢性疼痛的神经病理机制之一，其结构基础是神经元突触可塑性发生改变，其中兴奋性递质谷氨酸（Glu）、P 物质（SP）及脑源性神经营养因子（BDNF）对慢性炎性痛的形成和维持起着重要作用。芬太尼是临床上常见的阿片类镇痛药，属于 μ 受体激动剂，该类阿片受体以高浓度存在于脊髓背角、导水管周围灰质、蓝斑、延髓腹侧等感觉神经元的突触前膜，激活后可阻断电压门控的钙通道，抑制兴奋性神经递质 Glu 的释放并阻止传递，突触后神经元钾离子通道开放，引起超极化并降低神经元兴奋性。研究证实，完全弗氏佐剂（CFA）关节炎大鼠模型痛敏分数、脊髓（L4-6）谷氨酸含量和患侧腰髓背角 SP、孤啡肽（OFQ）mRNA 及脑源性神经营养因子（BDNF）mRNA 表达明显增高，采用电针、鞘内注射芬太尼和鞘内注射芬太尼联合电针的干预方式，结果表明电针联合鞘内注射芬太尼在干预第三天就明显改善模型大鼠的痛敏，二者结合应用，不仅在时间上起效早于各个单独处理组，而且效果持久，提示针药之间存在着时间上的协同作用。对脊髓谷氨酸、P 物质、孤啡肽（OFQ）及 BDNF 的改善也明显优于单用电针和单用芬太尼，说明鞘内注射芬太尼加强了电针的镇痛作用，针药合用减轻了慢性炎性痛所致的中枢敏化作用。

中枢存在着内源性下行痛觉调制通路，对来自皮肤、内脏及其他组织的伤害性刺激进行调制。中枢下行痛觉调制系统主要由中脑导水管周围灰质（PAG）、延髓头端腹内侧结构（RVM）和一部分中脑、脑桥背外侧被盖（如蓝斑核群等）神经元组成，其轴突经背外侧束下行对延髓和脊髓背角痛觉感受性信息的传入进行调节。下行痛觉调制系统包括下行抑制系统（descending inhibition）和下行易化系统（descending facilitation）。当伤害性刺激作用于机体，抑制系统和易化系统通过不同的机制同时被激活，共同调控脊髓背角神经元兴奋性，从而抑制或促进伤害性信息的传入。下行痛觉调制系统涉及众多的神经递质系统，如 5- 羟色胺（5-serotonin，5-HT）系统，去甲肾上腺素（noradrenaline，NA）系统及阿片系统。对针刺镇痛的机理研究表明，针刺是通过调整机体内源性痛觉调制系统而起镇痛作用，内阿片肽、NE、5-HT 等及其相应受体在针刺镇痛过程中起重要作用，药物与电针合用可以加强电针的镇痛效果，这些药物包括阿片受体激动剂、多巴胺受体抑制剂以及 5-HT 释放促进剂等。曲马多是一种"非典型"阿片类中枢镇痛药物，对术后伤口痛、神经痛等多种慢性疼痛均有镇痛作用。曲马多与阿片受体亲和力比吗啡低 6000 倍，但镇痛作用只比吗啡低 5 — 10 倍，提示曲马多具有其他作用机制。曲马多的非阿片镇痛机制主要是促进单胺类神经递质 5-HT 和 NE 的释放并抑制突触间隙 5-HT 和 NE 重吸收，从而起镇痛作用。曲马多和电针均是通过阿片肽系统和 5-HT 系统起作用，两者合用时曲马多能加强电针镇痛，从而达到更强的镇痛效果，cAMP-PKA 信号转导系统可能介导这一过程。

三、针药结合治疗神经病理痛的机制

神经病理性疼痛（neuropathic pain，NPP）是指周围或中枢神经系统原发或继发性损害或功能障碍引起的疼痛，自发痛以及痛觉过敏是其主要病理特征。引起 NPP 的常见原因有中枢损伤或疾病（如脊髓损伤）、周围神经系统损伤或疾病（如三叉神经痛）、代谢紊乱（如糖尿病性神经痛）、感染（如带状疱疹后神经痛）等，其机制涉及阿片肽、5-羟色胺、细胞因子、嘌呤受体等，各个因素之间相互影响。阿片肽可使外周伤害感受器敏感化，降低外周神经系统的促炎症因子，亦可激活中枢 5-羟色胺从而参与下行抑制系统。激活的小胶质细胞能够促进神经组织修复，分泌抗炎性因子及生长因子保护神经元，持续激活的小胶质神经细胞释放致炎因子，促使疼痛产生。针灸激活自身机体功能，促进阿片肽释放、双向调节 5-羟色胺分泌、调控兴奋性氨基酸与抑制性氨基酸的动态平衡，从而实现多层次、多靶点的调节。

促炎细胞因子与疼痛性疾病密切相关，而抗炎细胞因子可以有效地缓解这些患者的疼痛，这些细胞因子的重要作用在不同的神经源性疼痛动物模型中都得到了证实。金氏等人的研究提示，电针联合中药身痛逐瘀胶囊在提高坐骨神经痛模型大鼠热痛阈的同时，能抑制脊髓组织中促炎性因子 TNF-α、IL-1β 和 IL-6 表达。曲马多是一种非典型阿片类中枢镇痛药物，对术后伤口痛、神经痛等多种慢性疼痛均有镇痛作用。王颖等人观察针药结合对神经病理性疼痛大鼠模型的抗炎作用，结果发现，与单独使用曲马多和电针相比，针药联合治疗能有效降低冷板抬足次数和提高 50% 缩爪阈值，达到更强的镇痛效果；进一步探索其脊髓机制发现，模型组大鼠脊髓的炎症因子 TNF-α、IL-1β、PGE2 等水平均明显升高，治疗第 3 天针药联合效果明显优于单独应用电针或曲马多，提示针药结合可以快速起效；电针、曲马多、曲马多联合电针治疗都可以促进抗炎因子 IL-10 的释放，而曲马多联合电针治疗比单独使用电针或曲马多更能促进 IL-10 的释放，提示电针可以增加脊髓中 IL-10 的水平，并与曲马多具有协同作用。针

刺除激活中枢神经系统内源性阿片系统外，也存在其他非阿片系统途径，可通过兴奋不同类型的神经纤维、调节神经递质的释放达到镇痛效应，减少脊髓损伤后星形胶质细胞增生，促进内源性神经生长因子的合成。曲马多可通过与阿片受体结合，激活阿片系统产生镇痛作用，同时对去甲肾上腺素和5-羟色胺两条下行痛觉抑制型传导通路有影响。二者很可能通过这一系统发挥协同效应。

四、针药结合治疗癌性痛的机制

近年的研究表明，胶质细胞在病理性疼痛的产生和维持中起重要作用，胶质细胞膜上存在许多离子通道和神经递质受体，并产生许多神经活性物质，参与慢性疼痛过程。Toll 样受体家族（ Toll-like receptor，TLRs ）在人类中枢神经系统中广泛表达，是胶质细胞膜并行使免疫功能的信号转导受体，其中 TLR4 是 TLRs 家族的一员，主要在巨噬细胞、多形核白细胞和树突状细胞表达，参与机体天然免疫，具有控制激活小胶质细胞和调节功能的作用。在脊髓水平，当外周神经受损后，小胶质细胞被激活，给予小胶质细胞功能抑制剂，则可抑制痛觉发生，提示小胶质细胞的激活是痛觉产生的重要的物质基础。针对癌痛动物模型，有研究采用镇痛贴和电针联合镇痛贴进行比较，发现与镇痛贴组相比，联合电针改善发性运动疼痛评分更加明显。癌痛动物模型的 Toll 样受体 4 和小胶质细胞标志物 CD11b 的 mRNA 表达水平和蛋白表达水平均明显增高，镇痛贴组和电针联合镇痛贴可使其降低，联合电针则降低更加明显，提示抑制脊髓小胶质细胞的活化，使其 TLR4 表达减少，是针药结合调节疼痛中枢敏化现象的机制之一。

星形胶质细胞也在疼痛的产生和维持中发挥关键作用。星形胶质细胞可分泌多种细胞因子和生长因子，改变周围的神经化学环境，参与痛觉信号的传递，而活化的星形胶质细胞则可通过释放多种神经活性物质影响神经元可塑性，促进初级传入终末释放多种致痛物质（如 IL-1β、神经生长因子 NGF 等），从而引发痛增强反应。已有证据表明各种骨癌痛模型都能观察到脊髓背角星形胶质细胞的大量活化。针对骨癌痛大鼠，电针、吗啡及电针结合吗啡治疗均能减轻热痛觉敏化，且电针结合吗啡的治疗效果要明显优于单纯的电针或吗啡治疗。电针及电针结合吗啡治疗均能够抑制脊髓背角星形胶质细胞活化标记物胶质原纤维酸性蛋白（GFAP）的表达，即抑制星形胶质细胞的活化，而吗啡作用不显著，因此脊髓星形胶质细胞很有可能是针药结合缓解癌性痛的潜在靶点。致炎性细胞因子 IL-1β 被认为是持久性疼痛的重要诱发因素之一，在神经性疼痛和炎性疼痛的模型中均存在调节作用，脊髓中 IL-1β 水平的增加可能与骨癌痛的持续状态有关，而 NGF 参与了疼痛的病理生理过程，通过影响炎症介质的释放、离子通道的开放及促进神经纤维的生长导致疼痛，抗 NGF 处理可明显降低动物对炎性刺激及疼痛的反应，电针和电针结合吗啡均有抑制大鼠胫骨癌痛诱发的脊髓背角 IL-1β 和 NGF 表达的作用，因此电针和电针结合吗啡对骨癌痛大鼠的痛觉敏化有显著的抑制作用，可能是通过抑制脊髓背角星形胶质细胞的活化，引起合成和释放的致炎性细胞因子 IL-1β 和神经活性物质 NGF 的减少，以调节疼痛中枢敏化现象，起到缓解骨癌痛的作用。

骨癌痛为机制复杂的慢性疼痛，电针对骨癌痛的镇痛也是从多环节、多因素来发挥作用的。对电针抑制脊髓星形胶质细胞活化相关的镇痛机制有待进一步的探索和深入研究，从而更好地阐明针灸治疗骨癌痛的作用机制。

第四节　针药结合镇痛的研究策略

针灸与药物（包括中药及西药）结合治疗痛症已获得临床的验证，并逐渐为国际所接受。随着现代生理学、病理学、药理学、分子生物学等理论、技术、药物日新月异，针药结合在痛症方法和应用范围上都较传统的针药结合有很大的发展，但在研究的内容、方法、规律等方面尚存在不少问题，如何充分利用现代医学知识及技术手段开展研究，本节将从临床和基础研究策略方面进行探讨。

一、规范针药结合临床研究

循证医学提倡将临床医师个人的临床实践和经验与客观的科学研究证据结合起来，为医患个体及医疗机构提供合理应用策略，是一种带有普遍意义的疗效评价手段，具有相对客观公正的特点。采用严密的设计、严格的对照、规范的数据来论证和发展针药结合疗法对于临床各类痛证的治疗效果，对于针药结合学的发展十分重要，针灸、药物作为治疗疾病的两种措施，在治疗性质、作用途径等方面各其自身的特点。如何建立适合针药结合临床特点的研究方法和模式是针药结合临床研究面临的重要问题，也是急需解决的问题。一方面，临床研究必须符合现时科研设计的基本要求，设有严格的随机对照观察组和客观的生理、生化指标；另一方面，在开展临床研究时，其临床设计必须根据疼痛（病种、病性、病位、病程等）、药物（种类、剂量）和针灸方案（合适的穴位、参数、干预时机、对照）等因素，制定合理研究方案，并结合临床进行机理研究，使研究资料更具有说服力。

二、明确针药结合镇痛作用的配伍规律

目前，现代药物的配伍规律比较明确，某些药物之间有明确的配伍禁忌；中药配伍历来也有"十八反""十九畏"之说。针药结合在用于镇痛时，有没有明确的配伍禁忌？举例说，以往在针药复合麻醉中，发现安定用于脑外科手术时明显影响针药复合麻醉效果，安定归属于针麻减效药；但后来在妇产科分娩镇痛时，安定能加强针刺镇痛效果，这就提示，针药结合在不同的病种（不同的机体状态）下，配伍规律也有所不同，值得深入研究。由于以往课题研究急于出阳性结果，往往强调阳性有效药物及其机理，而对减效药物的规律及机制几乎没有开展研究，这是十分欠缺而又十分重要的一个方面，也是针药结合研究中必不可少的内容之一。

三、选择合理的实验动物模型

疼痛属于感觉和知觉的范畴，而动物实验只能通过躯体及内脏伤害性反应等来观察，因而有明显的局限性。目前国际通用的各种慢性疼痛的模型包括炎性痛、神经痛、内脏痛、癌痛等，在动物实验中，应注意由于各种模型反映的病变本质有所不同，各个实验检测指标的含义也有明确的范围，因而在开展针药结合镇痛实验研究时需要根据实验目的加以选择，并且在应用过程中也需要采用各种模型相互比较，同一模型中也应该有多层次的指标相互印证，这样得出的结论就比较可靠。

四、基础研究立足于临床

基础研究紧密地联系临床，从临床需求出发，结合临床上提供的线索进行有针对性地筛选，找出针药结合的有效药物，并进行机理研究，最后反馈到临床，促进针刺疗法效果的提高，这是确保针药结合成功的重要经验。

参考文献

［1］曹伯旭，林夏清，吴莹，等.慢性疼痛分类目录和定义［J］.中国疼痛医学杂志，2021，27（01）：2-8.

［2］韩济生.疼痛学［M］.北京：北京大学医学出版社.2012.

［3］徐建国.成人手术后疼痛处理专家共识［J］.临床麻醉学杂志，2017，33（09）：911-917.

［4］杨敏.慢性疼痛患者疼痛特征及其与抑郁、焦虑情绪的关系［D］.长沙：中南大学，2010.

［5］嵇承栋，付强强，杨志萍，等.慢性疼痛社区流行病学调查的研究进展［J］.中国疼痛医学杂志，2018，24（07）：542-547.

［6］MILLS S, TORRANCE N, SMITH B H. Identification and Management of Chronic Pain in Primary Care: a Review［J］. Curr Psychiatry Rep, 2016,18（2）：

22. doi:10.1007/s11920–015–0659–9.

［7］BREIVIK H. A major challenge for a generous welfare system: a heavy socio–economic burden of chronic pain conditions in Sweden––and how to meet this challenge［J］. Eur J Pain, 2012, 16（2）: 167–169.

［8］杜元灏. 现代针灸病谱［M］. 北京: 人民卫生出版社, 2009.

［9］江永伟, 张晗, 徐斌, 等. 针刺及针药复合镇痛的研究进展［J］. 世界中医药, 2020, 15（21）: 3184–3187.

［10］童秋瑜, 葛旻垚, 赵建华. 针刺对输尿管镜钬激光碎石术后疼痛及住院天数的影响［J］. 中国中西医结合外科杂志, 2021, 27（02）: 247–250.

［11］ZHANG Y, WANG C. Acupuncture and Chronic Musculoskeletal Pain ［J］. Curr Rheumatol Rep, 2020, 22（11）: 80.

［12］杜元灏. 西方医学针刺［M］. 北京: 人民卫生出版社, 2021.

［13］刘颖华, 王昕, 梁卓, 等. 针刺联合西药治疗盆腔炎性疾病后遗症慢性盆腔痛: 多中心随机对照研究［J］. 中国针灸, 2021, 41（01）: 31–35.

［14］边双林, 张家瑞, 齐建帅, 等. 针灸疗法联合三阶梯止痛药治疗肺癌疼痛的 Meta 分析［J］. 中国中医基础医学杂志, 2020, 26（08）: 1143–1147.

［15］惠建荣, 张楠, 李熳, 等. 针刺联合三阶梯药物止痛法治疗癌性疼痛 40 例临床观察［J］. 中医杂志, 2019, 60（02）: 146–149.

［16］李丹, 孙瑞瑞, 李庆羚, 等. 针刺联合阿片类药物治疗中重度癌性疼痛: 随机对照研究［J］. 中国针灸, 2020, 40（03）: 257–261.

［17］陈卓, 肖宏宇, 程祺. 针刺联合盐酸羟考酮控释片治疗椎体转移所致重度癌性疼痛的临床观察［J］. 上海针灸杂志, 2021, 40（04）: 411–415.

［18］万有. 针刺镇痛与针麻镇痛及其机制研究［J］. 中国疼痛医学杂志, 2013, 19（02）: 65.

［19］李超, 毛威, 黄云柯, 等. CX3CR1 介导切口术后的机械痛敏: 针药复合麻醉的作用［J］. 生理学报, 2018, 70（03）: 237–244.

［20］于蒙, 张弛, 迪丽娜尔·波拉提, 等. 针药复合麻醉对小鼠免疫系统的调节作用［C］// 中国免疫学会. 第十二届全国免疫学学术大会摘要汇

编 . 北京：中国免疫学会，2017：1.

[21] 韩济生 . 针麻镇痛研究 [J] . 针刺研究，2016，41（05）：377-387.

[22] 李媛，吴凡，程珂，等 . 针刺对炎性疼痛的镇痛机制 [J] . 针刺研究，2018，43（08）：467-475.

[23] 金泽，张振营，姜珊珊，等 . 针药并用对大鼠急性痛风性关节炎滑膜 IL-1β、IL-8 的影响 [J] . 上海针灸杂志，2012，31（12）：923-924.

[24] 黄美娜 . 电针对慢性吗啡耐受大鼠辣椒素受体磷酸化改变的影响及机制研究 [D] . 天津：天津医科大学，2011.

[25] 邓吉立 . 二甲双胍协同针灸镇痛效应及其嘌呤信号相关机制研究 [D] . 成都：成都中医药大学，2019.

[26] 元元，于泳浩，王国林 . 电针联合鞘内注射芬太尼对慢性炎性痛大鼠脊髓背角孤啡肽 mRNA 和脑源性神经营养因子 mRNA 表达的影响 [J] . 中华麻醉学杂志，2007（05）：401-403.

[27] 朱文智，王国林，于泳浩 . 鞘内注射芬太尼联合电针对慢性炎性痛大鼠的镇痛效果 [J] . 中华麻醉学杂志，2006（10）：944-947.

[28] 谢虹 . 曲马多与电针合用治疗慢性炎症痛的神经生物学机制研究 [D] . 上海：复旦大学，2003.

[29] 林元杰，吴耀持，郭晟 . 针灸治疗神经病理性疼痛的实验研究进展 [J] . 西部中医药，2018，31（01）：138-142.

[30] 陈华伦，周丽丽，胡理，等 . 慢性疼痛神经生理机制的研究进展 [J] . 重庆医学，2021（10）：1777-1781.

[31] 金弘，刘婷婷，刘树民，等 . 电针联合身痛逐瘀胶囊对 CCI 大鼠脊髓组织 TNF-α,IL-1β,IL-6 表达的影响 [J] . 中医药信息,2017,34（03）：78-82.

[32] 王颖，谢朝晖，鲁雅琴，等 . 曲马多联合电针对神经病理性疼痛大鼠模型的治疗及对脊髓 IL-1β 和 IL-10 的影响 [J] . 中国老年保健医学，2011，9（02）：37-39.

[33] 谢朝晖，李艳萍，安琪 . 曲马多联合电针对神经病理性疼痛大鼠行为学及脊髓相关细胞因子的影响 [J] . 西部中医药，2013，26（12）：8-11.

[34]陆琪赟，陈颢，崔光卫，等.电针结合吗啡对骨癌痛大鼠痛觉敏化及脊髓星形胶质细胞的活化作用[J].上海中医药杂志，2016，50（05）：77-82.

[35]关江锋，王珊，胡作为，等.电针联合中药镇痛贴对癌痛动物模型的镇痛作用及可能机理[J].解放军预防医学杂志，2019，37（03）：154-155.

[36]吴根诚，李为民，王彦青.针刺镇痛临床和基础研究再思考[C]//中国针灸学会针法灸法分会，浙江中医学院针灸推拿系，上海市针灸经络研究所，等.全国针法灸法临床与科研学术研讨会暨脊柱病研究新进展论文汇编.北京：中国针灸学会，2005：11-13.

第四章　针药结合神经免疫调节研究

第一节　神经免疫调节

1977 年 Besedovsky 提出了神经－内分泌－免疫（NEI）网络的概念。神经系统、内分泌系统及免疫系统相互协调、相互联系，形成一个有机的网络，维持人体动态的生理平衡。而在病理情况下，NEI 网络进行自我调节的重塑，使内环境趋于稳态。

NEI 网络具有双向性、发散性和聚合性的特点。双向性是指两个系统之间的调节是双向的相互调节，同时调节的方向既可以是正向调节也可以是负向调节。发散性是指一个环境的变化可以引起多个系统的调控反应。聚合性是指细胞可以接收来自不同系统的各种控制信号。神经系统、内分泌系统和免疫系统共享共同的信号分子及其相关受体，包括一些神经肽、神经递质、细胞因子、激素等及其受体。不同系统中的细胞都可以分泌这些信号分子，同时细胞表面也有分子的受体。因此，共同的信号分子及其受体构成了 NEI 网络的分子结构基础。这些分子和受体被称为 NEI 网络的共同生物语言，负责三个系统之间的信息交流和传输。

一、神经内分泌调节免疫

尽管神经元和免疫细胞都可以感知环境刺激，但通过神经元反应的整合特性，可以提高免疫反应速度及相关的调控范围。在神经元中，对刺激的反应和信号的传输是以毫秒为单位，而不是免疫系统中的几分钟到几小时，这凸显了共同进化的免疫系统和神经元系统的选择性优势。分子遗传学技术的进步允许选择性激活神经元，由此发现了新的免疫调节途径，这些开创性研究确定了由炎症触发并控制炎症的神经回路，这些发现表明免疫处于神经调控之下，而对这些神经途径的解剖、功能以及细胞的分子机制的新见解，大大拓宽了我们对免疫神经调节的理解。在哺乳动物中，感觉和自主神经系统通过神经反射进行协调，这些神经反射可快速响应变化并调节免疫，Tracey及其同事发现了调节免疫反应的主要神经回路，并命名这种抗炎途径为胆碱能"抗炎反射"。在该反射中，迷走神经感觉传入神经元感知到周围炎症，激活脑干回路，从而通过迷走神经传出信号导致外周细胞因子产生减少。在组织水平上，伤害感受器神经元利用局部轴突反射快速响应应激并向血管和免疫系统释放神经肽。另一方面除了胆碱能抗炎反射，儿茶酚胺能信号也在炎性和自身免疫性疾病（包括内毒素血症，败血症，炎性肠病和关节炎）中重要地介导了神经免疫调节机制，从交感神经释放的去甲肾上腺素可以通过激活不同的肾上腺素受体来抑制或促进促炎性细胞因子的释放。

二、免疫调节神经内分泌

大脑中的免疫信号分子如血源性或脑膜源性细胞因子，可以与神经元或神经胶质细胞（例如，星形胶质细胞和小胶质细胞）上表达的细胞因子受体结合，调节神经元的电活动。神经胶质细胞释放的细胞因子和神经递质可以间接导致神经元电活动的改变。细胞因子的神经调节是复杂的，可能涉及突触调节，在特定的神经环路中，通过抑制性神经元和兴奋性神经元之间的相互作用来维持稳态。细胞因子可通过增加或减少回路内特定结节的神经元兴奋性来扰动基底神经元，这会导致神经活动的变化和行为的改变。细胞因子可以调节感觉输入，整合枢纽中的神经元，从而影响最终的输出。

三、神经免疫调节启发了生物电子医学的兴起

神经系统对免疫有多种调节作用的发现，使神经调节成为一个快速发展的领域，以针对目前使用药物治疗效果不佳的疾病。生物电子医学是近年来新兴的医学领域，通过直接刺激靶器官的外周神经，达到精准调控的作用。目前全球有上百万人遭受类风湿性关节炎、炎症性肠病、糖尿病、脑卒中、脊髓损伤和其他类型的以免疫紊乱和炎症为特征的慢性疾病。除了对炎症反射的电刺激之外，治疗失调的免疫反应和异常炎症的新方法已经从基础研究转化到临床研究中。通过探索炎症和自身免疫性疾病的情况下大脑神经元的电活动，对该信号进行解码，然后对其进行相应的调节以"纠正"免疫紊乱。记录和解码相应特定病原体，细胞因子或其他免疫分子的周围感觉神经元的特征性活动模式，将使我们完善新的"免疫神经图谱"。该研究可用于开发新的生物标志物，对传染性和炎性疾病的诊断和进展监测具有潜在的意义。因此，解密这些神经特征可以使基于免疫的神经调节成为可能。

针灸疗法作为一种外周的神经刺激疗法，通过刺激体表穴位治疗内脏疾病，这种刺激的神经编码和对内脏调控过程中的解码与神经电刺激疗法有异曲同工之妙。不同之处在于，针灸是一个基于体表刺激调动机体内稳态的调节，安全性高，同时作为体表刺激操作简单，不需要手术植入电极。

四、针药结合影响神经免疫调节

虽然针灸疗法可以通过激活神经系统调节免疫，但是通过免疫系统调节神经还是需要相应药物进行高效激活。目前已应用的 CART 疗法应用于肿瘤治疗，虽然特殊抗原的 T 淋巴细胞能够特异性地攻击肿瘤细胞，达到快速准确、精准地治疗肿瘤的目的，但也存在细胞因子释放综合征（CRS）等副作用。因此，针药结合治疗一方面通过针灸激活神经调节免疫，通过药物激活免疫调节神经，达到相互调节加强

疗效作用；另一方面通过针灸降低药物的毒副作用，其治疗优势具有很大的发展潜力。

第二节　针药结合神经免疫调节的临床研究

针药结合在临床治疗方面具有"提高临床疗效，减少药物的不良反应"的优势，神经免疫调节机制参与调节多种疾病，包括抑郁症、脑卒中以及肿瘤等疾病，目前针药结合在这方面已经有所研究。

一、针药结合抗抑郁的研究

抑郁症为一种常见的心境障碍，以显著而持久的心境低落为主要临床特征，其发病多与大脑内单胺类递质减少、机体的炎症反应以及HPA轴功能障碍等机制有关。针药结合治疗抑郁症加快了药物治疗的起效时间，减少了抗抑郁药的使用量，其治疗作用往往通过神经免疫介导，包括对下丘脑–垂体–肾上腺轴（HPA轴）紊乱的纠正以及调节单胺类递质—炎症反应的异常。

抑郁症的发生与HPA轴负反馈机制紊乱有关，肠道菌群失调可刺激HPA轴使神经内分泌系统亢进，负反馈被抑制。反之，HPA轴的异常破坏肠道通透性、改变肠道微生物的构成并加重肠道菌群的失调，进而对患者情绪中枢的神经可塑性造成损伤，从而表现出抑郁样行为。针刺联合抗抑郁药治疗能够明显改善抑郁症患者HPA轴相关标志物血浆促肾上腺皮质激素（ACTH）及皮质醇（CORT）水平，抑制HPA轴功能亢进。

抑郁症与机体免疫状态相关，经典理论认为与T细胞表型的动态平衡相关，T细胞是细胞免疫中的主要效应细胞，分为T辅助细胞Th和T抑制细胞Ts，Th细胞主要分为Th1和Th2两个亚型，Th1型细胞主要介导细胞免疫，以IFN-γ的分泌为其主要特征；Th2细胞以介导体液免疫为主，以IL-4的分泌为其主要特征。抑郁症状态下，Th1表型的T细胞增多，Th2表型的T细胞减少，针刺联合抗抑郁药治疗能够降低 Th1 表型 T 细胞分泌的 IFN-γ，增加 Th2 表型 T 细胞，恢复 T 细胞稳态。进一步的研究也表明，针刺联合 5-HT 再摄取抑制剂的抗抑郁治疗，增强了单胺类递质 5-HT 的作用，恢复了 T 细胞相关细胞因子的分泌水平。

二、针药结合治疗脑卒中的研究

脑卒中是血管源性脑部病损的总称，它是全身性血管病变或系统性血管病在脑部的表现，尤其是缺血性损伤造成中枢损伤，引发相应的神经免疫紊乱。

临床研究表明，针药结合治疗急性缺血脑卒中，能显著改善患者神经功能，并提高其生活质量。一方面，吞咽障碍是脑卒中后最常见的神经功能障碍之一，患者以吞咽困难、饮水呛咳、舌运动功能障碍、进食不顺利等为主要临床表现。针刺联合桃红四物汤的治疗促进卒中后吞咽功能的恢复，减轻吞咽障碍，其洼田饮水试验、吞咽造影检查评分、吞咽生存质量问卷以及卒中量表得分情况均显著改善，提示针药结合治疗在脑卒中病中调节相应的神经功能。

另一方面，在神经 - 免疫调节的作用下，脑卒中引发的吞咽功能障碍是肺炎发生的常见危险因素。由于神经调控机能的障碍，气道保护反射缺失，容易导致胃内容物反流和误吸，增加罹患肺炎的风险，而且吞咽困难影响患者营养吸收，可使机体免疫力下降，从而导致肺炎迁延难愈。通过针刺上廉泉穴结合中药加味温胆汤治疗卒中并发肺炎患者，2 周治疗后患者吞咽功能显著改善，肺炎的阳性体征也大多消除，其有效率达 90% 以上。

三、针药结合抗肿瘤的研究

针药结合已经在临床参与肿瘤疾病的相关治疗，不仅对癌症及化疗的一些症状有优势，还包括对化疗药物本身副作用及肿瘤术后并发症的治疗，已经有证据表明针药结合对成人癌症患者的疼痛、疲劳、潮热、口干、恶心呕吐等症状有效，对小儿肿瘤的疼痛、疲劳、失眠、焦虑等症状有效。

化疗是肿瘤治疗方案中的最常用的方法之一，在其治疗的副反应中，化疗导致胃肠道反应是最常见的副作用，临床研究表明，"胃三针"联合中药平胃散能改善化疗导致恶心呕吐及胃肠道的其他症状如便秘、腹胀、腹泻等，同时能提高患者生活质量，而其降低呕吐的机制可能是减少血液中 P 物质含量、同时升高血清胃动素（MTL）有关，与神经调控相关。化疗还能引起周围神经病变（CIPN），对于多发性骨髓瘤患者，这种副作用严重影响生活质量以及对化疗的反应率。针刺联合甲钴胺治疗 84 天后，患者的神经性疼痛得到明显缓解，其疼痛评分和神经传导速度得到改善。

因此，这些临床研究均提示，基于神经−免疫调节，针药结合治疗在抑郁症、脑卒中及肿瘤疾病中发挥了重要作用，突破了单纯药物治疗的局限性，为临床提供了新的治疗方案。

第三节　针药结合神经免疫调节的机制研究

针药结合在神经免疫疾病中的适应证十分广泛，尽管针灸与药物的作用机制不尽相同，但二者对于神经免疫疾病的调控作用已有坚实的循证证据。从机制上分析，神经免疫疾病主要源于"神经−内分泌−免疫"网络的紊乱。基于该层面的基础研究不断揭示出"神经−内分泌−免疫"网络分子通路，这不仅为药物研究提供了更多潜在的靶点，更揭示了针灸治疗上述疾病的效应基础。同时，明确"神经−内分泌−免疫"网络的分子通路为进一步巩固针药结合的"增效减毒、节约资源"特点奠定了坚实的基础，也使针药结合治疗神经免疫类疾病的优势受到了广泛的认可。

一、针药结合整体调控"神经 - 内分泌 - 免疫"网络

神经免疫相关疾病的发病机制较为复杂，常常涉及"神经−内分泌−免疫"网络的整体性、动态性失衡，单纯的靶向药物治疗似乎无

法满足疾病发展过程中患者体内神经、免疫系统状态的持续改变。例如，传统的观念中"5-羟色胺（5-HT）假说"是抑郁症发病的主要原因。但近年来，研究者发现抑郁症的发病机制包括了"神经－内分泌－免疫"网络的整体失常，这也部分解释了许多患者对特异性促进脑内 5-HT 能神经传递的单胺再摄取抑制剂类药物产生快速耐受性的原因。有报告指出，"神经－内分泌－免疫"网络的紊乱主要表现为持续的心理应激状态过度激活交感神经，从而释放出大量儿茶酚胺，导致外周组织中巨噬细胞与单核细胞等免疫细胞的活化以及 T 淋巴细胞亚群紊乱，上调 IL-1β、IL-6 以及 TNF 等炎症细胞因子的表达。研究发现，针刺配合选择性 5-HT 再摄取抑制剂（SSRIs）治疗可以有效降低患者体内上述促炎性细胞因子，同时提升抗炎性细胞因子 IL-4、IL-10 的表达，针药结合治疗后，患者汉密尔顿抑郁评定量表（HAMD）评分也明显降低。这一方面是由于针刺可以平衡体内 T 淋巴细胞亚群紊乱；另一方面，通过感觉神经传入的针灸信号，可以在脊髓内以交感神经的形式输出到位于同一脊神经节段的器官内部，或是经延髓孤束核呈递给予其有突触联系的延髓头端腹外侧区和蓝斑区，最终输出儿茶酚胺能神经信号，整体调节外周器官的免疫状态。后续大量的研究也不断验证针灸联合 SSRIs 对于中风、肿瘤或冠心病经皮冠状动脉介入治疗（PCI）术后并发的抑郁症也具有良好的临床疗效。

除抑郁症外，卒中患者体内也存在明显的"神经－内分泌－免疫"网络异常。有报告指出，中风后中枢神经系统损伤引起机体呈现免疫抑制状态，这与卒中患者较高的细菌、病毒感染风险密切相关。免疫抑制的主要机制为，卒中后过度激活的交感神经释放大量的儿茶酚胺，作用于肝脏不变的 NKT 细胞，从而导致大量促炎 T 辅助细胞 1 型（TH1）向抗炎 TH2 型细胞因子的转变，过度分泌 IL-10 导致全身免疫抑制。已有的基础研究表明，利用 β 肾上腺素受体拮抗剂心得安可以阻断过量的儿茶酚胺毒性，大大降低卒中模型小鼠的死亡率。因此，虽然尚未有相关的研究可以考证，但参考上述针灸平衡 T 淋巴细胞亚群、调节儿茶酚胺能输出的效应，针灸与肾上腺素受体拮抗剂的结合使用也可能成为治疗卒中神经免疫相关后遗症的潜在方式。

与上述两种疾病不同的是，恶性肿瘤的发病机制中"神经－内分泌－免疫"网络的紊乱不仅体现在全身性，还表现为局部肿瘤微环境内的正反馈恶性循环。前者的分子机制与抑郁症、卒中类似，主要涉及异常兴奋的交感、副交感神经末梢过度分泌去甲肾上腺素以及乙酰胆碱等神经递质，直接或间接调节巨噬细胞以及 T 淋巴细胞等免疫状态。研究表明，针刺结合补阳益胃汤的治疗可能通过调节儿茶酚胺类神经递质的释放，有效促进胃癌患者的巨噬细胞、T 淋巴细胞亚群和 NK 细胞等免疫细胞功能恢复，整体调节机体"神经－内分泌－免疫"网络的状态；而后者的关键机制是肿瘤细胞高度的分泌功能。有报告指出，肿瘤细胞可以通过分泌神经生长因子（NGF）等神经营养因子以及 IL-1β 等趋化因子在局部大量募集神经纤维与免疫细胞，二者接触后相互联系，释放大量致炎因子刺激神经末梢并募集更多的免疫细胞，在肿瘤局部形成恶性循环，成为肿瘤细胞生长以及恶性肿瘤持续性疼痛的重要机制之一。基于该机制的实验研究表明，电针结合吗啡类药物通过抑制脊髓背角星形胶质细胞的活化，引起肿瘤细胞合成和释放的 NGF 和 IL-1β 的减少，与单纯药物组及单纯电针组相比明显提高了大鼠的痛觉阈值。

以上资料显示，在神经免疫领域应用针药结合的方法治疗正是利用针灸效应的"多方位、多层次、多靶点"的整体促愈功能，弥补药物"单一靶点"作用的失衡。同时，药物作用的靶向性也能突出针灸广谱效应中的相对特异性，二者相得益彰，整体调控"神经－内分泌－免疫"网络。

二、针药结合提高血药浓度，增强药物效应

治疗精神类疾病的一些药物具有起效延迟的特点，例如大部分抗抑郁的西药起效时间为 2～4 周，约 20% 的患者甚至在 4 周内无法缓

解症状，极大地增加了患者的痛苦和自杀倾向。据统计，针刺可以有效缩短该类药物起效时间，这可能与针刺提高药物的血药浓度有关。从分子机制上来看，针刺作用于穴位时，产生的伤害性刺激可通过瞬时受体电位香草素 1（TRPV1）的传导激活局部感觉神经末梢释放具有趋化活性的 P 物质（SP）以及降钙素相关基因肽（CGRP）等神经递质或神经肽，并以轴突反射的形式扩张皮肤表面的毛细血管，增加静脉、肌肉以及穴位注射等经皮肤给药的药物吸收浓度。这一机制也可以解释针药结合的特殊方式——穴位注射给药起效迅速的主要原因。相关的研究也表明，穴位注射天麻素可以快速有效地缓解抑郁症患者的重度抑郁状态。此外，芪地莲花汤结合足三里穴位注射黄芪注射液可以改善胃癌患者的免疫功能，提高生活质量；局部释放的 SP、CGRP 等物质还可以募集巨噬细胞、中性粒细胞等免疫细胞，上述细胞联合皮肤黏膜下的肥大细胞、树突状细胞等常驻免疫细胞，分泌肿瘤坏死因子（TNF）以及白细胞介素（IL）等细胞因子在穴位局部改变血管的通透性以及血液流变速度，同时还会分泌 5-HT 等神经递质，反向作用于神经轴突，进一步扩大针刺信号的神经输入，从而提高血药浓度。2015 年的报告也指出，通督调神针法能缩短抗抑郁药物治疗脑卒中后抑郁的起效时间，提高总体疗效。综上所述，针灸联系穴位局部与全身的"神经－内分泌－免疫"网络，可能通过整体性升高血药浓度，缩短针对神经免疫类疾病药物的起效时间。

三、针药结合减轻药物的副作用，优化神经免疫疾病的治疗方案

神经免疫类疾病的发病机制复杂、病程较长，因此患者对于治疗药物的种类、剂量的需求较高。目前许多临床一线用药的副作用较为明显，例如 SSRIs 会引起消化系统以及内分泌系统的紊乱；恶性肿瘤化疗药物（包括铂类似物、紫杉烷和长春花碱等）会引起慢性疼痛，加重癌症患者对止痛药物的依赖性。虽然目前许多新合成的药剂副作用较小，但是存在价格昂贵、长期使用的风险尚未可知等问题。在这

个背景下，有报告指出，针药结合可以有效减少这类药物的副作用。例如，针刺结合 SSRIs 类药物舍曲林治疗可以有效缓解舍曲林引起的胃肠功能紊乱，且针药结合组的疗效明显优于单纯药物组；而对于恶性肿瘤的治疗，2018 年的研究表明，电针通过激活坐骨神经 CB2 受体，抑制紫杉醇诱导的化疗后 NLRP3 炎性小体活化和 Caspase-1、IL-1 β 成熟片段的产生，从而缓解化疗药物引起的疼痛。与之类似的研究表明，黄芪桂枝五物汤联合"逆针灸"疗法可以有效治疗恶性肿瘤化疗引起的 IL-2 等神经毒性物质的表达，改善患者的疼痛以及免疫状态。除了减少化疗药物的副作用外，针药结合治疗还能有效减轻恶性肿瘤患者长期服用吗啡类止痛药物引起的消化系统功能紊乱，例如针刺结合温脾汤以及滋肾通关丸可以缓解胃癌患者长期服用奥施康定引起的便秘，除了直接针对药物的副作用外，针药结合还可以降低单次药物的摄入量，有效节约治疗成本的同时还减轻了药物副作用对患者免疫系统的不良影响，优化了神经免疫疾病的治疗方案。

第四节　针药结合调控神经免疫的研究策略

神经系统与免疫系统之间动态平衡的紊乱对抑郁症、中风以及肿瘤等疾病发病的影响是目前最具前沿性的研究课题之一。"神经 – 内分泌 – 免疫"通路的揭示为药物研究提供了许多具有潜力的作用靶点，但单纯的药物治疗存在片面、效应延迟以及副作用较大等问题。研究表明，针灸"多方位、多层次、多靶点"的整体促愈功能可以弥补药物单一靶向性的不足、削弱药物的毒副作用，并从穴位局部至全身整体提升机体的血药浓度，增益药物的治疗效应。

然而，虽然大量的实验研究验证了针药结合在神经免疫疾病中的有效性，但是选取的适应证大多局限于临床常见的针灸适应证。我们要了解的是，"神经 – 内分泌 – 免疫"网络的概念最初源于 Kevin Tracey 博士 2002 年在《自然》杂志上提出的"胆碱能抗炎通路"，即内脏传入感觉神经检测免疫状态的变化并通过孤束核转化为迷走神经信号调控靶器官的炎症状态。因此，以细菌、病毒感染所引起的菌血症、脓毒血症或败血症也属于神经免疫疾病的范畴。2014 年的报告已经指出，电针刺激"足三里"穴可以有效减少脓毒血症小鼠的死亡率，主要是通过激活下丘脑 HPA 轴，促进肾上腺分泌多巴胺，以发挥针灸的抗炎效应。2020 年的研究验证了这一观点，并通过改变穴位的选择以及电针的刺激时机、强度，进一步优化了针灸治疗脓毒血症的方案。虽然感染性疾病并非国际认可的针灸适应证，但是以上的证据表明，针药结合在该领域应该具有良好的研究前景。以此为例的证据表明，针药结合的研究无法逃脱针灸适应证的根本原因可能是固有思维认为针灸治疗是药物发挥效应的辅助工具。后续的研究可以着重探索疾病本身的发病机制与针药结合治疗机制之间的联系以拓宽针药结合治疗的范畴，甚至更进一步考虑，药物的效应是否可以成为针灸特殊效应的"闸门"控制装置，以扩充针药结合治疗的适应证呢？

另外，目前针药结合在神经免疫的研究仍然停留在"有效性"的层面。这种研究方法潜在的问题是，针灸效应的广谱性会导致针药结合的有效性结果与针刺的部位、方法等主观因素没有太大的关系。那么，层出不穷的基础或临床研究结果又该如何指导临床方案的转变呢？因此，后续的研究应在理解神经免疫类疾病的发病机制基础之上，建立药物剂量与针灸作用方式之间的具体联系，以最大程度优化针药结合治疗的方案。

此外，针对针药结合的神经免疫调控机制仍停留在比较表浅的层次，目前的基础和临床研究已表明针刺能够快速激活自主神经，在神经免疫调控中具有一定的优势。而药物治疗，如目前在肿瘤领域具有治疗前景的 CART 疗法能够针对免疫系统进行直接调控。那么针与药的有机结合是否能够进行优势互补达到神经免疫的相互调控状态应该成为一个研究方向。

综上所述，针药结合通过调控"神经—内分泌—免疫"网络治疗疾病具有良好的临床应用潜力，但是仍需进行大量的基础及临床研究，以明确其临床效应及相关机制，如何解码及编码神经免疫调控信号是研究针药结合发挥神经免疫调控作用的重要策略之一。

参考文献

［1］BESEDOVSKY H, SORKIN E. Network of immune-neuroendocrine interactions［J］. Clin Exp Immunol, 1977, 27: 1-12.

［2］CHEN X P, XU Y Y. Common biological language in immuneneuroendocrine network［J］. Ziran Zazhi, 2002; 24: 194-7.

［3］BLALOCK J E. Shared ligands and receptors as a molecular mechanism for communication between the immune and neuroendocrine systems［J］. Ann N Y Acad Sci, 1994, 741: 292-8.

［4］TRACEY K J. The inflammatory reflex［J］. Nature, 2002（420）: 853-859.

［5］PAVLOV V A, CHAVAN S S, TRACEY K J. Molecular and Functional Neuroscience in Immunity［J］. Annu. Rev. Immunol, 2018（36）: 783-812.

［6］BARAL P, UDIT S, CHIU I M. Pain and immunity: implications for host defence［J］. Nat. Rev. Immunol, 2019（19）: 433-447.

［7］ELENKOV I J, WILDER R L, CHROUSOS G P, et al. The sympathetic nerve--an integrative interface between two supersystems: the brain and the immune system［J］. Pharmacol. Rev, 2000（52）, 595-638.

［8］KIPNIS J. Immune system: the "seventh sense"［J］J. Exp. Med, 2018（215）: 397-398.

［9］BOUTON C E. Restoring cortical control of functional movement in a human with quadriplegia［J］. Nature, 2016（533）: 247-250.

［10］TRACEY K J. Physiology and immunology of the cholinergic antiinflammatory pathway［J］. J. Clin. Invest, 2007（117）: 289-296.

［11］STEINBERG B E, TRACEY K J, SLUTSKY A S. Bacteria and the neural code.N［J］. Engl. J. Med, 2014（371）: 2131-2133.

［12］MAHAR I, BAMBICO F R, MECHAWAR N, et al. Stress, serotonin, and hippocampal neurogenesis in relation to depression and antidepressant effects［J］. Neurosci Biobehav Rev, 2014（38）: 173-92.

［13］郭爱松，李爱红，顾一煌，等.针刺联合氟西汀对卒中后抑郁症疗效及 HPA 轴功能的影响［J］.交通医学，2007（05）: 496-497，500.

［14］林虹，于志峰，康凤河.针药结合调节抑郁症患者 Th1/Th2 平衡的研究［J］.针灸临床杂志，2014，30（07）: 1-3.

［15］刘义，冯慧，毛洪京，等.针刺联合西药对初发抑郁障碍患者血清5-HT 及 TH1/TH2 的影响［J］.中国针灸，2015，35（06）: 539-543.

［16］刘立群，彭敏红.针药结合治疗急性缺血性脑卒中疗效及安全性评价［J］.黑龙江医学，2020，44（03）: 353-355.

［17］刘静，李道伟，李保民，等.针药并用对痰瘀互结型急性脑卒中后吞咽障碍患者吞咽功能、神经功能、生活质量的影响［J］.环球中医药，2020，13（03）: 412-415.

［18］陈岚榕，刘呈艳，王林林，等.针药结合治疗脑卒中后吞咽障碍并发肺炎的疗效观察［J］.中国中医基础医学杂志，2019，25（11）: 1569-1571.

［19］杨锦亮.针药联合对肿瘤患者化疗后胃肠道反应及血清胃动素、P 物质影响的临床研究［D］.银川：宁夏医科大学，2017.

［20］HAN X, WANG L, SHI H, et al. Acupuncture combined with methylcobalamin for the treatment of chemotherapy-induced peripheral neuropathy in patients with multiple myeloma［J］. BMC Cancer, 2017, 17（1）: 40.

［21］PENG G J, TIAN J S, GAO X X, et al.Research on the Pathological Mechanism and Drug Treatment Mechanism of Depression［J］.Curr Neuropharmacol, 2015, 13（4）: 514-23.

［22］BEUREL E, TOUPS M, NEMEROFF C B.The Bidirectional Relationship of Depression and Inflammation: Double Trouble［J］.Neuron, 2020, 107（2）: 234-256.

［23］KÖHLER C A, FREITAS T H, MAES M, et al.Peripheral cytokine and chemokine alterations in depression: a meta-analysis of 82 studies［J］.Acta Psychiatr Scand, 2017, 135（5）: 373-387.

［24］SYED S A，BEUREL E，LOEWENSTEIN D A，et al.Defective Inflammatory Pathways in Never-Treated Depressed Patients Are Associated with Poor Treatment Response［J］.Neuron，2018，99（5）：914-924.e3.

［25］刘义，冯慧，毛洪京，等.针刺联合西药对初发抑郁障碍患者血清5-HT及TH1/TH2的影响［J］.中国针灸，2015，35（06）：539-543.

［26］代巧妹，尚艳琦，梁慧，等.针灸治疗对T细胞亚群影响的研究进展［J］.针灸临床杂志，2018，34（07）：78-82.

［27］朱兵.穴位可塑性：穴位本态的重要特征［J］.中国针灸，2015，35（11）：1203-1208.

［28］PAVLOV V A，TRACEY K J.Neural regulation of immunity: molecular mechanisms and clinical translation［J］.Nat Neurosci，2017，20（2）：156-166.

［29］周兰，邹开来，李丹，等.针药结合治疗中风后抑郁临床疗效的Meta分析［J］.中医药导报，2021，27（02）：133-138.

［30］邓小月.针刺联合盐酸舍曲林治疗肿瘤相关性抑郁的临床观察［D］.南京：南京中医药大学，2019.

［31］刘小软.针刺配合舍曲林治疗冠心病PCI术后合并抑郁症的疗效观察［D］.郑州：河南中医药大学，2018.

［32］PRASS K，MEISEL C，HÖFLICH C，et al.Stroke-induced immunodeficiency promotes spontaneous bacterial infections and is mediated by sympathetic activation reversal by poststroke T helper cell type 1-like immunostimulation［J］.J Exp Med，2003，198（5）：725-36.

［33］CHAMORRO A，URRA X，PLANAS A M.Infection after acute ischemic stroke: a manifestation of brain-induced immunodepression［J］.Stroke，2007，38（3）：1097-103.

［34］TRAKHTENBERG E F，GOLDBERG J L.Immunology. Neuroimmune communication［J］.Science，2011，334（6052）：47-8.

［35］CERVANTES-VILLAGRANA R D，ALBORES-GARCÍA D，CERVANTES-VILLAGRANA A R，et al.Tumor-induced neurogenesis and immune evasion as targets of innovative anti-cancer therapies [J].Signal Transduct Target Ther, 2020, 5 (1): 99.

［36］李雨, 李冀.针药并用治疗气虚血瘀型胃癌的临床研究 [J].上海针灸杂志, 2021, 40 (03): 303-308.

［37］陆琪赟, 陈颖, 崔光卫, 等.电针结合吗啡对骨癌痛大鼠痛觉敏化及脊髓星形胶质细胞的活化作用 [J].上海中医药杂志, 2016, 50 (05): 77-82.

［38］KUDLOW P A, MCINTYRE R S, LAM R W.Early switching strategies in antidepressant non-responders: current evidence and future research directions [J].CNS Drugs, 2014, 28 (7): 601-609.

［39］GONG Y, LI N, LV Z, et al.The neuro-immune microenvironment of acupoints-initiation of acupuncture effectiveness [J].J Leukoc Biol, 2020, 108 (1): 189-198.

［40］KAVOUSSI B, ROSS B E.The neuroimmune basis of anti-inflammatory acupuncture [J].Integr Cancer Ther, 2007, 6 (3): 251-257.

［41］沈瑢, 马德, 陈颖, 等.抑郁症患者采用穴位注射天麻素注射液的临床疗效观察 [J].国际精神病学杂志, 2018, 45 (01): 75-77, 106.

［42］王丽宁, 姜晓倩.芪地莲花汤结合足三里穴位注射黄芪注射液对晚期胃癌患者疗效及肿瘤标志物、免疫功能影响研究 [J].四川中医, 2021, 39 (02): 76-80.

［43］WU M L, XU D S, BAI W Z, et al.Local cutaneous nerve terminal and mast cell responses to manual acupuncture in acupoint LI4 area of the rats [J].J Chem Neuroanat, 2015 (68): 14-21.

［44］陈波, 李明月, 郭义, 等.肥大细胞源性外来体参与构建针刺穴位效应启动小网络的探讨 [J].针刺研究, 2015, 40 (01): 82-85.

［45］孙培养, 储浩然, 李佩芳, 等.通督调神针刺干预对药物治疗脑卒中后抑郁的影响 [J].中国针灸, 2015, 35 (08): 753-757.

［46］SLAVIK E, IVANOVIĆ S, GRUJICIĆ D.Cancer pain (classification and pain syndromes) [J].Acta Chir Iugosl, 2004, 51 (4): 9-14.

［47］张虹，向宏春，贾珉，等.CB2受体参与电针抑制NLRP3炎性小体活化缓解紫杉醇化疗后神经病理痛机制［J］.中华中医药杂志，2018，33（05）：2103-2107.

［48］吴婷婷，金燕，钟蕙，等.黄芪桂枝五物汤联合逆针灸对恶性肿瘤患者化疗后周围神经毒性和免疫功能的影响［J］.山东医药，2015,55(33)：1-4.

［49］姚艳丽，马桂莲，马永剑.针药结合治疗阿片类药物相关性便秘临床研究［J］.陕西中医，2018，39（03）：393-396.

［50］吕梅，王玲玲.针药结合的临床应用及机理研究概述（之二）［J］.针灸临床杂志，2004（06）：60-61.

［51］TORRES-ROSAS R，YEHIA G，PEÑA G，et al.Dopamine mediates vagal modulation of the immune system by electroacupuncture［J］.Nat Med，2014，20（3）：291-5.

［52］LIU S，WANG Z F，SU Y S，et al.Somatotopic Organization and Intensity Dependence in Driving Distinct NPY-Expressing Sympathetic Pathways by Electroacupuncture［J］.Neuron，2020，108（3）：436-450.e7.

第五章　针灸治疗药物依赖的研究

药物依赖是一种临床上对大多数治疗措施产生抗拒的终身持续状态，缺乏有效的戒断治疗措施，本章将从药物依赖简述、针灸治疗药物依赖的临床研究、机制研究及未来研究策略四个方面进行讨论，试图明确针灸对药物依赖治疗的研究现状和可能机制。

第一节　药物依赖

药物依赖的常规药物替代脱毒治疗及心理康复治疗措施并不能满足临床对药物戒断方式的疗效要求，针灸作为一种安全有效的疗法可能在药物依赖的脱毒和改善戒断症状方面发挥作用。

一、药物依赖

依赖综合征是指反复使用某种物质后产生的一种行为、认知和生理异常的综合状态，又称为成瘾和药物滥用障碍。在 2016 年世界卫生组织（WHO）发布的"疾病和相关健康问题国际统计分类"（ICD-10）中，将至少满足以下三项临床特征作为诊断依赖综合征的标准：①对使用该物质具有强烈的渴求感；②对使用该物质的行为难以控制；③不顾有害后果仍坚持使用该物质；④与其他干预措施相比，对该物质的使用具有优先选择权；⑤对该物质出现耐受现象；⑥停止或减少用药出现戒断症状。药物依赖综合征则是对特定易成瘾药物（如可卡因、酒精、尼古丁和阿片类物质等）产生心理上和生理上（以心理为主）的依赖。通过激活大脑奖赏系统、动机和记忆调控脑区，使机体感受享乐和愉悦是这类物质的共性，这份依赖使患者需过量获取特定药物，一旦无法满足则会出现恶心呕吐、失眠、焦虑、抑郁和躁狂等戒断状态。同时，药物依赖能增高基础疾病的发病率和住院后的死亡率，给患者造成了巨大的生命威胁。

药物依赖不仅是个人生命健康问题，更是社会安全和国家经济问题。据 2011 年 WHO 报道，酒精依赖的人数占全球 1%，成年人吸烟率占 30%。全球每年因成瘾性药物死亡的人数高达 870 万人，其中因违禁药物死亡的人数约 20 万人，因酒精摄入导致死亡的人数约 250 万人，烟草相关的有 600 万人，严重威胁全球人们的生命安全；同时，药物依赖导致患者出现心理问题和暴力行为给家庭和社会造成经济和安全负担。所以，亟需安全有效的治疗手段来规避药物依赖导致的不良结果。

二、调控措施及不足

根据药物依赖成瘾及戒断的病理学特点，目前临床将其治疗分为急性期的脱毒治疗、脱毒后防止复吸及社会心理康复治疗两个方面。脱毒治疗是指在急性戒断期，通过药物替代、递减药量等方法，减轻躯体戒断性反应，逐步达到摆脱药物依赖的目的。对于不同药物的脱瘾治疗，替代药物的选择上有所差异。阿片类药物的替代治疗包括 μ 受体激动剂（美沙酮、丁丙诺啡）、阿片受体阻滞剂（纳洛酮）及联合精神类药丁螺环酮、可乐定等，皆具有低成瘾性的优点。酒精依赖治疗使用苯二氮卓类、抗惊厥类、β 受体阻滞剂和 α 受体激动剂。可卡因依赖是一种中枢性兴奋性，尚无明确药物能发挥靶向作用，于急性戒断症状出现时，常选用苯二氮卓类和抗精神类药进行对症治疗。经皮尼古丁贴剂（NRTs）、抗抑郁药物和尼古丁乙酰胆碱受体部分激动药治疗尼古丁依赖已经得到广泛的临床验证。但是，阿片受体激动剂、苯二氮卓类及抗抑郁类的药物长期使用，将给患者带来新的药物依赖隐患，所以，联合其他非药物手段协同调控脱毒过程必不可少。据报道，戒毒者在戒断症状消失后的半年内复吸率高达 95%，表明药物依赖不单纯是躯体依赖，更主要的是心理依赖，所以在替代药物治疗的基础上，还应加强个人信念、在家庭和社会的监督与支持下抑制依赖心理。由于医疗保险方面的限制，许多病人仅于急性戒断症状发生时才选择接受医院的正规治疗，在出院后 1 年随访研究中发现，只有大约 40%～60% 的出院患者坚持控制药物摄入。所以常规疗法存在替代药物的潜在成瘾性及患者依从性差的缺陷，急需一个安全有效的干预措施应用于药物依赖的临床治疗。20 世纪 70 年代，香港 Wen 博士首先验证了针灸是治疗药物依赖的一种手段，随后众多研究验证了针灸以其安全、易接受、无成瘾性、低耐受性的特点在脱毒和康复过程中发挥的疗效。

第二节　针灸治疗药物依赖的临床研究

针灸治疗药物依赖的临床研究分为三个阶段。第一阶段，Wen 博士首先观察到针灸能够治疗药物依赖的临床现象：针刺四体穴和两耳穴结合电刺激可以缓解阿片类物质成瘾患者的戒断症状，随后，国内外开展了系列针灸缓解药物依赖的临床与实验研究；第二个阶段，20 世纪 80 年代，美国国家针灸解毒协会（NADA）主席 M.Smith 博士制定了针灸治疗药物依赖所用穴位和刺激方式的标准：使用 3～5 个耳穴（交感、神门、肾、肝和肺）且不给予电刺激进行治疗；第三阶段，北京大学的韩济生院士提出，将橡胶电极固定在穴位上，进行电刺激，用于改善海洛因戒断症状。此后，诸多动物实验和临床针灸证据基本验证了这一作用，针灸作为药物依赖的辅助治疗手段不仅能减轻戒断状态还能解决患者心理问题，具有显著疗效。然而，2002 年的两项关于可卡因依赖和酒精依赖针灸调控的大型临床试验研究结果，推翻了针刺治疗药物依赖的优势作用，其结果指出针灸与假针之间无显著差异，自此，针灸治疗药物依赖的疗效引起了巨大争议。这里介绍针灸对可卡因、酒精、尼古丁和阿片类物质成瘾的临床研究。

一、针灸治疗可卡因依赖的临床研究

国外常选用 NADA（美国国家针灸戒毒协会）相关耳穴进行刺激，选择耳穴附近皮肤作为对照组，针灸的有效性存在争议。Lipton 将192 名可卡因依赖患者随机分为耳针组（交感、神门、肝和肺穴）和针刺对照组（肩、肘、膝和坐骨神经穴）两组，进行为期一个月的单盲研究，将对药物渴求程度、自述药物使用情况、来源复查情况、尿液毒品检测阳性及成瘾严重程度作为衡量疗效的标准，结果：接受耳针治疗 14 天后的患者尿检阳性率显著低于对照组，同时提出针灸配合心理治疗将更有利于药物戒断。Bullock 和 Margolin 的研究则证明了相较于其他常规治疗，针刺治疗并没有优势。在 Bullock 进行的一项三臂研究试验中，设计了两部分同时进行的研究以评估耳针疗法对可卡因成瘾的疗效。研究 1 中, 236 例可卡因患者随机分为耳针组（选择 NADA 中的 3 个耳穴），假针刺组和常规治疗组（无针刺）；研究 2中，选择上述耳针疗法的 202 例患者按照治疗总次数 28、16 或 8 次随机分为三组，进行耳针疗法（选取 NADA 中 5 个耳穴），除极少数例外，研究结果未能证实针刺、假针及常规治疗组之间的显著治疗差异。此外，不同耳针干预次数对疗效亦没有显著区别。美国 Margolin等为了探讨耳针治疗对可卡因成瘾的调控，招募了 620 例可卡因依赖的成年患者（平均年龄 38.8 岁，男性 69.2%），其中 412 人仅使用可卡因，208 人联合使用阿片类药物和可卡因，并接受美沙酮维持治疗。将其随机分为耳针组、针刺对照组、心理治疗组三组，总疗程 8周，每周 5 次，并通过尿检阳性率、患者依从性和脱瘾方面评估疗效差异，结果表明总体可卡因依赖有所减低，但组间无差异，不支持将针灸及心理治疗作为可卡因成瘾的独立治疗手段，针灸辅助治疗成瘾的价值仍需探索。

二、针灸治疗酒精依赖的临床研究

针灸在酒精依赖的临床疗效方面也存在差异，值得注意的是，有部分患者自觉针灸能抑制对酒精的心理渴求。Karst 将 34 名酒精依赖者纳入研究，在以卡马西平药物维持治疗的基础上进行耳针联合体针治疗，每天 1 次，共 10 天，对照组为卡马西平联合安慰针（作用于相应部位，但不刺入肌肤），结果表明：与安慰组比，针刺组对酒精戒断症状的改善具有优效性。Bullock（1987）等评估了针刺对 54 名顽固性酒精性依赖患者（男性，25 ~ 65 岁，至少入院治疗 20 次或近 1 年内 5 次住院）的戒酒疗效及入院次数，将其分为针刺组和假穴组，研究结果证实两组有显著疗效差异，针刺组选用 NADA 中的 3 个耳穴，假穴组在对应穴位 5mm 处进行针刺，治疗过程分为三个阶段：初始阶段，连续针刺 5 天，每天 1 次；中间阶段，维持 28 天，每周 3 次；最后阶段，每周 2 次，共 45 天。针刺组显著减低患者酒精用量和住院次数，且针刺组患者自觉对酒精的渴求显著被抑制。在 Bullock 等团队 2002 年研究中，加大样本量并充分考虑到了针灸的个体化治疗，将 503 例酒精滥用患者纳入评估耳针疗效的大范围对照研究中，分为四组：耳针组（NADA 中 4 个耳穴）、假针组、特异性针刺组（个体化针刺）和常规治疗组，以酒精摄入量、抑郁、焦虑、功能状态等作为观察指标。结论为：四组皆显著改善患者其他症状，除了针刺能降低 49% 的受试者酒精摄入欲望外，未发现其他优势。

三、针灸治疗尼古丁依赖的临床研究

20 世纪 80 年代，美国医生 Olms 最早发现位于腕背部列缺穴与阳溪穴连线中点的位置具有良好的戒烟效果，称之为戒烟特效穴，并对烟瘾患者进行激光照射此部位，治疗成功率达 90% 以上，由此开启了针灸戒烟相关临床疗效及影响因素的研究。基本认为针灸短期戒断疗效显著，长期随访结果多为阴性结果。有研究将 500 例烟草依赖受试者随机分为针刺组、耳穴组、体穴 + 耳穴组、经皮神经电刺激组（TENS 组）、尼古丁替代疗法组（NRT 组），每组 100 例。体穴选取百会、列缺、合谷、足三里等穴，耳穴选取神门、内分泌、皮质下、交感等穴进行耳穴贴压，TENS 组选取列缺和足三里进行刺激，均 8

周为一疗程，治疗 1 个疗程，随访 16 周，结果表明：针刺体穴配合耳穴疗法可以有效降低尼古丁依赖以及吸烟强度，缓解戒断症状，若从长期随访结果来看（检测尿液可替宁含量评价点戒断率），5 种疗法差异无统计学意义，但存在耳穴组优于其他组的趋势。上述团队在香港地区为 5202 名自愿戒烟者提供针灸戒烟服务，8 周 7 天点戒断率为 34.00%，52 周 7 天点戒断率为 18.40%，以大样本、长期观察，进一步证明针灸、耳穴贴压是安全有效的戒烟干预措施。

一项 2014 年的针刺及相关干预措施戒烟的 Meta 分析评估了针刺与穴位按压、激光治疗和电刺激四种干预方式对戒烟后短期随访时间（6 周前）和长期随访时间（6 个月到 1 年）不同时间段的戒烟效果差异，分析了 38 项研究，其中 3 项研究表明针刺对长期戒断的疗效不及对照组，但与假穴比有微弱的短期效应。与假穴比较的 19 项研究中，有 16 项研究证明针刺在短期时间有优势结果，但长期治疗无异，一项研究表明，与假刺激比较，针刺和穴位按压仅在短期治疗中也彰显出显著优势，且穴位按压比针刺效应更明显。作者得出的结论是，从长期脱瘾疗效来看，尚未发现明确证据表明戒烟针刺的有效性，部分研究阳性结果也与自身结果矛盾（不同时间）。

四、针灸治疗阿片类依赖的临床研究

韩济生团队（1982）初步将内源性阿片肽机制引入到针灸干预药物中，电针能显著改善戒断症状和减少药物用量，与通过刺激内源性物质的释放用于替代外源性阿片类物质的作用有关。团队后期将 37 例男性海洛因成瘾者纳入研究，随机分为美沙酮组和美沙酮 +HANS 组，前者用美沙酮 14 天递减疗法，后者以经皮肤电刺激为主，辅助小剂量美沙酮配合治疗，选用一侧合谷和劳宫，对侧内关和外关，双侧行间和三阴交。刺激频率为 2/100 Hz；电流强度：第 1 天为 5 ~ 7 mA，第 2 天为 10 ~ 15 mA；第 3 天为 15 ~ 25 mA；第 4 天及以后 15 ~ 30 mA。每天治疗 3 次，连续治疗 14 天。结果显示脱毒期的美沙酮临床用量可降低约 75%，且明显缓解脱毒者的抑郁和焦虑情

绪。吴鎏桢等观察了给予 4 次、2 次、1 次 100 Hz 电针刺激，对照观
察电针对大鼠吗啡戒断症状的作用，发现 4 次电针刺激抑制自然戒断
症状的作用优于单次，说明针效有累加作用；且多次（2～4 次）电
针刺激对戒断症状的抑制作用至少可维持 1 周。为了观察督脉穴在海
洛因依赖脱毒治疗中的有效性，曾湘玲等将 70 例海洛因依赖患者随
机分为治疗组（美沙酮 10 天递减法配合针刺督脉穴）和对照组（美
沙酮递减治疗）。结果显示：两组出汗、焦虑和肌肉骨骼疼痛症状均
改善，且针药结合的作用更显著。宋等将 60 例海洛因依赖者分为治
疗组和对照组，治疗组给予针刺和美沙酮治疗，对照组仅给予美沙酮
治疗，选取内关、合谷、三阴交三个穴位进行治疗，连续治疗 7 天，
结果表明，治疗组戒断症状改善显著优于对照组。

　　Lin 等（2012）系统分析了 1970 年来，中国和外国的有关针灸治
疗阿片成瘾的文献，涉及 1034 名受试者（711 例来自中国，其他来
自美国、英国和伊朗），涉及穴位 NADA 中 5 种耳穴（外国）和足三
里、三阴交、合谷和内关（我国常用），治疗方式包含了耳针、体针
及电针，疗程从 3 天到 6 个月不等。结果显示 4 项使用耳针戒断的试
验，有 3 项未发现差异；5 项体针治疗和 1 项电针治疗均有显著疗效，
但是，此报告中有 80% 的文献质量较低，仅 20% 的文献质量较高，
所以缺乏高质量的针刺临床试验证据去评估针刺的有效性。

第三节　针灸治疗药物依赖的机制研究

　　药物依赖的形成受遗传条件和包括依赖性药物在内的环境因素共
同调控，已成为重大医学生物学和社会学问题，故深入探讨药物成瘾
的神经生物学机制是有效抑制药物依赖和缓解戒断症状的重要途径，
也是阐明针灸治疗药物依赖机制的基础。

一、药物依赖的形成机制

奖赏网络是由中脑多巴胺能神经元向边缘系统相关脑区的投射通

路构成，刺激腹侧被盖区（ventral tegmental area，VTA），神经递质多巴胺（dopamine，DA）释放到伏隔核（nucleus accumbens，NAc）和前额叶皮质等边缘脑区域，也是药物依赖的重要起始机制。现有研究证明，可卡因、酒精、尼古丁和阿片类等惯用依赖性物质皆能激活边缘脑区并产生欣快感。可卡因成瘾的经典途径是通过抑制多巴胺类神经元对递质的重摄取，使突触间隙的多巴胺含量增多，从而产生欣快感。尼古丁不仅能直接诱导 DA 神经元脉冲放电增加，还能通过抑制 γ–氨基丁酸（GABA）和刺激谷氨酸兴奋输入，促进边缘区域 DA 的释放。酒精依赖受 DA、GABA、5-HT 和谷氨酸等神经递质的调控，特别的是酒精对 GABA 的调控方向受剂量大小决定，小剂量如尼古丁一样，发挥抑制 GABA 功能作用；长时间大量摄入酒精能显著抑制 GABA 受体的功能，待酒精失效后 GABA 受体的活性降低，DA 的释放量变少，导致焦虑、失眠、震颤等戒断反应出现。

与其他药物直接诱导 DA 释放的依赖机制有异的是吗啡、海洛因、氢化吗啡、美沙酮和哌替啶等外源性的阿片类物质，优先与 μ 阿片受体（mu opioid receptor，MOR）结合，参与控制疼痛、成瘾及精神行为。MOR 是一种在纹状体、海马、前额叶皮质、伏隔核等脑区广泛存在的 G 蛋白耦联受体，能抑制 VTA 内轴突末端囊泡中 GABA 释放和下调 GABA 神经元的抑制效应，上调 DA 能神经元活性，最终通过增加 DA 的释放介导情绪、精神和行为产生。另外，研究者在 NAc 中也观察到类似变化。

环磷酸腺苷应答元件结合蛋白（cAMP-response element binding protein，CREB）相关信号通路介导了多数惯用依赖性药物的成瘾以及戒断症状，以可卡因的代偿性适应变化特征为例，cAMP/ 磷酸激酶 A（PKA）通路激活，CREB 刺激 NAc 中强啡肽的分泌：强啡肽与 VTA 中 κ–阿片受体结合后，负性调节 VTA 中多巴胺的运输，降低突触间隙多巴胺浓度，部分抑制可卡因产生的奖赏效应。

二、针灸干预药物依赖的效应机制

1. 中脑多巴胺系统

诸多报道为针刺治疗药物依赖的生物学效应提供明确证据。边缘脑区释放的 DA 作为药物依赖反应的中心物质，也是针灸有效戒断药物的靶标。DA 的释放受奖赏网络中的神经元及神经递质之间的内稳态调控。而电针改善药物依赖的戒断症状、减轻心理渴求，也与调控该网络有关。药物成瘾会导致边缘脑区神经元出现广泛的超微结构变性损伤，表现为粗面内质网、核糖体、细胞质、线粒体及细胞核的形态及数量的变化，针灸能抑制相关神经元超微结构的破坏。研究表明，电针大鼠"足三里"和"三阴交"对吗啡处理大鼠的 VTA 神经元微结构——粗面内质网和线粒体膜的完整性、细胞核及髓鞘的排列具有改善作用。

另外，针灸能通过多途径调控中枢 DA 受体的表达，抑制戒断状态。一方面，针刺可激活多巴胺细胞体上的 GABA B 受体，并通过强啡肽神经元激活伏隔核内的突触前 κ - 阿片受体，从而减少多巴胺的释放；另一方面，针刺刺激下丘脑脑啡肽神经元，并与 μ 阿片受体相互作用，抑制伏隔核多巴胺释放。研究表明，手针神门穴刺激 1 分钟，能有效抑制酒精依赖症状，抑制 GABA 活性和 DA 的释放是其主要机制，随后还证明该刺激方式能减少吗啡的自给行为。

陈等对海洛因依赖小鼠进行电针"内关"和"三阴交"穴，并结合点刺"四神聪"穴，运用酶联免疫法检测海马内的多巴胺和乙酰胆碱酯酶水平，结果显示，与西药纳曲酮组相比，电针组显著升高海马乙酰胆碱酯酶浓度和降低多巴胺的浓度。

2. 阿片系统

阿片类（海洛因、吗啡、美沙酮等）药物与大脑中枢不同脑区的阿片受体结合后，致使药物成瘾大鼠模型体内的内源性阿片样物质分泌减少，增强多巴胺神经元的兴奋性，致使奖赏环路功能上调，从而引起阿片类药物依赖。而现有的药物依赖的研究证据表明，针刺通过调节脑内阿片类受体表达,有效缓解戒断综合征并减少对毒品的渴望。早期研究证明了此观点且发现不同类型的阿片类物质具有电针刺激频率的依赖性:低频电针(2Hz)加速 β–内啡肽和脑啡肽在中枢神经系统中的释放,而高频电针(100 Hz)加速了强啡肽的释放。1993 年的研究发现:100 Hz 电针对吗啡戒断症状(牙齿抖动、逃逸尝试、体重减轻等)的抑制优于 2Hz,并证明了 EA 通过激活 κ 阿片受体和强啡肽释放来抑制阿片类戒断综合征。经皮穴位电刺激证明,单次 2Hz 刺激能抑制吗啡依赖的条件性位置偏爱,100Hz 需要重复刺激才能达到疗效,两种频率均能有效减低 DA 的释放,并提出频率差异的内在机制差异:100Hz 单次刺激能促进强啡肽及前强啡肽原的释放,抑制 DA 表达;而 2Hz 的刺激作用于脑啡肽使多巴胺系统脱敏。

3.GABA 神经元

在中枢神经系统中充当神经递质的氨基酸包括甘氨酸、GABA、天冬氨酸和谷氨酸。GABA 和甘氨酸属神经抑制性氨基酸,存在于中枢神经系统和外周神经系统中,是一类重要的抑制性神经递质,GABA 主要通过介导下游的 GABA 受体,增加神经细胞膜内外离子的流动,从而调节机体的各项功能。谷氨酸是中枢神经系统内兴奋性神经递质,参与戒断反应。有研究探讨了针刺对吗啡戒断大鼠情绪的作用及对蓝斑氨基酸水平的影响,采用"神门穴"针刺治疗和十字迷宫行为学测试的方法,观察针刺对吗啡戒断后大鼠的焦虑情绪的作用;采用高效液相色谱检测法测定甘氨酸、谷氨酸和 GABA 含量。结果表明,针刺使戒断大鼠蓝斑甘氨酸、GABA 含量增高,谷氨酸含量降低,是其对吗啡戒断后大鼠的抗焦虑效应的发挥机制。另有研究表明,针刺能在不影响正常状态的情况下,通过 GABA 受体系统抑制甲基苯丙胺自我给药行为的恢复,有效抑制药物摄入,此种效应能被 GABA 受体拮抗剂所消除。

4. 其他因子

小鼠骨肉瘤病毒致癌基因同系物 FosB 是细胞核内的一种即刻早期基因,编码合成 FosB 蛋白家族包括 c-Fos、Fra 1、Fra 2、FosB 和

ΔFosB，调控细胞信号传导。同时，CREB 作为 cAMP 相关转录因子，直接参与由阿片类药物介导的 cAMP 通路信号传导异常，在阿片类药物成瘾的形成过程中起关键作用。研究者电针双侧三阴交穴的实验结果显示：电针刺激对扣带前皮质和后皮质以及中央杏仁核内 FosB 表达有抑制作用，并促进扣带前皮质和伏隔核内 CREB 表达，抑制腹侧被盖区 CREB 表达。研究者在戒断后 3 天内，连续针刺吗啡成瘾 SD 大鼠模型双侧神门穴，观察到针刺神门穴可减弱吗啡介导的行为敏化，并抑制了伏隔核和纹状体内 FosB 表达。在小鼠的蓝斑核（locus ceruleus，LC）中，吗啡可提高 CREB 活性，从而导致 LC 神经细胞形态改变，并形成阿片类依赖和戒断症状。此外，一些动物研究的结果表明 2Hz 和 100 Hz 电针均能促进慢性吗啡损伤的 VTA 多巴胺能神经元的恢复，上调 VTA 中脑源性神经营养因子（BDNF）的蛋白水平，提示电针治疗阿片成瘾的潜在作用与内源性 BDNF 的激活有关。

第四节　针灸治疗药物依赖的研究策略

针灸治疗药物依赖的大规模临床试验和 Meta 分析中，多数得出针灸效应阴性的结果，却与患者自述体验相悖，所以，这里将从针灸治疗药物依赖的临床和机制研究的现有问题进行探讨，以期深入了解针灸结果的异质性原因并尝试提出解决问题的可能策略。

一、针灸治疗药物依赖的临床研究策略

针灸治疗药物依赖的研究常因纳入标准、治疗方案、评价体系的不一致性导致对针灸疗效的认可度差异，极大地遏制了针灸辅助治疗药物脱瘾的作用。White 对 48 项针灸治疗药物依赖的 RCTs 详细分析和重新评估，得出约 50% 的试验中至少存在一项结局指标阳性的结果。因此，针对临床研究的现状提出以下的策略：

一方面，规范纳入标准和治疗方案。药物脱瘾的成效和年龄、药物依赖时间与合并其他药物依赖的机体状态有确切联系，所以应严格

规定纳入者的个人情况。同时，疗效与针灸选用穴位及刺激方式及强度也关系密切。如，使用体穴成功率（62%）高于耳穴（41%）和面部穴位（40%）；电针的阳性结果率大约为86%高于手针。所以，针灸治疗药物依赖的临床研究工作应该注重针灸选穴和刺激模式的规范化。也有研究设计辨证论治针刺组，依据患者个体差异制定针灸方案，充分考虑患者个性化因素，但如何协调针灸治疗方案的个性化及规范化之间的关系仍需探究。

此外，在临床研究中，常将针灸组穴区邻近的部位选作针灸干预药物依赖的假穴组或安慰组。例如，在针灸治疗依赖的过程中将耳穴周边5mm处设置为相对应的假穴组，得出针灸无显著疗效。但以上研究忽略了针刺组与假穴组具有相同的神经生物学效应，可能导致类似的临床效果。所以，合理解决上述问题将有助于完善临床前研究的设计，确保针药结合治疗的安全性及有效性。

另一方面，设立合理且全面的结局指标。临床上将长期脱瘾作为评价针灸疗效的主要结局指标，常忽略对短期戒断疗效、患者依从性和药物自觉渴求程度评估。在一项针灸治疗酒精依赖临床疗效阴性的研究中，有部分患者自觉对酒精欲望降低，但研究并未将此结果纳入结局指标。又如失眠为常见的药物戒断后伴随症，而针药结合可显著改善患者睡眠潜伏期，提高生活质量及戒断信心，提示针药结合通过改善睡眠质量间接治疗药物依赖的潜在途径。且文献分析显示，尚未有研究统计脱瘾患者接受不同治疗方案的意愿程度，而这方面亦是针药结合治疗的优势之一（安全、毒性小且舒适度更高）。Chang的一项2010年RCT研究，将药物渴求作为主要结局指标，焦虑和生活质量作为次要结局指标，得出以下结论：与常规治疗组相比，NADA针刺组和放松组能显著改善两种结局指标。因此，关于此类次要指标的观察（患者自觉感受、并发症等）亦应纳入讨论，避免单一指标检测加大评估针灸疗效的误差。

二、针灸治疗药物依赖的机制研究策略

目前关于针灸治疗药物依赖多处于研究穴位有效性及穴－效关系的初步阶段，对量－效关系、针灸效应的个体化差异等问题尚属于探索性工作。同时，由于针灸研究无法充分利用合适的离体实验或细胞模型进行精细化、还原式的功能研究，影响后续深入的机制解析。同时，在阿片类药物使用障碍等全球健康性问题的推力下，2016 年美国 NIH 所施行的刺激外周神经缓解疾病症状（SPARC）项目，旨在改变人们对"神经—器官"交互作用的理解，优化疼痛与炎症等治疗，最终促进神经调节领域向精确治疗疾病发展和补充常规治疗的不足。这一项目的实施极大程度地推进了外周神经刺激疗法（如电针）的科学化探索，有助于揭示针灸触发刺激－中枢感传－靶器官效应的起效机制，完善针灸刺激的参数编码等相关问题，因此，基于上述背景，提出以下策略。

第一，引用组学等概念，分析针灸治疗药物依赖的复杂物质基础及分子机制，如关于 mRNA、蛋白质、代谢物等角度及相互作用关系的探索，以期从多器官共作、多因素控制的角度探析其起效机制与最佳作用靶点。目前从文献数量上看，这类型研究鲜有报道，有待开拓。

第二，完善针灸治疗药物依赖的相关量－效关系研究，明确针刺/灸疗刺激量的普适化规律及个体化特征，探究不同刺激方式的神经编码图谱及神经环路响应差异，以期达到针灸治疗效应的最优化。如 Lin 团队（2014）曾开展一项关于针刺治疗海洛因成瘾的随机对照试验，对照组选取合谷、足三里假针刺（无电刺激），结果显示真针灸效应显著，在此验证有效的基础上，是否存在刺激量差异导致疗效不同的潜在可能，仍需进一步设计讨论，以优化临床方案的制定。

第三，补充传统中医知识体系与现代医学相结合的领域，丰富针药结合治疗药物依赖的理论基础，为后续创新性研究思路的提出提供客观依据。研究者曾指出古今文献中不乏表述针药关系的相关术

语（如针药结合、针药并用等），但尚未提出明确定义，其知识体系亦空缺，而其创新性提出的"针药结合增效原则""针药结合协同原则""针药结合量效原则""针药结合时空原则"四大原则，强调了针灸治疗的传统优势，并突出了多种医学方法有机结合后的整体效应，值得深入研究。

参考文献

［1］MCLELLAN A T, LEWIS D C, O'BRIEN C P, et al. Drug dependence, a chronic medical illness: implications for treatment, insurance, and outcomes evaluation［J］. JAMA, 2000（13）: 1689-1695.

［2］王珂，周文华，杨国栋. 近五年针灸戒毒的临床和实验研究概述［J］. 中国药物滥用防治杂志，2006（03）: 154-156, 186.

［3］李彦霖. 解读药物依赖及治疗方法［J］. 家庭医学，2021（04）: 28-29.

［4］WEN H L, TEO S W. Experience in the treatment of drug addiction by electro-acupuncture［J］. The Hong Kong nursing journal, 1975, 19: 33-35.

［5］BRUMBAUGH A G. Acupuncture: new perspectives in chemical dependency treatment［J］. Journal of Substance Abuse Treatment, 1993, 10（1）: 35-43.

［6］CUI C L, WU L Z, LUO F. Acupuncture for the Treatment of Drug Addiction［J］. Neurochem, 2008（33）: 2013-2022.

［7］王俊娟，杜晨，陈曦. 针灸治疗药物成瘾的现状研究［C］// 四川省针灸学会. 2012 四川省针灸学会学术年会文集. 成都：四川省针灸学会，2012: 387-389.

［8］MARGOLIN A, KLEBER H D, AVANTS S K, et al. Acupuncture for the treatment of cocaine addiction: a randomized controlled trial［J］. JAMA, 2002, 287（1）: 55-63.

［9］BULLOCK M L, KIRESUK T J, SHERMAN R E, etal. A large randomized placebo controlled study of auricular acupuncture for alcohol dependence［J］. J Subst Abuse Treat，2002（2）: 71-77.

［10］LIPTON D S, BREWINGTON V, SMITH M. Acupuncture for crack-cocaine detoxification: experimental evaluation of efficacy［J］. J Substance Abuse Treat，1994（2）: 8-17.

［11］BULLOCK M L, KIRESUK T J, PHELEY A M, et al. Auricular acupuncture in the treatment of cocaine abuse. A study of efficacy and dosing［J］. J Subst Abuse Treat，1999，16（1）: 31-38.

［12］KARST M, PASSIE T, FRIEDRICH S, et al. Acupuncture in the treatment of alcohol withdrawal symptoms: a randomized, placebo-controlled inpatient study［J］. Addict Biol，2002，7（4）: 415-419.

［13］BULLOCK M L, UMEN A J, CULLITON P D, et al. Acupuncture treatment of alcoholic recidivism: a pilot study［J］. Alcohol Clin Exp Res，1987，11（3）: 292-295.

［14］OLMSJS. Increased success rate using new acupuncture point For stop-smoking program［J］. Am J Acupunct，1984，12（4）: 339-343.

［15］柴欣，杨金生，刘朝，等. 不同针灸戒烟方案戒断效果及疗效影响因素: 多中心随机对照研究［J］. 中国针灸，2019，39（12）: 1255-1261.

［16］WANG Y Y, LIU Z, WU Y, et al. Acupuncture for smoking cessation in Hong Kong: a prospective multicenter observational study［J］. Evid Based Complement Alternat Med，2016: 2865831.

［17］WHITE A R, RAMPES H, LIU J P, et al. Acupuncture and related interventions for smoking cessation［J］. Cochrane Database of Systematic Reviews. 2014.

［18］吴鎏桢，崔彩莲，韩济生. 2/100 Hz 电刺激可降低脱毒期美沙酮用量和脱毒后近期抑郁及焦虑情绪. 中国药物依赖性杂志，2001，10（2）: 124-126.

［19］吴鎏桢，崔彩莲，韩济生. 多次电针刺激抑制大鼠吗啡戒断症状的累加效应及长时程后效应［J］. 中国疼痛医学杂志，2001（02）: 105-108.

［20］曾湘玲，雷龙鸣，卢永红，等. 针刺督脉穴用于海洛因依赖脱毒治

疗的临床对照观察 . 中国针灸，2004，24（6）：385-387.

［21］宋小鸽，张浩，王振华，等 . 针刺配合美沙酮改善海洛因戒断综合征临床观察 . 中国针灸，2002，22（12）：795-797.

［22］LIN J G, CHAN Y Y, CHEN Y H. Acupuncture for the treatment of opiate addiction［J］. Evid Based Complement Alternat Med，2012：739045.

［23］李佩云，景漫毅，吴宁，等 . 成瘾的行为学动物模型研究［J］. 中国药物滥用防治杂志，2021，27（02）：118-124.

［24］STEFANIK M T, KUPCHIK Y M, KALIVAS P W. Optogenetic inhibition of cortical afferents in the nucleus accumbens simultaneously prevents cue-induced transient synaptic potentiation and cocaine-seeking behavior［J］. Brain Struct Funct, 2016, 221（3）：1681-1689.

［25］FARRELL M R, SCHOCH H, MAHLER S V. Modeling cocaine relapse in rodents: Behavioral considerations and circuit mechanisms［J］. Prog Neuropsychopharmacol Biol Psychiatry, 2018, 87：33-47.

［26］李翔，白洁 . 多巴胺在可卡因成瘾中作用［J］. 中国老年学杂志，2015，35（15）：4372-4374.

［27］MANSVELDER H D, KEATH J R, MCGEHEE D S. Synaptic mechanisms underlie nicotine-induced excitability of brain reward areas［J］. Neuron, 2002, 33：905-919.

［28］VALENTINO R J, VOLKOW N D. Untangling the complexity of opioid receptor function［J］. Neuropsychopharmacology, 2018, 43：2514-2520.

［29］GÓMEZ A A, SHNITKO T A, BAREFOOT H M, et al. Local mu-opioid receptor antagonism blunts evoked phasic dopamine release in the nucleus accumbens of rats［J］. ACS Chem Neurosci, 2019, 10：1935-1940.

［30］RENTHAL W, KUMAR A, XIAO G, et al. Genome-wide analysis of chromatin regulation by cocaine reveals a role for sirtuins［J］. Neuron, 2009, 62（3）：335-348.

［31］CHU N N, XIA W, YU P, et al. Chronic morphine — induced neuronal morphological changes in the ventral tegmental area in rats are reversed by electroacupuncture treatment［J］. Addict Biol，2008，13（1）：47–51.

［32］陈洪沛. 电针淡化小鼠海洛因心理依赖的成瘾记忆机制研究［D］. 成都：成都中医药大学，2006.

［33］蒲艺. 针刺干预海洛因欣快记忆痕迹的多巴胺受体机制研究［D］. 成都：成都中医药大学，2005.

［34］YANG C H，LEE B H，SOHN S H. A possible mechanism underlying the effectiveness of acupuncture in the treatment of drug addiction［J］. Evidence-Based Complementary and Alternative Medicine，2008，5（3）：257–266.

［35］YOON S S，KWON Y K，KIM M R，et al. Acupuncture-mediated inhibition of ethanol-induced dopamine release in the rat nucleus accumbens through the GABA（B）receptor［J］.Neurosci.Lett，2004，369：234–238.

［36］YOON S S，KIM H，CHOI K H，et al.Acupuncture suppresses morphine self-administration through the GABA receptors［J］.Brain Res.Bull，2010，81，625–630.

［37］陈洪沛，吴俊梅，李彤，等. 低频电针对海洛因心理依赖小鼠海马乙酰胆碱和多巴胺浓度的影响［J］. 成都中医药大学学报，2008，31（2）：29–32.

［38］HAN J S，ZHANG R L. Suppression of morphine abstinence syndrome by body electroacupuncture of different frequencies in rats［J］. Drug and Alcohol Dependence，1993，31（2）：169–175.

［39］HAN J，CUI C，WU L. Acupuncture-related techniques for the treatment of opiate addiction: a case of translational medicine［J］. Front Med，2011，5（2）：141–150.

［40］王桂华，潘虹，王敏，等. 针刺对吗啡戒断大鼠情绪及氨基酸水平的影响［J］.滨州医学院学报，2008，31（3）：182–184.

［41］KIM Y H，ZHAO R J，LEE S M，et al. Acupuncture inhibits reinstatement of intravenous methamphetamine self-administration via gamma aminobutyric acid pathway［J］. Neuroreport，2020，31（4）：352–358.

［42］王育红，甄利波，刘义军，等. 电针对海洛因引燃诱导大鼠觅药行

为及相关脑区 Fosb 表达的影响［J］.中南大学学报（医学版）,2008,23（4）：299.

［43］LEE B，SHIM I，LEE H，et al. Morphine-induced locomotor response and Fos expression in rats are inhibited acupuncture［J］. Neurol Res, 2015，93（321）：107–113.

［44］HAN M H，BOLAOS C A，GREEN T A，et al. Role of c AMP response element — binding protein in the rat locus coeruleus: regulation of neuronal activity and opiate withdrawal behaviors［J］.J Neurosci,2006,26（17）：4624–4629.

［45］CHU N N，ZUO Y F，MENG L，et al. Peripheral electrical stimulation reversed the cell size reduction and increased BDNF level in the ventral tegmental area in chronic morphine-treated rats［J］. Brain Research，2007，1182（1）：90–98.

［46］CHU N N，XIA W，YU P，et al. Chronic morphine-induced neuronal morphological changes in the ventral tegmental area in rats are reversed by electroacupuncture treatment［J］. Addiction Biology，2008，13（1）：47–51.

［47］HU L，CHU N N，SUN L L，et al. Electroacupuncture treatment reverses morphine-induced physiological changes in dopaminergic neurons within the ventral tegmental area［J］. Addiction Biology，2009，14（4）：431–437.

［48］WHITE A. Trials of acupuncture for drug dependence: a recommendation for hypotheses based on the literature.［J］. Acupuncture in Medicine Journal of the British Medical. Acupuncture Society，2013，31（3）：297–304.

［49］CHAN Y Y，LO W Y，LI T C，et al.Clinical efficacy of acupuncture as an adjunct to methadone treatment services for heroin addicts: a randomized controlled trial［J］.Am j Chin Med，2014，42（3）：569–86.

［50］FILSHIE J,WHITE A,CUMMINGS M. 西方医学针刺［M］.杜元灏,主译.北京：人民卫生出版社，2021.01.

［51］CHANG B H，SOMMERS E，HERZ L.Acupuncture and the

relaxation response for substance use disorder recovery［J］.J.Subst，2010，15：390–401.

［52］王晓宇，于清泉，何伟，等.从"分子药"到"电子药"：SPARC计划和针刺研究［J］.针刺研究，2019，44（03）：157–160，175.

［53］徐斌.针药结合的科学基础及基本原则［J］.世界中医药，2020，15（21）：3179–3183，3187.

下 篇
针药结合临床应用

第六章　神经精神系统疾病

第一节　卒中（急性脑血管病）

急性脑血管病，临床上又称脑血管意外或脑卒中（stroke），是血管源性脑部病损的总称，它是全身性血管病变或系统性血管病在脑部的表现，仅有一小部分是局部的脑血管病损，以突然发病、迅速出现局限性或弥散性脑功能缺损为共同临床特征，通常分为出血性和缺血性脑卒中。急性脑血管病属中医"中风""类中""卒中""偏枯""薄厥""仆击"等范畴。

一、疾病要点

（一）西医认识

1. 病因

目前，在临床试验和临床实践中应用最为广泛的卒中分型系统是急性缺血性脑卒中试验（the trial of org 10172 in acute stroke treatment，TOAST）分型和中国缺血性卒中亚型（Chinese ischemic stroke subclassification，CISS）分型。在分析脑梗死病因时，广泛采用的是 TOAST 分型，其按病因分为 5 种：①大动脉粥样硬化型，指由颅内、颅外大动脉或其皮质分支因粥样硬化所致的明显狭窄或血管堵塞引起的脑卒中；②心源性栓塞型，由来源于心脏的栓子致病；③小动脉闭塞型，又被称为腔隙性梗死，CT 或 MRI 检查无异常，或脑干、皮质下梗死直径＜ 1.5cm；④其他病因型，指除以上 3 种明确病因的分型外，其他少见的病因，如各种原因的血管炎、血管畸形、夹层动脉瘤、肌纤维营养不良所致的脑梗死；⑤不明原因型，包括两种或多种病因、辅助检查阴性，未找到病因和辅助检查不充分等情况。尽管临床上进行了全面和仔细的评估，约有 30% 的脑梗死患者仍然病因不明。

出血性脑卒中主要是由原发性脑出血和蛛网膜下腔出血所诱发。其中原发性脑出血的最常见病因是高血压合并细小动脉硬化，其他病因包括动－静脉血管畸形、脑淀粉样血管病变、血液病（如白血病、再生障碍性贫血、血小板减少性紫癜，镰状细胞病等）、抗凝或溶栓治疗等。蛛网膜下腔出血最常见的原因是颅内肿瘤，占 75% ～ 80%，其中囊性动脉瘤占绝大多数，另还可见高血压、动脉粥样硬化所致梭形动脉瘤、夹层动脉瘤等；血管畸形约占蛛网膜下腔出血病因的10%，其中动静脉畸形占血管畸形的 80%，多见于大脑中动脉分布区。此外，Moyamoya 病（占儿童蛛网膜下腔出血的 20%）、血液系统疾病、颅内静脉血栓和抗凝治疗并发症等亦可导致蛛网膜下腔出血，另约 10% 患者病因不明。

2. 发病机制

依据局部脑组织发生缺血坏死的机制，可将脑梗死分为三种主要病理生理学类型：脑血栓形成、脑栓塞和血流动力学机制所致的脑梗死。脑血栓形成和脑栓塞均是由于脑供血动脉急性闭塞或严重狭窄所致，占全部急性脑梗死的 80% ～ 90%。前者是因为局部血管本身存在病变而继发血栓形成所致；后者急性闭塞或严重狭窄的脑动脉本身没有明显病变或原有病变无明显变化，是由于栓子阻塞动脉所致。血流动力学机制所致的脑梗死，其供血动脉没有发生急性闭塞或严重狭窄，是由于近端大血管严重狭窄加上血压下降，导致局部脑组织低灌注，从而出现的缺血坏死，占全部急性脑梗死的 10% ～ 20%。

高血压脑出血的主要发病机制是脑内细小动脉在长期高血压作用下发生玻璃样变性、纤维素样坏死，甚至形成微动脉瘤或夹层动脉瘤等慢性病变，在此基础上血压骤然升高时易导致血管破裂出血。豆纹动脉和旁正中动脉等深穿支动脉，自脑底部的动脉直角发出，承受压力较高的血液冲击，易导致血管破裂出血，故又称为出血动脉。非高血压性脑出血由于其病因不同，故发病机制各异。

蛛网膜下腔出血主要发病机制中的囊性动脉瘤可能与遗传和先天性发育缺陷有关，尸检发现约80%的患者Willis环动脉壁弹力层及中膜发育异常或受损，随年龄增长，由于动脉壁粥样硬化、高血压和血涡冲击等因素影响，动脉壁弹性减弱，管壁薄弱处逐渐向外膨胀突出，形成囊性动脉瘤。炎性动脉瘤则是由动脉炎或颅内炎症引起的血管病变。脑动静脉畸形是由于发育异常形成的畸形血管团，血管壁薄弱处于破裂临界状态，激动或不明诱因可导致其破裂。其他如肿瘤或转移癌直接侵蚀血管，引起血管壁病变，亦可最终导致血管破裂出血。

3. 疾病分类

临床上一般把急性脑血管病分为出血性和缺血性两大类。急性出血性脑血管病主要包括原发性脑出血和蛛网膜下腔出血，急性缺血性脑血管病主要包括大动脉粥样硬化性脑梗死和脑栓塞。

4. 疾病临床表现及诊断

（1）动脉粥样硬化性脑梗死

1）多见于60岁以上中老年人，有高血压及动脉硬化者，常在安静或睡眠中发病，部分患者有头昏、头晕、肢麻或短暂性脑缺血发作等前驱症状。

2）突然起病，局灶性损害症状在十余小时或1～2日达到高峰，其症状符合脑部某一动脉血管供血区的功能缺损，患者一般意识清楚，无脑膜刺激征。当发生基底动脉血栓或大面积脑梗死时，可出现意识障碍，甚至危及生命。

3）局灶症状因病变血管而异。①颈内动脉：占缺血性脑血管病的1/5，其临床表现类似大脑中动脉病变，近15%的病例颈内闭塞前有短暂性缺血发作的先兆或一过性单眼黑矇，但一侧阻塞可完全无症状。②大脑前动脉：临床不常见，病灶对侧偏瘫和偏身感觉减退，以下肢较重，锥体束征阳性，面部和上肢较少受影响，因损害反射性抑制引起急迫性排尿。③大脑中动脉：临床最常见，出现偏瘫、偏身感觉缺失，一般上肢较重，可伴对侧同向偏盲、失语、失写、失计算、失用、失认；如大脑中动脉分叉处病变，则临床症状重，常有意识障碍。④大脑后动脉：对侧视野同向偏盲，而黄斑视力保存，可见眼球运动障碍；双枕叶病变可出现中枢性盲，表现为突然失明，而无明显偏瘫，易误为眼科疾病。⑤基底动脉：临床表现因病变累及的分支不同而表现不同。如脑桥背侧病变，大多无偏瘫、四肢瘫与昏迷，见单侧或双侧滑车神经麻痹、水平性眼球运动异常、垂直性眼震、眼球沉浮、瞳孔缩小而光反射存在；若脑桥腹侧病变而背侧未受累，则表现为"闭锁综合征"，见四肢瘫痪而意识完好，仅可利用眼睛闭合和垂直眼球运动来示意。⑥椎－基底动脉长旋分支：最多见的为小脑共济失调，Horner 征，眼球震颤，眩晕，恶心，呕吐，呃逆，吞咽困难，构音障碍；或面部肌肉瘫痪，凝视麻痹，耳聋与耳鸣；或视动性眼球震颤和眼球反侧偏斜，一侧完全性感觉障碍。⑦腔隙性梗死：症状轻，无意识改变，大多无头痛，表现多样。可为单纯性感觉性中风、单纯一侧或单肢运动障碍，也可呈偏身感觉运动障碍、共济失调、构音困难手笨拙综合征、半身舞蹈症等。

（2）脑栓塞

1）具有形成栓子的心脏病和其他疾病基础，如房颤、心肌梗死、肺静脉的血栓、长骨骨折的脂肪栓、肿瘤等。

2）以急骤起病，多无前驱症状而于几秒内立即出现偏瘫或其他脑局灶症状，发病时症状最重为特点。

3）约半数有短暂不同程度意识障碍，有头痛、癫痫发作；重者大面积脑梗死，并伴广泛脑水肿，昏迷、持续抽搐、高热，最终形成脑疝而死亡。

（3）脑出血

1）多见于 50 岁以上高血压患者，常在活动时或情绪激动时突然发病，发病后病情常于数分钟至数小时内达到高峰。少数也可在安静状态下发病，前驱症状一般不明显。

2）发病后常有血压明显升高，头痛、呕吐和不同程度意识障碍，如昏迷或嗜睡等。

3）局灶性定位表现取决于出血量和出血部位。①基底核区出血：以壳核出血最为常见，占原发性脑出血病例的 50%～60%，常有病灶对侧偏瘫、偏身感觉缺失和同向性偏盲，中枢性面瘫，还可出现双眼球向病灶侧同向凝视，优势半球受累可有失语。丘脑出血占原发性脑出血病例的 10%～15%，对侧偏身感觉障碍先于对侧偏瘫，常伴有对侧同向偏盲，可有两眼向上凝视障碍，但无两眼侧向凝视障碍，与壳核出血可资鉴别；丘脑发病早期有意识丧失。②脑叶出血：占脑出血病例的 5%～10%，以顶叶最常见，其次为颞叶、枕叶、额叶。意识障碍轻，因顶、颞、枕、额叶的不同出现相应部位头痛，小量脑叶出血仅产生局灶临床症状，如顶叶出血可表现为偏身感觉障碍、轻偏瘫、对侧下象限盲等；枕叶出血可有视野缺损；颞叶出血可有 Wernicke 失语、对侧上象偏盲等；额叶出血可有偏瘫、尿便障碍、Broca 失语、摸索和强握反射等。③脑干出血：常见的是脑桥出血，约占脑出血 10%，小量出血可无意识障碍，表现为交叉性瘫痪，和共济失调性偏瘫，两眼向病灶侧凝视麻痹或核间性眼肌麻痹；大量出血，患者迅速出现四肢瘫痪或呈去大脑强直，深昏迷，针尖样瞳孔，伴中枢性高热及呼吸困难，预后极差。④小脑出血：约占脑出血的 10%，通常神志清楚，首发症状为后枕部痛，以严重眩晕、频繁呕吐、不能站立、行走不稳而肢体瘫痪为突出表现，有患侧共济失调体征、眼震等。出血量较多者，尤其是小脑蚓部出血，病情迅速进展，发病时或发病后 12～24 小时内出现昏迷及脑干受压征象，双侧瞳孔缩小至针尖样、呼吸不规则等；暴发型则常突然昏迷，在数小时内迅速死亡。⑤脑室出血：约占脑出血的病例的 3%～5%，常有头痛、呕吐，严重者出现意识障碍，往往一两小时内即深昏迷，四肢弛缓性瘫，腱反射引不出，高热、呼吸不规则，四肢阵发性强直性痉挛，脉搏与血压不稳。临床上易误诊为蛛网膜下腔出血。

（4）蛛网膜下腔出血

1）任何年龄均可发病，但以 20 ～ 40 岁多见，多数患者发病前有明显诱因如剧烈运动、过度疲劳、用力排便、情绪激动等；60% 首发症状为急起剧烈劈裂样头痛（老年人则不明显），可伴呕吐，半数患者有不同程度意识障碍，但昏迷仅占 1/5；最具特征性的是脑膜刺激征，常经 6 ～ 12 小时甚至 3 天才出现，起病即项强者，应警惕枕骨大孔疝。

2）20% 患者眼底可见玻璃体下片状出血，发病 1 小时内即可出现，对诊断有提示作用；约 25% 的患者可出现精神症状如欣快、谵妄和幻觉等，常于起病后 2 ～ 3 周自行消失。部分患者可出现脑心综合征、消化道出血、急性肺水肿和局限性神经功能缺损症状等。

3）动脉瘤的定位症状：①颈内动脉海绵窦段动脉瘤患者可出现前额和眼部疼痛、血管杂音、突眼及 Ⅲ、Ⅳ、Ⅴ 和 Ⅵ 脑神经损害所致的动眼障碍；②后交通动脉瘤患者可见动眼神经受压的表现；③大脑中动脉瘤患者可出现偏瘫、失语和抽搐等症状；④大脑后动脉瘤患者出现同向偏盲、Weber 综合征和第 Ⅲ 脑神经麻痹表现；⑤大脑前动脉 – 前交通动脉瘤患者出现精神症状、单侧或双侧下肢瘫痪和意识障碍等；⑥椎 – 基底动脉瘤患者可出现枕部和面部疼痛、面肌痉挛、面瘫及脑干受压等症状。

4）血管畸形的定位症状：动静脉畸形患者男性发生率为女性的 2 倍，多在 10 ～ 40 岁发病，常见的症状包括痫性发作、轻偏瘫、失语或视野缺损等，具有定位意义。

5）约 20% 动脉瘤患者病后 10 ～ 14 日可发生再出血，75% 的患者在病后 3 ～ 14 日发生脑血管痉挛并达到高峰；15% ～ 20% 的患者起病一周内发生急性脑积水。此外，还有部分患者可发生癫痫发作、低钠血症。

（二）中医认识

中风病的病因不是单一的，其发病往往是多种致病因素相互作用的结果。历代医家认为，从病因来说，中风病主要与风、火、痰、气、血五个方面密切关系，尤以肝风为主。从病位来说，主病在肝，而与心、脾、肾三脏也紧密相关；最基本的病机是气血逆乱在脑，致使清窍闭塞，元神散乱，脉络瘀阻。总体来说，本病多见于中年以上，本有肝肾不足、肝阳偏亢之病理基础，复加劳倦内伤、忧思恼怒、嗜好烟酒膏粱厚味等而诱发。

本病分急性期和恢复期，急性期病理以风、火、痰、瘀为主，乃上述诸因致气郁化火、阳亢化风、积湿生痰和瘀血内停所致，分为中脏腑与中经络。中脏腑又可分为阳闭和阴闭，其中前者主要是由痰热相兼，内闭于心，热盛腑实，燔灼肝木，木火生风，风火迫血妄行，上冲于脑，血溢脑窍所致；后者则是因痰湿相兼，肝风内旋，蒙蔽心神，瘀塞脑窍所致；无论阳闭与阴闭，如正气方虚，正不胜邪，可致元气败脱，阴阳欲竭，而成内闭外脱，甚者阴阳离决。若风火痰瘀邪势相对较缓，清窍神明藩篱尚固，肝风痰火仅横窜经络，瘀滞血脉，则为中经络。急性期诸证虽均兼有肝肾阴亏或气血不足，但一般总以邪实为主。

恢复期病理以风、痰、瘀、虚多见，通常急性期病情得到不同程度缓解后，仍会有余风或顽痰、死血留滞经络。邪留日久，损伤正气，加之往往本有正虚，因而病理常由急性期之实多虚少转为虚多实少或虚实并见。一般而言，急性期痰热瘀阻多转变为气虚血瘀；肝阳暴亢、风火动越多转为阴虚内风。

二、治疗

（一）西医治疗

1. 脑梗死的西医治疗

急性脑梗死治疗的最根本目标是挽救缺血半暗带，避免或减轻原发性脑损伤，对有指征的患者，应立即尽早实施再灌注治疗。并根据患者发病时间、病因、发病机制、卒中类型、病情严重程度、伴发的基础疾病、脑血液储备功能和侧支循环状态等具体情况，遵循卒中指南的指导，制定适合患者的最佳个体化治疗方案。治疗方法包括一般处理、特异性治疗、急性期合并症处理、早期康复治疗及早期开始二级预防。

（1）一般处理

1）吸氧和通气支持　必要时可给予吸氧，以维持氧饱和度＞94%。

2）心脏监测和心脏病变处理　脑梗死后 24 小时应常规进行心电图检查，有条件者可根据病情进行更长时间的心电监护。

3）体温控制　对体温＞ 38℃的患者应给予退热措施。对中枢性发热患者，应以物理降温为主，必要时予以人工亚冬眠治疗，存在感染应给予抗生素治疗。

4）血压控制　遵循个体化、慎重、适度原则。①准备溶栓者，血压应控制在收缩压＜ 180mmHg，舒张压＜ 100mmHg。②发病 72 小时内，通常收缩压＞ 200mmHg 或舒张压＞ 110mmHg，或伴有急性冠脉综合征、急性心衰、主动脉夹层、先兆子痫 / 子痫等其他需要治疗的合并症，才可缓慢降压治疗，且在卒中发病最初 24 小时内降压一般不应超过原有血压水平的 15%。③卒中后若病情稳定，持续血压 ≥ 140/90mmHg，可于发病数天后恢复发病前使用的降压药物或开始启动降压治疗。④对卒中后低血压和低血容量，应积极寻找和处理原因，必要时采用扩容升压措施，纠正可能引起心输出量减少的心律失常。

5）血糖控制　脑卒中急性期高血糖较常见，超过 10mmol/L 时，应予胰岛素治疗，将血糖值控制在 7.7 ～ 10mmol/L；若发生低血糖（＜ 3.36mmol/L）时，给予 10% ～ 20% 葡萄糖口服或静脉注射纠正。

6）营养支持　应重视卒中后液体及营养状况评估，对营养不良或有营养不良风险的患者使用营养补充剂。

（2）特异性治疗

是指对缺血损伤病理生理机制中某一特定环节进行的干预，

包括：

1）静脉溶栓　重组组织型纤溶酶原激活剂（recombinant tissue plasminogen activator，rtPA）和尿激酶（urokinase）是我国目前使用的主要溶栓药。① rtPA 静脉溶栓：发病 3 小时或 3～4.5 小时，应按照适应证和禁忌证严格筛选患者，尽快给予 rtPA 静脉溶栓治疗。使用方法：rtPA0.9mg/kg（最大剂量 90mg）静脉滴注，其中 10% 在最初 1 分钟内静脉推注，其余持续滴注 1 小时。溶栓药用药期间及用药24 小时内应严密监护患者，定期进行血压和神经功能检查。如出现严重头痛、高血压、恶心和呕吐，或神经症状体征明显恶化，考虑合并脑出血时，应立即停用溶栓药物并行脑 CT 检查。②尿激酶静脉溶栓：如没有条件使用 rtPA，且发病在 6 小时内，对符合适应证和禁忌证的患者，可考虑静脉给予尿激酶。使用方法：尿激酶 100 万～150 万 IU，溶于生理盐水 100～200mL，持续静脉滴注 30 分钟。

2）血管内介入治疗　包括动脉溶栓、桥接、机械取栓、血管成形和支架术等。

3）抗血小板治疗　常用的抗血小板聚集剂包括阿司匹林和氯吡格雷。但大动脉粥样硬化型脑梗死急性期、溶栓后 24 小时内均不推荐使用血小板或抗凝治疗，以免增加脑出血风险。

4）抗凝治疗　一般不推荐急性期应用抗凝药来预防卒中复发、阻止病情恶化或改善预后。但对于合并高凝状态、有形成深静脉血栓和肺栓塞风险的高危患者，可使用预防剂量的抗凝治疗。对大多数合并房颤的急性缺血性脑卒中患者，可在发病后 4～14 天开始口服抗凝治疗，进行卒中二级预防。

5）脑保护治疗　包括自由基清除剂、阿片受体阻断剂、电压门控性钙通道阻断剂、兴奋性氨基酸受体阻断剂、镁离子和他汀类药物等，可能过降低脑代谢、干预缺血引发细胞毒性机制减轻缺血性脑损伤。

6）扩容治疗　纠正低灌注，适用于血流动力学机制所致的脑梗死。

（3）急性期并发症处理

1）脑水肿和颅内压增高　可使用 20% 甘露醇每次 125 ～ 250mL 静滴，若心肾功能不全改用呋塞米 20 ～ 40mg 静脉注射，每 6 ～ 8 小时一次；对于发病 48 小时内、60 岁以下的恶性大脑中动脉梗死伴严重颅内压增高患者，施行骨瓣减压术是有效挽救生命的措施。

2）梗死后出血　症状性出血转化应停用抗血栓治疗等致出血药物，无症状性脑出血转化一般可以继续使用抗血栓治疗。

3）癫痫　不推荐预防性应用抗癫痫药物。对孤立发作一次或急性期痫性发作控制后，不建议长期使用抗癫痫药物；卒中后 2 ～ 3 个月再发的癫痫，按常规进行抗癫痫长期药物治疗。

4）感染　应实施口腔卫生护理、间歇导尿和酸化尿液预防肺炎及尿路感染，一旦发生感染应及时根据细菌培养和药敏试验应用敏感抗生素。

5）上消化道出血　常规应用静脉抗溃疡药进行预防；已发生出血者，应进行冰盐水洗胃、局部应用止血药；出血量多引起休克者，必要时输血，并及时进行胃镜下止血或手术止血。

6）深静脉血栓形成和肺栓塞　鼓励患者尽早活动，下肢抬高，避免下肢静脉输液；对高风险患者可给予较低剂量抗凝药物（如低分子肝素 4000IU，皮下注射，1 次/天）进行预防性治疗。

7）心脏损伤　慎用增加心脏负担的药物，注意输液速度及输液量，对高龄或原有心脏病患者，甘露醇用量减半或改用其他脱水剂，积极处理心脏损伤。

（4）早期康复治疗

制定短期和长期康复治疗计划，分阶段、因地制宜地选择治疗方法。应重视语言、运动和心理等多方面的康复训练，常规进行卒中后抑郁筛查。

（5）早期二级预防

对于病情稳定的急性卒中患者，应尽可能早期安全启动卒中的二级预防，并向患者进行健康教育。

2. 脑出血的西医治疗

治疗原则为安静卧床、脱水降颅压、调整血压、防治继续出血、加强护理防治并发症，以挽救生命，降低死亡率、残疾率和减少复发；治疗方法包括内科治疗和外科手术。其中内科治疗包括：①一般处理，如卧床休息、保持安静、必要时禁食等。②降低颅内压。③调整血压：一般来说收缩压＞200mmHg 或平均动脉压＞150mmHg 时，要用持续静脉降压药物积极降低血压；当收缩压＞180mmHg 或平均动脉压＞130mmHg 时，如果同时有疑似颅内压增高的证据，要考虑监测颅内压，可用间断或持续静脉降压药物来降低血压，但要保证脑灌注压＞60～80mmHg；如果没有颅内压增高证据，降压目标为160/90 mmHg 或平均动脉压 110mmHg。脑出血恢复期尽量将血压控制在正常范围内。④止血治疗：根据出血原因采用针对性的止血药物进行治疗，如肝素治疗并发的脑出血可用鱼精蛋白中和，华法林治疗并发的脑出血可用维生素 K_1 拮抗。⑤亚低温治疗。

严重脑出血危及患者生命时内科治疗通常无效，外科治疗则有可能挽救生命，但外科治疗通常增加严重残疾风险，主要的手术方法包括：去骨瓣减压术、小骨窗开颅血肿清除术、钻孔血肿抽吸术和脑室穿刺引流术等。目前对于外科手术适应证、方法和时机选择尚无一致性意见，主要应根据出血部位、病因、出血量及患者年龄、意识状态、全身状况决定。一般认为手术宜在早期（发病后 6～24 小时）进行。

（二）中药治疗

本病治疗的基本大法为息风、清火、化痰、祛瘀、补虚。急性期以实为主，中脏腑者通常清肝息风、豁痰开窍，常用方剂有羚羊钩藤汤、涤痰汤、羚羊角汤、菖蒲郁金汤、星蒌承气汤，配合安宫牛黄丸、局方至宝丹或苏合香丸送服；有脱证则须救逆固脱，可用参附汤重剂急煎顿服，或用参附注射液或参麦注射液静注、静滴以回阳固脱。中经络者一般以息风潜阳、化痰通络为法，常用方剂有天麻钩藤饮、镇肝熄风汤、半夏白术天麻汤、三化汤、导痰汤、牵正散，可选用牛黄清心丸、九制大黄丸、清胃黄连丸、清心滚汤丸配合使用。恢复期以本虚或本虚标实为主，常以益气活血、滋阴息风等法相配合，可选用补阳还五汤、三甲复脉汤、增液汤、大定风珠加减。此外，通腑泻下、活血化瘀是当代医家在前人基础上对本病治疗的两大发挥，急性期（中经络、中脏腑均可）实证、热证应用通腑法可促进新陈代谢，排除毒性产物，降低颅内压，减轻脑水肿，促进积血排除和胃肠蠕动，从而在抢救中起重要作用。全国名老中医周仲瑛提出通腑泄浊三要诀，即下瘀热、下燥热、下痰火，并指出：通腑泄浊可以釜底抽薪，达到上病下取，以下为清，顺降气血，平抑肝风痰火上逆之势，清解血分瘀热之目的。通腑方可选用承气汤、星蒌承气汤、大黄瓜蒌汤、牛黄承气汤，或调胃承气汤合羚羊钩藤汤。活血化瘀可贯穿脑梗死全过程和脑出血恢复期，近年来亦有不少脑出血急性期患者使用该法，显示该法有降低脑出血患者病死率和严重致残率的趋势。活血化瘀法应辨证使用，瘀热阻窍，用凉血通瘀方；痰瘀为主，用活血涤痰汤；气虚血瘀，用补阳还五汤；阴虚血滞，用增液汤加当归、赤芍、益母草、鸡血藤等；单味药可用水蛭粉或复方丹参注射液等。

（三）针灸治疗

针灸治疗对于中风病有显著疗效，且中风病恢复期针刺疗效优于后遗症期这一点已形成共识。近年来，随着临床研究的发展，目前认为无论是缺血性中风，还是出血性中风，在急性期患者生命体征基本稳定和不影响临床抢救的前提下，针刺的介入时间越早，病程越短，疗效越高，针刺疗法作为早期治疗和早期康复的积极有效手段，其地位和作用应予肯定并加以推广。针灸治疗在长期临床及中医辨证施治原则指导下，形成了特定的、规律性组方配穴原则及古今经验配方；并发展出多种针刺方法与针刺疗法，如毫针法、三棱针刺、梅花针刺、电针刺、头针疗法、耳针疗法、眼针疗法、放血疗法、穴位注射等，这些不同的针刺方法、针刺疗法、灸法，在中风病的治疗中，既可单独使用，又可配合综合运用，对于提高本病的临床疗效，具有明显的效果。

1. 取穴原则及方法

针灸治疗常用的取穴方法有近部取穴、远部取穴和随证取穴；并在上述选穴的基础上，根据不同的病情选择具有协调作用的一组穴位加以配合应用，常用的方法有单侧配穴、双侧配穴、交叉配穴、远近配穴、前后配穴、上下配穴等。

2. 常用组方及疗法介绍

（1）中经络的治疗

1）常用组方　①主方选穴：甲组，肩髃、曲池、外关、合谷、环跳、阳陵泉、足三里、昆仑；乙组，肩髎、肩贞、手三里、阳池、后溪、白环俞、悬钟、解溪、风市、委中；②临床应用：两组主方临证时可交替针刺，每组使用3次后更换1次，12次为1个疗程，急性期可每日一次，恢复期和后遗症期隔日一次；针刺行针得气后可加用电针，发挥脉冲电的治疗作用；③配穴的选择：临床可根据症状的不同，进行随症配穴，如肘部拘挛加刺尺泽、曲泽；腕部拘挛加大陵、腕骨；手指拘挛加刺八邪；上肢抬举疼痛加刺天柱；膝部拘挛加曲泉、阴谷；踝部拘挛加太溪、照海；足趾拘挛加八风、涌泉；口舌歪斜加刺下关、地仓、颊车；言謇不语加廉泉、通里。此外，还可辨证配穴，如肝阳暴亢、风火上扰证可配穴百会、风池、合谷、太冲、三阴交、四神聪（用三棱针刺出血）；风痰瘀血、痹阻脉络证可配穴百会、风池、中脘、足三里、丰隆、血海；痰热腑实、风痰上扰证可配穴曲池、合谷、中脘、大横、支沟；气虚血瘀证可配穴中脘、气海、关元、足三里、三阴交、血海、脾俞、膈俞；阴虚风动证可配穴四神聪、神门、三阴交、心俞、肾俞、太冲、复溜、照海、太溪、涌泉。

2）现代经验组方　①中风先兆方：以大艾炷先灸百会十壮，次灸风池、肩井、曲池、风市、足三里、绝骨，每穴灸10～20壮，每隔两日灸一次，4次为1个疗程；②中风首选方：手足十二针方，取双侧曲池、内关、合谷、阳陵泉、足三里、三阴交，可与主方的甲组与乙组交替使用，也可单独使用，隔日1次，每12次为1个疗程；③治中风十二透刺法：取穴肩髃透臂臑、腋缝透胛缝、曲池透少海、外关透内关、合谷透劳宫、阳池透大陵、环跳透风市、阳关透曲泉、阳陵泉透阴陵泉、绝骨透三阴交、丘墟透申脉、太冲透涌泉，适用于中风偏瘫日久不愈，半侧肢体萎废不用，或见功能恢复较慢者，以及手足肘膝拘挛不伸者；④治中风督脉十三针方：百会、风府、大椎、陶道、身柱、神道、至阳、筋缩、脊中、悬钟、命门、腰阳关、长强，本方为运用奇经治瘫，临床可与主方甲组、乙组交替使用，亦可与手足十二针方等配合使用；⑤治中风刺背俞穴方：取穴五脏俞加膈俞，可配合其他针法使用，对中风气血虚衰者，在本病恢复期、后遗症期应用效佳；⑥治中风老十针方：上脘、中脘、下脘、气海、天枢、关元、内关、足三里，本法多配合其他针法使用，尤其用于中风兼见脾胃呆滞、二便失调等症者；⑦治中风刺血疗法：百会、太阳、曲泽、委中、中渚（患侧），主要针对气血瘀阻，有实证表现者；⑧治中风巨刺三步法：取穴曲池、手三里、少海、合谷、环跳、阳陵泉、足三里、解溪，第一步是单针健侧，用泻法；第二步以取健侧穴为主，患侧穴为辅，用补法；第三步取患侧穴，用补法，健侧穴为辅，用泻法；⑨治中风百会透曲鬓方：取穴百会、曲鬓治疗中风病的中经络，以半身不遂为主症者。

3）其他疗法　①头针疗法：指用毫针沿皮透刺在头部的经穴或特定的刺激区（如脑的体表投影部位）治疗各种疾病的方法，临床可独立应用。通常可选择运动区、舞蹈震颤控制区、足运动区、感觉区、语言区；针刺时左病刺右，右病刺左，选用2寸左右毫针，沿皮刺入1～1.5寸，快速左右捻转，同时嘱患者做患侧肢体运动，言謇失语者，随针刺，随练习发音，疗效显著。②穴位注射：将药物制成针剂，把药液小剂量注入腧穴，以达到防治疾病目的的一种方法，临床多是配合体针、头皮针，用于中风病的后遗症期与恢复期。常用的药物有维生素B_1、维生素B_6、维生素B_{12}、当归、丹参等。取穴多以四肢穴、背俞穴为主，如曲池、外关、风市、足三时、阳陵泉、悬钟等。③耳针疗法：耳穴触诊是早期观察中风临床疗效与预后的一种方法，取耳穴神门、肝肾、皮质下、脑干及相应耳背区，以双手按压，如患者下肢部有酸麻沉重、抽动、颤动和上提感，通常预后与疗效较好。在中风病中可配合其他疗法进行使用。常用穴位有降压沟、偏瘫、口舌歪斜的相应部位；另加心肝、脾、肾、脑、神门等穴。每次选择 3～5 个腧穴，每周 2 次，10 次为 1 个疗程。④皮肤针疗法：作为一种辅助针法，配合体针，用于久病身体虚弱、肢体麻木拘挛的患者。常用穴位包括：华佗夹脊穴，背部膀胱经分布处，手足阳明、少阳经循行部位，头部百会、四神聪、上星、头维、阳白，三阴经所过手足四肢内侧等。以皮肤针中等叩刺，所叩部位呈红润状态为度，每日 1 次，10 次为 1 个疗程。⑤其他疗法：如眼针疗法、舌针疗法、穴位磁疗、激光穴位照射等。

（2）中脏腑的治疗

1）常用组方　①闭证主方：百会、四神聪放血，或手足十二井穴放血。人中、合谷、太冲。② 脱证主方：神阙（灸）、关元（灸）、百会、素髎、内关、足三里。③辨证配穴：中风病中脏腑的治疗，除采用主方主穴外，还应结合辨证配穴，以全面加强醒脑开窍、回阳固脱的作用。比如风火上扰清窍配穴劳宫、涌泉；痰湿蒙塞心神配穴人中、承浆、劳宫、涌泉、中脘、气海、足三里、丰隆；痰热内闭心窍配穴风府、中脘、足三里、丰隆、公孙等。

2）现代经验组方　①治中风闭证开闭醒神方：取穴百会（放血）、四神聪（放血）、手足十二井穴（放血）、人中、承浆、风池、风府、合谷、劳宫、太冲、涌泉。首用三棱针刺百会、四神聪或十二井穴放血，继则针刺其余诸穴。②治中风脱证回阳灸方：神阙（灸）、气海（灸）、关元（灸）、百会、内关、足三里、涌泉。③治中风闭证口噤不开方：取穴曲池、合谷、太阳、颊车、内庭、下关、翳风。急刺曲池、合谷，用交叉同步行针法，继针刺其他穴位，每 5 分钟行针一次。④中风闭、脱救急针药同施法：祛痰开窍法用于中风神昏不语，痰热壅盛之闭证，急刺人中、间使，泻法不留针，继针中脘、内关、丰隆，留针 5 ～ 10 分钟，或不留针；同用安宫牛黄丸 1 丸合竹沥水 30mL，化开鼻饲。泻热醒神方，急用三棱针十宣放血，继之针刺大椎等穴，捻转重刺，用泻法不留针，同时药用紫雪丹 1 支，竹沥水冲服。回阳敛汗方用于中风脱证、汗出不止、神昏欲脱、脉微肢冷者，急用艾炷灸气海，继针刺神门、太溪、足三里用补法，留针 8 ～ 10 分钟，或不留针；同时药用人参 10g，麦冬 10g，五味子 10g，水煎顿服。

（3）头皮针疗法

基于数据挖掘结果显示，头皮针在治疗中风的各个分期时，取穴均有所侧重，但总体来说，中风急性期、恢复期和后遗症期均为单侧取穴居多，尤以对侧取穴为主。中风病位在脑，病灶侧为偏瘫肢体对侧，故对侧取穴，既可以改善病灶侧大脑血液循环、减轻脑水肿、促进脑组织修复，又通过对相应部位的大脑皮质的针刺刺激，促进对侧偏瘫肢体的恢复。目前在治疗脑梗死方面应用较多的头针为焦氏头针、《头皮针穴名标准化国际方案》及传统头部取穴。焦氏头针一般选取与大脑皮质相对应的运动区、感觉区、血管舒缩区及平衡区等。而《头皮针穴名标准化国际方案》多采用顶颞前斜线、顶颞后斜线及枕下旁线。除以上几种头针外，还有取耳尖直入发际 2 寸处为第 1 针，以此为中点，同一水平向前、后各旁开 1 寸处，分别为第 2、3 针的"颞三针"；将头部划为 7 个区，以针场作用的"于氏头针"；结合现代解剖学取颅骨缝的"颅针"；还有利用 CT 定位的"病灶定位围针法"。各流派刺激部位选取原则不尽相同，其中俞昌德颅针根据颅骨缝定位，主要治疗脑血管病；张鸣九根据传统经络理论选用透刺法治疗痛证及精神疾病；其余流派定位均与大脑皮质功能分区有关。刺法上方云鹏强调针刺深度需达骨膜，其余诸家多针刺于帽状腱膜下。焦顺发头针、俞昌德颅针、《头皮针穴名标准化国际方案》、通脑活络针刺法要求快速捻针，于致顺头针、朱明清头皮针强调长留针。

（四）针药结合治疗优势

1. 提升急性期存活率

卢绍强等采用针刺配合中西药结合方法对 500 例脑卒中急性期患者进行治疗。神志清楚及嗜睡患者采用醒脑开窍针刺法针刺内关、人中、三阴交，西药配合以支持和对症治疗；有意识障碍和颅内压高的患者针刺印堂、上星透百会、风池、完骨、天柱等穴以醒脑启闭，回阳固脱，加用中药针剂清开灵和西药脱水剂，酌情使用冰帽降温，同时给予西药支持、对症治疗，并及时处理并发症。结果显示：500 例脑卒中患者，痊愈 220 例，好转 105 例，死亡 87 例，总有效率 65.0%。伴有意识障碍者 228 例，其中存活 141 例，存活率 61.8%。深昏迷患者 53 例，抢救成功者 10 例，生存率 18.9%，较同期其他文献报道的单一选用西药的疗效为高，提示中西医结合治疗急性中风的优越性。

2. 促进中风恢复期功能改善

马云枝等采用灯盏生脉胶囊联合针刺治疗缺血性中风恢复期患者，除了给予患者肠溶阿司匹林 75mg 口服、现代康复锻炼以及基础病治疗外，加用灯盏生脉胶囊 2 粒，每日 3 次，并针刺患者患侧阳明经穴位为主，上肢取穴臂臑、肩髃、曲池、外关、合谷穴；下肢取伏兔、梁丘、足三里、阳陵泉、丰隆，采用平补平泻手法，每次治疗 30 分钟。两周为 1 个疗程，连续 6 个疗程，结果显示灯盏生脉胶囊联合针灸治疗缺血性中风恢复期患者，可改善患者口舌歪斜、言语謇涩、气短乏力、感觉减退、肢体麻木、舌质紫暗等情况，其疗效高于西医常规治疗方式。

3. 有利于中风后记忆功能的改善

励志英等将 119 例患者分为西药组 39 例、针刺组 40 例及针药组 40 例，西药组采用基础治疗（神经内科常规护理＋丹芪偏瘫胶囊＋阿司匹林肠溶片＋瑞舒伐他汀钙）＋口服尼莫地平片；针刺组在基础治疗的同时配合针刺治疗，取百会、四神聪、四白（双侧）、风池（双侧）、完骨（双侧）、天柱（双侧）、神门（患侧）、内关（患侧）、人中、三阴交（患侧），肾精亏虚加刺太溪（患侧），瘀血阻滞加刺血海（患侧），痰浊阻滞加丰隆（患侧），每日一次，每周 6 次；针药组采用基础治疗＋针刺治疗＋西药治疗，各组疗程均为 3 个月。结果显示：患者延迟记忆力评分在治疗后西药组临床总有效率为 25.6%，针刺组为 35%，针药组为 62.5%；治疗后 3 个月的随访结果显示，3 组有效率分别为 46.2%、47.5% 及 82.5%。提示针药结合治疗可以改善中风后患者记忆力障碍，疗效优于单纯的西药或针刺治疗。Cai Jiang 等对中风后伴认知功能障碍患者，每天进行常规作业疗法、物理疗法 30 分钟，随后应用 RehaCom 电脑辅助认知功能训练系统对患者进行认知功能的康复训练，并在使用认知功能训练系统的同时，选取患者百会、神庭穴，进行针刺治疗，每次 30 分钟，在进针时及留针期间每 10 分钟行针一次，一共行针 4 次。每周治疗 5 次，治疗 12 周之后，结果显示针刺结合 RehaCom 训练系统可显著提高患者认知功能，其临床效果优于针刺或 RehaCom 训练系统的单独使用。

参考文献

［1］贾建平，苏川 . 神经病学［M］. 北京：人民卫生出版社，2018：188-220.

［2］王永炎 . 中风病防治要览［M］. 北京：人民卫生出版社，2009：58-83，108-122.

［3］范启刚，张道斌，罗伟 . 针灸治疗中风病［M］. 上海：第二军医大学出版社，2001：5-38.

［4］卢绍强，仝桂兰，杨边德，等 . 中西医结合治疗中风急性期 500 例疗效观察［J］. 上海针灸杂志，1992（4）：8.

［5］马云枝，付菊花，杨靖 . 灯盏生脉胶囊联合针刺治疗缺血性中风恢复期 60 例临床观察［J］. 中医杂志，2010，51（11）：999-1001.

［6］刘君玲 . 观察针药结合治疗脑中风后遗症的疗效［J］. 中国中医基础医学杂志，2013，19（6）：687，701.

［7］沈丽 . 穴位注射配合针灸治疗脑卒中后遗症疗效观察［J］. 中国针

灸，2013，33（S1）：43-45.

［8］励志英，陈园园，刘涛，等．针药结合治疗中风后记忆力障碍40例临床观察［J］．中医杂志，2016，57（6）：489-491.

［9］JIANG C，YANG S L，TAO J，et al. Clinical Efficacy of Acupuncture Treatment in Combination with RehaCom Cognitive Training for Improving Cognitive Function in Stroke: A 2 x 2 Factorial Design Randomized Controlled Trial［J］．JAMDA，2016，17：1114-1122.

［10］LI Y X，WANG Y，LIAO C X，et al. Longitudinal Brain Functional Connectivity Changes of the Cortical Motor-Related Network in Subcortical Stroke Patients with Acupuncture Treatment［J］．Neural Plasticity，2017，5816263.

［11］欧阳钢，王彤，张丽霞，等．针刺结合现代康复对中风患者肢体功能的影响［J］．中医杂志，2010，51（6）：532-533.

［12］杨慧婷，蒋金兰，鲁商波，等．基于数据挖掘的头皮针取穴规律研究［J］．浙江中医药大学学报，2019，7：706-710，717.

第二节　抑郁症

抑郁症是一种常见的心境障碍，可由各种原因引起，以显著而持久的心境低落为主要临床特征，且心境低落与其处境不相称，严重者可出现自杀念头和行为。多数病例有反复发作的倾向，每次发作大多数可以缓解，部分可有残留症状或转为慢性。

抑郁症至少有10%的患者可出现躁狂发作，此时应诊断为双相障碍。常说的抑郁症，是临床的重症抑郁（major depression），

一、疾病要点

（一）西医认识

1. 病因

包括遗传因素和心理—社会因素。

2. 病理假说

（1）单胺递质假说

抑郁症的发病与大脑内的单胺类递质减少，以及受体数量的相对不足密切相关。

（2）炎症病理假说

抑郁症可能与特定的炎症模式相关，炎症通过复杂的直接与间接途径与大脑回路相互作用。因而，炎症反应成为抑郁症病理机制中的重要环节。炎症反应可通过血清的超敏 C 反应蛋白水平反映；NLRP3 炎症小体同样参与到抑郁症的发病和病理生理过程。

（3）其他

抑郁症的发病假说还有 HPA 轴功能障碍假说、肠道菌群假说、生物学性状改变假说等。

3. 疾病分类

存在多种分类方式：根据发病年龄分为青少年抑郁、老年抑郁；根据发病原因分为原发性抑郁、继发性抑郁；根据病情的轻重程度分为轻度抑郁、重度抑郁；根据症状种类分为单相抑郁、双相抑郁。

4. 疾病症状

抑郁症临床典型表现：心境低落、思维迟缓、意志活动减退。另外一些患者会以躯体症状为主。西方抑郁障碍以情绪症状突出，而亚洲尤其在中国以躯体症状多见。

（1）心境低落

表现为显著而持久的情感低落，抑郁悲观。轻者表现为闷闷不乐、愉快感缺失、兴趣减退，严重者表现为痛不欲生、悲观绝望、生不如死。自我评价降低，常伴自责自罪。

（2）思维迟缓

思维联想缓慢，反应迟钝，语言减少，对答困难。

（3）意志活动减退

患者意志活动表现为显著而持久的抵制状态。表现为行为缓慢、独处、与他人疏远。木僵是其症状的极端表现。严重的患者可能出现消极自杀的想法甚至行为。

（4）躯体症状

主要表现有乏力、食欲减退、体重下降、性欲减退、各种不明原因的身体任何部位的疼痛等。常见自主神经功能失调症状：异常出汗、心慌、胸闷、恶心欲吐。睡眠障碍：一般表现为早醒、入睡困难、睡眠不深。少数患者表现为睡眠过多。

5. 诊断标准

CCMD-3抑郁发作诊断标准如下：

抑郁发作以心境低落为主，与其处境不相称，可以从闷闷不乐到悲痛欲绝，甚至发生木僵。严重者可出现幻觉、妄想等症状。某些病例的焦虑与运动性激越很显著。

（1）症状标准

以心境低落为主，并至少有下列4项：①兴趣丧失、无愉快感；②精力减退或疲乏感；③精神运动性迟滞或激越；④自我评价过低、自责，或有内疚感；⑤联想困难或自觉思考能力下降；⑥反复出现想死的念头或有自杀、自伤行为；⑦睡眠障碍，如失眠、早醒，或睡眠过多；⑧食欲降低或体重明显减轻；⑨性欲减退。

（2）严重程度

社会功能受损，给本人造成痛苦或不良后果。

（3）病程标准

①符合症状标准和严重标准至少已持续2周；②可存在某些分裂症状，但不符合分裂症的诊断。同时符合分裂症的症状标准，在分裂症状缓解后，满足抑郁发作标准至少2周。

（4）排除标准

排除器质性精神障碍，或精神活性物质和非成瘾物质所致抑郁。

6. 疾病评估

汉密尔顿抑郁量表（HAMD）是最常用评估量表，抑郁自评量表（SDS）应用于患者自评，副反应量表（TESS）应用于评估药物的副作用。

（二）中医认识

辨证思路

（1）脏腑辨证

有研究制订《抑郁症中医证候观察表》，纳入 74 项抑郁症中医症状，将 74 项症状归纳为 16 个因子：心气虚、心阳虚、心阴虚、心血虚、心火亢盛、脾气虚、脾阳虚、肝气郁、肝郁化火、肝阴虚、胆气虚、肾阳虚、肾阴虚、肾精亏虚、痰湿、血瘀。其中肾精不足、脾阳虚、心血虚、胆气虚、肝气郁结为分值最高的证候因子。最后拟订的抑郁症中医证型：心胆气虚、气虚血瘀、心肾不交、脾肾两亏、肾虚肝郁、气郁化火。

通过相关性分析方法分析抑郁症的核心症状与多个中医证候的关系，计算 16 个中医证候因子及 7 个 HAMD 量表因子分值，进行相关性研究。结果发现：HAMD 量表的阻滞因子（包括抑郁情绪、兴趣减退、工作能力下降、迟缓，以及性欲减退等抑郁症核心症状）与肾精不足因子相关性最强，呈正相关（相关系数为 0.290），而与肝气郁结、肝郁化火因子呈负相关。HAMD 量表的焦虑/躯体化因子（包括精神性焦虑、躯体性焦虑、胃肠道症状、疑病和自知力、全身症状）与肝郁化火相关性最强（相关系数为 0.476）。肾虚为抑郁症的主要核心病机之一。

（2）经络辨证

督脉是与脑关系最密切的经脉之一。采用脊椎法对督脉进行诊察，发现抑郁症患者督脉脊柱段压痛点反应的出现率达 80%，以胸3～胸 7 阳性反应率为最高。

二、治疗

（一）药物治疗

1. 西药治疗

（1）选择性 5-HT 再摄取抑制剂（SSRIs）

常用药物：帕罗西汀、舍曲林、氟西汀、西酞普兰、氟伏沙明。

SSRIs 在全球抗抑郁药市场中占据重要地位，是大多数药物指南推荐的一线治疗方案。SSRIs 药物能快速控制抑郁症患者的临床症状，明显提升患者的社会适应能力，安全性可靠，远期效应显著，常作为抑郁症治疗的首选药。目前尚未有新的抗抑郁剂替代 SSRIs 药物的地位。

（2）选择性 5-HT 和 NE 再摄取抑制剂（SNRI）

文拉法辛、度洛西汀。

（3）NE 和特异性 5-HT 能抗抑郁剂（NaSSAs）

米氮平、安非他酮、佐匹克隆。

2. 中药治疗

以柴胡疏肝散、逍遥散、四物汤、半夏厚朴汤等成方加减。

（二）针灸治疗

1. 取穴原则

（1）头面部穴

1）头针：百会、印堂、四神聪。密集颅电针方案：上述穴位再加上头临泣、率谷、太阳、头维。进针 10 ～ 30mm，电针 2Hz，9V，30 分钟。

2）耳针：由于外耳存在迷走神经耳支——体表唯一的迷走神经分布区域而备受瞩目。取穴：心、肺、三焦、皮质下、膈、肝、脾。

（2）躯干穴（肢体穴）

抑郁症患者督脉出现阳性压痛点的概率较高的分别为身柱、神道、灵台、至阳和第 4 胸椎棘突下。

2. 治疗方法

导气针法，徐缓地提插捻转，由穴位浅层进入深层，再由深层退出至浅层，缓慢地、反复地操作。以产生微弱、舒适、持久的针感为度。提插、捻转的频率每分钟 60 ～ 100 次；捻转角度小于 90°；提插幅度不超过 1 ～ 2mm；均匀地、和缓地边捻转、边提插。要求：上提与下插、左转与右转的用力均匀，幅度、频率相等，速度和缓、始

终如一而有连续性。导气针法需有足够的操作时间，一般每穴操作
1～2分钟，但顽固性病症可以数分钟或数十分钟，乃至更长。或者
在留针过程中间歇施行导气针法。

（三）针药结合治疗优势

1. 快速起效

针刺的快速起效可以弥补单胺类抗抑郁剂的迟滞效应。SSRIs 药
物临床起效需要一定的时间（7～15日），电针、体针、耳针等各种
针灸方法的介入均迅速增加了 SSRIs 药物在治疗第1、2周的抗抑郁
效应。

2. 增强药物抗抑郁作用

针灸增强 SSRIs 药物治疗抑郁症的临床疗效。针药结合治疗明显
提高痊愈率和有效率以及临床疗效总评量表（CGI-SI）评分。经过
1、2、4、6、8周治疗后，针药结合治疗在 HAMD 评分、SDS 评分
变化上较单纯药物治疗更为显著。针灸治疗加入可明显改善 HAMD
量表中的阻滞、睡眠、焦虑/躯体化、认知因子和总分。针药结合治
疗的改善优势主要体现在治疗的早期（第1、2周）。

3. 减少抗抑郁药物副作用

针药结合的不良反应率明显低于单纯药物治疗。服用 SSRIs 药物
产生诸如口干、便秘、头晕头痛、无力、嗜睡、胃中不适、腹泻、心
慌、震颤、白细胞减少等副作用。针灸的介入可以明显改善口干、便
秘，还可以逐渐发生头晕头痛、双下肢乏力、腹泻等副作用。

4. 中药颗粒

起效快，时间7天，氟西汀平均起效21天。中药能有效消除睡
眠障碍、乏力、烦躁、食欲不振、悲观失望等，且副作用小，无失
眠、胃肠道反应和激发自杀行为等氟西汀常见不良反应及副作用，且
对肝肾功能、血细胞无影响。并且中药治疗复发率低。

5. 针刺结合中药治疗抑郁症的临床疗效及安全性

针刺与中药联用治疗抑郁症具有较好的临床疗效，不良反应发生

率较常规西药低，在临床上具有良好的应用前景。但由于纳入的研究样本量小且质量较低，上述结论尚需高质量、大样本的随机对照试验加以证实。

参考文献

［1］唐启盛，曲淼，包祖晓，等.抑郁症中医证候规律及诊疗标准制定的研究［J］.北京中医药大学学报，2011，34（2）：77-81.

［2］曲淼，唐启盛，裴清华，等.运用相关性分析方法探讨抑郁症中医核心病机的研究［J］.北京中医药大学学报，2011，34（8）：565-568.

［3］张建斌，王玲玲.抑郁症患者督脉脊柱段压痛点分布的临床研究［J］.江苏中医药，2007，39（3）：16-18.

［4］臧颖颖，刘玥婷，王朝阳.针药结合治疗抑郁症临床疗效及安全性的 Meta 分析［J］.辽宁中医杂志，2019，46（10）：2028-2033.

第三节　焦虑症

焦虑症是指持续性紧张或发作性惊恐状态，常伴有头晕、胸闷、呼吸困难、口干、尿频、尿急、出汗、震颤、运动性不安；但并非实际威胁所致，或其紧张惊恐长度与现实时间很不相近。焦虑症与正常焦虑反应不同，其焦虑表现很严重，但其发病诱因都很轻微或没有诱因。

一、疾病要点

（一）西医认识

1. 病因

（1）遗传因素

焦虑症有很强的遗传性基础，占 30% ～ 40%。研究指出，几个保守基因如 CRHR1（编码促肾上腺皮质激素释放因子受体 1）和 COMT

（儿茶酚 –O– 甲基转移酶）是焦虑症的危险因素。

（2）心理—社会因素

当外部或自身原因导致患者过分压抑、担忧和恐惧时，若不能很好地释放压力则有焦虑症患病风险。

2. 病理假说

（1）神经生物学

目前研究已发现多个脑区与焦虑相关，包括杏仁核、海马、内侧前额叶皮质、下丘脑、中脑和脑干等，具体而言，这些研究揭示了一个涉及杏仁核调控的恐惧和焦虑模型。恐惧与焦虑特有的反应基于迫在眉睫的威胁和反应的持续时间，恐惧是由威胁引起的战斗或逃跑反应，通常威胁消除这种反应就会平息。相比之下，焦虑是由不确定的威胁引起的，因此这种反应比恐惧持续的时间更长。另一方面，焦虑症与下丘脑 – 垂体 – 肾上腺（HPA）轴的过度激活相关。

（2）遗传因素

遗传—环境因素的影响也是焦虑症病理复杂化致病因素。父母的心理健康以及父母教养方式都与儿童焦虑症有关。一项多基因组的分析表明，环境作用下的不同情感反应造成了数百个遗传变异，这些遗传变异与父母的消极教育相互作用，在独立样本中产生了更高的焦虑相关症状。

3. 疾病分类

焦虑症是一组精神疾病，其特点是焦虑感和恐惧反应过大，按照其不同的反应将焦虑症分为六大类，分别包括惊恐障碍、广场恐惧症、社交恐惧症、特定恐惧症、广泛性焦虑障碍、分离焦虑障碍。

4. 疾病症状

焦虑症的临床症状包括精神心理症状以及生理症状。精神心理症状包括患者持续性的焦虑、恐惧、紧张和不安等。生理症状多为反应性交感神经兴奋引起的躯体症状，分别为神经系统症状，如头痛、头昏、皮肤潮红、出汗、感觉异常等；消化系统症状，如腹痛、恶心、呕吐、消化不良等；呼吸系统症状，如憋气、呼吸急促等；心血管系统症状，如心慌、胸闷、心动过速等；泌尿生殖系统症状，如尿频、尿急、性功能障碍、阳痿、早泄、月经不调等。

5. 诊断标准

焦虑症以《精神障碍诊断与统计手册（第五版）》（DSM-5）以及《国际疾病分类（第十版）》（ICD-10）为诊断标准。

（1）广泛性焦虑障碍

A. 在至少 6 个月的多数日子里，对于诸多事件或活动（例如，工作或学校表现），表现出过分的焦虑和担心（焦虑性期待）。

B. 个体难以控制这种担心。

C. 这种焦虑和担心与下列 6 种症状中至少 3 种有关（在过去 6 个月中，至少一些症状在多数日子里存在）：

注：儿童只需 1 项。包括：①坐立不安或感到激动或紧张；②容易疲倦；③注意力难以集中或头脑一片空白；④易激惹；⑤肌肉紧张；⑥睡眠障碍（难以入睡或保持睡眠状态，或休息不充分的、质量不满意的睡眠）。

D. 这种焦虑、担心或躯体症状引起有临床意义的痛苦，或导致社交、职业或其他重要功能方面的损害。

E. 这种障碍不能归因于某种物质（如滥用的毒品、药物）的生理效应，或其他躯体疾病（如甲状腺功能亢进）。

F. 这种障碍不能用其他精神障碍来更好地解释。例如，像惊恐障碍中的焦虑或担心发生惊恐发作，像社交焦虑障碍（社交恐惧症）中的负性评价，像强迫症中的被污染或其他强迫思维，像分离焦虑障碍中的与依恋对象的离别，像创伤后应激障碍中的创伤性事件的提示物，像神经性厌食中的体重增加，像躯体症状障碍中的躯体不适，像躯体变形障碍中的感到外貌存在瑕疵，像疾病焦虑障碍中的感到有严重的疾病，或像精神分裂症或妄想障碍中的妄想信念的内容。

（2）社交恐惧症

A. 个体由于面对可能被他人审视的一种或多种社交情况时而产生显著的害怕或焦虑。例如，社交互动（对话、会见陌生人），被观看

（吃、喝的时候），以及在他人面前表演（演讲时）。

注：儿童的这种焦虑必须出现在与同伴交往时，而不仅仅是与成年人互动时。

B. 个体害怕自己的言行或呈现的焦虑症状会导致负性的评价（即被羞辱或尴尬；导致被拒绝或冒犯他人）。

C. 社交情况几乎总是能够促发害怕或焦虑。

注：儿童的害怕或焦虑也可能表现为哭闹、发脾气、惊呆、依恋他人、畏缩，或不敢在社交情况中讲话。

D. 主动回避社交情况，或是带着强烈的害怕或焦虑去忍受。

E. 这种害怕或焦虑与社交情况和社会文化环境所造成的实际威胁不相称。

F. 这种害怕、焦虑或回避通常持续至少 6 个月。

G. 这种害怕、焦虑或回避引起有临床意义的痛苦，或导致社交、职业或其他重要功能方面的损害。

H. 这种害怕、焦虑或回避不能归因于某种物质（如滥用的毒品、药物）的生理效应，或其他躯体疾病。

I. 这种害怕、焦虑或回避不能用其他精神障碍的症状来更好地解释，如惊恐障碍、躯体变形障碍或孤独症（自闭症）谱系障碍。

J. 如果其他躯体疾病（例如，帕金森病、肥胖、烧伤或外伤造成的畸形）存在，则这种害怕、焦虑或回避则是明确与其不相关或过度。

（3）分离性焦虑障碍

A. 对与依恋人物（如家庭成员）的分离感到明显的恐惧或焦虑，与其发育阶段不相称。

B. 对与依恋人物可能的分离事件所带来的伤害感到持续恐惧或焦虑。

C. 噩梦和身体不适的症状，如胃痛。

儿童诊断症状须持续 4 周，成人症状持续 6 个月。

（4）特定恐惧症

A. 对特定的物体或情况表现出明显的恐惧、焦虑或回避。

B. 恐惧与实际构成的威胁不成比例。

C. 个体认识到症状是过度或不合理的。

D. 通常持续至少 6 个月。

E. 亚型包括动物、自然环境、注射损伤，情景或其他恐惧症。

（5）惊恐障碍

A. 反复出现不可预期的惊恐发作。

B. 持续担心再次的惊恐发作，与惊恐发作相关的行为方面出现显著的不良变化。

（6）广场恐怖症

A. 对置身于某处感到焦虑，觉得难以逃脱，或感到在发生意想不到的惊恐发作时找不到帮助。

B. 患者设法避免这种情境，或者带着痛苦忍受着，或者带着焦虑心情担心惊恐发作的发生，或者就此提出要有人陪伴。

C. 排除社交恐惧症、特殊对象恐惧症、PTSD 或离别性焦虑障碍等精神障碍引起的各种焦虑或恐怖性回避。

6. 疾病评估

量表为焦虑症常用的评估方式，常用的量表包括汉密尔顿焦虑量表（HAMA），状态焦虑 – 特质焦虑问卷（STAI），社会功能缺陷筛选量表（SDSS）或生活事件量表（LES）。

（二）中医认识

1. 病因病机

焦虑症属于中医怔忡、惊悸范畴。中医学认为怔忡、惊悸与精神因素、心血不足、肝胆虚弱、肾气不足等因素相关。《杂病源流犀烛·怔忡源流》中载有："怔忡者，心血不足也。心血消之，神气失守则心中空虚，快快动摇不得安宁，无时不作，名曰怔忡；或由阳气内虚，或由阴血内耗，或由水饮停于心下，水气乘心；或事故烦冗，用心太劳；或由气郁不宣而致心动，以上皆怔忡所致之由也。"《济生方·怔忡论》云："怔忡者，此心血不足也。"因此，气血不足为焦虑症的重要因素之一，气血不足，心神失养，阳气内虚发为怔忡。肝胆虚弱为另一重要因素，肝胆虚弱，气机郁滞，血随气行，故肝气郁滞，血行不畅，化为血瘀，发为怔忡、惊悸。《景岳全书》云："真阴精不足，阴阳不交，而神有不安其室耳。"肾精不足，五脏六腑失于濡养，脏腑功能失调导致情志疾病。

2. 辨证思路

（1）脏腑辨证

根据脏腑辨证，焦虑症多责于心、肝、肾、胆等脏腑，分型包括心胆气虚、肝郁血虚、肾精不足、痰火扰心等。初病而气结者，当以疏肝理气为主，可拟柴胡疏肝散、丹栀逍遥散等。久病而损伤气血者，当以补益气血，养心安神，可拟甘麦大枣汤、天王补心丹、归脾汤等。

（2）经络辨证

《灵枢·经脉》云："胃足阳明之脉，……病至则恶人与火，闻木声则惕然而惊，心欲动。""惕然"用来形容惊恐貌，为焦虑症患者发作时样貌，提示焦虑与阳明经病变相关。《素问·阴阳类论》云："三阳一阴，太阳脉胜，一阴不能止，内乱五脏，外为惊骇。"三阳者，足太阳膀胱经也；一阴者，足厥阴肝经也。提示焦虑与足太阳、足厥阴两条经脉的病变有关。《素问·刺腰痛》云："飞阳之脉，令人腰痛，痛上怫怫然，甚则悲以恐，刺飞阳之脉，在内踝上二寸，少阴之前，与阴维之会。"提示与阴维之脉病变有关。《灵枢·经脉》云："肾足少阴之脉，……气不足则善恐，心惕惕如人将捕之，是为骨厥。"肾主恐惧，足少阴之脉脉气不足则善恐，提示与足少阴病变相关。

二、治疗

（一）药物治疗

1. 西药治疗

药物治疗可以单独应用或与心理治疗联合应用，一线用药包括选择性的 5- 羟色胺再摄取抑制剂和 5- 羟色胺、去甲肾上腺素再摄取抑制剂。

（1）5- 羟色胺再摄取抑制剂

SSRI 类药物选择性地抑制突触前膜对 5-HT 的回收，目前常用于临床的包括氟西汀、帕罗西汀、舍曲林、氟伏沙明、西酞普兰和艾司西酞普兰。唐颖等人采用艾司西酞普兰对难治性焦虑症患者进行为期8 周的治疗，结果发现治疗有效率为 87%，并且对应用其他抗抑郁药物治疗焦虑症状无明显改善的广泛性焦虑症患者有较好疗效。

（2）5- 羟色胺、去甲肾上腺素再摄取抑制剂

去甲肾上腺素再摄取抑制剂（NRI，NERI）通过阻断去甲肾上腺素转运体（NET）的作用，抑制神经元突触前膜对 NE 的再摄取，目前常用于临床的包括文拉法辛、西布曲明、度洛西汀等。刘海林等人对度洛西汀治疗广泛性焦虑障碍的疗效和安全性进行了分析，结果表明度洛西汀对广泛性焦虑障碍疗效较好，但应密切关注其不良反应。

2. 中药治疗

目前中医治疗焦虑症的主要治法有疏肝柔肝，清泄郁热，化痰开窍，镇静安神，养心安神，滋补阴液，健脾助运等。丰广魁等对 60 例肝气郁结型广泛性焦虑症患者进行随机双盲安慰剂对照，以柴龙解郁丹进行为期 6 周的治疗，治疗结果显示 HAMA 量表评分总有效率93.10%。孟辉等人采用养心安神的治疗原则以酸枣仁汤对 45 例广泛焦虑障碍的患者进行治疗，治疗结果显效 25 例，有效 16 例，无效 4例，总有效率为 91.11%。

（二）针灸治疗

1. 选穴原则

（1）头部

头针选取的部位多为大脑皮质功能定位相应的头皮区域，包括调节情感及思维的脑区。焦黎明等人采用头针法治疗300例焦虑症患者，其中治愈106例，显效138例，有效31例，无效13例，总有效率为91.7%。方法：选取双侧精神情感区、双足运感区，常规消毒局部，以26～28号不锈钢毫针，沿刺激区迅速刺入皮下，然后快速推进至双侧精神情感区、双足运感区，深度约1寸，以每分钟200次左右的速度持续捻转1～2分钟，然后间隔1小时后再捻转1次，共留针2小时，然后快速起针。

（2）耳部

耳针选取的部位主要为耳甲区，耳甲区为迷走神经耳支分布。Taras等人进行了一项前瞻性临床观察研究，10名医学生在考试前接受了耳针治疗，其考试前焦虑较低了20%。方法：常规耳部皮肤消毒，针刺前针柄适当弯曲适应耳甲部的弧度，便于长时间留针。采用平刺的方法，刺入皮下，不触及耳软骨，避免产生疼痛感。针刺完成后用医用胶布固定针柄，留针4小时，每日治疗1次。

（3）躯体部

体针选取的部位主要包括头颈部、四肢部以及背部。Nick通过针刺内关、神门以及太冲穴治疗20名慢性焦虑症患者，经过为期10周的针刺治疗后其焦虑评分显著降低。罗文政等观察靳三针治疗广泛性焦虑症的临床疗效，经过6周治疗后患者的血小板5-HT和血浆ACTH水平均显著改善。方法：取1寸针于百会穴前后左右各旁开1.5寸向四周斜刺，使患者头皮有紧涩感或重胀感为度；内关、神门、三阴交均用补法。

2. 治疗方案

督脉总督一身之阳气直接"入脑"，焦虑症患者在督脉存在明显的压痛点，集中在 T3 ～ T7 脊髓节段，因此治疗前，先通过脊推法触诊对督脉的压痛点进行诊断，压痛部位多包括神道、灵台、至阳及相关夹脊穴，触诊后进行毫针针刺治疗。具体方法：右手食指及中指并拢，以指腹接触皮肤，从大椎穴向下滑动并垂直方向均匀施力，记录督脉的凹陷、结节、压痛点等。触诊结束后，使用 1.5 寸针灸针直刺穴位，进针深度根据患者胖瘦而定，进针后行导气针法，小幅度高频率提插捻转，以患者舒适为度，行针 1 分钟后留针 30 分钟。

（三）针药结合治疗优势

1. 显著改善躯体症状

躯体性焦虑症状为焦虑症的主要临床表现，常见的有口干、腹胀、腹泻、打嗝、腹痛、心悸、疼痛、出汗等。陆梦江等以针刺督脉背段压痛点结合西药治疗消化系统的躯体症状，结果针药结合治疗在改善胃肠症状及 HAMD 量表评分上优于单纯西药治疗组。陈晓鸥等采用针药联合的方法治疗相关的躯体疼痛，针刺选穴为大陵、神门、内关及阿是穴，西药治疗为帕罗西汀，结果表明针刺加帕罗西汀对治疗持续性躯体形式疼痛障碍效率更高，有效率为 87%。

2. 降低毒副作用

临床常用的治疗药物包括选择性 5- 羟色胺再摄取抑制剂，去甲肾上腺素能和特异性 5- 羟色胺能抗抑郁药，苯二氮卓类等西药，但它们副作用大，患者易出现乏力、嗜睡、口干、胃中不适等症状，在戒断过程中甚至增加患者的自杀风险，针药结合治疗能够降低药物的使用量从而降低毒副作用。

参考文献

［1］WEBER H，RICHTER J，STRAUBE B，et al. Allelic variation in CRHR1 predisposes to panic disorder: evidence for biased fear processing［J］. Mol Psychiatry，2016，21：813–822.

［2］HOWE S A，KUWANO，LUCA D，et al. Candidate genes in panic

disorder: meta-analyses of 23 common variants in major anxiogenic pathways［J］. Mol Psychiatry，2016，21：665-679.

［3］KEERS R，COLEMAN J R I，LESTER K J，et al. A genome-wide test of the differential susceptibility hypothesis reveals a genetic predictor of differential response to psychological treatments for child anxiety disorders［J］. Psychother Psychosom，2016，85：146-158.

［4］唐颖，王丽萍，田悦，等.艾司西酞普兰治疗难治性焦虑症状的自身对照研究［J］.中国健康心理学杂志，2016，24（06）：806-808.

［5］刘海林，张思思，吴齐红，等.度洛西汀治疗广泛性焦虑障碍疗效和安全性的 Meta 分析［J］.中国药房，2015，26（12）：1668-1671.

［6］丰广魁，陈隐漪，李乐军，等.柴龙解郁丹治疗广泛性焦虑症的临床研究［J］.南京中医药大学学报，2015，31（3）：214-217.

［7］孟辉.加味酸枣仁汤治疗广泛焦虑障碍的临床疗效［J］.中国处方药，2017，15（9）：112-113.

［8］焦黎明，刘建峰，卢国珍.头针加中药治疗焦虑抑郁状态300例［J］.光明中医，2012，27（09）：1825-1826.

［9］KLAUSENITZ C，HESSE T，HACKER H，et al. Auricular acupuncture for pre-exam anxiety in medical students: a prospective observational pilot investigation. Acupunct Med，2016，34（2）：90-94.

［10］ERRINGTON-EVANS N. Randomised controlled trial on the use of acupuncture in adults with chronic，non-responding anxiety symptoms［J］. Acupunct Med，2015，33（2）：98-102.

［11］罗文政，刘海静，梅尚英，等.靳三针治疗广泛性焦虑症的临床观察［J］.中国中西医结合杂志，2007（03）：201-203.

［12］陆梦江，张建斌.针刺督脉背段压痛点联合西药治疗抑郁症合并胃肠道症状60例临床观察［J］.中医杂志，2017，58（23）：2028-2031.

［13］陈晓鸥.中西医结合治疗持续性躯体形式疼痛障碍临床研究［J］.世界中西医结合杂志，2013，8（09）：930-932.

第四节　失眠症

失眠症是一种睡眠障碍疾病，患者有充足的机会睡眠，但存在失眠的主诉以及睡眠障碍相关的日间功能损害。主要表现为入睡困难、睡眠质量降低、睡眠时间减少等；失眠常伴有白天的嗜睡、精力不足、易怒和情绪低落。

一、疾病要点

（一）西医认识

1. 病因

（1）遗传因素

目前研究表明失眠症在一定程度上与遗传因素相关，相关联的基因包括生物钟基因 circadian clock 3（PER3）以及参与睡眠 – 觉醒调节的神经递质相关基因 SLC6A4、GABRB3。

（2）心理—社会因素

失眠症与错误的睡眠行为密切相关，导致失眠的行为包括过长的卧床时间，不规律的睡眠时间安排以及白天的午睡时间过久。

2. 病理假说

（1）神经生物学

失眠症患者的生理唤醒水平升高，具体表现在下丘脑 – 垂体 – 肾上腺轴活性、皮质醇水平、自主神经活动，以及代谢率和体温升高。失眠症患者的 PET 成像表明，大脑的新陈代谢增加，包括部分唤醒系统，情绪调节系统和认知系统，提示失眠与中枢神经关系密切。功能性核磁共振也支持失眠与中枢神经系统的关系，这种神经生物学的相关性表现在相关大脑区域的能力降低，包括与注意力和觉醒调节受损有关的额叶亚皮质网络，以及与睡眠不良的消极情绪有关的杏仁核反应性增强。

激素、神经递质、神经肽类也与失眠有关。γ-氨基丁酸（γ-aminobuyric acid，GABA）作为中枢神经系统中重要抑制性神经递质通过抑制唤醒系统促进睡眠。下丘脑的正中视前区局部的GABA可以抑制上行的网状激活系统，促进睡眠，该系统是促进睡眠的关键机制之一。质子磁共振波谱表明，失眠症患者的GABA水平降低，这种减少导致启动和维持睡眠困难。组胺能神经元以兴奋性方式支配基底前脑和大脑皮质，使用抗组胺药物可以促进睡眠。褪黑素是由松果体分泌的参与生物节律的计时和促进睡眠的激素，该激素的催眠机制涉及下丘脑视交叉上核警报信号的衰减。

（2）行为心理学

大量的证据表明，焦虑和沉思与失眠相关，这些思维过程与生理唤醒水平有关，而生理唤醒水平与睡眠的启动和维持是不相容的。

3. 疾病分类

失眠症分为原发性失眠和继发性失眠，原发性失眠包括适应性失眠、心理生理性失眠、矛盾性失眠、特发性失眠和睡眠卫生不良；与心理疾病相关的失眠称为继发性或合并其他疾病性失眠。

（1）失眠性疾病

①亚型适应性失眠；②心理性失眠；③矛盾性失眠；④特发性失眠；⑤精神障碍性失眠；⑥睡眠卫生不良；⑦儿童期行为性失眠；⑧药物或物质导致的失眠；⑨疾病导致的失眠；⑩非物质（药物）或已知生理原因导致的失眠，非特异性；⑪生理性（器质性）失眠，非特异性。

（2）其他与失眠主诉相关的睡眠疾病

①睡眠呼吸暂停综合征；②昼夜节律睡眠障碍：睡眠时相延迟型——入睡困难性失眠，睡眠时相前移型——清晨早醒。

4. 疾病症状

本病的主要症状包括夜间睡眠障碍及日间的功能损害，患者平日感觉疲劳或乏力，注意力不集中，记忆力下降，社交或学习能力下降，情绪不稳定或易激惹，日间困倦，对睡眠担心和焦虑等。

5. 流行病学

据估计，33% ～ 50% 的成人主诉每年有数夜失眠，10% ～ 15% 的人群会有失眠主诉和因失眠导致的不适症状，原发性失眠占 5% ～ 10%。来自中国的一项睡眠障碍流行病学调查显示，成年人的睡眠障碍总体患病率在 30.8%，女性的患病率高于男性，农村高于城市。夏晨等人对上海市浦东新区的老人进行了失眠症的流行病学调查，结果显示老年人失眠现患率为 44.1%，远高于中国成年人失眠发生率。目前国内外研究表明，儿童、青少年中睡眠障碍的发生率可达 25% ～ 40%，在有心理问题如抑郁、焦虑的青少年中比例更高。刘贤臣等对中国儿童、青少年睡眠情况调查结果显示，起床困难占 43.5%，睡眠不足占 41.4%，易醒占 36.3%，白天嗜睡占 21.0%，入睡困难占 20.2%。一项单中心大样本流行病学调查显示，睡眠障碍的就诊率整体呈逐年增加趋势，以慢性失眠和阻塞性睡眠呼吸暂停类型居多，且合并有多种躯体疾病。

6. 诊断标准

目前失眠的诊断标准以《国际睡眠障碍分类》（ICSD）为准，诊断为失眠症必须同时满足 A ～ F 项标准。

A. 患者主诉，或由患者家长或照护者观察到，存在以下一条或多条睡眠异常症状：①睡眠起始困难；②睡眠维持困难；③比期望的时间早醒；④在适当的作息时间拒绝就寝；⑤无父母或照护者干预时，入睡困难。

B. 患者主诉，或家长或照护者发现，存在以下一项或多项与夜间睡眠困难相关的症状：①疲劳或全身不适感；② 注意力不集中或记忆障碍；③社会、家庭、职业功能受损，或学业表现下降；④情绪不稳 / 易激惹；⑤白天嗜睡；⑥行为问题（如多动、冲动、攻击性行为）；⑦积极性、精力或体力下降；⑧增加发生错误 / 事故的倾向；⑨因过度关注睡眠而焦虑不安。

C. 睡眠 / 觉醒困难主诉不能单纯以睡眠机会不充足（如分配了充足的睡眠时间）或睡眠环境不佳（如环境安全、黑暗、安静、舒适）来解释。

  D. 睡眠紊乱和相关日间症状出现每周 ≥ 3 次。

  E. 睡眠紊乱和相关日间症状持续时间 ≥ 3 个月。

  F. 睡眠紊乱和相关日间症状不能由其他类型睡眠障碍解释。

7. 疾病评估

  疾病评估主要以量表形式，Epworth 嗜睡量表是主观评价患者在一些常规环境中入睡可能性的量表。匹兹堡睡眠质量指数（PSQI）主要针对 1 个月前的总体睡眠情况进行自评。睡眠信念与态度量表（DBAS）是对睡眠错误观念的自我评价。

（二）中医认识

  失眠症在中医学中称为不寐，出自《难经·第四十六难》，又名不得眠、不得卧。指经常不易入寐，或寐而易醒，甚至彻夜不眠。可由阴血亏损，中气不足，心脾两虚或多痰、停水等多种原因而使心神不安所致。

  1. 病因病机

  失眠症多因内因外因共同致病所发，多包括外感六淫、内伤七情、饮食劳倦、气血亏虚等。《素问·至真要大论》有："夫百病之所生也，皆生于风寒暑湿燥火，以之化之变也。"因此，外感六淫侵袭人体均可诱发失眠，其中风寒、风热和暑热最为多见。失眠症的发生与情志密切相关，《伤寒论》中提到"怅怏不得眠"，而"怅怏"是一种郁郁而不乐的精神症状，当今社会压力过大，情志失常已成为失眠的重要病因之一。"胃不和则卧不安……卧不安亦胃不安。"饮食失节成为了失眠的重要病因之一。

  营卫不和，阴阳不交为失眠重要的病机之一。《灵枢·大惑论》云"卫气不得入于阴，常留于阳，留于阳则阳气满，阳气满则跷脉盛，不得入于阴则阴气虚，故目不瞑矣"；反之"卫气留于阴，不得行于阳，留于阴则阴气盛，阴气盛则阴跷满，不得入于阳则阳气虚，故目闭也"。阴阳失调，卫气不能入阴分而浮于体表，阴阳之气不能顺利转化，脏腑精气虚于内，神气不得内守而失眠。

气血亏虚为失眠重要的病机之一。《灵枢·八正神明论》云："血气者，人之神，不可不谨养。"《景岳全书·不寐》指出："劳倦思虑太过者，必致血液耗亡，神魂无主，所以不眠。"气血为支持人体的物质基础，劳倦忧思过度则伤脾，脾损致脾不统血，气血亏虚，心神失于濡养，以致不得眠。

脏腑功能失调为失眠的重要病机之一。《医效秘传·不得眠》云："心藏神，大汗后则阳气虚，故不眠；心主血，大下后则阴气弱，故不眠。"心主血藏神，心气不足可致阴阳失调而失眠。《素问·逆调论》云："胃不和则卧不安。"脾胃不和，痰湿内阻，上蒙心神而致失眠；脾胃虚弱，阴血不足，心神失养而致失眠。《症因脉治·内伤不得卧》云："肝火不得卧之因，或因恼怒伤肝，肝气怫郁；或尽力谋虑，肝血所伤，则夜卧不宁矣。"因此肝火上炎、肝气郁滞、肝血不足是其主要原因。

2. 辨证思路

（1）脏腑辨证

失眠症的辨证分型多包括心脾两虚、肝郁化火、痰热扰心、心肾不交、心胆气虚、阴虚火旺，包括的脏腑为脑、心、脾胃、肝胆、肾。景金鑫等人对心脾两虚、肝郁化火、痰热扰心、心肾不交型失眠患者实施多脏腑辨证施护，其治疗的总有效率达到了86%。东贵荣等人将失眠分为5种脏腑类型，根据脏腑辨证的方法取穴治疗，其有效率高于常规取穴法。张全文运用脏腑辨证施治失眠23例，其中包括肝郁化火、痰热内扰、阴虚火旺、心脾两虚、心胆气虚5型，总有效率达到86.96%。

（2）经络辨证

失眠与"少阳枢机不利"关系密切，少阳经包括手少阳三焦经及足少阳胆经，三焦通调水道，运行气机，若三焦阻塞不通，则营卫气机运行不畅，阳不入阴导致失眠。孙卓等人从少阳论治失眠症，改善了患者的睡眠水平。阳明经包括手阳明大肠经及足阳明胃经。《素问·逆调论》曰："阳明者，胃脉也，胃者六腑之海，其气亦下行，阳明逆不得从其道，故不得卧也。"阳明逆，胃气不行，而致卫气不入阴也，发为失眠。王灵姣基于"阳明逆"理论治疗痰热内扰型失眠患者，治疗后患者睡眠改善，匹兹堡睡眠质量指数降低。辛海从太阴病论治失眠的理论，他认为太阴不等同于脾，六经的体系比脏腑的系统广大且全面，如太阴联系脾脏，也联系肌肉、大腹、口唇等五体五窍，也主管气血津液的滋养化生，从太阴升清化生气血津液角度治疗失眠症。《难经·二十八难》曰："督脉者，起于下极之俞，并于脊里，上至风府，入属于脑。"督脉与脑关系密切，李佩芳等人采用通督调神法，针刺督脉穴位治疗50例失眠症患者，总有效率达到了78%。

二、治疗

（一）药物治疗

1. 西药治疗

（1）GABA–BZ–氯离子载体复合物

这种复合物通常被称为GABA–苯二氮䓬–氯离子载体复合物（GABA–benzodiazepine–chloride ionophore complex，GBC），当GABA与复合物上的GABA受体结合时，氯离子通过细胞膜，导致超极化，降低细胞活性。当BZ和某些非苯二氮䓬类的药物与GBC上的BZ受体结合，GABA受体的结构发生改变，结合GABA的能力增加，导致相关氯离子通道开放。常用的该类药物包括唑吡坦、艾司佐匹克隆等，能够提高睡眠持续性（a.缩短睡眠潜伏时间；b.增加总睡眠时间；c.减少入睡后觉醒），减少N3期睡眠和减少快速眼球运动（REM）睡眠。

（2）褪黑素受体激动剂

褪黑素受体（MT）包括MT1与MT2，MT1受体的作用为抑制视交叉上核（SCN）神经元，有效关闭警觉信号，从而发生睡眠。MT2受体的作用是通过介导褪黑素的时相转换影响昼夜节律。常用的药物为雷美替安，能够缩短进入持续睡眠的潜伏时间。

（3）镇静性抗抑郁药及抗精神病药

镇静性抗抑郁药被广泛用作催眠药物而用于催眠用途的剂量低于抗抑郁作用要求的剂量。常用的药物包括曲唑酮、米氮平等，一般认为米氮平通过抗组胺作用发挥镇静作用。

（4）其他药物

加巴喷丁（一种抗惊厥的 GABA 结构类似物）可用于治疗慢性疼痛和不宁腿综合征，对其他药物无反应或耐受的患者可以将加巴喷丁作为一种催眠药物的选择。

2. 中药治疗

主要通过辨证论治结合患者病情进行，包括水煎药和中成药。治疗失眠症使用的中药多为补虚药和安神药，补虚药包括补气药、补血药及补阴药；安神药为养心安神药。临床上常用百乐眠胶囊以滋阴清热安眠，安神补脑液以补肾养血安神，乌灵胶囊以交通心肾，枣仁安神胶囊以养血安神，心神宁片以宁心安神，甜梦口服液以补肾助眠，松龄血脉康以平肝潜阳安神，养血清脑颗粒以舒肝养血助眠，九味神安胶囊补肾健脾、镇静安眠。

（二）针灸治疗

1. 电针

（1）取穴原则

蒋海琳等比较了单穴与配伍腧穴治疗原发性失眠的临床疗效，配伍腧穴在临床疗效及远期疗效上都优于单穴。方法：取百会穴、双侧神门穴及双侧三阴交穴，碘伏常规消毒后用毫针刺入穴位，百会穴平刺 0.5～0.8 寸，神门穴直刺 0.3～0.5 寸，三阴交直刺 1.0～1.5 寸。

（2）电针参数

刘强等采用 100Hz 高频电针治疗失眠症，经过 3 个疗程的治疗，患者的匹兹堡睡眠质量指数显著降低。研究表明高频电针可拮抗交感神经兴奋，减少去甲肾上腺素的合成和释放。

2. 分部取穴

（1）躯干部

体针治疗为针灸治疗失眠症最广泛使用的方法，所涉及的经脉包括足太阳膀胱经、督脉、任脉、足少阳胆经和足阳明胃经，取穴部位包括头颈部、背部及四肢部。戴启斌采用平刺头部穴位神庭、百会、四神聪及上肢神门、内关穴的方法治疗失眠症，患者经 3 个疗程治疗后，睡眠改善，总有效率 94.1%。王如杰选取下肢的申脉、照海穴治疗 80 例失眠症患者，总有效率达到 75%。

（2）腹部

李黄彤等人采用薄氏腹针治疗慢性失眠症，62 例患者治疗的总有效率为 96.77%，其匹兹堡睡眠质量指数明显降低。腹针治疗失眠主要取中脘、下脘、气海、关元穴以引气归元。方法：避开毛孔进针，少提插，多捻转，不要求得气，留针 30 分钟。

（3）耳部

耳穴的针刺可以直接刺激迷走神经，尤其是位于耳甲区的体表迷走神经耳支传入。传统治疗失眠的耳穴为心、神门、肾等，多位于耳甲区的迷走神经传入纤维分布区域。赵斌等人的研究发现耳甲区的电针具有调制脑默认网络的即刻作用，这可能是其治疗原发性失眠的中枢机制。方法：选取耳甲区用耳针或耳穴埋籽刺激，电针参数为疏密波，4 Hz/20 Hz，强度以患者耐受为度，留针 30 分钟，双耳同时治疗。

3. 治疗方法

针刺风池、大椎穴及督脉穴位对失眠有非常好的疗效。方法：1.5 寸针灸针向鼻尖方向针刺双侧风池穴，进针深度在 1 寸左右，行导气针法，小幅度高频率捻针，以患者舒适为度。1.5 寸针灸针以 30 度角向上斜刺大椎穴，进针深度 1.5 寸左右，行单向捻针手法，以针灸针紧致感为度。督脉选取厥阴俞、心俞，1.5 寸针灸针直刺 0.6 ～ 0.8 寸，行导气针法，小幅度高频率捻针，以患者舒适为度。

（三）针药结合治疗失眠的优势

治疗失眠的药物虽然起效快，持续时间长，显著改善睡眠质量，但由于其属于精神类管控治疗药物，存在着一定依赖性和成瘾性，并且存在易耐药、易复发、远期疗效差的缺点，同时还有一定不良反应。针药结合治疗在失眠症中应用广泛，二者结合能够提高单纯药物的疗效，减少药物的用量，降低药物的毒副作用，达到增效减毒的作用。

1. 提高疗效

临床研究表明，针药结合治疗效果优于单纯使用药物治疗，陈秀华将 80 例失眠症患者分为对照组与治疗组，对照组给予舒乐安定治疗，治疗组予以针刺及舒乐安定治疗，结果表明针药结合治疗能有效延长睡眠时间，提高睡眠质量，改善伴随症状，从而提高临床疗效。不仅针灸与西药结合治疗，马云枝等人用针刺结合中药自拟方交泰安神饮治疗失眠症，其总有效率高于单纯使用西药安定治疗组，同时没有对照组的头晕、乏力、步态不稳等不良反应。汪建平等人还比较了药物、针刺以及针药结合治疗失眠的疗效差异，结果表明单纯西药治疗起效快，但长期疗效差，易反复发作；单纯针刺治疗总体疗效较好，但是起效慢，短时间内很难改善症状；针药结合组起效快，疗效持久稳定，不易复发。

2. 减少不良反应

临床研究表明，电针减少了苯二氮䓬类药物的用量。长期使用苯二氮䓬类安眠药患者使用电针或假电针干预，结果表明电针减少了40% 药物的用量。

参考文献

［1］VIOLA A U, ARCHER S N, JAMES L M, et al. PER3 polymorphism predicts sleep structure and waking performance［J］. Curr Biol, 2007, 17（7）: 613–618.

［2］DEUSCHLE M，SCHREDL M，SCHILLING C，et al. Association between a serotonin transporter length polymorphism and primary insomnia［J］. Sleep，2010，33（3）：343-347.

［3］BUHR A，BIANCHI M J，BAUR R，et al. Functional characterization of the new human GABAA receptor mutation β3（R192H）. Hum Genet，2002，111：154-160.

［4］ZHANG J，LI S P，XIN L S，et al. A community-based study on the association between insomnia and hypothalamic-pituitary-adrenal axis: sex and pubertal influences［J］. J Clin Endocrinol Metab，2004，99：2277-2287.

［5］FARINA B. Heart rate and heart rate variability modification in chronic insomnia patients［J］. Behav Sleep Med，2014，12：290-306.

［6］NOFZINGER E A. Functional neuroimaging evidence for hyperarousal in insomnia［J］. Am J Psychiatry，2004，161：2126-2128.

［7］STOFFERS D. The caudate: a key node in the neuronal network imbalance of insomnia［J］. Brain，2014，137：610-620.

［8］SAPER C B，FULLER P M，PEDERSEN N P，et al. Sleep state switching［J］. Neuron，2010，68：1023-1042.

［9］WINKELMAN J W，BUXTON O M. Reduced brain GABA in primary insomnia: preliminary data from 4T proton magnetic resonance spectroscopy（^{1}H-MRS）［J］. Sleep，2008，31（11）：1499-506.

［10］栗克清，石贺敏，贾海玲，等. 河北省18岁以上人群睡眠障碍流行病学调查［C］// 中国睡眠研究会. 中国睡眠研究会第十一届全国学术年会论文汇编. 北京：中国睡眠研究会，2019：246.

［11］夏晨，朱群邦，黄枫，等. 上海市杨浦区127例老年失眠患者体质状况分析［J］. 中西医结合学报，2012，10（08）：866-873.

［12］MINDELL J A，MELTZER L J. Behavioural sleep disorders in children and adolescents［J］. Ann Acad Med Singap，2008，37（8）：722-728.

［13］LIU X，LIU L，OWENS J A，et al. Sleep patterns and sleep problems among schoolchildren in the United States and China［J］.Pediatrics，2005，115（1

Suppl）：241-249.

［14］赵显超，程金湘，雷革胜，等．单中心8037例睡眠障碍患者的流行病学及临床特征分析［J］.中华神经科杂志，2017，50（08）：579-584.

［15］景金霞，刘玉文，王彤．多脏腑辨证施护失眠症的效果观察［J］.现代中西医结合杂志，2011，20（17）：2190-2191.

［16］凌丽，薛金伟，东贵荣．脏腑辨证治疗失眠的规律及特征［J］.中国中医药信息杂志，2005（08）：73-74.

［17］张全文．运用脏腑辨证施治失眠23例疗效观察［J］.中国民族民间医药，2012，21（14）：98.

［18］孙卓，刘龙涛．从少阳论治失眠症的临证体悟［J］.中国医药导报，2019，16（36）：132-135.

［19］王灵姣．基于"阳明逆"理论治疗痰热内扰型失眠的疗效评价研究［D］.成都：成都中医药大学，2018.

［20］辛海．从太阴病论治失眠的理论及医案举隅［J］.环球中医药，2019，12（07）：1086-1088.

［21］李佩芳，刘霞．通督调神针刺法治疗不寐的临床观察［J］.针灸临床杂志，2013，29（04）：17-18.

［22］蒋海琳，刘成禹，王富春，等．电针单穴与配伍腧穴治疗原发性失眠的临床疗效观察［J］.中华中医药杂志，2019，34（05）：2266-2269.

［23］刘强，邓琳琳，王飞，等．高频电针结合"小醒脑开窍"针刺法治疗失眠临床研究［J］.浙江中医药大学学报，2019，43（11）：1284-1287.

［24］丁娜．不同频率电针对心肌缺血模型大鼠心包经穴区电阻值及NE、cGMP影响的研究［D］.北京：北京中医药大学，2013.

［25］戴启斌．针灸治疗失眠85例［J］.辽宁中医杂志，2005（04）：360.

［26］王如杰．针刺申脉照海治疗顽固性失眠40例临床观察［J］.四川中医，2008（04）：123.

［27］李黄彤，黄泳，陈麟．薄氏腹针治疗慢性失眠症62例疗效观察［J］.河北中医，2010，32（04）：558-559.

［28］赵斌，李亮，张金铃，等.耳甲电针对原发性失眠患者脑默认网络的即刻调节作用［J］.针刺研究，2019，44（12）：884-887.

［29］陈秀华.针药结合治疗失眠症疗效观察［J］.上海针灸杂志，2003（11）：30-31.

［30］马云枝，周晓卿.针药结合治疗顽固性失眠90例疗效观察［J］.四川中医，2004（06）：51-52.

［31］汪建平，王建兵，王利朝，等.针药结合治疗老年性失眠：随机对照研究［J］.中国针灸，2015，35（06）：544-548.

第五节　癫　痫

癫痫是以突然仆倒，昏不识人，口吐涎沫，两目上视，肢体抽搐，惊掣啼叫，喉中发出异声，片刻即醒，醒后如常人为特征，具有反复发作性特点的一种疾病。本病主要指癫痫强直-阵挛性发作。

一、疾病要点

（一）西医认识

1. 病因

癫痫的病因可分为遗传性、结构性（海马硬化、围产期脑损伤、脑血管病、脑肿瘤、颅脑损伤、神经变性、脱髓鞘病变等）、代谢性、免疫性、感染性和原因不明六类。

2. 病理

癫痫的病理机制主要涉及脑部炎症反应、神经元凋亡、胶质细胞功能异常以及突触重构等过程。丘脑在匹罗卡品诱导的癫痫样发作过程中起到了重要作用。抑制丘脑束旁核神经元的活动可以降低癫痫发作程度。在临床上，癫痫患者除了表现为反复癫痫发作之外，还伴有认知、情绪和社会功能损害等后果，这可能与癫痫样放电扩散所造成的广泛性情绪、认知网络受累有关。功能磁共振研究显示，在癫痫发作间期，癫痫患者仍存在颞叶内外侧皮层、前额叶、前扣带回、顶叶，以及小脑等多个脑区功能改变和脑区间功能连接的异常。这表明，即使在发作间期，癫痫样放电扩散所引起的脑网络损害效应仍然存在，并且这些情绪网络的累及可能与癫痫患者共病的抑郁症状密切相关。癫痫患者脑白质结构存在显著异常，其中弓状束的连接异常可能是癫痫患者精神质人格的病理基础。谷氨酸能兴奋性问题是癫痫的重要发病机制之一，采用 ^{1}H–MRS 技术显示，癫痫患者右侧海马的谷氨酸代谢产物水平（谷氨酸和谷氨酰胺）与癫痫患者的抑郁症状呈显著正相关。

3. 疾病分类

2017 年发布最新的癫痫发作及癫痫分类修订指南，指出新的局灶性起源的癫痫包括自动症、行为终止发作、过度运动发作、自主神经发作及情绪发作，新的全面性起源的癫痫包括眼睑肌阵挛伴失神、肌阵挛发作、肌阵挛－失张力、肌阵挛－强直－阵挛发作。另外值得注意的是，失张力发作、阵挛发作、癫痫性痉挛、肌阵挛及强直性发作既可能为局灶起源也可能为全面性起源。

4. 疾病症状

常见癫病发作的临床表现局灶性发作系大脑局灶性功能障碍引起，意识不丧失，发作涉及身体的某一局部，EEG 为局灶性异常放电。全面性发作为全脑功能障碍所致。发作时意识丧失，症状涉及全身，EEG 为全脑异常放电。常见类型癫痫发作的临床表现如下。

（1）局灶性起源（部分性发作）

①局灶性运动性发作：表现为癫痫灶对侧肢体或面部抽搐。口、唇、拇指、食指最容易受累。发作时意识不丧失。若局限性癫痫灶的异常放电由一侧扩散至对侧大脑半球，则抽搐变为全身性，并有意识丧失，称为继发性泛化。局限性发作之后，在原来受累部位可能出现一过性麻痹，持续几分钟至几小时，称为 Todd 麻痹。

②局灶性感觉性发作：小儿时期少见。表现为躯体感觉性发作（麻木、疼痛）和特殊感觉性发作（嗅、味、听、视或眩晕等）发作。

③局灶性自主神经性发作：发作以自主神经症状为主，可表现为头痛、腹痛、恶心呕吐和上腹部不适等。也可表现为面色苍白、青紫或发作性发热。发作后可有嗜睡。发作持续数分钟至数小时，甚至1～2天。发作频率不定，可一周数次或数月一次。此型癫痫极少见，诊断也较困难，需慎重排除其他诊断。

④局灶性认知（精神性）发作：表现为发作性精神症状，包括幻觉、幻听、错觉、情感障碍、认知障碍和记忆障碍等。

⑤伴有意识障碍、局灶性（复杂部分性）发作：包括两种及两种以上简单部分性发作，并有程度不等的意识障碍及自动症。发作时常有精神、意识、运动、感觉及自主神经等方面的症状。可持续数分钟至数小时。常伴自动症，即在意识混浊情况下出现的无目的、无意义、不合时宜的不自主动作，发作后不能回忆。

（2）局灶性发作进展

为双侧强直－阵挛发作，部分继发全面性癫痫。

（3）全身性发作

①强直－阵挛性发作：又称为大发作，表现为突然意识丧失，随即出现全身性强直阵挛性抽搐。可有呼吸暂停，面色青紫、瞳孔散大、对光反射消失，发作持续1～5分钟，发作后意识混浊或嗜睡，经数小时后清醒。婴幼儿期典型发作较少见。

②阵挛性发作：肢体有节律地连续抽动，发作时意识丧失。持续时间不等。

③强直性发作：表现为某些肌肉突然强直收缩，如躯干前屈、伸颈、头前倾、两肩上抬，两臂外旋、肘屈或伸直，固定于某姿势，维持数秒钟或更长，随后发作停止，肌张力正常，恢复原来姿势，发作时有短暂意识丧失。有时表现为中轴性发作，全身强直。

④肌阵挛发作：表现为某个肌肉或肌群突然、快速、有力地收缩，引起一侧或双侧肢体抽动，抽动时手中物品落地或摔出。躯干肌肉收缩时则表现为突然用力地点头、弯腰或后仰。站立时发作则常表现为猛烈地摔倒在地。发作时可伤及头部、前额、下颌、嘴唇或

牙齿。

⑤失神发作：又称小发作，表现为突发短暂的意识丧失，没有先兆，也不伴发作后嗜睡，发作时语言中断，活动停止。固定于某一体位，不跌倒，两眼茫然凝视。有时可有手、唇、舌或头细小的颤动，或每秒 3 次的眨眼动作。一般持续 5～15s。

⑥失张力发作：又称无动性发作（akinetic attack），表现为突发的一过性肌张力丧失，不能维持姿势，持续 1～3s，伴意识丧失。如患儿在站立时发作，表现为突然低头，两臂轻微外展，手指张开，上臂下垂，屈膝，继而跌倒，意识很快恢复。

5. 诊断标准

癫痫具有持久的致痫倾向，且有发作突发突止，短暂一过性的特征，癫痫临床指南建议至少需要 7 次癫痫发作临床才考虑诊断为癫痫。新的癫痫临床实用定义指南明确提出，癫痫临床诊断除了包括已被临床医师熟悉的至少 2 次间隔 24 小时的非诱发或非反射性发作和符合某种癫痫综合征之外，对于只有 1 次癫痫发作但满足：①为非诱发性或非反射性发作；②未来 10 年再发风险与两次非诱发性发作后再发风险相当（至少大于 60%）两个条件，临床也可诊断为癫痫。

（1）既往史和家族史

患者既往可有宫内窘迫、早产难产、产伤、缺氧窒息等围产期脑损伤病史，新生儿惊厥史，热性惊厥史，中枢神经系统感染，脑肿瘤和脑外伤，颅内出血，精神运动发育迟滞，中毒史，神经皮肤综合征，遗传代谢病等病史。

家族中可有癫痫、热性惊厥、偏头痛、睡眠障碍、遗传代谢性疾病等病史。

（2）临床表现

临床症状具有突发突止、时间短暂、自行缓解、醒后如常人、反复发作的特点，主要表现为猝然仆倒、不省人事、两目上视、牙关紧闭、口唇紫绀、口吐涎沫、喉中痰鸣、惊掣啼叫、项背强直、角弓反张、四肢抽搐、二便失禁等。若一次发作持续时间超过 30 分钟，或多次发作时间超过 30 分钟，期间意识不恢复者，为癫痫持续状态。

发作前可有头晕、胸闷、惊恐尖叫、恶心、腹部不适、心神不宁、幻听或幻视等先兆，也可无发作前兆；发作后可有朦胧、嗜睡、短暂瘫痪、头痛或恢复正常等不同表现。

（3）脑电图检查

发作间期发现痫样放电（棘波、尖波等）是诊断癫痫最有力的依据，如能记录到发作期异常放电则诊断意义更大。癫痫样放电最常见于癫痫患者，但也可见于其他疾病，甚至健康人群，因而并不具有高度的特异性。在没有出现临床癫痫发作时，不应诊断为癫痫或"隐匿性癫痫"，亦不需抗癫痫药物治疗。应对这些儿童进行临床随访。

6. 疾病评估

简易精神状态量表（MMSE）是使用最广泛的认知障碍筛查量表；蒙特利尔认知评估量表（MoCA）测试癫痫患者的认知功能水平；韦氏智力量表（W–S）用于检测频繁发作的癫痫患者相关认知障碍。

（二）中医认识

1. 病因病机

痫病多因先天因素或头颅外伤或起居饮食调摄失常或情绪刺激诱发，导致心、肝、脾、肾功能失调而致痰蒙心窍，神机失用，阴阳失和。小儿是稚阴稚阳之体，在生理上心、肝常有余，肺、脾、肾常不足。排除先天遗传等因素，考虑小儿疾病较为单一，多由饮食不知节制或者先天脾胃虚弱而生痰，抑或受惊而生风动痰。痰是一种病理产物，由脏腑津液因脏腑功能失常、气机运行不畅所化。脾为生痰之源，脾失健运，不能为胃行其津液，故停聚而成痰。人体之痰一旦形成，可随气而至全身，且变化多端，常常与风、火、瘀、虚等相交为病，往往临床表现错综复杂，故古代医家常云："无痰不作痫。"小儿癫痫其本在脾胃，病位在脑与心，主要病理因素在于痰，包含无形与有形之痰。癫痫发作时可见有形之痰梗阻咽喉，痰涎壅塞，为发病之标；无形之痰致使迷闷心窍意识不清，为反复发作之本。痰在内与风、火、瘀、虚等兼夹为病，致使气机逆乱，元神失常，阴阳失调，致使易受外感六淫侵袭而诱发为病，或脑络痰瘀阻滞，神机失用，昏不识人，或引动风痰内扰，四肢抽搐，双目直视，或痰火内扰，角弓反张。

2. 辨证思路

（1）脏腑辨证

《痫证诊断与疗效评定标准》首先按八纲分辨阴阳，再根据症状表现，把证候诊断分为 5 个：风火上炎，痰热内闭；风动痰阻，浊邪上泛；瘀血内停，清窍受阻；心脾两虚，虚风动越；肾元不足，内风暗煽。

《中医内科病证诊断疗效标准》中痫病证候分类，共分为 6 个基本证候：痰火扰神、血虚风动、风痰闭窍、瘀阻脑络、心脾两虚、肝肾阴虚。

两种证候分类均以病性辨证和病位辨证为基础，主要思想以内外风、痰、热、瘀、虚相互作用而致病为主。前者更明确了八纲辨证在痫病辨证上的运用，病变脏腑累及心、脾、肾；后者以心、肝、脾、肾为主要病变脏腑，突出了肝风致病的思想。

（2）经络辨证

痫病常有"阳气逆乱，痰浊上扰，神机失用"。头为"诸阳之会"，督脉为"阳脉之海"，督脉入属于脑，总督诸阳，而辅以手足厥阴经，有止惊息风之意。故头针选穴以"四神针"中之左右二针、百会、印堂、双侧风池为主，取之通督调神之义，激发一身之阳气，使清阳得升，浊阴得降，并辅以息内风，旨在通督安神，醒脑开窍。体针则以"四关穴"及大椎、曲池、间使、足三里、三阴交、申脉、照海为主，意在健脾化痰，息风定惊。《针灸大成》言明："四关四穴，即两合谷、两太冲是也。"开"四关穴"以奏调理气机升降平衡之功，辅以足三里、三阴交健脾养肝，调和气血。大椎旨在疏通督脉阳气。间使为治癫痫要穴，属心包经穴，心包代心受邪，按循经取穴原则，故以针刺间使以宁心安神。其中申脉通于阳跷脉，照海通于阴跷脉，皆属八脉交会穴。"跷本一脉，分别于阴阳"，阴跷别出足少阴肾经，上连脑海，益精填髓；阳跷别出足太阳膀胱经，直上入脑统管阳气。阴阳跷脉同入脑管理阴阳，因此跷脉不通可导致脑内阴阳失衡而引起神志病。故选穴双侧申脉、照海，可调和并维持人体阴阳平衡。

二、治疗

（一）药物治疗

1. 西药治疗

（1）加巴喷丁

加巴喷丁对新诊断的部分性癫痫有效。

（2）拉莫三嗪

拉莫三嗪对于新诊断的儿童失神发作患者有效。

（3）托吡酯

托吡酯对新诊断的部分性和全身性强直阵挛发作均有效。

（4）噻加宾

噻加宾在难治性部分癫痫患者的辅助治疗中对减少发作频率有效。

（5）奥卡西平

奥卡西平对新诊断的部分性和全身性强直阵挛发作均有效。

（6）左乙拉西坦

左乙拉西坦在难治性部分癫痫患者的辅助治疗中对减少发作频率有效。

（7）唑尼沙胺

尚缺乏足够证据证明唑尼沙胺对新诊断癫痫治疗的药力。

2. 中药治疗

（1）惊痫证

镇惊丸。

（2）痰痫证

涤痰汤。

（3）风痫证

定痫丸。

（4）瘀痫证

通窍活血汤。

（5）虚痫证

河车八味丸。

（二）针灸治疗

1. 头面部穴

印堂、大椎、风池、百会，及百会穴左、右各旁开 1.5 寸。

2. 躯干穴（肢体穴）

合谷、曲池、间使、太冲、足三里、三阴交、申脉、照海。

操作方法：大椎点刺，不留针；风池、合谷、曲池、间使、太冲、足三里、三阴交、照海取双侧，加印堂、百会及百会穴左、右各旁开 1.5 寸，留针 30 分钟。每周针刺 3 次，3 个月为 1 个疗程。

（三）针药结合治疗优势

1. 提高疗效

治疗应以平衡阴阳为主，兼以祛痰化瘀，充分发挥针灸在调节人体尤其是神志方面功能、恢复阴阳平衡方面的优势，同时配合服用祛痰化瘀中药，共同提高疗效。

2. 降低药物毒副作用

针药结合的不良反应率明显低于单纯药物治疗。单用抗癫痫药物会产生不同程度的副作用。

参考文献

［1］马融，刘振寰，张喜莲，等.中医儿科临床诊疗指南·小儿癫痫（修订）［J］.中医儿科杂志，2017，13（06）：1-6.

［2］刘婷婷，尹明康，黄鹏如，等.癫痫主要病理机制及其相关微 RNA

的研究进展［J］. 医学综述，2016，22（17）：3344-3347.

［3］肖波，周罗. 癫痫最新临床诊疗指南：机遇与挑战并存［J］. 协和医学杂志，2017，8（Z1）：122-126.

［4］李小梅，许虹. 癫痫患者认知障碍的影响因素及相关筛查量表［J］. 实用医学杂志，2019，35（03）：365-368.

［5］陆钦池，高枚春. 抗癫痫药物应用指南 I——新型抗癫痫药物的药力和耐受性：新发癫痫的治疗［J］. 国际神经病学神经外科学杂志，2008（03）：203-207.

［6］尚秀葵，潘兴芳，刘公望. 针药结合治疗癫痫临床观察［J］. 辽宁中医杂志，2002（10）：618-619.

第六节　三叉神经痛

三叉神经痛是指在三叉神经分布区域内反复出现的阵发性剧烈疼痛，是面部疼痛的常见病因。该病严重影响患者生活质量，多在40岁以上发病，女性患病率略高于男性，多为单侧性，少数呈双侧性（约5%）。三叉神经痛有原发性和继发性两种，后者由三叉神经走行范围内的病理因素引起。

一、疾病要点

（一）西医认识

1. 病因

三叉神经痛有原发性和继发性两种，原发性三叉神经痛至今病因不明，继发性三叉神经痛是由于三叉神经走行范围内的病理因素，如桥小脑角肿瘤、三叉神经根或半月节部肿瘤、血管畸形、动脉瘤、蛛网膜炎、多发性硬化等所致。

2. 病理假说

三叉神经是混合性神经，三叉神经的周围支第一、二支是感觉神经（即眼神经和上颌神经），第三支（下颌神经）是混合性神经。感觉神经传递来自头面部和口腔的感觉信号，运动神经支配咀嚼肌。三叉神经痛是在三叉神经分布区域内反复出现的阵发性剧烈疼痛。关于原发性三叉神经痛的发病机制迄今未能确定，主要有中枢病变和微血管压迫两种假说，近年来的研究结果日益表明该病是由多种因素共同导致的。

（1）中枢病变假说

中枢病变假说最早由 Trousseau 于 1853 年提出。Trousseau 发现三叉神经痛有癫痫样发作的特点，呈阵发性，有触发点，发作时中脑可记录到癫痫样放电，使用抗癫痫药物治疗有效，因此他认为三叉神经痛很可能是中枢神经系统病变所致。近年来的研究发现三叉神经痛患者在丘脑、躯体感觉皮质、扣带回和三叉神经脊束核等处有异常激活，做 MRI 定量研究发现丘脑、躯体感觉皮质也有体积的减小等变化。然而，该假说尚不能完全解释所有三叉神经痛的发病原因，如三叉神经痛的发作区域一般并非整个三叉神经的分布区，而是多发生在单侧，甚至发生在三叉神经某一支或某二支神经的分布区；原发性三叉神经痛患者并无明显神经系统受损体征；使用某些抗癫痫药物治疗无效等。

（2）微血管压迫假说

1934 年，Dandy 首次提出血管压迫神经根是三叉神经痛的病因之一。1959 年，Gardner 发现可以通过解除神经根的压迫来治疗三叉神经痛。1976 年，Jannetta 正式提出微血管压迫学说，指出三叉神经根受到血管搏动性的压迫后会引起三叉神经痛，并同时开发了微血管减压术（microvascular decompression，MVD）来治疗三叉神经痛，迄今这一方法仍是治疗三叉神经痛最有效的方法之一。三叉神经根解剖位置上邻近脑桥小脑角，该部位是中枢和周围神经髓鞘的移行区域，附近动脉迂曲走行，动脉的搏动引起的压迫刺激，易使神经髓鞘受到损伤，相邻神经纤维之间发生短路，从而提高了三叉神经对外来刺激的敏感性而产生疼痛。临床研究发现，三叉神经痛患者的三叉神经根受压迫区域有炎症细胞浸润、神经纤维脱髓鞘（或髓鞘增厚）、轴突变细（或消失）等病理改变。也有研究人员认为，椎 – 基底动脉系血管的解剖发育异常或退行性变时，血管出现的迂曲或异位压迫三叉神经根也会引起三叉神经痛。近年来，临床发现胆脂瘤、脑膜瘤、听神经瘤、蛛网膜炎及蛛网膜粘连等也会压迫三叉神经，引起三叉神经痛。然而，仍有一部分三叉神经痛患者并没有血管压迫三叉神经根的情况出现，其发病机制尚无法用微血管压迫假说来解释。近年来也有研究认为，三叉神经痛患者三叉神经脱髓鞘是由细胞免疫介导的，由神经系统内吞噬细胞、肥大细胞、T 细胞和血管内皮细胞破坏和吞噬轴索，造成神经组织慢性损害，引起神经脱髓鞘的发生和发展。

（3）其他假说

近年来研究发现三叉神经痛患者血浆和脑脊液中的肽类物质含量高，如 SP、炎症介质 IL-6、PGE2，及 CGRP 等，可使三叉神经周围血管系统发生神经源性炎症，间接导致三叉神经功能的紊乱；另外，局部血浆中 CGRP 的浓度与三叉神经痛的痛觉强度也存在正相关。

3. 疾病分类

（1）原发性三叉神经痛

指找不到病因的三叉神经痛。

（2）继发性三叉神经痛

指在三叉神经走行范围内的病理因素（如桥小脑角肿瘤、三叉神经根或半月节部肿瘤、血管畸形、动脉瘤、蛛网膜炎、多发性硬化等）引起的三叉神经痛。

4. 疾病症状

（1）发作情况

三叉神经痛是骤然发生，无任何先兆，出现电击样、刀割样、烧灼样、难以忍受的剧烈疼痛，多在一侧，以三叉神经第二、三支多见。疼痛发作时，严重的可出现面部表情扭曲或凝固。疼痛以面颊、上、下颌或舌最明显。发作呈周期性，每次发作期持续数天、数周或数月不等，每次发作时间仅持续数秒至 2 分钟，开始和停止都很突然，间歇期完全正常，间歇期往往随病程逐渐缩短。此病很少自愈。

（2）触发点及其诱发

三叉神经痛患者口角、鼻翼、颊部和舌处最为敏感，轻触即可激发疼痛，可反射性地引起面肌抽搐、口角向患侧歪斜，并有面红、流泪和流涎等痛性抽搐的现象，严重者洗脸、刷牙、说话、咀嚼等都会诱发疼痛。

（3）侧别和支别

三叉神经痛多发生在一侧，一般长期固定在三叉神经的某一支，尤以第二和第三支多见，亦有两支同时受累的情况。

（4）体征

原发性三叉神经痛无神经系统受损的阳性体征，而继发性三叉神经痛往往有三叉神经或周围组织受损的体征。

5. 诊断与鉴别诊断

原发性三叉神经痛需要与继发性三叉神经痛、牙痛、三叉神经炎、吞咽神经痛和蝶腭神经痛等区别。

原发性三叉神经痛患者一般并无三叉神经受损的体征；而继发性三叉神经痛患者，其疼痛常呈持续性，有三叉神经本身或周围组织病变的损害体征，如多发性硬化、延髓空洞症、颅底肿瘤等引起瘫痪等。

当三叉神经痛出现在三叉神经第二、第三支分支时，易被误诊为牙科疾病。若三叉神经痛患者同时有自主神经症状，需要与三叉神经自主神经性头痛进行鉴别，这类患者用微血管减压术进行治疗往往效果不理想。

（二）中医认识

1. 脏腑辨证

根据发病症状特点，三叉神经痛属于中医学的"面痛""偏头风"范畴，可分为以下 4 个证型。

（1）风寒侵袭型

患者因遇风寒等诱发，发作时面部呈短暂的阵发性抽搐样剧痛，犹如刀割，面肌有紧缩感。舌淡、苔薄白，脉紧。证属风寒之邪传入经络而凝滞不行。治宜疏散风寒，通络止痛。

（2）肝胆风火，阳明胃热型

患者突然发生一侧头面部短而剧烈的疼痛，重者面部肌肉抽搐，面红目赤，流涎流泪，口中生疮，善饥多食，大便秘结，舌质红、苔或黄腻，脉弦数。证属肝郁化火，引动肝风；胃热熏蒸，循经上攻头目。治宜祛风平肝，清热通络。

（3）痰火上攻头面型

患者出现短暂的阵发性闷胀灼痛，患处喜冷敷，头昏而沉，胸脘满闷，舌苔厚腻、微黄，脉弦滑。证属痰浊内盛，郁滞化火，痰随火升，凝于头面经络。治宜清热化痰，息风通络。

（4）阴虚阳亢型

患者出现阵发性抽搐样剧痛，两颧红，伴烦热，失眠健忘，腰酸无力，舌红少苔，脉细或微弦数。证属阴津亏损，阳亢风动，侵扰头面。治宜滋阴潜阳，息风止痛。

2. 经络辨证

三叉神经痛属中医学"面痛"的范畴，是风、火、痰、瘀杂至，相互交结于面部，三阳经脉气血运行不通所致，不通则痛。

经脉气血的运行与心、神相关，所谓"心寂则痛微，心躁则痛甚"。心主血脉，神能导气，气畅脉通，则百病不生。故欲安其神，必以静之。镇静安神以心经、心包经、督脉经穴作用最强。

针灸治疗三叉神经痛，除了要采用局部近取和循经远取手足三阳经穴来疏通经络气血外，还要选取心经、心包经和督脉经穴，兼以治神，以神导气。

二、治疗

三叉神经痛发生时，一般建议患者首先口服药物治疗。对于病程短，症状典型，难以接受术后感觉麻木，基础状态尚可的年轻的三叉神经痛患者优先选择微血管减压术；对于基础状态较差的患者优先选择射频治疗；对于症状不典型、微血管减压术治疗无效的患者优先选择射频热凝治疗，可同时复合化学毁损治疗来提高疗效；对于凝血功能异常、基础状态差的患者优先选择立体定向放射治疗；对于未见明显责任血管、第一支疼痛的患者，可优先选择经皮微球囊压迫术（percutaneous microballoon compression，PMC）。

随着对三叉神经痛研究的不断深入，会不断出现更多安全有效的治疗方法。如神经内窥镜技术作为显微镜的辅助设备，能够观察到显微镜探查不到的区域，更易发现病变，故借助神经内镜进行微血管减压术或三叉神经感觉根切断术治疗原发性三叉神经痛可以取得更好的疗效。

（一）药物治疗

1. 西药治疗

三叉神经痛的治疗药物主要分为抗癫痫类药物和非抗癫痫类药两种。口服药物多以缓解症状为目的，副作用较大，部分患者不能够耐受。

（1）抗癫痫药物

①卡马西平：为治疗三叉神经的首选药物，约70%的患者治疗有效。卡马西平是钠离子通道的阻断剂，可抑制神经元异常的高频冲动发放。开始每次0.1g，每日2次，以后逐日增加0.1g，直到疼痛停止，然后再逐渐减少药量，一般以每日0.6～0.8g维持用药。该药的副作用有眩晕、思睡、恶心、行走不稳等，用药数天后消失，若有皮疹和白细胞减少的现象，则需停药。

②奥卡西平：是卡马西平的酮衍生物，药效与卡马西平相近，更易耐受，药物的相互作用风险低，但价格较高，临床大量使用易引起低钠血症。

③拉莫三嗪：是新型的抗癫痫类药物，若患者对卡马西平和奥卡

西平的耐受性不好时可以选用。需要注意的是，此药应缓慢逐渐加量使用，防止皮疹发生，故此药不用于三叉神经痛急性疼痛治疗，而用于控制长期中度疼痛的治疗中。

④苯妥英钠：一般认为是通过增强抑制性神经递质 5-HT 和 GABA 的作用，抑制突触传递，从而防止脑内异常的高频冲动发放。开始每日 0.1 g，每日 3 次，效果不佳的患者可以逐渐增加药量至每日 0.6 g。半数患者有效，无效者，可以和卡马西平联合用药来增加疗效。

⑤氯硝西泮：可促进氯离子内流，降低神经元的兴奋性。给药剂量每日 4 ～ 6 mg，约半数三叉神经痛患者有效，25% 的患者可缓解，副作用有嗜睡和步态不稳等。

⑥其他：有少量用加巴喷丁、普瑞巴林等治疗三叉神经痛的报道。

（2）非抗癫痫药物

①巴氯芬：是 γ-氨基丁酸（GABA）的受体激动剂，通过激活 GABA-B 受体，减少兴奋性氨基酸谷氨酸和天冬氨酸的释放，抑制单突触和多突触反射，从而起到解痉止痛的作用。

②利多卡因鼻腔喷射：对三叉神经第二支疼痛的患者，用利多卡因鼻腔喷射，阻滞蝶腭神经节来缓解疼痛。蝶腭神经节由上颌神经感觉根、副交感神经根和交感神经根组成，阻滞蝶腭神经节，能够缓解上颌神经的疼痛，还通过调节自主神经抑制血管扩张，减轻血管对三叉神经的压迫作用。

③糖皮质激素：对症状较轻，无糖皮质激素使用禁忌的患者，研究发现在使用三叉神经阻滞时辅以糖皮质激素进行治疗，患者的疼痛程度及口服药量在短期内都有不同程度的降低。

④抗抑郁药物：三环类药物（如阿米替林、丙咪嗪和氯丙咪嗪）及选择性 5-HT 重吸收抑制剂（如帕罗西汀、氟西汀、西酞普兰等），除了对治疗抑郁、焦虑有用外，对神经性疼痛也有一定疗效。对三叉神经痛的治疗效果仍待进一步研究确定。

⑤其他：有少量用替扎尼定（Tizanidine，TZD）、匹莫奇特

（Pimozide）、辣椒素（capsaicin）和肉毒毒素 A 等药物治疗三叉神经痛的报道，其疗效还待进一步研究确定。

2. 中药治疗

根据中医脏腑辨证，对不同证型的三叉神经痛患者使用不同的方药。

（1）对风寒侵袭型的患者

方可选川芎茶调散加减：川芎 19g，荆芥、防风、白芷、全蝎各 10g，薄荷、蜈蚣、牛膝、甘草各 6g，细辛 3g。湿邪偏甚者，加羌活 10g。

（2）对肝胆风火，阳明胃热型的患者

方可用祛风平肝清胃汤：菊花、黄芩、柴胡各 10 ~ 15g，葛根、钩藤各 20g，川芎 15g，生石膏（先下）30g，白芷、荆芥、蔓荆子、蜈蚣各 10g，全蝎 6g，细辛 2g。大便秘结者，加生大黄（后下）6 ~ 10g；小便黄赤短少者，加六一散（布包）15 ~ 30g。

（3）对痰火上攻头面型的患者

方可选温胆汤加减：制半夏、川芎、全蝎、枳实、地龙各 10g，橘红、竹茹各 12g，茯苓 15g，川牛膝 6g。痛甚者，加石决明（先下）20g，菊花 6g；痰多者，加制南星、瓜蒌子各 10g。

（4）对阴虚阳亢型的患者

方可选潜阳息风止痛汤：生地黄、玄参、潼蒺藜各 15g，麦冬 25g，川芎 12g，白芷、白蒺藜、全蝎各 10g，蜈蚣 6g，龟甲（先下）20g，川牛膝 6g。本病多反复发作，久病成瘀，见有瘀血阻滞者，可酌情加入赤芍、红花、桃仁等活血化瘀之品，亦可选用通窍活血汤加减。

（5）其他

七叶莲具有祛风止痛，活血消肿的作用，也有用于进行三叉神经痛治疗的报道。

（二）手术治疗

药物治疗无效者可以进行手术治疗。根据手术治疗机制的不同分为两种：微血管减压术和神经毁损或调控术；按照手术部位可以分为三种：三叉神经周围支手术、半月神经节手术和颅后窝手术。

1. 微血管减压术

微血管减压术是利用外科方法分离压迫三叉神经的血管和血管与三叉神经根之间的粘连，并垫以适当大小的垫片来起到减压的目的。该手术方法疗效好，70%～80%的患者术后即可得到完全缓解，60%～70%的患者可以保持无痛状态10～20年，患者的生活质量能得到显著改善，因此这一手术方法被大量推广应用。微血管减压术通过解除三叉神经根的压迫来治疗疼痛，能保留神经的功能，对口服药物无效、病程短、有典型的三叉神经痛并伴有面肌痉挛、不愿切断三叉神经感觉根遗留面部麻木的年轻患者是最佳的选择。近些年随着磁共振血管成像技术和脑干三叉神经诱发电位技术的应用，可以更好地判断责任血管，实施针对性减压，使微血管减压术的疗效得到进一步提高。然而值得注意的是，该手术需在全麻下完成，有0.2%～0.5%的死亡风险，故不适用于基础状态差、不能耐受全身麻醉的患者；另外，有不到3%的患者术后会引起一侧听力永久性损害。

2. 神经切断或阻滞

（1）三叉神经周围支、三叉神经感觉根或三叉神经脊束切断术

根据三叉神经痛患者的临床疼痛症状，确定疼痛出现在三叉神经的哪一侧、哪一支（或几支）的分布区，再进行三叉神经周围支、三叉神经感觉根或三叉神经脊束的切断，切断疼痛的感觉传入途径，可以起到止痛的作用。经颞入路三叉神经感觉根切断术主要适用于三叉神经第Ⅱ、Ⅲ支痛的患者，手术风险小，但是面部感觉丧失多，有时还会损伤运动根。经枕下入路三叉神经感觉根切断术，由颅后窝开颅，对三叉神经的所有分支疼痛都适用，容易发现引起继发性三叉神经痛的病因，面部感觉丧失较少，缺点是手术风险大，术后反应较

多。三叉神经脊束切断术适用于双侧三叉神经痛及其他方法未能治愈的顽固性三叉神经痛患者，经颅后窝在近延髓闩平面以下 8～10mm 范围无血管区切断三叉神经脊束止痛，优点是可保留一侧面部感觉，不损伤运动根，但手术风险大，术后反应多。

（2）射频治疗

射频治疗三叉神经痛有射频热凝毁损术和射频脉冲治疗两种，通过高温选择性阻断或抑制三叉神经感觉根的痛觉传入来进行治疗，多采用半月神经节射频治疗。射频热凝术由于手术创伤小、操作简便、起效快、严重并发症发生率和死亡率都较低、费用低廉，故在临床上已广泛使用。需要注意的是该方法治疗后会患者会出现感觉减退、咀嚼肌萎缩无力的现象，故一般不推荐年轻患者使用。有研究提出 42℃ 射频脉冲可抑制病变神经的痛觉过敏，在不改变神经功能的同时起到止痛作用，然而其止痛作用往往持续时间较短。

（3）立体定向放射治疗

目前立体定向放射治疗多采用伽马射线，在核磁共振仪（MRI）的引导下靶向照射三叉神经感觉根，使之变性坏死，阻断痛觉传入，起到止痛的作用。立体定向放射治疗特别适合于凝血功能异常的患者，具有定位准确、安全有效、副作用小、面部感觉保留较好的特点。但用该方法治疗不能立即起效，缓解疼痛需要的时间平均为 4～6 周。

（4）经皮微球囊压迫术

经皮微球囊压迫术是将 Fogarty 球囊导入 Meckel 腔内，通过向球囊中注射造影剂，物理压迫三叉神经半月神经节来起到止痛作用。有经验的临床医师可在 15 分钟内完成治疗，一般不会影响角膜感觉与角膜反射，因此特别适合第一支疼痛的老年患者。需要注意的是该手术需要在全麻下完成，另外，在穿刺针到达卵圆孔及压迫开始时有可能会引起三叉神经抑制反应，出现突发的血压降低、心率减慢甚至心脏骤停，有一定的风险。目前球囊压迫时间、压力尚无统一标准，差异较大，远期疗效还待进一步研究确认。

（5）化学药物注射治疗

化学药物注射治疗是通过阻断三叉神经的痛觉传入来实现止痛目的的。化学药物注射进行三叉神经干阻滞的效果与穿刺的准确性有直接关系，要求操作者要有熟练的解剖学知识和临床操作经验，才能保证治疗效果和减少穿刺并发症。

乙醇注射治疗三叉神经痛，临床应用时间较久，方法简单，可重复操作。无水乙醇是一种强蛋白凝固剂，可使神经纤维脱髓鞘、脱水和变性，导致神经纤维失去传递功能，阻断痛觉传入来止痛。用无水乙醇进行神经阻滞，疼痛限于某一支的，可针对某一周围支注射，疼痛位于第1、3支或多支的，可经皮进行半月神经节注射。值得注意的是，乙醇注射疗效维持时间短，复发率高，常会引起神经炎，导致残留神经性异感与痛觉过敏，部分医师对它的使用存有顾虑。

用局麻药联合激素进行神经阻滞，如用利多卡因联合曲安奈德进行三叉神经干阻滞，具体机制目前还不明确，可能的作用机制是局麻药使感觉阻断数小时后进入自然缓解期，反复使用可阻断疼痛传入通路，激素可抑制神经的脱髓鞘。经过治疗半数以上患者可保持6个月无痛，45%的患者12个月后疼痛完全缓解。这种治疗具有操作简单、安全、可反复进行和不损害正常感觉功能的优点。

阿霉素是一种细胞毒性很强的治疗恶性肿瘤的化疗药，作用于神经时，它通过逆向的轴浆运输到达感觉神经元的胞体，使神经元出现永久性的变性坏死。阿霉素不仅可以应用于三叉神经周围支的毁损，还可通过卵圆孔口注射毁损三叉神经半月神经节。有试验研究证明，三叉神经干损毁治疗时，1%浓度的阿霉素治疗效果更好、并发症更少。阿霉素与无水乙醇比较具有疗效好、并发症少的优点。

甘油或苯酚甘油注射，主要是针对三叉神经半月神经节的毁损，减少三叉神经感觉的敏感性，该治疗可保存角膜反射和咬肌肌力，短期治愈率高，远期治愈率各研究数据差异较大。

庆大霉素作用于外周神经时，可通过药物直接作用与局部高浓度毒性的方式来引起神经炎症、变性甚至坏死。有研究通过三叉神经周围支注射高浓度罗哌卡因（18.75%）复合庆大霉素治疗三叉神经痛，显示效果优于利多卡因复合激素治疗组。

肉毒素 A 在外周神经局部注射可降低伤害感受器的敏感性，具有止痛作用，这可能与肉毒素 A 可减少谷氨酸、P 物质、降血钙素相关基因肽的释放有关。研究发现，在难治性三叉神经痛患者中，在其疼痛区域皮下注射肉毒素 A 有良好的镇痛作用。

（6）冷冻治疗

冷冻治疗是将低温的探针直接置于三叉神经的周围支，通过冷冻的方式阻断神经的传导。治疗后会出现该神经支配区域感觉麻木的现象，多数会在半年内恢复。该方法操作简单、安全、副作用小、可反复操作，但需要暴露神经，且复发率较高，长期疗效需要进一步证实。

（三）针灸治疗

三叉神经痛属中医学"面痛"的范畴，是风、火、痰、瘀杂至，相互交结于面部，三阳经脉气血运行不通所致。针灸治疗通过对相关经脉穴位进行手针、电针或艾灸等刺激，达到疏通经络，改善气血运行，从而实现缓解疼痛的目的。

针灸治疗三叉神经痛主要采用局部近取和远端配穴的原则，局部就近取穴一般选择在疼痛区域的腧穴或"扳机点"，远端配穴一般取手足三阳的经穴。经脉气血的运行还与心、神相关，镇静安神以心经、心包经、督脉经穴作用最强，故治疗时同时选取心经、心包经、督脉经穴，兼以治神，改善气血运行。

近端取穴常用穴位有：攒竹、天柱、阳白、风池、完骨、听会、四白、下关、承浆、地仓、颊车、头维、颧髎、丝竹空、翳风、迎香、印堂、鱼腰、太阳、夹承浆、翳明。

远端配穴常用穴位有：昆仑、外丘、丘墟、足临泣、阳陵泉、侠溪、内庭、足三里、梁丘、厉兑、外关、中渚、液门、会宗、阳池、二间、温溜、合谷。

镇静安神常用穴位有：水沟、神门、劳宫、行间、太冲、间使、后溪、上星、至阳。

根据三叉神经痛的中医辨证分型不同，配穴时还需选择相应的具有疏风、清热、化瘀、祛痰、益气、滋阴作用的腧穴，如寒邪外袭配风池、大椎或风池、合谷；风邪化热配风池、曲池或大椎、曲池；风热侵袭少阳配太冲、大椎；肝阳上亢、肝胃郁热配太冲、内庭；气虚痰盛配足三里、合谷或足三里、三阴交；阴虚火旺配太溪、太冲；血瘀配太冲、血海；年老体弱者配关元、气海等。

针灸所采用的方法虽各不相同，手法各异，但对人体基本没有毒副作用，危险性小，研究报道中多显示有较好的疗效。

耳针治疗采用神门、枕、上颌、下颌、面颊区为主穴，配穴为胆、胃、大肠、心等。每次治疗采用 7 个穴位，左右交替，每日或隔日一次，留针 30 分钟，以 10 次治疗为一个疗程。

电针采用韩氏穴位神经刺激仪，通过体表电极对穴位施加电刺激，刺激频率为 2/100Hz 变频方波，每日或隔日刺激一次，每次 30 分钟，10 次治疗为一个疗程。

隔姜灸进行局部循经取穴。用新鲜生姜切成直径 2 ～ 3cm、厚 0.3 ～ 0.4cm 的姜片，放在施灸穴位上，上置艾炷，然后点燃施灸，当患者感觉有灼热疼痛时，易炷再灸，每穴灸 5 ～ 7 壮。10 次为一个疗程，中间休息 3 ～ 5 天，再进行下一个疗程。隔姜灸有散寒活血通络的作用，最终达到通则不痛的效果。

（四）针药结合治疗的优势

目前，针药治疗三叉神经痛的结合模式有针刺与中药结合、针刺与西药结合、穴位注射、穴位敷贴、灸药结合、蜂针配合穴位敷贴等，现有的研究初步显示，针药结合可以通过针灸和药物的双重作用，增强镇痛效果，改善生活质量。

第七节　面神经炎

面神经炎，又称面神经麻痹，是一种是以面部表情肌群运动功能障碍为主要特征的一种疾病，亦称面瘫。它是一种常见病、多发病，不受年龄限制，任何季节均可发病。

面神经炎起病急剧，病情发展迅速，如果不及时治疗，会给患者身心造成巨大痛苦。临床一般症状是口眼㖞斜、前额皱纹消失、眼裂扩大等，甚者至无法完成抬眉、闭眼、鼓腮等动作。本病多指西医学的周围性面神经麻痹，最常见的是贝尔麻痹。

一、疾病要点

（一）西医认识

1. 病因

①病毒感染；②脑血管、神经病变；③颅脑肿瘤、颅脑外伤、自身免疫反应、代谢障碍、耳源性疾病、先天性面神经核发育不全等因素。

2. 发病机制

（1）特发性面神经麻痹（贝尔麻痹）

膝状神经节内潜伏的疱疹病毒，尤其是单纯疱疹病毒 1 型的重新激活，导致面神经水肿、脱髓鞘病变及轴突变性。

（2）中枢性面瘫

面神经核以上部位至大脑皮质中枢之间的皮质脑干束受损时可以出现中枢性面瘫，最常见的受损处是内囊。病因可为颈内动脉系统闭塞，尤以大脑中动脉主干及分支闭塞更为多见，也可由于血管瘤或高血压性血管病变所致颅内出血以及颅内肿瘤所导致。

（3）其他

免疫系统异常、微循环障碍、妊娠期妇女糖皮质激素水平异常提高亦可导致面瘫的发生。

3. 疾病分类

根据面神经受损部位不同，面瘫可分为中枢性面瘫和周围性面瘫。根据下运动神经元损伤部位不同，又可将周围性面瘫分为单纯性面神经炎、贝尔麻痹和亨特氏面瘫。

4. 疾病症状

（1）中枢性面瘫

表现为病灶对侧颊肌、口轮匝肌等瘫痪，即病灶对侧眼裂以下的瘫痪，病灶对侧鼻唇沟变浅、口角下垂，而额肌、皱眉肌和眼轮匝肌不受累。

（2）周围性面瘫

表现为患侧额纹变浅或消失、上眼睑无力至不能完全闭合、鼻唇沟变浅、口角下垂，有时还可伴味觉障碍或听觉过敏等其他症状。

5. 诊断标准

（1）周围性面瘫

参考《2016 中国特发性面神经麻痹诊疗指南》：①急性起病，通常 3 天左右达到高峰；②单侧周围性面瘫，伴或不伴耳后疼痛、舌前味觉减退、听觉过敏、泪液或唾液分泌异常；③排除其他继发因素。

（2）中枢性面瘫

诊断参考《中国各类主要脑血管病诊断要点 2019》。临床表现与周围性面瘫类似，可由多种类脑血管疾病引起，伴脑部 CT、MRI 等辅助检查异常。

6. 疾病评估

面瘫多数按照美国耳鼻喉头颈外科学会确立的 House–Brackmann 面神经功能分级标准进行分级。此外，线性测量指数（LMI）、面神经功能指数（FNFI）、中华医学会耳鼻咽喉头颈外科学会制定的面神经功能评价标准也常用来进行面瘫的疗效评价。

（二）中医认识

1. 病因病机

面瘫有外感和内伤之分。外感者多为自身正气不足，兼感受六淫之邪。内伤者多为伤于七情、饮食、劳逸，终致气虚、血虚、痰郁、内热、瘀血等气血阴阳失调的状态。当实邪客于面部经络，致气血痹阻，筋脉失养，筋肉失于约束，则会出现口眼㖞斜。

2. 疾病辨证

陈冬等根据病机将面瘫证型分为以下类别：

①风寒外袭：突然口眼㖞斜，面紧拘急，僵滞不舒，或瞬目流泪，畏风无汗，多有受凉吹风经过，舌淡红苔薄白，脉浮紧或浮缓。

②风热侵袭：突然口眼㖞斜，面部松弛无力，或咽喉疼痛，或见耳鸣，舌红苔薄黄，脉浮滑或浮数。

③痰热腑实：口眼㖞斜，兼见胃脘灼热，口渴口臭，牙龈肿痛，小便短赤，大便秘结，舌红，苔黄厚腻，脉滑。

④肝胆湿热：口眼㖞斜，耳部疱疹，耳内剧痛，兼见胁肋胀痛，口苦纳呆，厌食油腻，大便不爽，舌红，苔黄腻，脉弦细数或弦滑。

⑤肝阳上亢：口眼㖞斜，头晕头痛，目赤耳鸣，兼见急躁易怒，失眠多梦，舌红少津，脉弦。

⑥肝郁气滞：口眼㖞斜，兼见情志抑郁，善太息，胸胁胀满，走窜不定，舌暗，苔薄白，脉弦。

⑦脾虚湿盛：口眼㖞斜，兼见脘腹胀满，渴不欲饮，肢体困重，舌红苔黄腻，脉濡数。

⑧正气不足：口角歪斜超过3月，闭眼无力，患侧面肌虚胀无力，兼见少气懒言，头晕目眩，舌淡红，苔薄白，脉沉细弱。

⑨肝肾亏虚：口眼㖞斜，双目干涩，耳鸣，或见面肌抽动，兼见胁痛，腰膝酸软，舌红，少苔，脉细数。

⑩瘀血阻络：口眼㖞斜，肌肉挛缩，面肌抽动，兼见面色黧黑，舌质暗，可见瘀斑，舌下络脉曲张，脉细涩。

二、治疗

（一）药物治疗

1. 西药治疗

（1）周围性面瘫的药物治疗

①糖皮质激素：通常选择泼尼松或泼尼松龙口服，每日30～60mg，连用5日，之后于5日内逐步减量至停用。发病3日之后使用糖皮质激素口服是否能够获益尚不明确，对于面部瘫痪严重者，可以根据情况选择。

②抗病毒治疗：抗病毒药物可以选择阿昔洛韦或伐昔洛韦。

③神经营养剂：临床上通常给予B族维生素，如甲钴胺和维生素B_1等。

（2）中枢性面瘫的药物治疗

常用治疗药物，如阿司匹林肠溶片、阿托伐他汀钙片、非洛地平缓释片、蚓激酶胶囊等，现代临床多用A型肉毒毒素辅助治疗。

2. 中药治疗

（1）风寒袭络证

予麻黄附子细辛汤加减，组方：炙麻黄、熟附子、细辛、荆芥、防风、白芷、桂枝、甘草等。中成药：黄芪片、野木瓜胶囊等。

（2）风热袭络证

予大秦艽汤加减，组方：秦艽、当归、蝉蜕、赤白芍、金银花、连翘、防风、板蓝根、地龙、生地等。中成药：抗病毒颗粒、板蓝根冲剂等。

（3）风痰袭络证

予牵正散加减，组方：僵蚕、全蝎、半夏、天麻、陈皮等。中成药：扎冲十三味丸等。

（4）气虚血瘀证

予补阳还五汤加减，组方：黄芪、党参、鸡血藤、当归、川芎、赤芍、桃仁、红花、地龙等。中成药：黄芪片、阿胶口服液等。

（二）针灸治疗

治疗原则：面部穴位轻刺激，浅刺，不提插不捻转；远端穴位重刺激。面瘫急性期尤重风池、风府等后枕部穴，以及合谷、外关的重刺激治疗。后期重在下肢足三里、三阴交的重刺激治疗。

1. 头面部穴

地仓、颊车、牵正、颧髎、迎香、下关、四白等。面瘫恢复期可间或进行地仓透颊车的透刺方法。

2. 躯干穴（肢体穴）

合谷、足三里、三阴交等。治疗面瘫时远端取穴治疗是针刺治疗的原则之一。

（三）针药结合治疗优势

1. 治疗周期短

针灸与药物结合治疗能够缩短疗程，使患者快速痊愈。有研究表明，常规药物与针对性针灸治疗相配合的方法不良反应小，且结果提示患者恢复速度也比一般药物治疗快。

2. 疗效显著

针灸增强治疗面瘫药物的疗效，经治疗后的改良 Portmann 评分显著提高（$P < 0.05$），中西药结合疗法能够明显改善面部血液循环障碍、促进炎症及水肿的消退，尤其是针灸治疗可以使面神经主要分支产生兴奋，增强肌纤维收缩，从而恢复面神经功能。

3. 起效迅速

分别对面瘫急性期、静止期、恢复期的患者进行治疗，结果表明针灸治疗各期周围性面瘫均有疗效，且以早期介入针灸治疗效果最佳。

参考文献

［1］云彩霞，孟智宏 . 中医治疗中枢性面瘫的临床研究［J］. 辽宁中医

杂志，2011，38（08）：1690-1693.

［2］刘朝侠，张庆.面瘫病因的研究进展［J］.中国医药，2019，14（10）：
1597-1600.

［3］中华医学会神经病学分会，中华医学会神经病学分会神经肌肉病学
组，中华医学会神经病学分会肌电图与临床神经电生理学组.中国特发性面
神经麻痹诊治指南［J］.中华神经科杂志，2016，49（2）：84-86.

［4］中华医学会神经病学分会，中华医学会神经病学分会脑血管病学
组.中国各类主要脑血管病诊断要点2019［J］.中华神经科杂志，2019，52（9）：
710-715.

［5］陈冬.针灸治疗面瘫［M］.北京：人民卫生出版社，2009.

［6］邓世波，唐志勇.中西医治疗面瘫的临床综述［J］.中医临床研究，
2016，8（26）：76-77.

［7］商永华.针药结合治疗面神经炎的神经电生理变化［J］.中外医疗，
2016，35（18）：169-171.

［8］徐蓉.地仓透颊车加电针治疗早期单纯性面神经炎的机制探讨［J］.
中国民族民间医药，2010，19（08）：87.

［9］岳霞，高燕.针灸联合早期应用阿昔洛韦治疗面神经炎疗效观察
［J］.吉林医学，2014，35（03）：502.

［10］郭宇.中西医结合治疗面神经炎的临床疗效分析［J］.中国中医药
现代远程教育，2016，14（06）：101-102.

［11］唐晓敏，丁锐，王奇.针灸分期治疗周围性面瘫的临床观察［J］.
中西医结合心脑血管病杂志，2015，13（18）：2054-2056.

第八节　带状疱疹

带状疱疹以突发单侧簇集状水疱呈带状分布的皮疹，并伴有烧
灼刺痛为主症的病症。中医名称为"缠腰火丹""甑带疮""火带疮"
等。本病系由病毒感染所致，其特点为成簇水疱，排列成带状，沿周
围神经呈不规则带状分布，常为单侧性，伴有神经痛。带状疱疹是皮

肤科常见病。除皮肤损害外，常伴有神经病理性疼痛，严重影响患者生活质量。

一、疾病要点

（一）西医认识

1. 病因

带状疱疹是由长期潜伏在脊髓后根神经节或颅神经节内的水痘-带状疱疹病毒（varicella-zostervirus，VZV）经再激活引起的感染性皮肤病。

2. 病原体特点

VZV 属于人类疱疹病毒 α 科，命名为人类疱疹病毒 3 型。它是一种 DNA 病毒，基因组包含 70 多种开放读码框，编码多种蛋白质。

3. 致病机制

VZV 的原发感染主要引起水痘。水痘病程后，残余的 VZV 转移至脊髓后根神经节或脑神经节内潜伏。机体免疫力低下时，特异性细胞免疫下降，潜伏的 VZV 病毒被激活，大量复制，通过感觉神经外达皮肤，引起带状疱疹。

4. 流行病学

全球普通人群带状疱疹的发病率为（3～5）/1000 人年，亚太地区为（3～10）/1000 人年，并逐年递增 2.5%～5.0%。带状疱疹的住院率（2～25）/10 万人年，死亡率（0.017～0.465）/10 万人年，复发率 1%～6%。50 岁后随年龄增长，VZV 特异性细胞免疫功能逐渐降低，带状疱疹的发病率、住院率和病死率均逐渐升高。

5. 疾病症状

（1）典型临床表现

发疹前有轻度乏力、低热、食欲不振等全身症状，患处皮肤自觉灼热感或神经痛，触之有明显的痛觉敏感，也可无前驱症状即发疹。多好发部位为肋间神经（53%）、颈神经（20%）、三叉神经（15%）

及腰骶部神经（11%）。患处先出现潮红斑，很快出现粟粒至黄豆大小丘疹，成簇状分布而不融合，继而迅速变为水疱，疱壁紧张发亮，疱液澄清，外周绕以红晕。皮损沿某一周围神经区域呈带状排列，多发生在身体的一侧，一般不超过正中线。病程一般2～3周，老年人为3～4周。水疱干涸、结痂脱落后留有暂时性淡红斑或色素沉着。神经痛为主要症状，可在发疹前、发疹时及皮损痊愈后出现。疼痛为钝痛、抽搐痛或跳痛，常伴有烧灼感，多为阵发性，也可为持续性。老年、体弱患者疼痛较为剧烈。

（2）特殊临床类型

①眼带状疱疹：多见于老年人，表现单侧眼睑肿胀，结膜充血，疼痛常较为剧烈，常伴同侧头部疼痛，可累及角膜形成溃疡性角膜炎。

②耳带状疱疹：系病毒侵犯面神经及听神经所致，表现为外耳道疱疹及外耳道疼痛。膝状神经节受累同时侵犯面神经时，可出现面瘫、耳痛及外耳道疱疹三联征，称为 Ramsay–Hunt 综合征。

③顿挫型带状疱疹：仅出现红斑、丘疹而不发生水疱。

④无疹性带状疱疹：仅有皮区疼痛而无皮疹。

⑤侵犯中枢神经系统大脑实质和脑膜时：发生病毒性脑炎和脑膜炎。

⑥侵犯内脏神经纤维时：引起急性胃肠炎、膀胱炎，表现为腹部绞痛、排尿困难、尿潴留等。

⑦播散性带状疱疹：恶性肿瘤或年老体弱患者，病毒经血液播散导致广泛性水痘样疹并侵犯肺和脑等器官，可致死亡。

⑧其他：尚有大疱性、出血性、坏疽性等表现的带状疱疹。

6. 诊断

①根据典型临床表现即可诊断。

②鉴别诊断，前驱期无皮损仅有疼痛时诊断较困难，往往误诊为相应部位的疾病，如胸部易误诊为肋间神经痛，腹部的误诊为胆结石等。应鉴别以排除其他疾病。

（二）中医认识

辨证思路

（1）辨病特点

临床诊断应依据疼痛的部位与性质以及疱疹病位分布的特征而确立。①成群水疱沿神经干路分布，排列呈带状，水疱之间皮肤正常，一般为单侧性，不超过身体中线。常循脊神经节段性分布，亦见于三叉神经支配区，本病常见于躯干，头面部、会阴部亦见。②神经痛为本病显著特征，疼痛程度剧烈，可于发疹前或伴随发疹出现。③发疹前有发热、倦怠等前驱症状。

（2）辨证分型

依据疱疹形态与躯体兼症辨证为肝胆风火、脾经湿热型。肝胆风火型：皮损鲜红，疱壁紧张，灼热刺痛。并伴口苦咽干，烦躁易怒，溲赤便干。脾经湿热型：皮损淡红，起黄白水疱，或起大疱，疱壁疏松，并伴腹胀便溏，苔黄腻。疱疹消退后统属于气滞血瘀型。

（3）病症鉴别

本病应与小疱型湿疹、单纯性疱疹相鉴别。前者皮疹多形性，无特定好发部位，多对称分布，自觉剧痒；后者则好发于皮肤黏膜交界处，不沿神经分布，自觉轻度灼痒。

二、治疗

（一）药物治疗

1. 西药治疗

以抗病毒、神经营养、镇痛药物对症治疗为主。

（1）抗病毒药物

选择下列之一：①阿昔洛韦 400～800mg，口服，每天 5 次或静脉滴注 5～10mg/kg；②泛昔洛韦 300～1000mg，口服，每天 3 次；③溴夫定，125mg，口服，每天 1 次；④膦甲酸钠 40mg/kg，静脉滴注。

（2）神经营养药

B 族维生素，如维生素 B_1 和维生素 B_{12}。甲钴胺 0.5mg，肌注，每天 1 次。

（3）止痛

口服索米痛片或 NSAIDs 类镇痛药，可选择普瑞巴林、加巴喷丁等钙离子通道调节剂。如疗效欠佳，加服抗抑郁药阿米替林或癫痫药卡马西平。

（4）局部治疗

外用阿昔洛韦或喷昔洛韦软膏。细菌感染外用抗生素软膏。

2. 中药治疗

肝胆风火以龙胆泻肝丸、柴胡疏肝散、逍遥散治疗；脾经湿热型以参苓白术散、除湿胃苓汤加减治疗。

（二）针灸治疗

1. 取穴原则

针灸治疗本病当以调和营卫、活血通络止痛为基本原则；以局部取穴为主，配以辨证取穴和对症选穴，循经远取少阳、太阴、阳明经腧穴为主。

2. 处方

（1）主穴

阿是穴（皮损局部）、夹脊穴（相应节段，皮损侧）。

（2）配穴

肝胆风火配阳陵泉、曲泉、行间、侠溪、血海；脾经湿热配膈俞、血海、阴陵泉、三阴交、足三里、内庭。

3. 操作

皮损局部皮肤针叩刺，刺激强度依病程调整。疱疹期局部皮肤针重度叩刺出血，加拔火罐；恢复期及后遗症期原皮损区域疼痛者，皮肤针轻或中度刺激，根据病程决定出血程度，少量出血或局部红晕。夹脊穴电针，采用高频，以患者耐受为度。其他穴位行提插捻转泻法，隔日治疗一次。

4. 临证要旨

本病病位在皮部，部位浅表，针灸治疗操作局部治疗宜浅表，以浅刺、皮下透刺为主。皮肤针疗法与其病位病理相匹配，临床治疗选择刺激量应依据皮损病位的疼痛程度：疱疹期疼痛较甚，刺激量宜大，皮肤针叩刺局部应重度叩刺至出血；皮损消退，刺激量宜小，少量出血或不出血，病程日久者皮肤针叩刺至局部皮肤红晕即可。

（三）针药结合治疗优势

针药结合治疗带状疱疹的优势表现在：快速起效、缩短病程，针痛效果明显、减少带状疱疹后遗神经痛的发生。

参考文献

［1］中国医师协会皮肤科医师分会带状疱疹专家共识工作组. 带状疱疹中国专家共识［J］. 中华皮肤科杂志，2018，51（06）：403-408.

［2］李汪. 针灸治疗带状疱疹后遗神经痛系统评价与 Meta 分析［D］. 北京：北京中医药大学，2015.

第七章　消化系统疾病

第一节　急性胃炎

急性胃炎指由不同原因所致的胃黏膜急性炎症和损伤，是临床常见的一种急腹症，多是由物理、化学等刺激或急性应激反应损伤胃黏膜后引起的。一般起病急，症状轻重不一，如治疗不及时可引起其他疾病。

一、疾病要点

（一）西医认识

1. 病因

（1）药物

最常见的是非甾体抗炎药（NSAIDs），阿司匹林、对乙酰氨基酚、保泰松及含有这类药物的各种感冒药，其他还有：抗肿瘤化疗药、洋地黄、氯化钾、铁剂、碘剂等。

（2）应激

有严重创伤、大手术、大面积烧伤、颅内病变、败血症、心力衰竭、呼吸衰竭、肝肾功能衰竭、代谢性酸中毒及大量使用糖皮质激素等。

（3）乙醇

高浓度乙醇亲脂性强，直接破坏胃黏膜屏障。

（4）感染

多继发于全身感染。①细菌：由身体其他器官的感染灶通过血循环或淋巴到达胃黏膜。常见的细菌有：链球菌、伤寒杆菌、白喉棒状杆菌等。幽门螺杆菌引起急性胃炎少见，慢性胃炎多见。②病毒：在免疫力低下时，有巨细胞病毒和疱疹病毒等。

（5）缺血、缺氧

本病多发于老年患者，供应胃的腹腔动脉或肠系膜动脉硬化，血栓形成，造成栓塞及脉管炎。

（6）胆汁反流

幽门关闭不全，或行胃大部切除术后，胆汁反流。

（7）常见毒素

葡萄球菌外毒素、肉毒杆菌毒素、沙门菌属内毒素及嗜盐杆菌等。

（8）其他

大量 X 线照射后，胃壁的机械性损伤，如留置胃管或食管裂孔疝等。

2. 病理假说

（1）炎症假说

理化因素（饮食、药物等）破坏黏膜屏障造成胃黏膜损伤和炎症。药源性黏膜损伤以非甾体消炎药多见，主要影响胃黏膜上皮细胞合成硫糖蛋白，脂蛋白膜的保护作用削弱，引起黏膜固有层肥大细胞释放组胺、血管通透性增加，以致胃黏膜充血、水肿、糜烂和出血等病理过程，同时还抑制前列腺素合成，使胃黏膜的修复受到影响而加重炎症。

（2）生物因素假说

致病生物有细菌及其毒素及病毒。常见致病菌为幽门螺杆菌、沙门氏菌、致病性大肠杆菌等，常见毒素为金黄色葡萄球菌肠毒素。进食细菌污染或含毒素的不洁食物亦可发生本病。另外，病毒感染亦可引起集体中毒事件。

（3）其他

胃内异物或胃石、局部放射治疗均可作为外源性刺激引起本病。

而神经内分泌变化可作为内源性刺激引起，如情绪波动、应激状态及体内各种因素引起的变态反应。

3. 分类

可分成急性单纯性胃炎、急性糜烂性胃炎、急性腐蚀性胃炎等，临床上以急性单纯性胃炎最常见。

4. 临床表现

主要表现为上腹痛、恶心、呕吐、食欲下降，由药物和应激因素引起的常见表现为黑便和呕血，出血量大时可引起低血压、休克。食物中毒引起的常与急性肠炎共存，伴有腹泻，可出现脱水，甚至低血压。而腐蚀性和感染性常引起上腹剧痛、频繁呕吐、寒战、发热。

患者大多数仅有上腹或脐周压痛，肠鸣音亢进，特殊类型的急性胃炎患者可出现急腹症，甚至休克。

5. 诊断标准

主要依靠胃镜发现糜烂及缺血灶：胃镜所见为胃黏膜局部或弥漫性充血、水肿、炎性渗出物附着，或有散在点、片状糜烂或浅溃疡等。有出血症状者可见胃黏膜有新鲜出血或褐色血痂，黏液糊为鲜红色或咖啡色，活检组织学主要见黏膜层有中性粒细胞浸润和糜烂。

（二）中医认识

辨证思路

（1）脏腑辨证

1）肝郁气滞型　症见胃挛痛，情志不畅时引起或加重，嗳气，吞酸咽苦，舌淡红，苔薄白，脉沉弦。

2）胃热灼盛型　症见胃灼热，口中苦涩，呕酸臭物，大便干，喜食冷，黄腻苔，脉弦滑。

3）寒邪侵胃型　症见胃痛不止，暴露于寒冷时会加重，可伴有呕吐清水，饮食喜热，薄白苔，脉沉缓。

4）暑湿犯胃型　症见胃闷胀，口干，食欲不佳，头昏重，尿黄，大便艰涩，苔黄腻，脉濡数。治则解暑化湿，予以藿香正气散加减。

5）食滞胃脘型　症见胃疼痛难忍，不喜按，呕吐酸腐，呕吐后疼痛明显减轻，苔厚腻，脉滑。

（2）经络辨证

涉及经脉为足三阳经、足三阴经、手阳明大肠经、任脉、手厥阴心包经等。

二、治疗

（一）药物治疗

1. 西药治疗

（1）抑酸剂

常用 H_2 受体阻滞剂，如雷尼替丁、法莫替丁、西咪替丁。

（2）胃黏膜保护剂和抗酸剂

硫糖铝、胶体铋、氢氧化铝凝胶剂或其与氢氧化镁的混合剂。

（3）抗生素

细菌感染所引起者可根据病情，选用氟喹诺酮类制剂、氨基糖苷类制剂或头孢菌素。

（4）质子泵抑制剂

如奥美拉唑。

2. 中药治疗

金铃调胃汤、活血止痛汤、藿香正气散、益胃汤、保和丸等成方加减。

（二）针灸治疗

取穴原则

（1）毫针针刺

主穴：足三里、中脘、内关、梁丘、胃痛穴。

配穴：呕吐不止者加内关；寒湿犯胃加三阴交；湿热者加内庭；食积伤胃加下脘；肝气犯胃加太冲或阳陵泉；肝胃湿热加合谷、太冲。以捻转提插泻法为主，寒证者可加艾灸或特定电磁波谱（TDP）照射。每 5 分钟行针一次，留针 30 分钟。

（2）耳针

胃、十二指肠、肝、脾、神门、交感。以毫针强刺激，双耳并用；或用揿针埋藏或压丸法，两耳交替。

（3）平衡针

用 75% 酒精棉球消毒穴位皮肤，选用 40mm 长不锈钢毫针。选取胃痛穴（位于口角下 1 寸处）为主穴，男取左侧，女取右侧。以针刺三叉神经第 3 支后出现的针感为宜，采用一步到位针刺手法，平刺，进针 25 ～ 40mm，针感以局部酸、麻、胀为主；获得针感后立即出针，针刺时间在 3 秒以内。

（三）针药结合治疗优势

1. 快速起效

针刺介入可以提高药物治疗在 5 分钟内镇痛效果，在短时间内减轻患者疼痛。

2. 增强药物作用

针药结合治疗后患者症状积分（包括疼痛、腹胀、恶心、呕吐、食欲差、嗳气、呃逆等）、视觉模拟疼痛评分（VAS）、生活质量评分（SF-36 评分）均低于对照组；胃肠激素水平，如胃泌素（GAS）和胃动素（MTL）水平均高于对照组，且胃镜下胃黏膜功能得到显著修复。

3. 减少抑酸药副作用

抑酸药可以通过抑制胃酸的分泌，改善病情，但是在治疗期间患者容易出现腹泻、头痛、心动过速等不良反应。针药结合可减轻腹泻、头痛等症状。

4. 安全性高

针药结合治疗急性胃炎的随机对照临床试验提示针刺与西药结合治疗急性胃炎较单纯药物治疗组具有更显著的临床疗效，且不良反应发生率较常规西药低，在临床上具有良好的应用前景。

参考文献

［1］郑筱萸.中药新药临床研究指导原则（试行）［M］.北京：中国医药科技出版社，2002：361-364.

［2］董莉莉，王军燕，刘安国，等.针灸治疗急性胃炎的临床选穴规律研究［J］.西部中医药，2013，26（11）：129-132.

［3］陈鑫.针灸配合活血止痛汤治疗急性胃炎患者的效果分析［J］.海峡药学，2020，32（01）：133-134.

［4］周晓丛，吕作红，曹丽丽，等.金铃调胃汤联合针刺干预提升急性胃炎患者生活质量效果研究［J］.四川中医，2019，37（06）：82-85.

［5］赖伟兰，赵帅，毕启超，等.平衡针治疗急性胃炎临床疗效分析［J］.广州中医药大学学报，2016，33（03）：331-333.

［6］董莉莉，刘安国，王军燕，等.针灸治疗急性胃炎随机对照临床试验的Meta分析［J］.甘肃中医学院学报，2013，30（01）：30-34.

第二节　慢性胃炎

慢性胃炎是指不同病因引起的胃黏膜慢性炎性病变，占接受胃镜检查患者的80%～90%，是临床上的常见病、多发病。患者常有上腹疼痛、食欲缺乏、餐后饱胀、反酸、恶心等消化不良症状，严重者还可有贫血及消瘦等表现。本病病程长、易反复，其中萎缩性胃炎伴有肠上皮化生、上皮内瘤变时为癌前病变。

一、疾病要点

（一）西医认识

1. 病因

（1）Hp感染是慢性胃炎最主要的病因。70%～90%的慢性胃炎患者有Hp感染；慢性胃炎活动性的存在高度提示Hp感染。

（2）胆汁反流、长期服用非甾体抗炎药（NSAIDs）（包括阿司匹林）等药物和乙醇摄入是慢性胃炎相对常见的病因。

（3）自身免疫性胃炎在我国相对少见。自身免疫性胃炎是一种自身免疫功能异常所致的胃炎，主要表现为以胃体为主的萎缩性胃炎，伴有血和（或）胃液壁细胞抗体和（或）内因子抗体阳性，严重者因维生素 B_{12} 缺乏而有恶性贫血表现。

（4）其他感染性、嗜酸粒细胞性、淋巴细胞性、肉芽肿性胃炎和 Ménétrier 病相对少见。

2. 病理假说

（1）生物因素假说

幽门螺杆菌（Hp）感染致病机制与以下因素有关：① Hp 产生多种酶如尿素酶及其代谢产物如氨、过氧化氢酶、蛋白溶解酶等对胃黏膜有破坏作用；② Hp 分泌的细菌毒素可导致胃黏膜细胞的空泡样变性及坏死；③ HP 抗体可造成自身免疫性损伤。

（2）免疫假说

自身免疫反应是部分慢性胃炎的病因，以胃体胃炎表现为主，自身免疫反应会破坏壁细胞，因此部分慢性胃炎患者血清中能检测到壁细胞抗体（parietal cell antibody，PCA），伴有恶性贫血者还能检出内因子抗体（intrinsic factor antibody，IFA）。IFA 与内因子结合后会阻断维生素 B2 与内因子结合，导致恶性贫血。

（3）物理因素假说

长期饮浓茶、烈酒、咖啡，过热、过冷等食物，可导致胃黏膜的反复损伤。

（4）理化因素假说

非甾体消炎药（如阿司匹林、吲哚美辛等）可抑制前列腺素的合成，破坏胃黏膜屏障；长期吸烟者，烟草中的尼古丁可影响胃黏膜的血液循环，导致幽门括约肌功能紊乱，造成胆汁反流，而胆汁反流亦可破坏黏膜屏障造成胃黏膜慢性炎症改变。

3. 疾病分类

基于病因可将慢性胃炎分成 Hp 胃炎和非 Hp 胃炎两大类；基于

内镜和病理诊断可将慢性胃炎分为萎缩性和非萎缩性两大类；基于胃炎分布可将慢性胃炎分为胃窦为主胃炎、胃体为主胃炎和全胃炎三大类。

4. 疾病症状

症状无特异性，可有中上腹不适、饱胀、隐痛、烧灼痛，疼痛无节律性，一般于食后为重，也常有食欲缺乏、嗳气、反酸、恶心等消化不良症状。有一部分患者可无临床症状，如有胃黏膜糜烂者可出现少量或大量上消化道出血。胃体萎缩性胃炎合并恶性贫血者可出现贫血貌、全身衰竭、乏力、精神淡漠，而消化道症状可以不明显。

5. 体征

可有上腹部轻压痛，胃体胃炎有时伴有舌炎及贫血征象。

6. 诊断标准

慢性胃炎的诊断依靠胃镜及病理检查，而内镜下判断的萎缩与病理诊断的符合率较低，确诊应以病理诊断为依据。

（1）内镜诊断

非萎缩性胃炎表现为红斑（点状、片状、条状），黏膜粗糙不平，出血点／斑；萎缩性胃炎表现为黏膜呈颗粒状，血管透露，色泽灰暗，皱襞细小。

（2）病理诊断

病理活检示固有腺体萎缩或肠化，即可诊断。

（二）中医认识

辨证思路

（1）脏腑辨证

1）肝胃气滞证　胃脘胀满或胀痛，胁肋胀痛，症状因情绪因素诱发或加重，嗳气频作，胸闷不舒；舌质淡红，苔薄白或白，有齿痕，脉弦细。

2）肝胃郁热证　胃脘饥嘈不适或灼痛，心烦易怒，嘈杂反酸，口干口苦，大便干燥；舌质红苔黄，脉弦或弦数。

3）脾胃虚弱证（脾胃虚寒证）　胃脘胀满或隐痛，胃部喜按或喜暖，食少纳呆，大便稀溏，倦怠乏力，气短懒言，食后脘闷；舌质淡，脉细弱。

4）脾胃湿热证　胃脘痞胀或疼痛，口苦口臭，恶心或呕吐，胃脘灼热，大便黏滞或稀溏；舌质红，苔黄厚或腻，脉滑数。

5）胃阴不足证　胃脘痞闷不适或灼痛，饥不欲食或嘈杂，口干，大便干，形瘦食少；舌红少津，苔少，脉细。

6）胃络瘀血证　胃脘痞满或痛有定处，胃痛拒按，黑便，面色暗滞；舌质暗红或有瘀点、瘀斑，脉弦涩。

（2）经络辨证

有研究对 61 例萎缩性胃炎患者的经络检测提示左右井穴与原穴均为上实下虚，其中足少阳胆经、手太阴肺经、手阳明大肠经的经络异常较为明显；另有研究对慢性非萎缩性胃炎患者进行力敏腧穴探查，发现力敏腧穴频次居前 3 位的经络为任脉、足太阴脾经、足阳明胃经，力敏腧穴在血海、中脘、中庭穴区出现率较高，力敏腧穴多在胸 7 ～ 10、腰 3 ～ 5 分布。

二、治疗

（一）药物治疗

1. 西药治疗

（1）根除 Hp 药物

对 Hp 阳性的消化性溃疡，无论初发或复发，有无并发症均应根除 Hp，这是促进溃疡愈合和预防复发的基本措施。目前大部分患者，特别是在发达城市、中心地区以及对 Hp 常用抗生素耐药的地方，推荐含铋剂的四联疗法作为首次治疗以提高 Hp 根除率，防止继发耐药；而对于广大农村、边远地区以及社区基层 Hp 耐药较低的人群，则仍可采用以 PPI 三联或铋三联为主的传统三联疗法。

（2）促动力药

如盐酸伊托必利、莫沙必利和多潘立酮等。

（3）胃黏膜保护剂

如吉法酯、替普瑞酮、铝碳酸镁制剂、瑞巴派特、硫糖铝、依卡倍特、聚普瑞锌。

（4）抑酸剂

奥美拉唑、艾司奥美拉唑、雷贝拉唑、兰索拉唑、泮托拉唑和艾普拉唑。

（5）消化酶制剂

米曲菌胰酶片、复方阿嗪米特肠溶片、胰酶肠溶胶囊、复方消化酶胶囊等。

2. 中药治疗

柴胡疏肝散、黄连温胆汤、半夏泻心汤、参苓白术散、香砂六君子丸、黄芪建中汤等成方加减。

（二）针灸治疗

1. 毫针针刺

主穴：上脘、中脘、下脘、天枢、气海、足三里、内关。

配穴：肝胃气滞证加期门、太冲；脾胃虚弱证加脾俞、胃俞；胃阴不足证加三阴交、太溪；胃络瘀血证加膈俞、三阴交。留针30分钟，针刺5次/周，连续针刺2周。

2. 穴位注射

足三里、脾俞、胃俞、肝俞。每次2个穴位，注射胃复安注射液或黄芪注射液或丹参注射液，注入2mL，每周3次。

3. 耳针

胃、肝、脾、神门、交感。揿针埋针或压丸法，两耳交替。

4. 穴位埋线

中脘、足三里、胃俞、脾俞。用一次性无菌埋线针，将0～1号羊肠线1～2cm埋入穴位皮下，2周1次。

（三）针药结合治疗优势

1. 增强药物治疗作用

针药结合治疗较单纯的针灸、西药、中药治疗，明显提高慢性胃炎治疗有效率及临床疗效总评量表评分，在促进胃液分泌、改善胃黏膜病理形态，增强胃黏膜修复能力、减轻胃黏膜损伤，降低复发率等方面，也较对照组疗效明显。对患者心理智能、生理功能以及精神健康评分也有积极的改善作用。

2. 减少抗 Hp 药物副作用

Hp 现被临床公认为慢性胃炎的重要致病因子，目前西医主要采用铋剂、H2 受体阻滞剂或质子泵阻滞剂加两种抗生素的三联疗法进行根除治疗，已取得 80% ～ 90% 的根除率，但随着 Hp 根除率的提高，Hp 对抗生素的耐药性及药物的毒副反应日渐增多并且价格昂贵，而针药治疗操作简单、成本低，在有效提高 Hp 清除率的同时，还可以减轻抗 Hp 药物毒副作用。

3. 不良反应小

针药结合治疗慢性胃炎的 Meta 分析提示，针药联用治疗慢性胃炎具有较好的临床疗效，不良反应发生率较常规西药低，在临床上具有良好的应用前景。但上述结论仍待更多高质量大样本长期随访的研究予以证实。

参考文献

［1］中国中西医结合学会消化系统疾病专业委员会. 慢性胃炎中西医结合诊疗共识意见（2011 年天津）［J］. 中国中西医结合杂志，2012，32（6）：738 –743.

［2］周炜，赵际平. 慢性萎缩性胃炎患者经络分布特点观察［J］. 针灸临床杂志，2019，35（01）：22 –25.

［3］曹乾安，付勇，熊俊，等. 慢性非萎缩性胃炎患者力敏腧穴分布的临床研究［J］. 针刺研究，2019，44（05）：373 –376.

[4] 郭卫中，李彩君，王坤，等.针药结合治疗慢性萎缩性胃炎 Meta 分析 [J].中医学报，2019，34（08）：1797-1804.

[5] 卢泳，王家涛，陈日新.针药结合治疗慢性萎缩性胃炎肠化生的疗效观察 [J].中国针灸，2005（07）：457-459.

[6] 李莹飔.针药结合治疗消化系统疾病临床方案评价 [D].南京：南京中医药大学，2014.

第三节　消化性溃疡

消化性溃疡（peptic ulcer，PU）是指在各种致病因素的作用下，黏膜发生炎性反应与坏死、脱落，形成溃疡，溃疡的黏膜坏死缺损穿透黏膜肌层，严重者可达固有肌层或更深。病变以胃、十二指肠最常见。目前西医治疗消化性溃疡多采用常规抗酸治疗，愈合的溃疡在停药后 1 年的复发率近 60%。

一、疾病要点

（一）西医认识

1. 病因

（1）Hp 感染

Hp 感染为消化性溃疡重要的发病原因和复发因素之一。大量临床研究已证实，消化性溃疡患者的 Hp 检出率显著高于普通人群，而根除 Hp 后溃疡复发率明显下降。

（2）药物

NSAIDs 和阿司匹林是消化性溃疡的主要病因之一，而且在上消化道出血中起重要作用。在服用 NSAIDs 和阿司匹林的人群中，15% ～ 30% 会患消化性溃疡。其他药物，如糖皮质激素、部分抗肿瘤药物和抗凝药的广泛使用也可诱发消化性溃疡，亦是上消化道出血不可忽视的原因之一。尤其应重视目前已广泛使用的抗血小板药物，其亦能增加消化道出血的风险，如噻吩吡啶类药物氯吡格雷等。

（3）胃酸

胃酸在消化性溃疡的发病中起重要作用。胃酸对消化道黏膜的损伤作用一般只有在正常黏膜防御修复功能遭受破坏时才发生。十二指肠溃疡患者大多都存在基础酸排量、夜间酸分泌、最大酸排量、十二指肠酸负荷等增高的情况。胃溃疡患者除了幽门前区溃疡外，其胃酸分泌量大多正常甚至低于正常。一些神经内分泌肿瘤，如胃泌素瘤大量分泌促胃液素，导致高胃酸分泌状态，过多的胃酸成为溃疡形成的起始因素。

（4）其他

吸烟、饮食因素、遗传、应激与心理因素、胃及十二指肠运动异常等在消化性溃疡的发生中也起一定作用。

2. 病理假说

消化性溃疡的发病机制主要与胃、十二指肠黏膜的损伤因素和黏膜自身防御 – 修复因素之间失平衡有关。其中，Hp 感染、NSAIDs 和阿司匹林的广泛应用是引起消化性溃疡最常见的损伤因素，胃酸和胃蛋白酶引起黏膜自身消化亦是导致溃疡形成的损伤因素。

3. 疾病分类

按其性质分为胃溃疡、十二指肠溃疡及特殊类型溃疡（如隐匿型溃疡、复合性溃疡、幽门管溃疡、球后溃疡、巨大溃疡、应激性溃疡等）。按其病因分为 Hp 相关性溃疡、NSAIDs 相关性溃疡及非 Hp 非 NSAIDs 相关性溃疡等。

4. 疾病症状

典型的消化性溃疡临床表现具有慢性、周期性、节律性上腹痛的特点。疼痛部位：胃溃疡在上腹偏左，十二指肠溃疡在上腹偏右。疼痛性质及时间：多呈空腹痛、隐痛、灼痛、胀痛。胃溃疡于饭后 30 分钟左右后痛，至下次餐前缓解。十二指肠溃疡有空腹痛、半夜痛，进食可以缓解。常伴反酸、烧心、嗳气等消化不良症状，可伴精神神经功能失调症候群。

5. 体征

上腹部有局限性压痛。胃溃疡压痛位于上腹部正中或偏左，十二指肠溃疡位于上腹部偏右。

6. 诊断标准

胃镜检查是诊断消化性溃疡最主要的方法。

良性溃疡内镜下分三期六级：活动期（A 期，A1、A2）、愈合期（H 期，H1、H2）和瘢痕期（S 期，S1、S2）。

A1 期：溃疡呈圆形或椭圆形，中心覆盖厚白苔，可伴有渗血或血痂，周围潮红，充血水肿明显；A2 期：溃疡覆盖黄色或白色苔，无出血，周围充血水肿减轻；H1 期：溃疡处于愈合中，其周围充血、水肿消失，溃疡苔变薄、消退，伴有新生毛细血管；H2 期：溃疡继续变浅、变小，周围黏膜皱襞向溃疡集中；S1 期：溃疡白苔消失，呈现红色新生黏膜，称红色瘢痕期；S2 期：溃疡的新生黏膜由红色转为白色，称白色瘢痕期。

（二）中医认识

辨证思路

（1）脏腑辨证

1）肝气犯胃证　胃脘胀痛，窜及两胁，胸闷喜叹息，遇情志不遂胃痛加重，嗳气频繁，烦躁易怒，嘈杂反酸，口苦纳差；舌质淡红，苔薄白或薄黄，脉弦。胃镜象：蠕动活跃或亢进；溃疡呈圆形或椭圆形，中心覆盖黄苔或白苔较薄，周围黏膜轻度充血水肿；或白苔消失呈现红色新生黏膜者。

2）寒热错杂证　胃脘灼痛，喜温喜按，口干苦或吐酸水，嗳气时作，嘈杂泛酸，四肢不温，大便时干时稀；舌淡或淡红，体胖有齿痕，苔黄白相间或苔黄腻，脉弦细。胃镜象：溃疡覆盖黄色或白色厚苔，可溢出溃疡边缘，周围黏膜充血水肿明显。

3）瘀血阻络证　胃脘疼痛如针刺或如刀割，痛处不移，胃痛拒按，食后胃痛加重，疼痛晚间发作，或夜间痛甚，呕血或黑便；舌质紫暗或见瘀斑，脉涩或沉弦。胃镜象：溃疡呈圆形或椭圆形，中心覆盖黄苔或白苔，可伴有渗血或出血或血痂，周围黏膜充血水肿明显。

4）胃阴不足证　胃脘隐痛或灼痛，嘈杂似饥，饥不欲食，口干不欲饮，纳呆食少，干呕，大便干结；脉细数，舌红少津裂纹，少苔、无苔或剥苔。胃镜象：黏液量少黏稠；溃疡黄苔或白苔变薄，周围充血水肿减轻，或出现红色新生黏膜。

5）脾胃虚寒证　胃脘隐痛，喜温喜按，空腹痛重，得食痛减，面色无华，神疲肢怠，纳呆食少，泛吐清水，四肢不温，大便稀溏；脉沉细或迟，舌体胖，边有齿痕，苔薄白。胃镜象：黏液稀薄而多；溃疡继续变浅、变小，中心覆盖白苔，周围黏膜皱襞向溃疡集中，胃蠕动缓慢。

（2）经络辨证

有研究对 738 例胃十二指肠溃疡患者躯干四肢部位进行探查，观察压痛点的分布位置及其局部色泽形态变化并在人体神经皮节图上进行标记。结果发现胃十二指肠溃疡患者牵涉痛主要位于上腹部（88.65%）、背部（52.14%）、下肢部（34.46%）、下腹部（27.39%）、胸部（24.30%），以腹中部、左上腹部及左侧背部为主，主要对应着胸 5～10 所支配的皮节区域，且胃炎模型大鼠可以在 胸 6～10 观察到蓝色渗出点。另有研究对 21 例胃溃疡患者进行督脉背段指压按诊，发现胃溃疡患者均出现棘突下压痛阳性反应，其中反应阳性率超过 80% 的棘突下分别为胸 4、胸 5（神道）、胸 6（灵台）3 个胸椎节段。

二、治疗

（一）药物治疗

1. 西药治疗

（1）抑酸剂

首选质子泵抑制剂，如奥美拉唑、兰索拉唑、泮托拉唑、埃索美拉唑、雷贝拉唑等；也可选用 H_2 受体拮抗剂，如雷尼替丁、法莫替丁、尼扎替丁等。

（2）黏膜保护剂

常用黏膜保护剂有铋剂，如丽珠得乐、果胶铋等；弱酸性抗酸剂，如硫糖铝、铝碳酸镁、磷酸铝、氢氧化铝凝胶等。胆汁结合剂适用于伴胆汁反流者，有消胆胺、甘羟铝、铝碳酸镁（达喜、威地镁）等。

（3）根除 Hp 药物

对 Hp 阳性的消化性溃疡，无论初发或复发，有无并发症，均应根除 Hp，这是促进溃疡愈合和防止复发的基本措施。目前大部分患者，特别是在发达城市、中心地区以及对 Hp 常用抗生素耐药的地方，推荐含铋剂的四联疗法作为首次治疗以提高 Hp 根除率，防止继发耐药；而对于广大农村、边远地区以及社区基层 Hp 耐药较低的人群，则仍可采用以 PPI 三联或铋三联为主的传统三联疗法。

2. 中药治疗

苓术健脾清胃汤、胃溃灵汤、柴胡疏肝散等（自拟汤剂、经典方剂、中成药）加减。

（二）针灸治疗

1. 毫针针刺

主穴：中脘、足三里、胃俞。

配穴：肝气犯胃证加期门、行间、肝俞；瘀血阻络证加膈俞、三阴交；胃阴不足证加三阴交、太溪；脾胃虚寒证加脾俞，可用艾灸。推荐治疗时应用重刺激手法。留针 30 分钟，针刺 5 次 / 周，连续针刺 2 周。

2. 穴位埋线

梁丘、中脘、建里、天枢、足三里、脾俞透胃俞、肾俞。用一次性无菌埋线针，将 0 ～ 1 号羊肠线 1 ～ 2cm 埋入穴位皮下，2 周 1 次。

3. 耳穴贴压

十二指肠、脾、胃、交感、神门、皮质下。磁珠贴压，并进行适当按压，每穴每次按压 2 分钟，每天早、中、晚各 1 次。双侧耳郭交替进行。

4. 穴位敷贴

中脘、足三里、胃俞。配穴：虚寒证加脾俞；气滞证加肝俞。治疗时用药（由丁香、干姜、白芷、吴茱萸、麝香等药组成）敷贴上述穴位，每穴 0.2mL，用纱布固定，每日 1 次。

（三）针药结合治疗优势

1. 减轻药物副作用

Hp 根治疗法取得了一定的临床疗效，但经过长期临床验证其治疗存在很多不良反应，如恶心、呕吐、上腹不适、轻微腹泻、皮疹、便秘等，影响了治疗的长期效果，并且随着 Hp 耐药率的增高，疗效也受到了影响。针刺介入可以改善恶心呕吐、腹泻等胃肠道不适症状。

2. 增强药物疗效

Meta 分析结果显示，在运用西药治疗消化性溃疡的基础上，联合应用针刺治疗，可以显著提高 Hp 转阴率、消化性溃疡的治愈率和溃疡面积愈合率。在复发率方面，单纯针刺即可显著降低消化性溃疡的复发率。但纳入文献的质量等级不高，故需谨慎对待，未来仍需要更多的临床大样本、多中心、高质量的随机对照试验进行进一步的研究与验证。

参考文献

[1] 忽世秀，王士源，吴焕淦，等 . 针灸治疗消化性溃疡荟萃分析 [J].世界科学技术 – 中医药现代化，2019，21（08）：1590 –1597.

[2] 田瑶，闫亚南，关翰宇，等 . 针刺治疗消化性溃疡疗效的系统评价和 Meta 分析 [J]. 针刺研究，2017，42（03）：275 –282.

[3] 刘畅，徐小茹，韩东岳，等 . 针灸治疗消化性溃疡选穴规律聚类分析 [J]. 辽宁中医药大学学报，2015，17（02）：119 –121.

［4］李军祥，陈誩，肖冰，等.消化性溃疡中西医结合诊疗共识意见（2017 年）.中国中西医结合消化杂志，2018，26（2）：112 –120.

［5］王渊，王健，章薇，等.食管、胃十二指肠疾病牵涉痛与穴位敏化的研究［J］.上海针灸杂志，2020，39（04）：501 –507.

［6］杨广印，潘晓华，黄倩茹，等.胃溃疡胃炎患者在督脉背段压痛反应定位的规律探析［J］.云南中医学院学报，2017，40（04）：70 –73.

第四节　溃疡性结肠炎

溃疡性结肠炎（ulcerative colitis，UC）是一种病因尚不十分清楚的直肠和结肠慢性非特异性炎症性疾病。病变主要限于黏膜与黏膜下层。临床表现为腹泻、黏液脓血便、腹痛及不同程度的全身症状。该病有病程漫长、轻重不一、反复发作、缠绵难愈的特点。

一、疾病要点

（一）西医认识

1.病因

UC 的病因及发病机制尚未明确。目前认为和遗传易感性、免疫调节紊乱、感染及环境等因素有关。

2.病理假说

（1）遗传

研究发现本病的发病有明显的种族差异和家族聚集性。西方国家的发病率明显高于东方国家。

（2）免疫调节紊乱

免疫学研究认为多种因素参与了 UC 的发病，这些因素可能触发一个连续的慢性免疫过程，中性粒细胞、巨噬细胞、肥大细胞、T 和 B 淋巴细胞、自然杀伤（NK）细胞等参与了此过程，这些效应细胞释放的抗体、细胞因子和炎症介质引起肠黏膜组织破坏和炎性病变。

（3）感染

感染可能作为 UC 发病的始动因子，引起免疫反应，或者作为抗原扳机引起肠道黏膜炎症反应。

（4）环境因素

环境致病因素认为本病的发病系外因通过人体的自身免疫反应机制，导致肠上皮和组织细胞持久的损伤。

3. 疾病分类

（1）临床类型

①初发型：指无既往史的首次发作。②慢性复发型：临床上最多见，发作期与缓解期交替。③慢性持续型：症状持续，间以症状加重的急性发作。④急性型：急性起病，病情严重，全身毒血症状明显，可伴中毒性巨结肠、肠穿孔、败血症等并发症。上述各型可相互转化。

（2）临床严重程度

轻度：腹泻＜ 4 次 / 日，便血轻或无，无发热，贫血无或轻，血沉正常。重度：腹泻＞ 6 次 / 日，有明显黏液脓血便，体温＞ 37.5℃，脉搏 90 ＞次 / 分钟，血红蛋白＜ 100g/L，血沉＞ 30mm/h。中度：介于轻度与重度之间。

（3）病变范围

可分为直肠炎、左半结肠炎（结肠脾曲以远）、全结肠炎（病变扩展至结肠脾曲以近或全结肠）。

（4）病情分期

分为活动期和缓解期，很多患者在缓解期可因饮食失调、劳累、精神刺激、感染等加重症状，使疾病转为活动期。

4. 疾病症状

反复发作的腹泻、黏液脓血便及腹痛是 UC 的主要临床症状。起病多为亚急性，少数急性起病。病程呈慢性经过，发作与缓解交替，少数症状持续并逐渐加重。病情轻重与病变范围、临床分型及病期等有关。

（1）消化系统表现

1）腹泻和黏液脓血便 见于绝大多数患者。腹泻主要与炎症导致大肠黏膜对水、钠吸收障碍以及结肠运动功能失常有关；黏液脓血便是本病活动期的重要表现，系黏膜炎性渗出、糜烂及溃疡所致。大便次数及便血的程度与病情轻重有关，轻者排便 2～4 次 / 日，便血轻或无；重者 > 10 次 / 日，脓血显见，甚至大量便血。粪质多数为糊状，重症可呈稀水样大便。病变限于直肠或累及乙状结肠的患者，除可有便频、便血外，偶尔表现为便秘，这是病变引起直肠排空功能障碍所致。

2）腹痛 多有轻至中度腹痛，为左下腹或下腹阵痛，亦可累及全腹。常有里急后重，便后腹痛缓解。轻者可无腹痛或仅有腹部不适。重者如并发中毒性巨结肠或炎症波及腹膜，可有持续剧烈腹痛。

3）其他症状 可有腹胀、食欲不振、恶心、呕吐等。

4）体征 轻、中型患者仅有左下腹轻压痛，有时可触及痉挛的降结肠或乙状结肠。重型和暴发型患者常有明显压痛甚至肠型。若出现腹肌紧张、反跳痛、肠鸣音减弱等体征，应注意中毒性巨结肠、肠穿孔等并发症。

（2）全身反应

1）发热 一般出现在中、重型患者的活动期，呈低至中度，高热多提示有严重感染、并发症或病情急性进展。

2）营养不良 衰弱、消瘦、贫血、低蛋白血症、水与电解质平衡紊乱等多出现在重症或病情持续活动者。

（3）肠外表现

包括外周关节炎、结节性红斑、坏疽性脓皮病、巩膜外层炎、前葡萄膜炎、口腔复发性溃疡等。这些肠外表现在结肠炎控制或结肠切除后可以缓解或恢复；骶髂关节炎、强直性脊柱炎、原发性硬化性胆管炎及少见的淀粉样变性、急性发热性嗜中性皮肤病等，可与 UC 共存，但与 UC 本身的病情变化无关。

5. 诊断标准

排除细菌性痢疾、阿米巴痢疾、慢性血吸虫病、肠结核等感染性结肠炎以及缺血性结肠炎、放射性结肠炎、孤立性直肠溃疡、结肠克罗恩病后，可按下列标准诊断：

（1）确诊

①腹泻或便血 6 周以上，结肠镜检查发现一个以上的下述表现：黏膜易脆、点状出血、弥漫性炎性糜烂、溃疡；或钡剂检查发现溃疡、肠腔狭窄或结肠短缩。同时伴有明确的黏膜组织学改变：活动期炎性细胞浸润、隐窝脓肿、杯状细胞缺失。缓解期隐窝结构异常（扭曲分枝）、隐窝萎缩。②手术切除或活检标本在显微镜下有特征性改变。

（2）疑诊

①病史不典型，结肠镜或钡剂灌肠检查有相应表现；或有相应病史，伴可疑的结肠镜检查表现，无钡剂灌肠检查；或有典型病史，伴可疑的钡剂灌肠发现，无结肠镜检查报告。均缺乏组织学证据。②手术标本大体表现典型，但组织学检查不肯定。

（3）诊断内容

完整的诊断应包括疾病的临床类型（初发型、慢性复发型、慢性持续型和暴发型）、严重程度（轻度、中度和重度）、病情分期（活动期、缓解期）、病变范围（直肠炎、左半结肠和广泛结肠）、肠外表现和并发症（大出血、穿孔、中毒性巨结肠和癌变等）。

（二）中医认识

1. 脏腑辨证

（1）大肠湿热证

腹痛，腹泻，便下黏液脓血，肛门灼热，里急后重，身热，小便短赤，口干口苦，口臭；舌质红，苔黄腻，脉滑数。

（2）脾虚湿蕴证

大便溏薄，黏液白多赤少，或为白冻，腹痛隐隐，脘腹胀满，食少纳差，肢体倦怠，神疲懒言；舌质淡红，边有齿痕，苔白腻，脉细弱或细滑。

（3）寒热错杂证

下痢稀薄，夹有黏冻，反复发作，腹痛绵绵，四肢不温，腹部有灼热感，烦渴；舌质红，或舌淡红，苔薄黄，脉弦，或细弦。

（4）肝郁脾虚证

腹痛即泻，泻后痛减，常因情志或饮食因素诱发大便次数增多，大便稀溏，或黏液便，情绪抑郁或焦虑不安，嗳气不爽，食少腹胀；舌质淡红，苔薄白，脉弦或弦细。

（5）脾肾阳虚证

久泻不止，夹有白冻，甚则完谷不化，滑脱不禁，形寒肢冷，腹痛喜温喜按，腹胀，食少纳差，腰酸膝软；舌质淡胖，或有齿痕，苔薄白润，脉沉细。

（6）阴血亏虚证

排便困难，粪便夹少量黏液脓血，腹中隐隐灼痛，午后低热，盗汗，口燥咽干，头晕目眩，心烦不安；舌红少津，少苔或无苔，脉细数。

2. 经络辨证

有研究纳入 81 例 UC 患者，在腹部、四肢肘膝关节至腕踝关节范围内行经络诊察，测量诊察阳性腧穴及对称部位的压痛阈值。结果显示 UC 影响双侧经络，在腹部则以左侧经络明显，疼痛敏感区主要位于下肢部，其次为腹部；脾经、大肠经、肝经、肾经、肺经与 UC 关系密切；足三里、上巨虚、大横、腹结、天枢、三阴交与 UC 关系较密切。

二、治疗

（一）药物治疗

1. 西药治疗

（1）氨基水杨酸制剂

包括传统的柳氮磺吡啶（SASP）和其他各种不同类型的 5- 氨基

水杨酸（5-ASA）制剂，如奥沙拉嗪和美沙拉嗪。

（2）糖皮质激素

如泼尼松，氢化可的松。

（3）免疫抑制剂

主要为硫嘌呤类药物，包括硫唑嘌呤和 6- 巯基嘌呤（6-MP）。

2. 中药治疗

白头翁汤、葛根芩连汤、清肠化湿方、乌梅丸、参苓白术汤、锡类散等（自拟汤剂、经典方剂、中成药）加减。

灌肠方：连倍合剂、白头翁汤、葛根芩连汤等加减。

（二）针灸治疗

1. 毫针针刺

中脘、天枢、关元、足三里、上巨虚、三阴交、太冲。直刺，进针得气后，手法以补法为主，慢插轻提，小角度捻转，留针 30 分钟。

2. 穴位埋线

中脘、足三里、天枢。脾胃虚弱者配脾俞；里急后重、脓血黏液便者配大肠俞；脾肾阳虚者配关元。羊肠线刺入，大约皮下 2.5cm 左右，每 2 周一次，疗程 6 周。

3. 穴位敷贴

黄连 120g，黄芪 240g，大黄 60g，赤芍 120g，肉桂 120g，经捣烂后煎熬凝结成药膏。取穴足三里、神阙、脾俞为第 1 组穴位，中脘、天枢、大肠俞为第 2 组穴位，每天一次，每次 1 组，两组穴位交替使用。

（三）针药结合治疗优势

1. 疗效确切

针药结合可以增强胃肠的蠕动功能，解除平滑肌痉挛，改善结肠的通透性；并且针刺能有效减轻或消除炎性水肿，直接改善肠道的微循环，并调节自主神经的功能，增强机体的免疫力，从而改善各组织器官的营养和功能活动，纠正黏膜损伤。针药结合治疗后腹泻、脓血便、腹痛、里急后重症状评分较单纯西药治疗前明显下降。

2. 复发率低

针药结合治疗后 3 个月，UC 复发率为 1.7%，明显低于对照组 11.5%。

3. 安全性高

针灸治疗溃疡性结肠炎的 Meta 分析显示，针灸治疗溃疡性结肠炎疗效优于西药，且副作用少，具有安全性。但因研究数据较少，无法判断针灸治疗的远期疗效。

参考文献

［1］张声生.溃疡性结肠炎中医诊疗共识意见［J］.中华中医药杂志，2010，25（06）：891-895.

［2］张渊博，陈航，代秋颖，等.溃疡性结肠炎经络表现规律探索研究［J］.辽宁中医药大学学报，2019，21（03）：85-88.

［3］纪茜茜，侯晓菲，仲颖，等.基于数据挖掘针灸治疗炎症性肠病的主穴运用规律分析［J］.山西中医药大学学报，2020，21（03）：161-165.

［4］罗雲，岳小强.近十年轻中度溃疡性结肠炎的中医药治疗研究概况［J］.中医药导报，2016，22（12）：93-97.

［5］郑筱萸.中药新药临床研究指导原则（试行）［M］.北京：中国医药科技出版社，2002：129-134.

［6］穆敬平，吴焕淦，张志权，等.针灸治疗溃疡性结肠炎的 Meta 分析［J］.中国针灸，2007（09）：687-690.

第五节 克罗恩病

克罗恩病（Crohn's disease，CD）是一种病因复杂的慢性非特异性炎症性肠病，目前其发病机制尚不明确，其不同于溃疡性结肠炎，炎症通常为透壁性和非融合性改变。主要临床表现为急慢性消化道炎症，可继发穿孔及进行性纤维化，也可累及消化道任何部位，多见脓肿、肛瘘等肛周疾病。近年来，我国的克罗恩病发病率不断升高。其发病高峰年龄在 18 ～ 35 岁，男、女发病率约为 1.5∶1，男性多于女性。

一、疾病要点

（一）西医认识

1. 病因

（1）感染因素

常见副结核分枝杆菌，此菌感染可能与诱导复发有关。

（2）免疫因素

该病患者体液免疫和细胞免疫均异常，说明可能是自身免疫性疾病，但确切机制有待阐明。

（3）遗传因素

本病易发生于某些特定家族中，大约 20% 的克罗恩病患者的一级亲属患此病，该病的发生存在家族聚集倾向。

（4）环境因素

克罗恩病发病率持续增高，可能与社会工业化有关，与居住环境、生活方式、高脂饮食等因素有关。

（5）地域社会因素

经济越发达，其发病率越高。而且人群从发病率低的地区移民到发病率高的地区，发病风险也随之上升。

2. 病理假说

（1）肠菌与宿主黏膜免疫防御能力的失衡假说

某些细菌、毒素等因素启动了肠道炎症并破坏肠上皮细胞完整性，使肠道内源性菌群产生的某些产物，如脂多糖、多糖甘肽复合物、甲基蛋氨酰寡肽等，作为炎症刺激物激活肠黏膜巨噬细胞、淋巴细胞，释放各种炎症因子，产生一系列炎症反应和组织损伤，甚至逐步放大使炎症慢性化。

（2）免疫调节异常学说

免疫调节异常学说认为，由于感染、毒素及药物等作为始动因素使肠道上皮屏障破坏，黏膜通透性增加，肠组织长期暴露于大量抗原中，诱发遗传易感宿主的肠道免疫系统过度反应和错误识别，引起巨噬细胞和淋巴细胞的激活，释放一系列细胞因子和炎症介质，激活机体的免疫应答，使炎症过程逐级放大并持久化，最终导致组织损伤。

（3）其他

如吸烟、饮食、心理和社会因素等，流行病学研究显示 CD 具有遗传易感性，其主要证据来源于不同人种的 CD 发病率、家族聚集现象、双生子的研究等。

3. 临床症状

起病大多隐匿，从发病早期症状出现至确诊往往需数月至数年。病程呈慢性、长短不等的活动期与缓解期交替，有终生复发倾向。少数急性起病，可表现为急腹症，如急性阑尾炎或急性肠梗阻。腹痛、腹泻和体重下降三大症状是本病的主要临床表现。

（1）消化系统表现

1）腹痛　为最常见症状。多位于右下腹或脐周，间歇性发作，常为痉挛性阵痛伴肠鸣增加。常于进餐后加重，排便或肛门排气后缓解。腹痛的发生可能与进餐引起胃肠反射或肠内容物通过炎症、狭窄肠段，引起局部肠痉挛有关。体检常有腹部压痛，部位多在右下腹。腹痛亦可由部分或完全性肠梗阻引起，此时伴有肠梗阻症状。出现持续性腹痛和明显压痛，提示炎症波及腹膜或腹腔内脓肿形成。全腹剧痛和腹肌紧张，提示病变肠段急性穿孔。

2）腹泻　亦为本病常见症状，主要由病变肠段炎症渗出、蠕动增加及继发性吸收不良引起。腹泻先是间歇发作，病程后期可转为持续性。粪便多为糊状，一般无脓血和黏液。病变累及下段结肠或肛门直肠者，可有黏液血便及里急后重。

3）腹部包块　见于 10%～20% 患者，由于肠粘连、肠壁增厚、肠系膜淋巴结肿大、内瘘或局部脓肿形成所致。多位于右下腹与脐周。固定的腹块提示有粘连，多已有内瘘形成。

4）瘘管形成　是CD的特征性临床表现，因透壁性炎性病变穿透肠壁全层至肠外组织或器官而成。瘘分内瘘和外瘘，前者可通向其他肠段、肠系膜、膀胱、输尿管、阴道、腹膜后等处，后者涌向腹壁或肛周皮肤。肠段之间内瘘形成可致腹泻加重及营养不良。肠瘘通向的组织与器官因粪便污染可致继发性感染；外瘘或通向膀胱、阴道的内瘘均可见粪便与气体排出。

5）肛门周围病变　包括肛门周围瘘管、脓肿及肛裂等病变，有时这些病变可为本病的首发或突出的临床表现。

（2）全身表现

本病全身表现较多且较明显，主要有：

1）发热　为常见的全身表现之一，与肠道炎症活动及继发感染有关。间歇性低热或中度热常见，少数呈弛张高热伴毒血症。少数患者以发热为主要症状，甚至较长时间不明原因发热之后才出现消化道症状。

2）营养障碍　由慢性腹泻、食欲减退及慢性消耗等因素所致。主要表现为体重下降，可有贫血、低蛋白血症和维生素缺乏等表现。青春期前患者常有生长发育迟滞。

（3）肠外表现

本病肠外表现与UC的肠外表现相似，但发生率较高，以口腔黏膜溃疡、皮肤结节性红斑、关节炎及眼病为常见。

4. 临床分型

（1）临床类型

依疾病行为（B）可分为非狭窄非穿通型（B1）、狭窄型（B2）和穿透型（B3）以及伴有肛周病变（P）各型可有交叉或互相转化。

（2）病变部位（L）

可分为回肠末段（L1）、结肠（L2）、回结肠（L3）和上消化道（L4）。

（3）严重程度

根据主要临床表现的程度及并发症计算 CD 活动指数（CDAI），用于区分疾病活动期与缓解期、估计病情严重程度（轻、中、重）和评定疗效。

5. 诊断标准

CD 缺乏诊断的金标准，诊断需要结合临床表现、实验室检查、内镜检查、影像学检查和病理组织学检查进行综合分析并密切随访。

（二）中医认识

1. 脏腑辨证

对 CD 的证候调研发现，中医证型以寒湿困脾证、湿热内蕴证、肝郁脾虚证、脾肾阳虚证、气滞血瘀证 5 种证型为主，湿热蕴结证是克罗恩病的常见症。

（1）湿热内蕴证

泄泻急迫，粪黄褐臭，肛门灼热，烦热口渴，小便黄短；脉滑数或濡数，舌苔黄腻。

（2）寒湿困脾证

腹痛绵绵，喜温喜按；大便溏薄或泄泻，神疲乏力，面色萎黄，食欲不振，饮食减少；舌淡苔白，脉沉细或濡。

（3）脾肾阳虚证

黎明即泻或久泻不愈，脐中腹痛，喜温喜按，腰膝酸软，形寒肢冷，食少纳差；脉沉细或濡，舌质淡胖或有齿痕、苔白润。

（4）肝郁脾虚证

腹痛即泻，泻后痛减，大便稀烂或黏液便，腹泻前有情绪紧张或抑郁恼怒等诱因，胸胁胀闷，喜长叹息，嗳气不爽，食少腹胀，矢气较频；舌质淡红、苔薄白，脉弦或脉细。

（5）气滞血瘀证

腹痛如刺如绞，痛有定处，呕血或黑便，腹块坚硬不移；脉弦涩，舌质紫暗或有瘀点瘀斑。

2. 经络辨证

克罗恩病患者在背部胸 6 ~ 腰 1 棘突旁约当华佗夹脊穴位置按压时会出现阳性反应点，长期反复发作的患者此处可触及条索状物。

二、治疗

（一）药物治疗

1. 西药治疗

（1）氨基水杨酸制剂

包括传统的柳氮磺吡啶（SASP）和其他各种不同类型的 5- 氨基水杨酸（5-ASA）制剂，如奥沙拉嗪和美沙拉嗪。

（2）糖皮质激素

如泼尼松、氢化可的松。

（3）免疫抑制剂

主要为硫嘌呤类药物，包括硫唑嘌呤和 6- 巯基嘌呤（6-MP）。

（4）生物制剂

目前常用的生物制剂有针对 TNF 的英夫利昔单抗、阿达木单抗、戈利木单抗、赛妥珠单抗；针对整合素的维多珠单抗；针对 JAK/STAT 通路的托法替尼；针对白介素（interleukin，IL）12/23 的优特克单抗等。

2. 中药治疗

（1）口服方

白头翁汤、胃苓汤、参苓白术散、四神丸、痛泻要方、四逆散、少腹逐瘀汤等经典方剂加减。

（2）灌肠方

多选用敛疮生肌、活血化瘀与清热解毒类中药；中成药，如香连片、锡类散、补脾益肠丸、云南白药等。

（二）针灸治疗

1. 毫针针刺

足三里、上巨虚、三阴交、公孙、胸 6 ～腰 1 夹脊穴，采用平补平泻法得气后留针 30 分钟，每隔 10 分钟行针 1 次。隔日治疗 1 次，每周 3 次。

2. 隔药灸

中脘、天枢、气海。

隔药灸配方：附子 10g，肉桂 2g，丹参 3g，红花 3g，木香 2g，黄连 2g，冰片 2g。每只药饼含药粉 2.5g，加黄酒 3g 拌成厚糊状，用模具制成直径 2.3cm、厚 0.5cm 药饼。选用艾炷进行隔药灸，每次每穴各灸 2 壮。

（三）针药结合治疗优势

1. 提高单纯药物疗效

国内多个 Meta 分析数据显示，针灸、中药介入治疗可明显减轻患者症状，促进黏膜愈合，防止并发症发生，降低炎症标志物水平，缓解率优于单纯西药组，疗效确切。

2. 降低复发率

针药治疗 CD 第 6 个月时的复发率明显低于单用西药对照组，临床活动度及内镜指数明显改善。

3. 起效快

随机对照试验结果显示，中药口服治疗比单纯西药治疗，患者脓血便和腹痛消失率均优于对照组，可见中药治疗起效迅速，能快速缓解患者症状。

4. 减小西药副作用

糖皮质激素能够控制炎症，抑制自身免疫反应，减轻中毒症状，被推荐为中度活动期 CD 患者最常用的治疗药物。但长期使用易产生多种不良反应，如肾上腺皮质功能不全、骨质疏松等，且易产生激素依赖或激素抵抗，不能用于维持治疗。免疫抑制剂主要用于激素依赖等难治性 CD，不良反应发生率较高，主要是胃肠道反应、骨髓抑制、感染、肝毒性、肾毒性等。生物制剂价格昂贵，且增加感染的风险。针灸及中药的干预可明显改善西药副作用，保护胃肠道功能。

5. 内外同治

CD 患者病变解剖部位较为特殊，口服药须经过肝脏至大循环，部分药物在肝脏发生代谢，故单一口服药往往效果并不理想。直肠黏膜血循环活跃，吸收能力强。灌肠作为中医外治法中一种独特的治疗手段，其优势在于通过肠黏膜直接吸收药物，不仅可提高病变部位的血药浓度，充分发挥药物局部抗炎作用，使药力直达病所，还可避免肝脏首过消除效应、消化酶破坏药物药性和药物造成的胃黏膜损伤等，提高药物利用度。

6. 注重情志调节

CD 患者多伴有焦虑、抑郁等心理障碍，是一种典型的心身疾病，针对 CD 患者这一特殊人群，抗焦虑抑郁药物用药选择、剂量、疗程等尚无统一标准。针灸及中药情志疗法治病的经验丰富，可以改善患者的心理状态，减少精神心理药物的使用。

参考文献

［1］沈洪，邢敬，朱磊，等.炎症性肠病中西医结合治疗策略的探索与实践［J］.北京中医药，2020，39（03）：191-195.

［2］陈珊，韩树堂.克罗恩病的辨证论治［J］.山东中医杂志，2012，31（05）：331-332.

［3］施茵，包春辉，吴焕淦.吴焕淦温养脾胃补肾通络辨治克罗恩病验案举隅［J］.中华中医药杂志，2016，31（03）：878-880.

［4］包春辉，施茵，马晓芃，等.克罗恩病的发病机制及针灸治疗进展与思考［J］.上海针灸杂志，2010，29（11）：681-686.

第六节 功能性消化不良

功能性消化不良（functional dyspepsia，FD）是指具有餐后饱胀不适、早饱感、上腹痛、上腹烧灼感中的一项或多项症状，而不能用器质性、系统性或代谢性疾病等来解释产生症状原因的疾病。中医学属于"痞满""胃脘痛""积滞"范畴。流行病学调查表明西方国家患病率为 10%～40%。亚洲发病率为 5%～30%，中国不同地区的发病率在 18.4%～23.8%，严重影响了我国人民的身体健康和生活质量，造成相当高的医疗费用，已逐渐成为现代社会中一个主要的医疗保健问题。

一、疾病要点

（一）西医认识

1. 病因

病因和发病机制至今尚未清楚，可能与多种因素有关，饮食习惯、心理社会等因素一直被认为与 FD 的发病有密切关系。约半数 FD 患者有幽门螺杆菌感染及由此而引起的慢性胃炎，但研究至今未发现幽门螺杆菌感染及慢性胃炎与 FD 症状有明确的相关性；且长期随访证明，经治疗幽门螺杆菌被根除并伴慢性胃炎病理组织学改善之后，大多数患者症状并未得到改善，因此目前多数学者认为幽门螺杆菌感染及慢性胃炎在 FD 发病中不起主要作用。

2. 病理变化

（1）胃-十二指肠动力异常

机械或者化学刺激所引起的胃-十二指肠动力改变被认为是导致 FD 最常见的病理生理改变，移行性复合运动（MMC）的异常模式通常与腹痛症状相关，胃容受性舒张受损和胃排空异常参与患者早饱及餐后饱胀等一系列症状。

（2）内脏高敏感性

部分 FD 患者表现出内脏敏感性增高，敏感程度和症状严重程度正相关。内脏感觉过敏可能与外周感受器、传入神经、中枢神经系统的调制异常有关。脑－肠轴任何水平的调节异常，包括迷走、脊髓、中枢、肠等均可导致感觉过敏或感觉异常。

（3）胃－十二指肠炎症

胃肠机械和化学过敏很可能是由局部免疫激活引起的，最新研究焦点已从幽门螺杆菌感染和动力改变转移到上皮屏障通透性受损、十二指肠嗜酸性粒细胞增多和十二指黏膜炎症。大部分 FD 病例均表现出十二指肠上皮细胞通透性改变，屏障受损，导致炎症细胞浸润。FD 患者循环中的促炎因子、抗炎因子和小肠归巢 T 细胞（homing T cells）增加，并且和症状程度相关，其胃功能异常多继发于十二指肠炎症，提示胃－十二指肠炎症是 FD 发病的重要因素之一。

（4）肠道菌群

FD 患者可能存在肠道微生态失衡，其症状可能与细菌丰度或某些特殊菌种相关，目前关于肠道细菌过度增长在功能性消化不良中的作用的研究结论尚无定论。

（5）心理社会因素

FD 是一种与心理社会因素异常有关的疾病，调查研究显示 FD 患者焦虑、抑郁评分显著高于正常人，负性生活经历及应激事件的发生率更高、程度更重，但是精神因素的确切致病机制尚未阐明。

3. 疾病症状

主要症状包括上腹痛、上腹灼热感、餐后饱胀和早饱中的一种或多种，可同时存在上腹胀、嗳气、食欲不振、恶心、呕吐等。常以某一个或某一组症状为主，在病程中症状也可发生变化。起病多缓慢，病程经年累月，呈持续性或反复发作。不少患者由饮食、精神等因素诱发。上腹痛为常见症状，常与进食有关，表现为餐后痛，亦可表现为饥饿痛、进食后缓解，亦可无规律性。部分患者表现为上腹灼热感。餐后饱胀和早饱是另一类常见症状，可单独或以一组症状出现，伴或不伴有上腹痛。这些症状发生与进食密切相关。餐后饱胀是指餐后食物较长时间存留在胃内的不舒服感。早饱是指进食后很快感觉胃内饱胀不适，致摄入食物明显减少。上腹胀、嗳气、食欲不振、恶心、呕吐等症状可同时存在。部分患者同时伴有失眠、焦虑、抑郁、头痛、注意力不集中等精神症状。

根据临床特点，最新的罗马Ⅳ标准将本病分为两个临床亚型：①上腹痛综合征（epigastric pain syndrome，EPS）：上腹痛和（或）上腹灼热感，②餐后不适综合征（postprandial distress syndrome，PDS）：餐后饱胀和（或）早饱。两型可有重叠。

4. 诊断标准

（1）症状标准

FD诊断标准（罗马Ⅳ）应具有以下1项或多项症状：① 餐后饱胀不适；②早饱不适感；③中上腹痛；④中上腹烧灼不适。

（2）分型诊断标准

1）PDS必须具有以下1或2项症状：餐后饱胀不适（影响日常生活）；早饱（不能完成进食餐量）。常规检查（包括影像、生化及内镜）未发现器质性、系统性或代谢性疾病，诊断前至少6个月病程，近3个月存在症状，每周至少3天。支持诊断条件：①可伴有上腹痛或上腹烧灼感；②上腹胀气、过度嗳气、恶心；③呕吐考虑其他疾病；④烧心不是消化不良症状，但可共存；⑤排气或排便后缓解通常不考虑为消化不良；⑥GERD和IBS等也可引起消化不良症状，可能和PDS是共存关系。

2）EPS必须具有以下1或2项症状：中上腹痛（影响日常生活）；中上腹烧灼感（影响日常生活）。常规检查（包括影像、生化及内镜）未发现器质性、系统性或代谢性疾病，诊断前至少6个月病程，近3个月存在症状；每周至少1天。支持诊断条件：①疼痛可由进餐诱发或缓解，或空腹时发生；②可发生餐后上腹胀，嗳气，恶心；③呕吐考虑其他疾病；④烧心不是消化不良的症状，但可共存；⑤疼痛不符合胆道疾病的标准；⑥排气或排便后缓解通常不考虑为消化不良；

⑦ GERD 和 IBS 等也可引起消化不良症状，其可能和 EPS 是共存关系。

（3）病程标准

① 诊断前症状出现至少 6 个月；②近 3 个月症状符合上述诊断标准。

（4）排除标准

排除可以解释上述症状的结构性疾病的证据（包括胃镜检查）。

5. 疾病评估

对消化不良患者的评估需包括有无警报症状、症状频率和严重程度、心理状态等。心理评估对经验治疗无效的患者后续治疗方案的制订有重要参考价值，故对疑诊心理障碍如焦虑和（或）抑郁者，建议仔细询问环境因素及应激生活事件、情感状态，必要时进行相关心理量表测评。

（二）中医认识

1. 脏腑辨证

有研究对中医证候分布规律及辨证分型标准进行文献分析，纳入的文献共 46 篇，涉及 37 个中医证型，中华中医药学会与中国中西医结合学会发布的专家共识意见最终采用的证型为脾虚气滞证、肝胃不和证、脾胃湿热证、脾胃虚寒证和寒热错杂证。该病涉及脾、胃、肝三个病位，包括气滞、气虚、寒、热、湿、食积等病性，因此 FD 的基本病理机制为中焦气机不畅，脾胃升降失常。其病位主要在胃，与肝、脾密切相关，情志失调是 FD 发病的重要因素。

2. 经络辨证

功能性消化不良病位在胃，属胃络脾，足阳明胃经是经络系统中与胃联系最为直接和密切的经脉，也是针灸治疗 FD 相关症状最常用的经脉。因足太阴"是动则病舌本强，食则呕，胃脘痛，腹胀，善噫，得后与气则快然如衰，身体皆重。是主脾所生病者，舌本痛，体不能动摇，食不下烦心……"与 FD 的临床表现大部吻合，故也可按脾经病证论治。由于脾胃相表里的关系，且脾胃二经循行皆经过腹部，因此施治时多两经同治。当胃痛牵及胁肋部，伴有胸闷、嗳气频频等症状时，乃肝气横逆犯胃，此时加刺足厥阴肝经的穴位以达疏肝理气之功。

二、治疗

（一）药物治疗

1. 西药治疗

（1）抑制胃酸分泌药

抑制胃酸分泌药一般适用于以上腹痛、上腹灼热感为主要症状的患者，可选择 H_2 受体拮抗剂或质子泵抑制剂（PPI）。

（2）促胃肠动力药

促胃肠动力药一般适用于以餐后饱胀、早饱为主要症状患者。多潘立酮（10mg/ 次、3 次 / 日）、莫沙必利（5mg/ 次、3 次 / 日）或依托必利（50mg/ 次、3 次 / 日）均可选用。

（3）助消化药

消化酶制剂可以作为 FD 的辅助用药，用于改善与进食相关的上腹胀、食欲差等症状。

（4）抗抑郁药

经上述治疗疗效欠佳而伴随精神症状明显者可试用。常用的有三环类抗抑郁药如阿米替林、选择性抑制 5- 羟色胺再摄取的抗抑郁药如帕罗西汀等，宜从小剂量开始，注意药物的不良反应。

2. 中药治疗

中医一般分为脾虚气滞证、肝胃不和证、脾胃湿热证、脾胃虚寒证和寒热错杂证，分别以香砂六君子汤、柴胡疏肝散、连朴饮、黄芪建中汤、半夏泻心汤等成方加减。

（二）针灸治疗

1. 实证

以足厥阴肝经、足阳明胃经穴位为主，以毫针刺，采用泻法；常取足三里、天枢、中脘、内关、期门、阳陵泉等。

2. 虚证

以背俞穴、任脉穴、足太阴脾经穴、足阳明胃经穴为主，毫针刺，采用补法。常用脾俞、胃俞、中脘、内关、足三里、气海等。

3. 耳针

取脾、胃、肝、交感、大肠、小肠。

（三）针药结合治疗优势

在 PDS 的治疗过程中，酸抑制剂的优势在于能够快速解决症状，即时效果明显，但是长期服用并不能增加临床效益，还存在风险，因此不能降低复发率，并且对于缓解动力障碍样消化不良的症状是无效的，对餐后饱胀和早饱等症状没有明显影响；针对 EPS，促胃动力的疗效并不确切；对于伴随精神症状的患者，精神类药物的副作用更加明显。FD 属于 1 级针灸病谱，针对前两种情况，单用针灸治疗手段即可以取得良好疗效。采用电针联合中药或者西药，其疗效均优于单纯药物治疗，可以促进胃排空，缓解消化不良症状，提高生活质量指数，并具有较好的安全性和远期疗效，电针联合药物的疗效是否优于针灸则尚无确切证据；针对第三种情况，单纯应用精神类药物起效慢，且副作用大，单纯应用针灸或者中药治疗可以改善患者症状，但是针灸结合药物（中药／西药）均能更加明显地改善消化不良症状积分、抑郁自评量表（SDS）评分、焦虑自评量表（SAS）评分，降低患者复诊率。有证据表明，针药结合可以缩短抗抑郁药的起效时间，增强药物抗抑郁作用，并减少抗抑郁药物副作用，因此针对 FD 伴精神症状的情况，针药结合可能带来更大的临床效益。在治疗 FD 的过程中，应根据病情和病程，充分把握本病的类型及其发病特点，以发挥中西医各自的优势，进行优势互补。

参考文献

［1］ENCK P，AZPIROZ F，BOECKXSTAENS G，et al. Functional dyspepsia［J］. Nat Rev Dis Primers，2017，3：17081.

［2］DROSSMAN D A，LIN C，CHEY W D，et al. 罗马Ⅳ功能性胃肠病［M］.方秀才，侯晓华，译.北京：科学出版社，2016，558-578.

［3］刘晶，李峰，唐旭东，等.功能性消化不良中医辨证及辨证标准的现代临床文献研究［J］.世界中医药，2015，10（01）：56-59.

［4］李军祥，陈誩，李岩.功能性消化不良中西医结合诊疗共识意见（2017年）［J］.中国中西医结合消化杂志，2017, 25（12）: 889-894.

［5］张声生，赵鲁卿.功能性消化不良中医诊疗专家共识意见（2017）［J］.中华中医药杂志，2017, 32（06）: 2595-2598.

［6］王磊，曹丽翠，黄银兰.针刺经络辨证治疗功能性消化不良［J］.吉林中医药，2014，34（02）：199-201.

［7］PINTO-SANCHEZ M I，YUAN Y，HASSAN A，et al. Proton pump inhibitors for functional dyspepsia［J］. Cochrane Database Syst Rev，2017,11（11）: CD011194.

［8］PITTAYANON R，YUAN Y，BOLLEGALA N P，et al. Prokinetics for functional dyspepsia［J］. Cochrane Database Syst Rev，2018，10（10）: CD009431.

［9］MOAYYEDI P M，LACY B E，ANDREWS C N，et al. Corrigendum: ACG and CAG clinical guideline: management of dyspepsia［J］. American Journal of Gastroenterology，2017，112：1484.

［10］陈寿菲，黄可成.功能性消化不良 2118 例临床治疗特点分析［J］.中国中西医结合脾胃杂志，2000（03）：139-141.

［11］YE J T，DAI Y K，LI D Y，et al. Efficacy of Jianpi Liqi therapy for functional dyspepsia: A meta-analysis of randomized, positive medicine-controlled trials［J］. Medicine（Baltimore），2019，98（33）: e16607.

［12］ZHANG J，LIU Y，HUANG X，et al. Efficacy Comparison of Different Acupuncture Treatments for Functional Dyspepsia: A Systematic Review

with Network Meta-Analysis［J］. Evid Based Complement Alternat Med，2020：
3872919.

［13］文谦，赵雨，刘劼，等.电针治疗功能性消化不良上腹痛综合征的
临床疗效观察［J］.四川大学学报（医学版），2018，49（05）：817-820.

［14］郭李柯，张超贤，郭晓凤.电针联合枳术宽中胶囊治疗功能性消化
不良的远期疗效和安全性研究［J］.中国针灸，2011，31（12）：1071-1077.

［15］陈履埠，陈恩平，孙德芝，等.针刺足三里、内关穴联合兰索拉唑
治疗功能性消化不良112例疗效观察［J］.西部医学，2012，24（03）：545-
546.

［16］彭坤明，罗鹏.针灸治疗功能性消化不良伴情绪障碍疗效观察
［J］.针灸临床杂志，2016，32（06）：1-4.

［17］王成伟，刘梦阅，闫江华，等.针灸对伴情绪障碍功能性消化不良
患者的疗效观察［J］.中国针灸，2015，35（09）：876-878.

第七节　功能性腹泻

功能性腹泻（functional diarrhea，FDr）是临床常见的功能性肠
病，指持续或反复排糊状便或水样便为表现的一种疾病，可有腹痛
和（或）腹胀，患者缺乏能够解释腹泻临床症状的器质性疾病，且不
符合肠易激综合征的诊断标准。中医并没有与 FDr 完全对应的病名，
按照其症状，在古籍医典中属于"泄泻"范畴。我国 FDr 发病率为
1.54%，大大低于西方国家，相对高于其他亚洲国家，并且呈逐年增
高的趋势，影响患者的生活质量并增加经济负担。

一、疾病要点

（一）西医认识

1. 病因

FDr 的病因和发病机制尚不十分明确，可能与饮食、个体免疫、

家族史、精神心理、菌群失调等因素有关。

2. 病理假说

FDr 是一种常见的消化科疾病，其发病机制较为复杂，没有单一的病理生理学异常能解释每位患者的发病，常常是多种因素综合的结果，与肠道传输速度增快、肠道内脏敏感性增加、肠道菌群失调、精神心理因素异常等有关。对 FDr 的发病机制没有明确的认识，根据现有的研究总结认为，和以下几种密切相关：

（1）肠菌群失调

肠道菌群失调导致 FD 的主要机制有：①正常情况下，肠道内以革兰阳性杆菌为主的某些细菌如双歧杆菌等，可竞争性与肠黏膜细胞结合形成一层生物学屏障，从而阻止致病菌和条件致病菌的侵害。当发生肠道菌群失调时，肠道内有益菌数量减少，致病菌数量增多，致病菌及其释放的内毒素可直接侵袭肠黏膜，使肠黏膜屏障受损、通透性增加、平滑肌收缩增强、肠道蠕动加快，导致腹泻的发生。②生理状态下，因胃酸作用及小肠蠕动较强，细菌通常难以在此定植，萎缩性胃炎、长期应用抑酸剂等原因，造成胃酸过低可导致结肠内菌群上移至小肠定植（主要为类杆菌、双歧杆菌、韦荣球菌、肠球菌及梭菌等厌氧菌），导致小肠细菌过度生长，过度滋生的细菌通过发酵肠道底物产生氢气、甲烷、CO_2 等气体，可导致腹胀；同时还可使肠腔内结合胆汁酸盐水解生成的游离胆汁酸增多，而肠腔内缺乏胆盐，影响甘油单脂和脂肪酸的吸收，进而引起腹泻。

（2）胃肠动力异常和内脏感觉功能异常

包括胃结肠反射亢进、小肠传递时间增快形成运动的高反应性和患者对刺激敏感性增加。神经内分泌系统分泌的激素和神经递质，可以作用于肠道黏膜的肥大细胞，刺激其释放出多种炎症介质，这些物质作用于肠神经系统，激活肠道的免疫功能，引起胃肠道功能的异常，小肠的传递时间加快，结肠反射亢进，对刺激的敏感性增强，这些情况导致肠道蠕动加快，胆盐在回肠的吸收量降低，未被回肠末端吸收的胆盐将排入结肠，并刺激结肠黏膜，从而导致腹泻出现。

（3）精神心理因素

随着对 FDr 的深入研究，现代学者逐渐提出了生物－心理－社会医学的新模式，认为情绪、精神等心理因素与 FDr 的关系十分密切。研究人员对六万多名群众做了问卷调查，发现近一半有一种及以上胃肠道症状的患者中，伴有抑郁症状的占 10.4%，伴有焦虑症状的占 15.3%，并且胃肠道症状与焦虑和抑郁呈现出显著的相关性。FDr 的患者有常常伴有肠神经系统功能紊乱、自主神经功能障碍，胃肠道运动呈亢进状态。他们在躯体化、强迫症状、抑郁、焦虑等方面均明显高于正常人群，并且文化程度低的患者躯体症状明显，更加容易出现人际关系紧张、抑郁等问题。

（4）胃肠激素和神经递质的异常

脑－肠轴通过双向的信息传递将胃肠道功能与中枢的情感认知相互联系在一起，达到调控胃肠功能的目的，而这些信息传递的基础是脑肠肽。据现有的研究发现，血管活性肠肽（VIP）可以调节内脏感觉、运动和分泌，当 VIP 水平出现异常时可引起胃肠功能紊乱，使胃肠运动和感觉异常，分泌物增多，出现腹泻；胆囊收缩素（CCK）能够兴奋迷走神经元，通过与 CCK 受体结合，促进十二指肠远端及空肠的蠕动，增加结肠动力，促进排便，当 CCK 水平升高，肠道兴奋性持续存在，出现腹泻症状。

（5）其他

过多摄入膳食纤维，如纤维素、果酸等可以促进胃肠蠕动，影响肠道功能，对某些特定食物不耐受，如海鲜、奶制品等，可以引起肠肌痉挛，导致腹泻，此外，自主神经功能异常、个体免疫、家族史等因素也可能与 FDr 有关。

3. 疾病症状

FDr 患者的临床症状常以持续的或反复发生的、可伴有轻微腹痛和（或）腹胀的稀便或水样便为特征，通常每日大便不超过 5 次，大便呈糊状、水样或黏液状。此外，FDr 病情容易反复，腹泻持续时间长，可达数十年，但是极少因腹泻导致营养不良、脱水、水电解质失衡等。体格检查时无腹部压痛、反跳痛及腹部包块，但可有肠鸣音亢进。

4. 诊断标准

（1）症状标准

25% 以上排便为松散便或水样便，且不伴有明显的腹痛或腹胀不适。

（2）病程标准

①诊断前症状出现至少 6 个月；②近 3 个月症状符合上述诊断标准。

（3）排除标准

①排除感染性腹泻、肠道器质性病变、其他脏器病变、内分泌疾病等能解释腹泻临床症状的器质性疾病；②排除腹泻型肠易激综合征（IBS–D）。

5. 疾病评估

对 FDr 的评估包括每日排便记录、伴随症状、饮食、有无警报症状、心理状态等。排便不规律且间断出现便秘，伴随腹痛和（或）腹胀高度提示 IBS。结合 Bristol 粪便形状表记录每日排便情况，可以帮助了解患者的排便习惯，排除假性腹泻。了解患者的饮食情况，排除是否有乳糖和和果糖不耐受等。餐后腹泻可见于 FDr 和 IBS 患者，其他疾病如乳糜泻、克罗恩病、食物过敏等也可能出现，需要加以评估。有报警征象，如非人为的体重减轻、夜间腹泻、里急后重、近期使用抗生素、便血等均应积极考虑进一步的检查。

（二）中医认识

1. 脏腑辨证

有研究对 FDr 中医证候分布规律及辨证分型标准进行文献分析，纳入的文献共 80 篇，涉及 10 个中医证型，中华中医药学会 2017 年发布的专家共识意见最终采用的证型为寒湿困脾证、肠道湿热证、食滞胃肠证、肝气乘脾证、脾气亏虚证和肾阳亏虚证六个证型。感受外邪、饮食所伤、情志失调、病后体虚、禀赋不足等是泄泻的主要病因，肠为泄泻的病位之所在，脾为其主病之脏，与肝、肾密切相关，脾虚湿盛为泄泻的主要病机，脾胃运化功能失调，肠道分清泌浊、传导功能失司，迁延日久，泄泻由实转虚，脾病及肾，虚实之间相互转化、夹杂，涉及脾、胃、肝、肾4个病位。

2. 经络辨证

中医属于"泄泻"范畴，各朝代经脉选取均以足太阳膀胱经、足太阴脾经、足阳明胃经、足厥阴肝经、任脉为主。泄泻属脏腑病，脏腑病多取俞募穴，本病相关脏腑的背俞穴和募穴大都集中在膀胱经和任脉，故选取足太阳膀胱经和任脉。泄泻虽病位在肠，但其本在脾胃，脾胃受损、湿困脾土为病机关键，同时又与肝、肾密切相关，故选取脾经、胃经、肝经之腧穴。腧穴以天枢、神阙、中脘、关元、大肠俞、脾俞等局部腧穴为主，病变局部取穴可疏调胃肠气机，健运中州，体现了"腧穴所在，主治所在"的治疗规律。

二、治疗

（一）药物治疗

1. 西药治疗

目前治疗以控制临床症状，对症支持治疗为主。根据可能的发病机制，临床可以采取以下治疗方法

（1）阿片类药物

外周阿片受体激动剂洛哌丁胺可以减慢小肠传输，从而增加小肠对水和离子的吸收，改善患者排便频率、粪便形状、排便紧迫感等症状；另外还能改善肛门括约肌的张力。起始剂量为2mg，每天2次，必要时调整剂量。

（2）胆汁酸螯合剂

考来烯胺能改善胆汁酸吸收不良患者的腹泻症状，对胆汁酸吸收正常的患者也可能有效。

（3）微生态与免疫调节剂

微生态与免疫调节剂包括益生菌（probiotics）、益生元（prebiotics）和合生元（synbiotics）3大类，其中益生菌在临床上的应用最为广泛。现临床上多采用双歧杆菌活菌胶囊、枯草球菌肠球菌胶囊等，对改善腹泻具有一定疗效。

（4）镇静剂或抗抑郁剂

三环类抗抑郁药具有抗胆碱作用，能减慢小肠的传输时间，可在一定程度上改善临床症状，伴随精神症状明显者可考虑选用。

2. 中药治疗

中医一般分为寒湿困脾证、肠道湿热证、食滞胃肠证、肝气乘脾证、脾气亏虚证和肾阳亏虚证等六个证型，分别采用藿香正气散、葛根芩连汤、保和丸、痛泻要方、参苓白术散和四神丸加减治疗。

（二）针灸治疗

1. 针刺

多选手足阳明经、足太阴经经穴，配以足太阳经经穴。主穴用天枢、大肠俞、足三里、气海、关元、中脘。配穴：寒湿困脾加神阙、三阴交、阴陵泉；肠道湿热加合谷、下巨虚；食滞胃肠加建里；肝郁加期门、太冲；脾气亏虚加脾俞；肾阳亏虚加命门、关元。

2. 艾灸

多选腹部的任脉腧穴，最常用的是神阙、气海、关元、天枢。辨证施灸，如脐中疼痛不舒灸神阙；脾虚乏力、声低懒言灸气海；五更泻灸关元；寒湿泄泻灸水分。灵活运用隔物灸，如泄泻腹胀隔葱灸，寒湿困脾泻下冷冻如痰隔附子灸等。

（三）针药结合治疗优势

中药和针灸对于FDr均有较好的疗效，在临床应用中应充分采用针药结合的手段，其治疗的目标不应仅仅是改善腹泻症状，而应立足于标本兼治，并且改善患者伴随的全身症状，提高患者生存质量。针药结合的方式多种多样，目前应用于 FDr 的有：穴位敷贴、穴位注射、针刺联合中药等，其中穴位敷贴临床应用得最多。有研究采用随机对照的方法，应用穴位敷贴，以思密达（蒙脱石散）治疗为对照组，观察临床病情及治疗前后患者的症状改善及总疗效，结果穴位敷贴对改善大便次数、大便性状、腹痛腹胀疗效显著，优于思密达。而采用穴位敷贴联合培菲康（双歧杆菌制剂）口服则能显著提高治疗 FDr 有效率，显著降低复发率。另一项研究比较了针药结合与单纯针刺、单纯中药治疗脾虚湿盛型 FDr 的临床疗效，结果表明针药组有效率均优于中药组和针刺组，可显著减少患者大便次数，降低患者粪便性状评分、中医证候积分。

尽管针药结合治疗 FDr 的效果较好，目前针灸及针药结合治疗 FDr 的临床对照试验文献很少，特别是大样本、多中心的 RCT 数量更少，因此应严格按照医学随机对照的原则开展多中心大样本的临床试验，发挥中医药的优势，探索出符合 FDr 临床规律的治疗手段。

参考文献

［1］ZHAO Y F, GUO X J, ZHANG Z S, et al. Epidemiology of functional diarrhea and comparison with diarrhea-predominant irritable bowel syndrome: a population-based survey in China［J］. PLoS One, 2012, 7（8）: e43749.

［2］姜泊. 胃肠病学［M］. 北京：人民卫生出版社, 2015, 726-728.

［3］DROSSMAN D A, LIN C, CHEY W D, et al. 罗马Ⅳ功能性胃肠病［M］. 方秀才, 侯晓华, 译. 北京：科学出版社, 2016, 558-578.

［4］李元, 马捷, 李峰, 等. 功能性腹泻中医辨证标准的现代文献研究［J］. 中华中医药杂志, 2019, 34（03）: 977-980.

［5］张声生, 王垂杰, 李玉锋, 等. 泄泻中医诊疗专家共识意见（2017）［J］. 中医杂志, 2017, 58（14）: 1256-1260.

［6］高瑞骏, 卢岩, 杨圣洁, 等. 历代针灸治疗泄泻用穴规律研究［J］. 中国中医急症, 2019, 28（05）: 773-776.

［7］韩玉慧, 王健, 王世军. 针灸治疗功能性腹泻用穴规律分析［J］.

山东中医杂志，2014，33（11）：906-909.

［8］TACK J. Functional diarrhea［J］. Gastroenterol Clin North Am, 2012, 41（3）：629-637.

［9］刘晓娜，郭晓乐，王富春.和肠止泻穴贴治疗功能性腹泻的临床研究［J］.针灸临床杂志，2012，28（11）：1-4.

［10］金玲肖，周倩，陈霞，等.中药穴位贴敷联合培菲康治疗功能性腹泻的疗效观察［J］.中国中医药科技，2020，27（03）：430-432.

［11］史林林，刘力，刘智斌，等.针药结合治疗功能性腹泻［J］.中医学报，2019，34（09）：1993-1996.

第八节　便　秘

便秘是指粪便在肠内滞留过久，秘结不通，或便质干结，排出困难，或临厕努挣不出的病证，可见于各年龄人群，患病率随年龄增长明显增加，以女性多见。便秘既是一种症状，又是一类疾病。由于器质性原因、药物、神经内分泌疾病或饮食、环境因素等引起的便秘，称症状性便秘；由于结直肠动力不足、盆底肌功能紊乱造成的便秘，存在明确的病因病位和诊断分类，是一类独立性疾病，以下称"慢性便秘"，为本节主要讨论范畴。

一、疾病要点

（一）西医认识

1.病因

（1）女性和年龄增长是慢性便秘的主要危险因素

Meta 分析表明，"女性"是慢性便秘发生的最强危险因素，与孕酮及其受体表达异常、孕产等相关；在青春期之前，便秘发病率性别差异不大。老年人由于饮食量和体力活动明显减少，加之全身性疾病的影响，更容易发生便秘。

（2）遗传因素

有研究表明便秘具有家族聚集性，其机制与饮食、肠道微生态、吸收、分泌、生活习性和信仰有关。

（3）生活方式因素

有证据表明，故意抑制排便会反馈性诱发便秘各种症状，教育和行为改变可显著改善便秘。饮食也是一个关键危险因素，增加高纤维素和液体摄入、定期锻炼可降低便秘风险。

（4）心理因素

人格和应激可能会影响便秘症状的报告和肠道动力，严重便秘而肠道传输正常者常心理应激多。与非便秘患者相比，便秘患者中异常疾病行为和心理障碍发生率更高。

2. 病理假说

（1）肠壁内肠神经丛改变

功能性便秘的发病与肠壁内肌间神经丛病理改变有关，与黏膜下神经丛关系不大。

（2）Cajal 间质细胞（ICC）的改变

多种功能性便秘患者结肠标本内可观察到 ICC 及其网络发生减少和变化。

（3）胃肠调节肽的改变

胃肠调节肽的异常表达在功能性便秘发病过程中起重要作用，包括阿片肽、VIP、NO、胆囊收缩素（CCK）、胰多肽、生长抑素、酪酪肽（PYY）、神经肽 Y 等结肠抑制性调节肽，以及 ACh、SP、5-HT、胃动素等结肠兴奋性调节肽。

（4）肛门直肠功能性解剖梗阻

可能与直肠黏膜感觉神经病变、神经性直肠运动障碍和神经源性盆底功能障碍有关，是功能性排便障碍的重要原因。

（5）其他

此外，慢性便秘的发病还与肠道肌肉改变、脑－肠轴功能失调假说、肠道菌群改变和神经免疫反应介入等有关。

3. 疾病分类

罗马Ⅳ标准中，与慢性便秘相关的功能性疾病包括：功能性便秘（functional constipation，FC）、阿片引起的便秘（opioid-induced constipation，OIC）、便秘型肠易激综合征（irritable bowel syndromewith predominant constipation，IBS-C）和功能性排便障碍（functional defecation disorders，FDD），本节主要讨论的是功能性便秘和功能性排便障碍，而功能性排便障碍又进一步分为排便推进力不足和不协调性排便。

4. 疾病症状

罗马Ⅳ标准中列入的症状包括：排便费力、干球粪或硬粪、肛门直肠梗阻感或堵塞感、排便不尽感、需手法辅助排便和每周自发排便少于 3 次。除罗马Ⅳ标准列出的 6 项症状外，慢性便秘患者常表现为便意减少或缺乏便意、想排便而排不出、排便费时（> 10 分钟）、排便量少和腹胀，部分患者有肛门直肠疼痛等。

5. 诊断标准

（1）功能性便秘的罗马Ⅳ诊断标准

必须包括下列 2 项或 2 项以上：① 1/4（25%）以上的排便感到费力；② 1/4（25%）以上的排便为干粪球或硬粪（Bristol 粪便性状量表 1 ~ 2 型）；③ 1/4（25%）以上的排便有不尽感；④ 1/4（25%）以上的排便有肛门直肠梗阻 / 堵塞感；⑤ 1/4（25%）以上的排便需要手法辅助（如用手指协助排便、盆底支持）；⑥每周自发排便（SBM）少于 3 次。不用泻剂时很少出现稀粪；不符合肠易激综合征的诊断标准。

注意：诊断前症状出现至少 6 个月，近 3 个月符合以上诊断标准。以研究为目的时，如患者符合阿片引起的便秘（OIC）的诊断标准，就不应诊断 FC，因为难以区分阿片的副作用和其他原因的便秘。但临床医师要注意 FC 和阿片引起的便秘二者可重叠。

（2）功能性排便障碍的诊断标准

必须符合以下所有条件：①患者必须符合功能性便秘和（或）便

秘型肠易激综合征的诊断标准；②在反复试图排便过程中，经以下 3
项检查中的 2 项证实有特征性排出功能下降：球囊逼出试验异常、压
力测定或肛周体表肌电图检查显示肛门直肠排便模式异常、影像学检
查显示直肠排空能力下降。

注意：诊断前症状出现至少 6 个月，近 3 个月符合以上诊断
标准。

符合功能性排便障碍诊断标准的患者进一步分为排便推进力不足
和不协调性排便。

1）排便推进力不足的诊断标准　压力测定显示直肠推进力不足，
伴或不伴肛门括约肌和（或）盆底肌部协调性收缩。诊断前症状出现
至少 6 个月，近 3 个月符合以上诊断标准。该检查标准应采用年龄和
性别相应的正常值。

2）不协调性排便的诊断标准　肛周体表肌电图或压力测定显示
在试图排便过程中，盆底不协调性收缩，但有足够的推进力。诊断前
症状出现至少 6 个月，近 3 个月符合以上诊断标准。该检查标准应采
用年龄和性别相应的正常值。

6. 疾病评估

"慢性便秘严重度评分（CSS）"是最常用的评估量表，慢性便秘
症状评估亦会使用"便秘症状自评量表"，"便秘患者生活质量问卷
（PAC-QOL）"用于评估患者的生活质量，"慢性便秘 PRO 评估量表
（CC-PRO）"为慢性便秘症状和生活质量的综合评估量表。

（二）中医认识

1. 脏腑辨证

有研究收集 466 例慢性便秘患者的症状和舌脉象，进行探索性
因子分析，得到 12 个公因子：脾肺气虚、肝气郁结、肾阴虚、脾肾
阳虚、肝火、肝阴虚、脾气虚、食滞胃脘、肾气虚、肝肾阴虚、心脾
两虚和其他。将这些公因子进行归类分析后，得到五类症候群，依据
国家标准《中医临床诊疗术语·虚证》（GB/T16751·2-1997）、中华

人民共和国中医药行业标准《中医病证诊断疗效标准·便秘》（ZY/T-1994），结合《中医诊断学》（五版教材）的辨证理论分析，最后拟订的慢性便秘中医证型包括肺脾气虚型、肝脾不调型、肝肾阴虚型、脾肾阳虚型和肠胃积热型。

一项样本量为 300 例的慢性便秘患者中医证候前瞻性研究发现，患者以虚证为主，脾肾阳虚型 151 例，占 50.34%；肝脾不调型 63 例，占 21.00%；肺脾气虚型 58 例，占 19.33%；肝肾阴虚型 25 例，占 8.33%；肠胃积热型 3 例，占 1.00%。研究采用慢性便秘严重度评分（CSS）对各证型严重度进行判别，发现肠胃积热型、肝脾不调型、肺脾气虚型、肝肾阴虚型和脾肾阳虚型便秘 CCS 评分 ≥ 15 分所占比例分别为 33.3%、38.1%、65.3%、64.0% 和 74.2%，即说明脾肾阳虚型患者中严重便秘多见。

2. 经络辨证

采用脊椎法对督脉进行诊察，发现慢性便秘患者督脉脊柱段压痛点集中出现在胸 5 ～胸 7 及腰 4 ～腰 5 段椎体棘突下。督脉压痛点既是这类患者的阳性反应点，又是治疗选择部位。

二、治疗

（一）药物治疗

1. 西药治疗

（1）缓泻剂

缓泻剂主要分为容积性泻剂、渗透性泻剂、刺激性泻剂和润滑性泻剂四类。一般主张选用温和的缓泻剂以减少不良反应和药物依赖性，常选用的代表药物包括乳果糖、聚乙二醇和聚卡波非钙。

（2）肠道促动力药

常用 $5-HT_4$ 受体激动剂，如普芦卡必利。

（3）微生态制剂

培菲康、丽珠肠乐、整肠生、金双歧、美常安。

2. 中药治疗

以麻子仁丸、济川煎、五仁丸、增液承气汤、四君子汤、四磨汤等方加减。

（二）针灸治疗

1. 主穴

①天枢、气海、上巨虚、足三里、百会；②中髎、下髎、大肠俞、肾俞、脾俞。

2. 辨病取穴

功能性便秘取穴主要在脐平面上下及下肢远端穴位，部位偏上；功能性排便障碍以中髎和下髎穴为主，部位偏下；排便推进力不足宜配合气海、百会灸法以助升提；精神心理状态异常可加风府、大椎、神道、灵台、腰阳关等督脉穴或督脉压痛点；失眠宜配合印堂、神庭、内关、神门等。

3. 操作方法

两组穴位隔日交替使用。天枢、大肠俞直刺 2～2.5 寸，得气后平补平泻；气海、肾俞直刺 1.5 寸，脾俞直刺 0.5～1 寸，得气后施补法；上巨虚、足三里直刺 1～1.5 寸，得气后平补平泻。中髎、下髎穴 3 寸针入骶后孔 2.5 寸，使针感放射至肛门部。百会穴低频率、小幅度均匀提插捻转，操作 0.5～1 分钟。中髎、下髎、天枢、上巨虚可配合电针，疏密波，电针频率 2/15Hz，刺激以患者舒适为度。

4. 疗程

每日一次，留针 30 分钟，10 次为 1 个疗程，治疗 2 个疗程。

（三）针药结合治疗优势

1. 提高疗效

针药结合疗法治疗功能性便秘的 Meta 分析提示，针灸和中药结合治疗功能性便秘有效率高于单用西药、中药或针灸，可显著改善排便次数、排便时间，增加结肠传输试验标志物的排出。济川煎加减联合针灸治疗功能性便秘临床疗效的 Meta 分析提示，济川煎加减联合针灸可明显提高便秘患者的总有效率及治愈率，疗效优于单独使用济川煎汤剂、麻仁类中药制剂和西沙比利。针灸可能通过影响药物在体内的吸收、分布和代谢过程，改变血药浓度、靶器官药物浓度及靶器官对药物的反应性等，进而提高药物疗效。针刺疗法的疗效与安全范围内的针刺深度有相关性。

2. 远期疗效好

有研究纳入 10 篇文献，涉及 706 例，通过 Meta 分析发现，深刺和常规针刺天枢穴的长期疗效优于浅刺天枢穴和口服乳果糖。研究表明，电针深刺天枢穴与乳果糖相比，在治疗 4 周时降低 CCS 评分方面具有明显优势，证据强度较高。随访期研究结果显示，针刺治疗功能性肠病具有一定的持续性效应。

3. 不良反应少

除晕针和血肿外，各研究未发现针刺结合药物治疗慢性便秘出现明显不良事件。

4. 调节促炎 – 抗炎系统

有研究发现，与单纯普芦卡必利相比，隔药饼灸 + 普芦卡必利除明显改善腹胀、腹痛和食欲减少外，TGF–β 和 IL–4 显著升高，TNF–α 和 IL–6 显著降低，隔药饼灸可进一步加强促炎 – 抗炎系统的调节。

5. 调节便秘患者精神心理状态的异常，提高生活质量

针刺能够显著改善功能性便秘患者的心理状态水平，治疗后患者 SAS 和 SDS 得分均显著下降。研究表明，针药结合及单纯中药治疗均能改善便秘患者心理状态异常，但针药结合组在抑郁、焦虑、恐怖、饮食、睡眠等 5 个方面的改善优于单纯中药组，有统计学差异；针药结合组便秘患者生活质量改善优于单纯中药，有显著统计学差异。

参考文献

［1］郭荣．慢性功能性便秘中医证候诊断标准的量化研究［D］．南京：南京中医药大学，2011.

［2］杨勇，丁曙晴，杨光，等．功能性便秘中医证候的判别分析［J］．广州中医药大学学报，2015，32（02）：189-193.

［3］张晨静，王玲玲，丁曙晴，等．慢性功能性便秘患者督脉脊柱段压痛点的临床观察［J］．针灸临床杂志，2010，26（06）：7-9.

［4］陈军亮，艾健，沈静，等．针药结合疗法治疗功能性便秘的 Meta 分析［J］．时珍国医国药，2019，30（02）：504-507.

［5］覃海兵，邹爱元，杨莲欢，等．济川煎加减联合针灸治疗功能性便秘临床疗效 Meta 分析［J］．康复学报，2019，29（06）：70-75.

［6］张涛．针刺治疗慢性功能性便秘疗效的系统评价［D］．北京：北京中医药大学，2012.

［7］肖君怡．天枢穴治疗功能性便秘的 Meta 分析［D］．济南：山东中医药大学，2016.

［8］李颖，郑晖，郑倩华，等．应用 GRADE 系统对针灸治疗功能性便秘系统评价的再评价［J］．时珍国医国药，2017，28（05）：1241-1243.

［9］郑倩华．针刺治疗功能性肠病的临床疗效与期待值相关性研究［D］．成都：成都中医药大学，2016.

［10］彭薪颖，夏平，王文华，等．隔药饼灸对慢传输型便秘患者体内促炎-抗炎系统的影响［J］．中国中西医结合消化杂志，2020，28（05）：378-382.

［11］王丽雯．针药结合改善慢性功能性便秘患者心理状态及生活质量的临床研究［D］．南京：南京中医药大学，2012.

第九节　肠易激综合征

肠易激综合征（irritable bowel syndrome，IBS）是一种功能性肠

病，表现为反复发作的腹痛，与排便相关或伴随排便习惯改变。典型的排便习惯异常可表现为便秘、腹泻，或便秘与腹泻交替，同时可有腹胀症状。女性患病率高于男性，年轻人群比 50 岁以上人群更易受疾病影响。

一、疾病要点

（一）西医认识

1. 病因

（1）遗传因素

IBS 容易在家族中聚集出现，33% 的患者有 IBS 家族史。和无亲属关系的对照组相比，患者亲属更容易有 IBS 症状。

（2）精神心理因素或生活应激事件

有证据提示童年或成年时期经历的慢性持续应激因子与 IBS 发病相关联。心理障碍与 IBS 有关，心理社会因素会影响诊疗结果，且 IBS 患者常伴随更多的精神性疾病、睡眠障碍和"对环境过度反应"。

（3）饮食或药物因素

一项社区调查显示，IBS 患者与健康对照组间存在细微的饮食差别，IBS 患者摄入脂肪较多而碳水化合物较少。另一项大型研究对 200 例 IBS 患者进行系统性饮食干预，36% 获益，当继续饮食治疗平均 15 个月后仍有 37% 患者获益。饮食或药物引发 IBS 症状加重，很多患者会认为他们对这些食物或药物过敏。

（4）感染因素

肠道感染后发生 IBS 的比例变化范围较大，为 3.7% ～ 36%，取决于初始疾病的严重程度。研究表明胃肠炎是目前已知的 IBS 发病的最强危险因素之一。

（5）消化道微生态因素

多个研究发现 IBS 患者与健康个体相比，肠道菌群组成中厚壁菌门丰度更高，拟杆菌门丰度较低。研究还发现 IBS 患者，至少是部分亚型患者粪便微生态多样性比对照组减少。但目前为止，尚未发现特异性的"IBS微生态群"。

（6）神经内分泌因素

5-HT信号通路异常可能参与IBS的发生。现已明确的与IBS发病存在联系的胃肠激素包括SP、CCK、生长抑素、血管活性肠肽及胃动素等，其对胃肠动力、内脏敏感性及胃肠道免疫反应有一定影响，在IBS病理生理过程中起重要作用。

2. 病理假说

（1）低度炎症和免疫功能异常

肠道炎症可破坏肠黏膜屏障，使促肾上腺皮质激素释放因子（CRF）的合成和释放增加，或分泌细胞因子、炎症递质影响肠道功能。肥大细胞在IBS炎症发病机制中可能起关键作用。

（2）内脏高敏感性

可能是由于内脏传入通路敏感性增加和（或）内脏传入信号中枢放大所致。

（3）自主神经系统（ANS）和下丘脑-垂体-肾上腺轴（HPA）功能紊乱

有研究表明，某些IBS患者存在交感神经张力增高和（或）迷走神经张力下降等ANS失衡情况，IBS患者中枢和外周CRF信号通路激活后会发生胃肠道动力变化、通透性变化及应激引起的内脏痛觉过敏。

（4）胃肠动力学异常

动力异常不仅表现在结肠，还可涉及全胃肠道，表现为对各种生理学和非生理学刺激动力学反应过强。

（5）其他

此外，IBS的发病还有脑-肠-菌轴功能失调、5-HT代谢紊乱假说等。

3. 疾病分类

罗马Ⅳ标准中，IBS的亚型包括IBS便秘型（IBS with predominant

constipation, IBS-C)、IBS 腹泻型（IBS with predominant diarrhea, IBS-D）、IBS 混合型（IBS with mixed bowel habits, IBS-M）和 IBS 不定型（IBS Unclassified, IBS-U）。

4. 疾病症状

罗马Ⅳ标准中列入的症状包括：与排便相关的腹痛、伴有排便频率的变化和伴有粪便性状的改变。除主要症状外，IBS 患者也常出现其他胃肠道症状和非胃肠道症状。其他胃肠道症状包括粪便带黏液、排便急迫感、排便不尽感、排便费力、上腹痛、烧心、恶心和餐后饱胀等；非胃肠道症状可见慢性疲劳综合征、慢性盆底痛、睡眠问题、焦虑和抑郁等。

5. 诊断标准

（1）肠易激综合征的罗马Ⅳ诊断标准

反复发作的腹痛，近 3 个月内平均发作至少每周 1 日，伴有以下 2 项或 2 项以上：①与排便相关；②伴有排便频率的变化；③伴有粪便性状（外观）改变。

注意：诊断前症状出现至少 6 个月，近 3 个月符合以上诊断标准。

（2）肠易激综合征亚型的诊断标准

主导型的排便习惯是基于粪便性状，至少有一次排便不正常的天数。①IBS 便秘型（IBS with predominant constipation, IBS-C）：大于 1/4（25%）的排便为 Bristol 粪便性状 1 型或 2 型，且小于 1/4（25%）的排便为 Bristol 粪便性状 6 型或 7 型。②IBS 腹泻型（IBS with predominant diarrhea, IBS-D）：大于 1/4（25%）的排便为 Bristol 粪便性状 6 型或 7 型，且小于 1/4（25%）的排便为 Bristol 粪便性状 1 型或 2 型。③IBS 混合型（IBS with mixed bowel habits, IBS-M）：大于 1/4（25%）的排便为 Bristol 粪便性状 6 型或 7 型，且小于 1/4（25%）的排便为 Bristol 粪便性状 1 型或 2 型。④IBS 不定型（IBS Unclassified, IBS-U）：患者符合 IBS 的诊断标准，但其排便习惯无法准确归入以上 3 型中的任何一型，故称之为不定型。

注意：IBS 分型与排便习惯异常有关，评定时患者应停用针对排便异常的药物。

6. 疾病评估

肠易激综合征症状严重程度评分（IBS-SSS）用于评估 IBS 的症状，IBS 专用生活质量量表（IBS-QOL）用于评估患者的生活质量。推荐应用不少于 2 周的排便日记进行 IBS 分型。

（二）中医认识

1. 脏腑辨证

有研究收集 150 例 IBS 患者的临床资料，提取证素，归纳总结主要证型。其中 IBS-C 的病位证素共有 8 个，分别为大肠、脾、胃、肝、小肠、肾、肺、心；病性证素亦有 8 个，分别是阴虚、湿、气滞、血虚、气虚、阳虚、热、血瘀。IBS-D 的病位证素有 7 个，依次为脾、胃、小肠、肝、大肠、肾、心；病性证素有 9 个，依次是气虚、湿、阳虚、气滞、血虚、阴虚、热、血瘀、痰。大致分为 6 种证型，即脾虚湿滞证、脾胃气虚湿困证、肝郁脾虚证、脾肾阳虚证、阴虚肠燥证和脾虚湿滞肠道证。

针对医家经验及临床病例对照的文献研究发现，提取的病性要素气滞、气虚的频次较高，病位要素为脾、肝的频次较高；病性要素组合为二证组合频数最高，气虚气滞为主要要素；病位要素组合以二证组合频数最高，脾肝频次最高，脾肾次之；证候要素的组合规律为脾气虚、肝气郁滞、肝郁脾虚和脾虚夹湿，肝郁脾虚证是 IBS 常见证型。

近 20 年中医治疗肠易激综合征用药规律的文献研究显示，IBS 腹泻型以"脾气虚"为核心病机，可归纳为 7 类证型：肝郁脾虚证、脾肾阳虚证、脾虚湿困证、脾胃气虚证、寒热错杂证、脾胃湿热证、肝气郁结证；IBS 便秘型以"大肠津亏"为核心病机，可归纳为 5 类证型：阴虚津亏证、脾肾阳虚证、肝气郁结证、脾气虚证及血虚肠燥证。

2. 经络辨证

总结针灸治疗 IBS 的穴位规律，排在前六位的经脉包括：胃经、膀胱经、任脉、督脉、肝经和脾经。亦有研究对 IBS 穴位疼痛阈值进行检测，发现 IBS 病变主要在胃经、大肠经、小肠经、膀胱经，但也与肝经、脾经、肾经部分穴位关系密切。肠易激综合征伴焦虑症状患者的胫前区阳性反应点分布具有一定规律，阳性反应点与 IBS 肠道症状、焦虑症状的严重程度明显相关。

二、治疗

（一）药物治疗

1. 西药治疗

（1）作用于外周的药物

IBS–C 的治疗西药包括补充膳食纤维、非处方缓泻药、渗透性泻剂和促分泌剂。IBS–D 的治疗西药包括 μ– 阿片受体拮抗剂、胆汁酸结合树脂。

（2）作用于全身的药物

如解痉剂和抗抑郁药；IBS–C 的治疗西药还包括 $5-HT_4$ 受体激动剂，IBS–D 的治疗西药包括 $5-HT_3$ 受体拮抗剂。

（3）微生态 / 免疫调节

如益生菌、抗生素，可考虑益生元特殊饮食。

2. 中药治疗

以参苓白术散、痛泻要方、四神丸、升阳益胃汤、理中丸等方加减。

（二）针灸治疗

1. 取穴原则

（1）头面部穴

百会、印堂、神庭。诸穴进针 10 ～ 30mm，低频率、小幅度均匀提插捻转，操作 0.5 ～ 1 分钟；百会和神庭可配合电针，疏密波，电针频率 2/15Hz，刺激以患者舒适为度。

（2）躯干穴（肢体穴）

①中脘、天枢、气海、关元、足三里、三阴交、太冲；大肠俞、肾俞、脾俞、肝俞、太溪。

②督脉反应点多集中在神道、灵台和至阳，采用督脉导气针法。

③神阙穴可悬灸，每次 15 ～ 20 分钟。

2. 疗程

每周 2 ～ 3 次，留针 30 分钟，10 次为一个疗程。

（三）针药结合治疗优势

1. 提高疗效

李智浩等纳入 B 级证据 1 篇、C 级证据 2 篇，证明针灸结合西药与单纯西药治疗（采用药物为得舒特和美常安）相比差异有统计学意义，即针灸结合西药可达到协同增效作用。有研究纳入 18 篇 RCT，共 1210 例，发现针灸 + 中药与中药、西药比较，在总有效率和症状积分方面有统计学意义；针灸 + 西药与西药比较，在总有效率和症状积分方面均优于对照组。针刺 + 西药与假针刺 + 西药的研究中，针刺 + 西药治疗 IBS 的疗效也显示出一定优势。

2. 减少药物不良反应

针药结合的不良反应率和不良反应种类少于单纯药物治疗，比如口干、便秘、恶心、腹胀、腹泻等，各研究未发现针药结合治疗出现严重不良反应，仅有 1 篇报道不良反应有瘙痒、皮疹和晕针。对于药物产生的不良反应，配合针灸可有效减轻机体负担，消除药物代谢形成的消极影响。

3. 降低复发率

针药结合在症状反复程度和减少复发率方面优于单纯药物治疗。有研究证实，针灸介入对提高患者生活质量，改善临床症状，降低随访 3 个月复发率有独特优势。

4. 改善部分症状

针药结合对改善腹泻、腹胀、腹痛、大便次数、便秘和排便不尽感等临床症状方面优于药物治疗。

参考文献

［1］卢友琪．肠易激综合征的中医证素及辨治研究［D］．南京：南京中医药大学，2016.

［2］刁俊杰．肠易激综合征中医证治的现代文献系统评价研究［D］．广州：广州中医药大学，2016.

［3］赵健．基于近20年中医期刊文献的肠易激综合征辨证用药规律研究［D］．北京：北京中医药大学，2014.

［4］冯文林，伍海涛．肠易激综合征发病中脑肠轴作用的经脉视角解读［J］．时珍国医国药，2015，26（12）：2970–2971.

［5］张赛，杨丽娟，贾思涵，等．肠易激综合征穴位疼痛阈值检测［J］．中国针灸，2016，36（08）：835–839.

［6］黄凯裕．肠易激综合征患者焦虑症状与胫前区阳性反应点的相关性研究［D］．南京：南京中医药大学，2018.

［7］李智浩，杜元灏，黎波，等．针灸治疗肠易激综合征的临床证据［J］．辽宁中医杂志，2012，39（02）：338–341.

［8］徐桂兴，黄碧清，熊俊．针灸治疗肠易激综合征的系统评价［J］．中华中医药学刊，2016，34（09）：2171–2174.

［9］裴丽霞，张新昌，孙建华，等．针灸治疗肠易激综合征Meta分析［J］．中国针灸，2012，32（10）：957–960.

［10］李瑞根．针灸治疗肠易激综合征Meta分析［D］．沈阳：辽宁中医药大学，2016.

第八章　循环系统疾病

第一节　原发性高血压

原发性高血压是以体循环动脉压升高为主要表现，伴或不伴有多种心血管危险因素的临床心血管综合征。主要表现为：未使用降压药物情况下，非同日 3 次测量诊室血压，收缩压（SBP）≥ 140 mmHg和（或）舒张压（DBP）≥ 90 mmHg。高血压是多种心脑血管疾病的重要病因和危险因素，影响心、脑、肾等重要脏器的结构和功能，最终导致器官功能衰竭。

一、疾病要点

（一）西医认识

1. 病因

原发性高血压的病因为多因素，尤其是遗传和环境因素（饮食、精神应激、吸烟等）交互作用的结果。但具体通过何种途径升高血压，至今尚无完整统一的认识。

2. 发病机制

（1）神经机制

各种原因使大脑皮质下神经中枢功能发生变化，各种神经递质浓度与活性异常，最终使得交感神经系统活性亢进，血浆儿茶酚胺浓度升高，阻力小动脉收缩增强导致血压增高。

（2）肾脏机制

各种原因引起肾性水、钠潴留，增加心排血量，通过全身血流自身调节使外周血管阻力和血压升高，启动压力－利尿钠机制再将潴留的水、钠排泄出去。在排泄水、钠同时使外周血管阻力增高而使血压增高。现代高盐饮食的生活方式加上遗传性或获得性肾脏排钠能力下降是许多高血压患者的基本病理生理异常。

（3）激素机制

各种原因导致的肾素－血管紧张素－醛固酮系统（RAAS）激活。

（4）血管机制

大动脉和小动脉结构和功能的变化在高血压发病中发挥着重要作用。血管壁内表面的内皮细胞能生成、激活和释放各种血管活性物质。随着年龄增长及各种心血管危险因素，导致血管内皮细胞功能异常，使得氧自由基产生增加，NO 灭活增强，炎症、氧化应激反应等影响动脉弹性功能和结构，逐步导致收缩压升高，舒张压降低，脉压增大。阻力小动脉结构和功能改变，影响外周压力反射点的位置及强度，进一步加剧脉压增大。

（5）胰岛素抵抗

胰岛素抵抗是指必须以高于正常的血胰岛素释放水平来维持正常的糖耐量，表示机体组织对胰岛素处理葡萄糖的能力减退。但是胰岛素抵抗如何导致血压升高，尚未获得肯定解释。多数认为是胰岛素抵抗造成继发性高胰岛素血症，进而使得肾脏水钠重吸收增强，交感神经系统活性亢进，动脉弹性减退，从而使血压升高。

3. 症状和体征

（1）症状

大多数患者起病缓慢，缺乏特征性临床表现，导致诊断延迟，仅仅在测量血压时，发生心、脑、肾的并发症才能被发现。常见症状主要有头晕，头痛，心悸，易疲劳等。

（2）体征

原发性高血压体征一般较少。周围血管搏动，血管杂音，心脏杂音是检查重点。颈部，背部、腰部两侧肋脊角，脐两侧的血管杂音较常见。心脏听诊可闻及主动脉瓣区第二心音亢进，收缩期杂音或收缩早期喀喇音。

4. 并发症

①脑血管病；②心力衰竭和冠心病；③慢性肾衰竭；④主动脉夹层。

5. 诊断标准

《中国高血压防治指南 2018 年修订版》指出高血压的定义及诊断标准为：在未使用降压药物的情况下，非同日 3 次测量诊室血压，收缩压（SBP）≥ 140 mmHg 和 / 或舒张压 ≥ 90 mmHg。

6. 严重程度评估

根据血压水平及心血管风险水平将高血压进一步分为 1 ～ 3 级，以及低危、中危、高危、很高危 4 个层次（表 1，表 3），用以指导临床疾病的评估。影响高血压患者危险分层的因素见表 2。

表 1　血压水平定义和分类（单位：mmHg）

分类	收缩压		舒张压
正常血压	< 120	和	< 80
正常血压高值	120 ～ 139	和（或）	80 ～ 89
高血压	≥ 140	和（或）	≥ 90
1 级高血压（轻度）	140 ～ 159	和（或）	90 ～ 99
2 级高血压（中度）	160 ～ 179	和（或）	100 ～ 109
3 级高血压（重度）	大于等于 180	和（或）	≥ 110
单纯收缩期高血压	≥ 140	和	< 90

注：以上诊断标准适用于成人。当收缩压和舒张压分属于不同分级时，以较高的级别作为标准。

表 2　影响高血压患者危险分层的因素

心血管危险因素	靶器官损害（TOD）	伴临床疾患
· 高血压（1～3级） · 男性＞55岁；女性＞65岁 · 吸烟或被动吸烟 · 糖耐量受损和（或）空腹血糖异常 · 血脂异常 TC≥5.7mmol/L或LDL-C＞3.3mmol/L或HDL-C＜1.0mmol/L · 早发心血管病家族史（一级亲属发病年龄＜50岁） · 腹型肥胖（腰围男性≥90cm，女性≥85cm）或肥胖（BMI≥28kg/m^2） · 高同型半胱氨酸血症（≥15μmol/L）	· 左心室肥厚 心电图：Sokolow-Lyons＞3.8mv或Cornell乘积＞244mvv·ms；超声心动图LVMI：男≥115，女≥95g/m^2 · 颈动脉超声 IMT≥0.9mm或动脉粥样斑块 颈-股动脉脉搏波速≥12m/s 踝/臂血压指数＜0.9 · 估算的肾小球滤过率降低eGFR 30～59mL/(min·1.73m^2)或血清肌酐轻度升高： 男性115～133μmol/L；女性107～124μmol/L · 微量白蛋白尿30～300mg/24h或白蛋白/肌酐比≥30mg/g（3.5mg/mmol）	· 脑血管病 脑出血 缺血性脑卒中 短暂性脑缺血发作 · 心脏疾病 心肌梗死史 心绞痛 冠状动脉血运重建 慢性心力衰竭 心房颤动 · 肾脏疾病 糖尿病肾病 肾功能受损 eGFR＜30mL/(min·1.73m^2) 血肌酐升高： 男≥133μmol/L 女≥124μmol/L 蛋白尿（≥300mg/24h） · 外周血管疾病 · 视网膜病变 出血或渗出，视乳头水肿 · 糖尿病 新诊断：空腹血糖≥7.0mmol/L，餐后血糖≥11.1mmol/L 已治疗但未控制：糖化血红蛋白＞6.5%

　　TC：总胆固醇；LDL-C：低密度脂蛋白胆固醇；HDL-C：高密度脂蛋白胆固醇；LVMI：左心室质量指数；IMT：颈动脉内膜中层厚度；BMI：体质量指数。

（二）中医认识

1. 病因病机

　　高血压是现代医学的病名，祖国医学未有对高血压的命名，结合现代医学对于本病的描述，高血压一般属于中医"头痛""眩晕"等病范畴。1997 年国家技术监督局出版的《中华人民共和国国家标准：中医临床诊疗术语疾病部分》（GB/T 16751.1–1997）将原发性高血压的中医病名定为风眩，具体指以眩晕、头痛、血压升高、脉弦为主要表现的眩晕类疾病。

高血压病机复杂，缠绵难愈，主要与情志失调，饮食不节，久病过劳，年迈体虚等因素有关。其主要病位与肝、脾、肾三脏密切相关。病机要点在于肝阳上亢，痰饮内停，肝肾阴虚等，且三者常常合并存在，交互为病。

表 3　高血压患者心血管危险分层标准

危险因素和疾病史	血压			
	SBP130 ~ 139 和（或）DBP85 ~ 89	SBP140 ~ 159 和（或）DBP90 ~ 99	SBP160 ~ 179 和（或）DBP100 ~ 109	SBP ≥ 180 和（或）DBP ≥ 110
无		低危	中危	高危
1 ~ 2 个其他危险因素	低危	中危	中 / 高危	很高危
≥ 3 个其他危险因素，靶器官损害，或 CKD3 期，无并发症的糖尿病	中 / 高危	高危	高危	很高危
临床并发症，或 CKD ≥ 4 期，有并发症的糖尿病	高 / 很高危	很高危	很高危	很高危

　　注：CKD，慢性肾脏疾病。

2. 辨证思路

（1）脏腑辨证

根据中华中医药学会心血管病分会于 2019 年发布的《高血压中医诊疗专家共识》，将高血压分为肝阳上亢，痰饮内停，肾阴亏虚三个主要证型。

1）肝阳上亢　主要表现为眩晕耳鸣，头痛，头胀，劳累及情绪激动后加重，颜面潮红，甚则面红如醉，脑中烘热，肢麻震颤，目赤，口苦，失眠多梦，急躁易怒，舌红，苔薄白，脉弦数。

2）痰饮内停　主要表现为眩晕，头重，头昏，如有物裹，视物旋转，胸闷心悸，胃脘痞闷，恶心呕吐，食少，多寐，小便不利，大便溏，舌淡，苔白腻，脉濡滑。

3）肾阴亏虚　主要表现为眩晕，视力减退，两目干涩，健忘，口干，耳鸣，神疲乏力，五心烦热，盗汗，失眠，腰膝酸软无力，遗精，舌质红，少苔，脉细数。

（2）经络辨证

原发性高血压与足三阴经密切相关，同时兼顾手足阳明经。

二、治疗

（一）药物治疗

1. 西药治疗

临床主要的降压药物根据其药理性质不同，分为利尿剂，钙离子通道阻滞剂（CCB），β受体阻滞剂，血管紧张素转化酶抑制剂（ACEI）和血管紧张素受体拮抗剂（ARB）五大类。其应用遵从以下基本原则。①起始剂量：一般患者采用常规剂量；老年人初始治疗通常采用较小的有效治疗剂量，根据需要逐步增加为足量；②优先选择长效降压药物；③小剂量联合治疗或单片复方制剂；④个体化治疗；⑤充分考虑成本/效益。

2. 中药治疗

（1）肝阳上亢

以天麻钩藤饮为主，中成药可以选用天麻钩藤颗粒、清肝降压胶囊、松龄血脉康。

（2）痰饮内停

以半夏白术天麻汤为主。中成药可选用半夏天麻丸。

（3）肾阴亏虚

以六味地黄丸为主。

（二）针灸治疗

针灸疗法有着较好的降压效应，现代研究已初步证实，针灸的降压效应，可能是针灸对心血管活动调节的最终中枢通路延髓头端腹外侧区（rostral ventrolateral medulla，RVLM）的调节、对血管内皮相关的活性因子调节，以及直接通过调控肾素血管紧张素（Renin-angiotesin system，RAS）的调节等多靶点的综合调节效应，进而实现降压。

1. 体针治疗

（1）主穴

百会、风池、曲池、合谷、血海、三阴交、太冲。

（2）配穴

肝阳上亢配行间、侠溪；痰湿壅盛配中脘、丰隆；肾阴亏虚配太溪、肝俞、肾俞；心悸失眠配内关、神门；头痛头胀配印堂、太阳。

（3）方法

针刺得气后，根据证候虚实施以补泻手法，留针30分钟，每隔10分钟行针1次，隔日治疗1次。严重者可以适当延长留针时间。

2. 耳针治疗

（1）选穴

降压沟、肾上腺、交感、神门、心、肝、肾。

（2）方法

每次选用3～4穴，毫针点刺或用王不留行籽压丸。

3. 三棱针治疗

（1）选穴

太阳、耳尖、大椎、印堂、曲池、太冲。

（2）方法

多用于肝阳上亢及血压突然增高的患者，每次选用2～3穴，用三棱针点刺后，出血数滴，2～3 天 1 次。

（三）针药结合治疗优势

1. 增强常规降压药物的降压疗效

有 Meta 分析显示，针药结合治疗，随着治疗时间的增加，显示出明显的累加效应，即针药结合优于单纯的药物治疗，且以降低 SBP 为主。

2. 减少常规降压药物的副作用

临床报道针药结合的不良反应率明显低于单纯药物治疗。例如长期使用利尿剂者易出现利尿剂抵抗；长期使用 CCB 类药物患者易出现面部潮红，心率增快；长期使用 β 受体阻滞剂者易出现心动过缓；长期使用 ACEI 类药物者易发生干咳等，针药结合可以有效减低或减轻药物副作用的发生，且对肝肾功能无明显影响。

3. 更好地对血压变异性进行调控

目前已有研究证实：血压变异性是高血压患者远期风险的一个预测因素，在降压治疗的同时，关注血压变异性的治疗，十分必要。针药结合治疗，可以更好地对血压变异性进行调控，降低远期的心血管风险。

4. 并发症状的综合调控

高血压患者易伴发急躁易怒，头晕头胀，颈项僵直，胸闷心悸，胃脘痞闷，失眠心烦等症状，部分症状在药物降压治疗达标后，仍会反复出现。针灸疗法对于相关症状有较好的调控治疗作用，可以很好地改善相关并发症状，提高患者的生活质量。

参考文献

［1］《中国高血压防治指南》修订委员会 . 中国高血压防治指南（2018 年修订版）［J］. 心脑血管病防治，2019，19（1）：1-44.

［2］国家卫生计生委合理用药专家委员会，中国医师协会高血压专业委员会 . 高血压合理用药指南（第 2 版）［J］. 中国医药前沿杂志（电子版），

2017, 9（7）: 28-126.

［3］中华中医药学会心血管病分会．高血压中医诊疗专家共识［J］．中国实验方剂学杂志，2019，25（15）：217-221.

［4］葛均波，徐永健．内科学（第8版）．北京：人民卫生出版社，2013.

［5］梁繁荣，王华．针灸学（新世纪第四版）．北京：中国中医药出版社，2016.

［6］TAN X，PAN Y，SU W，et al. Acupuncture therapy for essential hypertension: a network meta-analysis［J］. Ann Transl Med, 2019, 7（12）: 266.

［7］MEHLUM M H，LIESTOL K，KJELDSEN S E，et al. Blood pressure variability and risk of cardiovascular events and death in patients with hypertension and different baseline risks［J］. Eur Heart J, 2018, 39（24）: 2243-2251.

［8］VAN MIDDELAAR T，RICHARD E，MOLL VAN CHARANTE E P，et al. Visit-to-Visit Blood Pressure Variability and Progression of White Matter Hyperintensities Among Older People With Hypertension［J］. J Am Med Dir Assoc, 2019（9）: 1175-1177.

［9］孙刚，岳建伟，谢瑞．关注血压变异性，提高降压治疗质量［J］．中华高血压杂志，2012，20（10）：901-903.

［10］卢益中，姚旭东，徐建欧，等．潜阳活血汤内服联合针灸治疗老年高血压疗效观察及对血压变异性的影响［J］．新中医，2018，50（10）：177-180.

［11］骆家富，周兆鹏，许祖建．中医药干预血压变异性简况［J］．实用中医内科杂志，2016，30（10）：89-92.

第二节　稳定型心绞痛

稳定型心绞痛是由于心肌急剧短暂缺血缺氧引起的以一过性胸部疼痛和不适为主要特征的临床综合征，是冠状动脉粥样硬化性心脏病的最常见表现。常因劳力或情绪压力而诱发前胸阵发性的压榨性窒息样感觉，主要位于胸骨后，可放射至心前区和左上肢尺侧面，也可放射至右臂和两臂的外侧面或颈与下颌部，持续数分钟，经休息或含服硝酸甘油后可缓解。其发作程度、频率、部位、时间、性质及诱发因素多在数周内无明显变化，故称为稳定型心绞痛。

一、疾病要点

（一）西医认识

1. 病因

稳定型心绞痛是由心肌缺血引起的。心肌缺血最常见的原因是冠状动脉粥样硬化，还可由主动脉瓣狭窄或关闭不全、肥厚型或扩张型心肌病、先天性冠状动脉畸形、风湿性冠状动脉炎等引起。

2. 发病机制

（1）心肌产生能量的过程需要大量的氧供。当心肌需氧和供氧不平衡时会产生心肌缺血。心肌氧供取决于动脉氧饱和度、心肌氧扩散度和冠状动脉血流，而冠脉血流又取决于冠脉管腔横截面积和冠脉微血管的调节。管腔横截面积和微血管都受到冠脉粥样硬化斑块的影响。在正常情况下，冠状循环有强大的储备力量。在剧烈运动时，其血流量可增加到静息时的 6～7 倍；在缺氧状况下，正常的冠状动脉可以扩张，也能使血流量增加 4～5 倍。但是冠状动脉粥样硬化斑块会导致冠脉狭窄或部分分支闭塞，从而使冠状动脉对应激状态下血流的调节能力明显减弱。当患者运动时会心率增快、心肌收缩增强及血管壁紧张度增加，从而导致心肌需氧量增加，最终引起氧的供需不平衡引发心肌缺血。缺血心肌引起体内交感神经激活、心肌耗氧增加、冠状动脉收缩等，进一步加重缺血。

（2）心肌缺血诱发疼痛的机制目前仍不明确。一般认为，心肌急剧的、暂时的缺血缺氧，导致心肌代谢产物如乳酸、丙酮酸、磷酸等酸性物质以及一些类似激肽的多肽类物质在心肌内大量积聚，刺激心脏内自主神经的传入纤维末梢，经 1～5 胸交感神经节和相应脊髓段，传至大脑，产生疼痛感觉。因此，与心脏自主神经传入处于相同水平脊髓段的脊神经所分布的区域，如胸骨后、胸骨下段、上腹部、左肩、左上肢内侧等部位可以出现痛觉，这是牵涉痛产生的可能原因。由于心绞痛并非躯体神经传入，所以常不是锐痛，不能准确定位。

（3）稳定型心绞痛患者，虽然存在冠状动脉狭窄、心肌血液供应减少，但在静息状态下，仍然可以满足心脏对氧的需要，故安静时患者无症状；当心脏负荷突然增加，如劳力、激动、寒冷刺激、饱食等，使心肌张力增加、心肌收缩力增加或心率增快，均可引起心肌耗氧量增加，心肌缺血缺氧，导致心绞痛的发作。稳定型心绞痛常在同样的心肌耗氧量下发生，即患者每次在某一固定运动强度的诱发下发生症状，因此症状的出现很具有规律性。一旦当发作的规律性在短期内发生显著变化时（如诱发症状的运动强度明显减低），则提示患者出现了不稳定型心绞痛。

3. 疾病症状

（1）疼痛特点

稳定型心绞痛以发作性胸痛为主要临床症状，其疼痛的特点为：

1）部位　典型心绞痛是位于胸骨体之后或左前胸，可波及心前区，甚至横贯前胸，界限不清。可放射到颈部、咽部、颌部、上腹部、左肩部、左背部、左臂内侧达无名指和小指以及其他部位。每次心绞痛发作部位往往相似。

2）性质　疼痛性质常呈紧缩感、绞榨感、压迫感、烧灼感、胸憋、胸闷或有窒息感、沉重感，有的患者只诉胸部不适，主观感觉个体差异较大。但一般不会是针刺或刀扎样锐性疼痛。

3）持续时间　阵发性发作，每次持续数分钟至 10 分钟，大多数情况下 3 ～ 5 分钟，很少超过 30 分钟。

4）其他表现　胸痛发作时，可伴有呼吸困难，也可伴有非特异性症状如乏力或虚弱感、头晕、恶心、坐立不安或濒死感。患者往往被迫停止正在进行的活动，直至症状缓解。

5）诱发因素及缓解方式　稳定型心绞痛的发作与劳力或情绪激动有关，如快速行走、爬坡时诱发，停下休息即可缓解。舌下含化硝酸酯类药物 2～5 分钟也可迅速缓解症状。

稳定型心绞痛的疼痛发作诱因、频率、部位、程度、性质、持续时间及缓解方式一般在数周内无明显变化。

（2）严重程度

加拿大心血管病学会（CCS）将心绞痛严重程度分为四级：

1）Ⅰ级　一般日常活动不引起心绞痛，费力、速度快、长时间的体力活动引起发作。

2）Ⅱ级　日常体力活动稍受限制，在饭后、情绪激动、寒冷时受限制更明显；平地步行 200 米以上或登楼一层以上受限。

3）Ⅲ级　日常体力活动明显受限制，以一般速度在一般条件下平地步行 200 米内或上一层楼即可引起心绞痛发作。

4）Ⅳ级　轻微活动即可引起心绞痛，甚至休息时也可发作。

4. 疾病体征

稳定型心绞痛通常无特征性体征。胸痛发作时可有心率增快、血压升高、表情焦虑、皮肤冷或出汗等，有可能出现第三、第四心音和轻度的二尖瓣关闭不全，但均无特征性。

5. 诊断标准

根据典型心绞痛的发作特点，结合患者年龄、性别、心血管危险因素、发作时心电图或心电图负荷运动试验特征表现可拟诊。对于高度怀疑此病的患者可以考虑行冠状动脉造影或多层螺旋 CT 冠状动脉成像明确诊断。

（1）病史

有胸痛病史。

（2）体格检查

常无明显异常，有时可闻及第四心音、第三心音或奔马律，或出现心尖部收缩期杂音，第二心音逆分裂，偶闻双肺底啰音。

（3）实验室检查

了解心血管危险因素、贫血、甲状腺功能等。胸痛明显或持续时间长者，需查心肌损伤标志物等。

1）心血管危险因素 空腹血糖检查，糖化血红蛋白检查，必要时做糖耐量试验；空腹血脂检查，包括血总胆固醇（TC）、高密度脂蛋白胆固醇（HDL-C）、低密度脂蛋白胆固醇（LDL-L）及甘油三酯（TG）。

2）贫血和甲状腺检查 全血细胞计数检查筛查有无贫血诱发心绞痛；临床疑似甲状腺疾病，行甲状腺功能检查。

3）心肌损伤标志物 胸痛明显或持续时间长者，需检查血心肌肌钙蛋白（cTnT 或 cTnI）、肌酸激酶（CK）及同工酶（CK-MB），以与急性冠状动脉综合征相鉴别。

（4）心电图检查

1）静息心电图 约半数患者在正常范围或非特异性 ST 段和 T 波异常。有部分患者可以发现左室肥厚、左束支阻滞、预激综合征、心律失常及传导障碍等情况，这些可能是稳定型心绞痛的可能病因和机制。

2）发作心电图 在胸痛发作时建议行心电图检查，并于缓解后复查。绝大多数患者可出现暂时性心肌缺血引起的 ST 段移位。有的表现为心内膜心肌缺血，如 ST 段压低（≥ 0.1mV）；有的出现 T 波变化，如 T 波倒置，在平时 T 波倒置者可表现为正常（T 波"假性正常化"），有利于冠心病心绞痛的诊断。

3）24 小时动态心电图 动态心电图监测有助于发现日常生活时心肌缺血的证据和程度。当出现与疼痛发作相一致的 ST-T 波改变，对稳定型心绞痛的诊断具有一定的参考价值。

4）心电图负荷试验 静息心电图无明显异常的患者，需要极量（按年龄预计达到最大心率）或亚极量（85% ～ 90% 的最大心率）运动试验诱发，有助于明确诊断，并进行危险分层。常采用平板或踏车运动试验。阳性标准为运动中出现典型心绞痛，运动中或运动后心电图 ST 段水平型或下斜型压低 ≥ 0.1mV（J 点后 60 ～ 80ms）且持续 2 分钟以上，或运动中出现血压下降者。当运动中出现明显症状、ST 段明显压低（≥ 0.2mV）、ST 段抬高（≥ 0.1mV）、心律失常或血压明显升高（收缩压＞250mmHg 或舒张压＞115mmHg）等，应立即终止运动试验。需要注意的是，心肌梗死急性期、不稳定型心绞痛、严重心力衰竭、严重心律失常患者为平板运动实验的禁忌证。

（5）放射性核素检查

1）核素心肌显影及负荷试验　采用锝－99m 标记的放射性药物作用示踪剂，配合单光子发射 CT（SPECT），运动或药物（双嘧达莫或腺苷）负荷下出现缺血区域灌注缺损。

2）正电子发射断层心肌显像（PET）　用于心肌灌注显像，除了判断心肌血流灌注情况外，还可了解心肌代谢状况，并准确评估心肌活力。

（6）超声心动图检查

1）经胸超声心动图　多数患者静息状态下无异常，运动或药物负荷时可出现缺血区域心室壁节段运动异常。还可以计算左心室功能，排除其他结构性心脏疾病，如瓣膜病、肥厚型心肌病等，有助于心绞痛的鉴别。

2）颈动脉超声心动图　若发现内膜中层厚度增加和（或）存在粥样斑块，提示罹患冠状动脉粥样硬化性心脏病的可能性增加。

（7）多层螺旋 CT 或电子束 CT 检查

1）多层螺旋 CT 或电子束 CT 平扫　可检查出冠状动脉钙化并进行积分，但钙化程度与冠状动脉狭窄程度却并不相关。因此不推荐将钙化积分用于心绞痛患者的诊断评价。

2）多层螺旋 CT 冠状动脉成像（CTA）　通过冠脉二维或三维重建判断冠状动脉管腔狭窄程度和钙化情况。具有较高的阴性预测价值，敏感度高。需要注意的是，当存在钙化病变时会影响对其狭窄程度的判断，可能高估狭窄程度。

（8）冠状动脉造影检查

是临床评价冠状动脉病变最有价值的有创性检查手段，被称为冠心病诊断的"金标准"。它可以显示直径在 100μm 以上的血管，可判断狭窄病变的部位并评估严重程度，也有利于治疗决策的选择和预后判断。一般认为，管腔直径狭窄＞70%会影响冠状动脉的供血。该检查对糖尿病患者、年龄＞65岁老年患者、年龄＞55岁女性胸痛患者更有价值。严重肾功能不全、造影剂过敏、精神异常不能合作者或合并其他严重疾病，血管造影的得益低于风险者，不推荐行冠状动脉造影检查。

（9）其他检查

1）血管内超声检查（IVUS）　从管腔内显示冠状动脉横截面的逐层结构，有助于更为精确计算管腔狭窄程度及分析病变的性质，指导介入治疗操作和疗效评估。但不是一线的检查方法，只在特殊的临床情况及为科研目的而进行。

2）光学相干断层成像（OCT）　较血管内超声检查（IVUS）分辨率更高，对于识别斑块性质更为精确，尤其对于血栓病变有较好的诊断价值，但是其穿透力弱，在血管较大的部位（左主干病变）应用受到限制。

3）血流储备分数（FFR）　可以通过测定血管病变远端/近端压力阶差来计算冠状动脉血流储备，反映冠脉狭窄引起的压力改变，是较为准备的功能学评价指标，尤其在冠状动脉临界病变的治疗策略方面有重要指导价值。

6. 严重程度评估

可根据稳定型心绞痛的严重程度、负荷试验、左心室功能、心肌缺血成像、CTA及冠状动脉造影检查结果等进行综合评估。

（二）中医认识

1. 病因病机

冠心病稳定型心绞痛属于中医学"胸痹""心痛"范畴。本病的发生与寒邪内侵、饮食不节、情志失调、劳倦内伤、年迈体虚等因素有关。本病病位在心，涉及肝、脾、肾等脏，以"阳微阴弦"为基本病机，是本虚标实之证，本虚为气、血、阴、阳亏虚，心脉失养；标实为寒凝、气滞、血瘀、痰浊等痹阻胸阳、阻滞心脉。稳定型心绞痛的主要证候要素包括血瘀、气虚、阴虚、痰浊、气滞、阳虚、寒凝等，主要证候要素组合包括气虚血瘀、气滞血瘀、气阴两虚、痰瘀互结等。

2. 辨证论治

（1）脏腑辨证

中医治疗胸痹心痛历史悠久，经验丰富。中华中医药学会心血管病分会于 2019 年发布《冠心病稳定型心绞痛中医诊疗指南》，对该病的基本证候特点、辨证用药规律等进行了梳理、归纳、总结，认为稳定型心绞痛的脏腑辨证可分为以下几个证型：心血瘀阻证、气滞血瘀证、痰浊闭阻证、寒凝心脉证、气虚血瘀证、气阴两虚证、心肾阴虚证、心肾阳虚证。

（2）经络辨证

手厥阴心包经、手少阴心经和任脉是与心脏关系最为密切的几条经脉。对治疗稳定型心绞痛的常用腧穴进行分层聚类分析，发现治疗该病以内关、心俞、膻中、膈俞、足三里等腧穴为主，重用特定穴中的背俞穴与五输穴等。

二、治疗

稳定型心绞痛急性发作期的治疗在于立即休息，迅速停止诱发心绞痛的活动。随即舌下含服硝酸甘油以缓解症状。缓解期的治疗在于缓解或消除临床症状，以及预防心血管事件。

（一）药物治疗

1. 西药治疗

缓解症状、改善缺血的药物，主要包括 β 受体阻滞剂、硝酸酯类药物和钙通道阻滞剂（CCB）等。此类药物应与预防心肌梗死和死亡的药物联合使用，其中 β 受体阻滞剂同时兼有两方面的作用。

（1）β 受体阻滞剂

通过抑制心脏 β－肾上腺素受体，减慢心率，减弱心肌收缩力，降低血压以减少心肌耗氧量，还可通过延长舒张期以增加缺血心肌灌注，因而可以减少心绞痛发作和提高运动耐量。目前认为只要无禁忌证，β 受体阻滞剂应作为稳定型心绞痛患者的初始治疗药物。目前更倾向于选择性 β1 受体阻滞剂，如琥珀酸美托洛尔、比索洛尔。应用 β 受体阻滞剂治疗期间心率宜控制在 55 ～ 60 次 / 分钟。

（2）硝酸酯类药物

硝酸酯类药物为内皮依赖性血管扩张剂，能减少心肌需氧和改善心肌灌注，从而改善心绞痛症状。快速起效的硝酸甘油能使发作的心绞痛迅速缓解。且舌下给药吸收迅速完全，生物利用度高。但过大剂量会导致低血压和反射性交感神经兴奋引起心动过速。故舌下含服硝酸甘油仅作为稳定型心绞痛急性发作时缓解症状用药，也可在运动前数分钟预防使用。长效硝酸酯类用于降低稳定型心绞痛发作的频率和严重程度，并可能增加运动耐量。不适用于心绞痛急性发作，而适用于慢性长期治疗。血管舒张不良反应如头痛、面红与短效制剂类似。代表性药物有硝酸异山梨酯、单硝酸异山梨酯等。需注意每天用药应给予足够的无药间期（8 ～ 10 小时），以减少耐药性的发生。

（3）钙通道阻滞剂（CCB）

通过改善冠状动脉血流和减少心肌耗氧发挥缓解心绞痛作用。CCB 分为二氢吡啶类和非二氢吡啶类。二氢吡啶类药物对血管的选择性更佳，包括氨氯地平、硝苯地平、非洛地平等。长效硝苯地平具有很强的动脉舒张作用，不良反应小，适合联合 β 受体阻滞剂用于伴有高血压的心绞痛患者。氨氯地平具有半衰期长的优势，可作为 1 次 / 天使用的抗心绞痛和降压药物。非二氢吡啶类药物可降低心率，包括维拉帕米、地尔硫䓬等。心力衰竭患者应避免使用 CCB，因其可使心功能恶化，增加死亡风险。若心力衰竭患者伴有严重心绞痛，其他药物不能控制而需应用 CCB 时，可选择安全性较好的氨氯地平或非洛地平。

（4）其他药物

包括曲美他嗪、尼可地尔和伊伐布雷定等。曲美他嗪是通过调节心肌能量底物，提高葡萄糖有氧氧化比例，从而改善心肌对缺血的耐受性及左心功能，缓解心绞痛。常作为二线用药与 β 受体阻滞剂等抗心肌缺血药物联合使用。尼可地尔可扩张冠状动脉血管，刺激血管平滑肌上 ATP 敏感性钾离子通道，长期使用还可稳定冠状动脉斑块，用于心绞痛的预防和长期治疗。当存在 β 受体阻滞剂禁忌证、效果不佳或出现不良反应时，可使用尼可地尔缓解症状。伊伐布雷定通过选择性抑制窦房结起搏电流达到减慢心率的作用，从而延长心脏舒张期，改善冠状动脉灌注，降低心肌氧耗，对心肌收缩力和血压无影响。当不能耐受 β 受体阻滞剂或 β 受体阻滞剂效果不佳时，且窦性心律心率＞ 60 次 / 分钟可选用此药物。

（5）改善预后的药物

主要包括抗血小板药物、调脂药物、β 受体阻滞剂和血管紧张素转换酶抑制剂（ACEI）或血管紧张素 II 受体拮抗剂（ARB）等，用于预防心肌梗死、死亡等不良心血管事件的发生。

1）抗血小板药物　阿司匹林通过抑制血小板内环氧化酶使血栓素 A2 合成减少，达到抑制血小板聚集的作用，在预防缺血性事件中起着重要作用。所有患者无禁忌（活动性胃肠出血、阿司匹林过敏或不耐受），推荐阿司匹林长期服用（75 ～ 100mg、1 次 / 天）。不能服用阿司匹林患者，则可用氯吡格雷作为替代。

2）调脂药物　已有大量证据表明缺血风险的下降和 LDL–C 的降幅有关。他汀类药物，除了降脂，还具有抗炎和防血栓形成作用，降低心血管危险性。因此，稳定型心绞痛患者如无禁忌，宜首选起始剂量中等强度的他汀类药物，以 LDL–C 为首要干预靶点，设定目标值 LDL–C ＜ 1.8mmol/L。代表性药物为阿托伐他汀、瑞舒伐他汀等。

3）ACEI 或 ARB　可防止左心室重塑，降低主要终点事件风险（心血管死亡、心肌梗死、卒中等），如无禁忌可常规使用。在稳定型心绞痛患者中，尤其是合并高血压、心力衰竭、糖尿病、慢性肾病或左心室收缩功能不全的高危患者应该使用 ACEI。

2. 中药治疗

中医药能够缓解胸痛症状，改善心功能和减少不良事件发生等。

（1）发作期

1）速效救心丸　舌下含服，每次 10 ～ 15 丸。

2）复方丹参滴丸　口服或舌下含服，每次 10 丸，每日 3 次。

3）麝香保心丸　口服，每次 1 ～ 2 丸，每日 3 次。

4）宽胸气雾剂　将瓶倒置，喷口对准口腔，喷 2 或 3 次。

（2）缓解期

1）心血瘀阻证　胸痛以固定性疼痛为特点，症见面色紫暗，肢体麻木，口唇紫暗或暗红。舌质暗红或紫暗，舌体有瘀点瘀斑，舌下静脉紫暗，脉涩或结代。治法：活血化瘀，通络止痛。方药：冠心 2 号方（川芎 10g，赤芍 10g，红花 10g，降香 10g，丹参 30g）。

2）气滞血瘀证　胸痛以胸闷胀痛、多因情志不遂诱发为特点，症见善太息，脘腹两胁胀闷，得嗳气或矢气则舒。舌紫或暗红，脉弦。治法：行气活血，通络止痛。方药：血府逐瘀汤（桃仁 12g，红花 9g，当归 9g，生地黄 9g，牛膝 9g，川芎 5g，桔梗 5g，赤芍 6g，枳壳 6g，甘草 3g，北柴胡 3g）。

3）痰浊闭阻证　胸痛以胸闷痛为特点，症见痰多体胖，头晕多寐，身体困重，倦怠乏力，大便黏腻不爽。舌苔厚腻，脉滑。治法：通阳泄浊，豁痰开结。方药：瓜蒌薤白半夏汤（瓜蒌 15g，薤白 15g，法半夏 9g，白酒 30 ～ 60mL）。

4）寒凝心脉证　胸痛以猝然心痛如绞、感寒痛甚为特点，症见形寒肢冷，冷汗自出，面色苍白，心悸气短。苔薄白，脉沉紧。治法：温经散寒，活血通痹。方药：宽胸丸（荜茇 3g，高良姜 6g，细辛 3g，檀香 6g，延胡索 10g，冰片 0.3g）。

5）气虚血瘀证　胸痛以胸痛胸闷、劳则诱发为特点，症见气短乏力，身倦懒言，心悸自汗，面色淡白或晦暗。舌胖淡暗，脉沉涩。治法：益气活血，补虚止痛。方药：八珍汤加味（党参 20g，白术 10g，茯苓 20g，甘草 10g，当归 10g，生地黄 15 ～ 20g，赤芍 15g，川芎 10g，桃仁 10g，红花 10g，丹参 30g）。

6）气阴两虚证　胸痛以胸闷隐痛、遇劳则甚为特点，症见气短口干，心悸倦怠，眩晕失眠，自汗盗汗。舌胖嫩红少津，脉细弱无力。治法：益气养阴，活血通络。方药：生脉散加味（党参 20g，麦冬 10g，五味子 2～6g，黄芪 20g，麸炒白术 10g，茯苓 15g，甘草 6～10g）。

7）心肾阴虚证　胸痛以疼痛时作时止为特点，症见腰膝酸软，心悸失眠，五心烦热，口燥咽干，潮热盗汗。舌红少苔，脉细数。治法：滋阴清热，养心安神。方药：左归饮（熟地黄 9～15g，山药 15g，枸杞子 10g，炙甘草 10g，茯苓 10g，山萸肉 6～12g）。

8）心肾阳虚证　胸痛以胸闷痛、遇寒加重为特点，症见畏寒肢冷，心悸怔忡，自汗神倦，面色㿠白，便溏，肢体浮肿。舌淡胖、苔白，脉沉迟。治法：补益阳气，温振心阳。方药：参附汤合右归饮（生晒参 10g，黑顺片 3～9g，肉桂 1～5g，熟地黄 9～15g，山萸肉 3g，山药 6g，枸杞子 6g，杜仲 6g）。

（二）针灸治疗

1. 头面部穴
耳穴：交感、神门、心、三焦、膈、脾、肝、胆、肾。

2. 躯干穴（肢体穴）
稳定型心绞痛患者督脉和膀胱经出现阳性压痛点，可见于胸 1～7 节段，以胸 5 节段最常见。

3. 肢体穴
稳定型心绞痛患者在上肢出现阳性反应点的概率由高到低分别是郄门、内关、间使、大陵。

（三）针药结合治疗优势

与单纯抗心绞痛药物相比，针药结合疗法可以通过调节稳定型心绞痛患者自主神经系统，降低交感神经兴奋性，影响血压和心率，减少心绞痛每周发作次数，缓解疼痛发作强度，缩短疼痛缓解时间，提高患者生存质量。

与单纯抗心绞痛药物相比，针药结合疗法有助于缓解稳定型心绞痛患者情绪压力，改善患者焦虑和抑郁状态，降低心血管事件风险，提高患者预后。

与单纯药物相比，针药结合疗法可以调整血脂等心血管危险因素指标，包括降低甘油三酯、低密度脂蛋白胆固醇和总胆固醇水平，以及提高高密度脂蛋白胆固醇水平，延缓冠心病患者病程，提高患者预后。

与单纯药物相比，针药结合疗法可以降低稳定型心绞痛急性发作期的硝酸甘油用量；减少硝酸酯类药物的副作用，如血管舒张不良反应导致的头痛、面红等。不仅如此，针灸也可以减少其他常规抗心绞痛药物，如 β 受体阻滞剂、钙通道阻滞剂等药物的使用频率和用量，减少多种抗心绞痛药物的副作用，并为不能耐受药物或药物疗效不佳的患者提供辅助治疗作用，在临床上具有良好的应用前景。

参考文献

［1］中华医学会心血管病学分会介入心脏病学组，中华医学会心血管病学分会动脉粥样硬化与冠心病学组，中国医师协会心血管内科医师分会血栓防治专业委员会，等 . 稳定性冠心病诊断与治疗指南［J］. 中华心血管病杂志，2018，48（9）：680-694.

［2］中华中医药学会心血管病分会 . 冠心病稳定型心绞痛中医诊疗专家共识［J］. 中医杂志，2018，59（5）：447-450.

［3］中华中医药学会心血管病分会 . 冠心病稳定型心绞痛中医诊疗指南［J］. 中医杂志，2019，60（21）：1880-1890.

［4］ZHAO L，LI D H，ZHENG H，et al. Acupuncture as Adjunctive Therapy for Chronic Stable Angina: A Randomized Clinical Trial［J］. JAMA Intern Med，2019，179（10）：1388-1397.

［5］LIU Y，MENG H Y，KHURWOLAH M R，et al. Acupuncture therapy

for the treatment of stable angina pectoris: An updated meta-analysis of randomized controlled trials [J] . Complement Ther Clin Pract, 2019, 34: 247-253.

[6] ZHANG K, LI Y, TANG Q. Acupuncture for stable angina pectoris: A few noteworthy additions [J] . Eur J Prev Cardiol, 2020, 27 (19): 2063-2064.

[7] ZHANG Z, CHEN M, ZHANG L, et al. Meta-analysis of acupuncture therapy for the treatment of stable angina pectoris [J] . Int J Clin Exp Med, 2015, 8 (4): 5112-5120.

第三节 慢性心力衰竭

慢性心力衰竭（chronic heart failure, CHF）指由任何初始心肌损伤引起心脏结构或功能变化，导致心室泵血和（或）充盈功能低下的一种复杂的临床综合征，是心血管疾病的终末期表现和最主要的死因，近几年发病率呈上升趋势。随着年龄的增长，心衰患病率迅速增加，70 岁以上人群患病率更上升至 10% 以上。心力衰竭患者 4 年死亡率达 50%，严重心衰患者 1 年死亡率高达 50%。尽管心力衰竭的治疗有了很大进展，心衰患者死亡数仍在不断增加。中医因其在稳定病情、改善心功能、提高生存质量等方面具有优势，可以广泛应用到慢性心衰的治疗中。

一、疾病要点

（一）西医认识

1. 病因

（1）心肌损害

冠状动脉疾病导致缺血性心肌损害，如心肌梗死、慢性心肌缺血；炎症和免疫性心肌损害如心肌炎、扩张型心肌病；遗传性心肌病，如家族性扩张型心肌病、肥厚型心肌病等；糖尿病、甲状腺、结缔组织病、心脏毒性药物等并发的心肌损害。

（2）心脏负荷过重

常见于高血压、主动脉瓣狭窄、肺动脉高压、肺动脉瓣狭窄、心脏瓣膜关闭不全及左、右心或动、静脉分流性先天性心血管病等。

（3）心室前负荷不足

常见于二尖瓣狭窄、心脏压塞、限制性心肌病、缩窄性心包炎等。

2. 病理

心力衰竭始于心肌损伤，导致病理性重塑，从而出现左心室扩大和（或）肥大。起初，以肾素 – 血管紧张素 – 醛固酮系统（renin-angiotensin-aldosterone system，RAAS）、抗利尿激素激活和交感神经兴奋为主的代偿机制尚能通过水钠潴留、外周血管收缩及增强心肌收缩等维持正常的心脏输出，但这些神经体液机制最终将导致直接细胞毒性，引起心肌纤维化，致心律失常以及泵衰竭。

3. 疾病分类

临床上左心衰竭较为常见，尤其是左心衰竭后继发右心衰竭而致的全心衰竭。由于严重广泛的心肌疾病同时波及左、右心而发生全心衰竭者在住院患者中更为多见。

4. 疾病症状

慢性心衰是多种原因导致心脏结构和（或）功能的异常改变，使心室收缩和（或）舒张功能发生障碍，从而引起的一组复杂临床综合征，主要表现为呼吸困难、疲乏和液体潴留（肺瘀血、体循环瘀血及外周水肿）等。

（1）不同程度的呼吸困难

①劳力性呼吸困难：是左心衰竭最早出现的症状。因运动使回心血量增加，左心房压力升高，加重肺瘀血。引起呼吸困难的运动量随心衰程度加重而减少。②端坐呼吸：肺瘀血达到一定程度时，患者不能平卧，因平卧时回心血量增多且横膈上抬，呼吸更为困难。高枕卧位、半卧位甚至端坐时方可好转。③夜间阵发性呼吸困难：患者入睡后突然因憋气而惊醒，被迫取坐位，多于端坐休息后缓解。其发生

机制除睡眠平卧时血液重新分配使肺血量增加外，夜间迷走神经张力增加、小支气管收缩、横膈抬高、肺活量减少等也是促发因素。④急性肺水肿：是左心衰呼吸困难最严重的形式，重者可有哮鸣音，称为"心源性哮喘"。

（2）咳嗽、咳痰、咯血

咳嗽、咳痰是肺泡和支气管黏膜瘀血所致，开始常于夜间发生，坐位或立位时咳嗽可减轻，白色浆液性泡沫状痰为其特点，偶可见痰中带血丝。长期慢性肺瘀血肺静脉压力升高，导致肺循环和支气管血液循环之间在支气管黏膜下形成侧支，此种血管一旦破裂可引起大咯血。

（3）器官、组织灌注不足及代偿性心率加快所致的症状

乏力、疲倦、运动耐量减低、头晕、心慌等。

（4）少尿及肾功能损害症状

严重的左心衰竭血液再分配时，肾血流量首先减少，可出现少尿。长期慢性的肾血流量减少可出现血尿素氮、肌酐升高，并可有肾功能不全的相应症状。

（5）消化道症状

胃肠道及肝淤血引起腹胀、食欲缺乏、恶心、呕吐等是右心衰最常见的症状。

（6）劳力性呼吸困难

继发于左心衰的右心衰呼吸困难也已存在。单纯性右心衰为分流性先天性心脏病或肺部疾病所致，也均有明显的呼吸困难。

（7）其他

左心衰竭继发右心衰竭而形成的全心衰竭，因右心衰竭时右心排血量减少，因此以往的阵发性呼吸困难等肺淤血症状反而有所减轻。

5. 疾病体征

（1）肺部湿性啰音

由于肺毛细血管压增高，液体渗出到肺泡而出现湿性啰音。随着病情的加重，肺部啰音可从局限于肺底部直至全肺。侧卧位时下垂的

一侧啰音较多。

（2）心脏体征

除基础心脏病的固有体征外，一般有心脏扩大及相对性二尖瓣关闭不全的反流性杂音、肺动脉瓣区第二心音亢进及第三心音或第四心音奔马律。

（3）水肿

体静脉压力升高使软组织出现水肿，表现为始于身体低垂部位的对称性凹陷性水肿。也可表现为胸腔积液，以双侧多见，常以右侧为甚，单侧者以右侧多见，主要与体静脉和肺静脉压同时升高、胸膜毛细血管通透性增加有关。

（4）颈静脉征

颈静脉搏动增强、充盈、怒张是右心衰时的主要体征，肝颈静脉反流征阳性则更具特征性。

（5）肝大

肝瘀血肿大常伴压痛，持续慢性右心衰可致心源性肝硬化。

（6）心脏体征

除基础心脏病的相应体征外，可因右心室显著扩大而出现三尖瓣关闭不全的反流性杂音。

6. 辅助检查

（1）二维超声心动图及多普勒超声

二维超声心动图及多普勒超声可为评价治疗效果提供客观指标。左室射血分数（left ventricular ejection fraction，LVEF）值可反映左室功能，初始评估心衰或有可疑心衰症状的患者均应测量。

（2）心电图

心力衰竭并无特异性心电图表现，但可提供既往心肌梗死（myocardial infarction，MI）、左室肥厚、广泛心肌损害及心律失常等信息。可判断是否存在心脏不同步，包括房室、室间和（或）室内运动不同步。

（3）实验室检查

全血细胞计数、尿液分析、血生化（包括钠、钾、钙、血尿素氮、肌酐、肝酶和胆红素、铁／总铁结合力）、空腹血糖和糖化血红蛋白、血脂谱及甲状腺功能等应列为常规检查。血浆脑钠肽（brain natriuretic peptide，BNP）和 N 端脑钠肽前体（N-terminal pro-brain natriuretic peptide，NT-proBNP）对诊断心衰的敏感性和特异性有限，但有很高的阴性预测价值，故可用于排除诊断，BNP < 35 pg/mL、NT-proBNP < 125 pg/mL 时不支持慢性心衰诊断。

（4）X 线胸片

胸片可提供心脏增大、肺淤血、肺水肿及原有肺部疾病的信息。

（5）6 分钟步行试验

6 分钟步行试验用于评定患者的运动耐力。6 分钟步行距离（6-min walking distance，6MWD）< 150m 为重度心衰；150 ~ 450m 为中度心衰；> 450m 为轻度心衰。

7. 心力衰竭分级

心力衰竭的严重程度通常采用美国纽约心脏病学会（New York Heart Association，NYHA）的心功能分级方法。

（1）Ⅰ级

心脏病患者日常活动量不受限制，一般活动不引起乏力、呼吸困难等心衰症状。

（2）Ⅱ级

心脏病患者体力活动轻度受限，休息时无自觉症状，一般活动下可出现心衰症状。

（3）Ⅲ级

心脏病患者体力活动明显受限，低于平时一般活动即引起心衰症状。

（4）Ⅳ级

心脏病患者不能从事任何体力活动，休息状态下也存在心衰症状，活动后加重。

8. 诊断标准

根据《中国心力衰竭诊断和治疗指南 2018》中的标准，慢性心衰的诊断依赖于病因、症状、体格检查、辅助检查。首先，根据病因、症状、体格检查、心电图、胸片判断有无心衰的可能性；然后，通过利钠肽检测和超声心动图明确是否存在慢性心衰。

排除标准：不稳定的心脏病，3 个月内发生急性心肌梗死或急性心衰患者，甲状腺疾病未纠正的患者，低血压不受控制（收缩压＜90mmHg）或高血压（收缩压≥180mmHg 或舒张压≥110mmHg）患者，肝肾功能不全者，妊娠期妇女，精神疾病者，以及伴有其他脏器功能异常患者。

（二）中医认识

有研究认为心衰的基本中医证候特征为本虚标实、虚实夹杂。本虚以气虚为主，常兼有阴虚、阳虚；标实以血瘀为主，常兼痰、饮等，每因外感、劳累等加重。本虚是心衰的基本要素，决定了心衰的发展趋势；标实是心衰的变动因素，影响着心衰的病情变化，本虚和标实的消长决定了心衰的发展演变。心衰中医基本证候特征可用气虚血瘀统驭，在此基础上可有阴虚、阳虚的转化，常兼见痰饮。

心衰中医证型可概括为气虚血瘀、气阴两虚血瘀、阳气亏虚血瘀3 种基本证型，均可兼见痰饮证。

二、治疗

（一）药物治疗

1. 西药治疗

（1）血管紧张素转化酶抑制剂（ACEI）

是被证实能降低心衰患者病死率的第一类药物，ACEI 是治疗心衰的首选药物。所有 LVEF 值下降的心衰患者，都必须且终身使用ACEI，除非有禁忌证或不能耐受。不良反应常见有两类，一是与血管紧张素Ⅱ抑制有关的，如低血压、肾功能恶化、高血钾；二是与缓激肽积聚有关的，如咳嗽和血管性水肿。

（2）β受体阻滞剂

长期应用可改善心功能，提高 LVEF；还能延缓或逆转心室重构。不良反应一般是低血压、液体潴留、心动过缓和房室阻滞。

（3）醛固酮受体拮抗剂（ARA）

醛固酮对心室重构，特别是对心肌细胞外基质包括促进纤维增生的不良影响是独立和叠加于血管紧张素Ⅱ作用的。衰竭心脏心室醛固酮生成及活化增加，且与心衰严重程度成正比。长期应用 ACEI 或 ARB，起初醛固酮降低，随后即出现"逃逸现象"。因此，ARA 可抑制醛固酮的有害作用，对心衰患者有益。常见的不良反应是高血钾和肾功能损伤。

（4）血管紧张素Ⅱ受体阻滞剂（ARB）

耐受性好，长期使用可改善血流动力学，降低心衰的死亡率和因心衰再住院率，特别是对不能耐受 ACEI 的患者。不良反应与 ACEI 类似，引起低血压肾功能不全和高血钾等。

（5）利尿剂

可消除水钠潴留，有效缓解心衰患者的呼吸困难及水肿，改善运动耐量。恰当使用利尿剂是心衰药物取得成功的关键和基础。若利尿剂用量不足，会降低对 ACEI 的反应，增加使用 β 受体阻滞剂的风险。另一方面，不恰当地大剂量使用利尿剂则会导致血容量不足，增加发生低血压、肾功能恶化和电解质紊乱的风险。

（6）洋地黄类药物

可通过抑制衰竭心肌细胞膜 Na^+-K^+-ATP 酶，提高细胞内 Ca^{2+} 水平，从而发挥正性肌力作用。但目前认为其主要可能是通过降低神经内分泌系统的活性而发挥治疗心衰的作用。常见的不良反应是心律失常，胃肠道症状和神经精神症状（视觉异常、定向力障碍）。

2. 中药治疗

以保元汤、生脉散、真武汤合血府逐瘀汤等成方加减。

（二）针灸治疗

1. 耳针

交感、神门、心、三焦、膈、脾、肝、胆。

2. 躯干穴（肢体穴）

慢性心衰患者多在督脉和膀胱经出现阳性压痛点（主要在胸1～5节段）。

3. 肢体穴

内关、神门、足三里。

（三）针药结合治疗优势

1. 快速起效

直接作用于自主神经，迅速调节交感神经的过度活化，减少心率。

2. 协同抗炎效应

通过激活不同自主神经通路介导抗炎效应，能有效促进损伤心肌局部巨噬细胞 M2 型极化，调控炎症反应。

参考文献

[1]冠心病中医临床研究联盟，中国中西医结合学会心血管疾病专业委员会，中华中医药学会心病分会，等.慢性心力衰竭中医诊疗专家共识[J].中医杂志，2014，55（14）：1258-1260.

[2] ZHANG T, YANG W X, WANG Y L, et al. Electroacupuncture preconditioning attenuates acute myocardial ischemia injury through inhibiting NLRP3 inflammasome activation in mice [J]. Life Sci, 2020, 248: 117451.

第四节　动脉粥样硬化

动脉粥样硬化是血管内由脂质、胆固醇、钙和其他物质组成的斑块，继而引发的一种慢性炎症疾病。动脉粥样硬化也是冠心病、脑梗死、外周血管病的主要原因。动脉粥样硬化是多因素共同作用引起的，发病机制复杂，目前尚未完全阐明。主要危险因素有高血压、高血脂和大量吸烟，还有糖尿病、肥胖和遗传因素等。

一、疾病要点

（一）西医认识

1. 病因

①高血压；②高血脂；③吸烟；④糖尿病；⑤肥胖；⑥遗传；⑦其他。

2. 病理假说

（1）脂源性假说

该假说基于高脂血症与动脉粥样硬化的因果关系。高脂血症可引起内皮细胞损伤和灶状脱落，导致血管壁通透性升高，血浆脂蛋白得以进入内膜，其后引起巨噬细胞的清除反应和血管壁平滑肌细胞增生，并形成斑块。

（2）致突变假说

该假说认为平滑肌细胞突变产生子代细胞，迁移进入内膜，分裂增生而形成斑块，犹如平滑肌瘤一般。引起平滑肌细胞产生突变的原因可能是化学致突变或者病毒。

（3）损伤应答假说

该假说认为各种因素造成动脉内皮损伤，导致动脉壁慢性炎症应答，逐渐形成斑块。

（4）受体缺失假说

该假说认为巨噬细胞、内皮细胞和平滑肌细胞内堆积的脂质逐渐增多，超出了细胞的清除能力，大量胆固醇累积于细胞内从而导致动脉粥样硬化。

3. 疾病分类

根据受累动脉部位的不同，动脉粥样硬化可以分为以下六类：主动脉及其主要分支粥样硬化；冠状动脉粥样硬化；脑动脉粥样硬化；肾动脉粥样硬化；肠系膜动脉粥样硬化；四肢动脉粥样硬化。

4. 疾病症状

动脉粥样硬化的症状主要取决于血管病变及受累器官的缺血程度。发病部位不同所表现出的症状也有所差异。

（1）主动脉及其主要分枝粥样硬化

主动脉硬化早期无典型性症状，病情发展后期出现头晕、头痛、心悸、耳鸣等症状。

（2）冠状动脉粥样硬化

冠状动脉粥样硬化主要伴随有心绞痛、腹痛、腰痛，以及急性心肌梗死的临床表现。

（3）脑动脉粥样硬化

脑动脉粥样硬化早期，症状不多，只有头晕、头痛，甚至记忆力丧失，注意力不足。脑动脉粥样硬化后期，容易诱发脑梗死和脑出血。

（4）肾动脉粥样硬化

主要表现有患中等度以上的高血压，常有夜尿等肾功能不全临床症状。

（5）肠系膜动脉粥样硬化

肠系膜动脉粥样硬化可表现为饱餐后腹痛、消化不良、便秘等，严重时肠壁坏死可引起便血、麻痹性肠梗阻等症状。

（6）四肢动脉粥样硬化

以下肢动脉较多见，由于血供障碍而引起下肢发凉、麻木和典型的间歇性跛行。即行走时发生腓肠肌麻木、疼痛以致痉挛，休息后消失，再走时又出现；严重者可持续性疼痛，下肢动脉尤其是足背动脉搏动减弱或消失，如动脉完全闭塞时可产生坏疽。

5. 诊断标准

动脉粥样硬化发展到一定程度，尤其是出现器官病变时，诊断并不困难。如检查发现血脂异常，动脉造影显示血管有狭窄性病变，应首先考虑动脉粥样硬化。需要注意的是，动脉粥样硬化是一种全身性疾病，一个器官血管发生动脉粥样硬化病变，意味着其他地方的血管也可能已经存在同样的病变；同样，一个器官发生血管事件，意味着其他地方发生血管事件的危险性增加。

（1）临床诊断标准

① 40 岁以上的患者，如有主动脉增宽扭曲而能排除其他疾病，提示有主动脉粥样硬化的可能；②如突然出现眩晕或步态不稳而无颅内压增高征象，则应疑有基底动脉粥样硬化所引起的脑供血不足；③活动后出现短暂的胸骨后和心前区闷痛或压迫感，则应疑为冠状动脉粥样硬化引起的心肌供血不足；④夜尿增多常为肾动脉粥样硬化的早期症状之一。

此外，患者常伴有动脉粥样硬化的易患因素，如高血压、高胆固醇血症、低高密度脂蛋白血症、糖尿病以及吸烟等。如选择性地做心电图，放射性核素心、脑、肾等脏器扫描，多普勒超声检查，以及选择性血管造影等，有助明确诊断。

（2）严重程度

器官功能受损，给本人造成不良后果。

6. 疾病评估

动脉粥样硬化指数（AI），当 AI < 4 时，说明动脉粥样硬化程度尚不严重，且数值越小，粥样硬化程度越轻，引发心脑血管疾病的危险性就越小；当 AI ≥ 4 时，说明已经明确地发生了动脉粥样硬化，数值越大，动脉硬化的程度就越重，发生心脑血管病的危险性就越高。

（二）中医认识

辨证思路

（1）脏腑辨证

《动脉粥样硬化中西医结合诊疗专家共识》认为，动脉粥样硬化因禀赋不足，年老体衰，肾精亏损，或过食肥甘，脾胃受损，或情志过极，五志所伤，或毒邪侵犯机体，造成脏腑功能紊乱，津液不能正常输布代谢，痰滞体内，毒邪煎熬、熏蒸血液，血凝成瘀。本病属本虚标实之证。本虚包括气虚、阴虚、阳虚；标实包括血瘀、痰浊、寒凝、气滞、热毒。动脉粥样硬化的主要证候包括痰瘀互结证、气阴两虚证、气虚血瘀证和气滞血瘀证。各证型的特点主要包括以下内容。①痰瘀互结证：局部刺痛，或肢体麻木、痿废，胸闷多痰，舌紫暗或有斑点，苔腻，脉弦涩。②气阴两虚证：神疲乏力，口干少饮，舌质红或淡，脉细弱。③气虚血瘀证：面色淡白或晦滞，身倦乏力，气少懒言，疼痛如刺，常见于胸胁，痛处固定不移，拒按，舌淡暗或有紫斑，脉沉涩。④气滞血瘀证：局部胀闷，走窜疼痛，甚则刺痛、拒按；或有肿块坚硬，局部青紫肿胀；或有情志抑郁，急躁易怒；或有面色紫暗，皮肤青筋暴露；舌质紫暗或见瘀斑，脉涩。

（2）经络辨证

动脉粥样硬化可导致冠状动脉、脑动脉、肾动脉、肠系膜动脉、颈动脉等全身重要血管的梗阻，《灵枢·经脉》云："经脉者，所以能决生死，处百病，调虚实，不可不通。"经络是内在脏腑与外在四肢百骸、形体官窍相互联系的气血通路和信息渠道。因此对于冠状动脉粥样硬化的辨证，必须以经络辨证指导，依据不同的临床表现，司外揣内，见微知著，分析内在的病变机制，施以相应中药或针刺，抑或结合西医治疗方能无失。

二、治疗

（一）药物治疗

1. 西药治疗

（1）抗血小板药物

常用药物：阿司匹林，氯吡格雷。阿司匹林用得最广泛，但是，尽管证明有益，仍未得到充分使用。服用阿司匹林的患者缺血事件复发时或患者对阿司匹林不能耐受时，用氯吡格雷代替阿司匹林。

（2）其他药物

血管紧张素转化酶抑制剂、血管紧张素Ⅱ受体阻断剂、他汀类药物和噻唑烷二酮类药物（如罗格列酮、匹格列酮）有降低动脉粥样硬化危险的抗炎作用（独立于它们对血压、血脂和血糖的作用之外）。

2. 中药治疗

针对动脉粥样硬化，中医药治疗取得了很好的疗效。通过辨证在推荐方剂上进行加减，达到减轻症状，改善预后等功效。临床以辨证论治，随法选方或中成药治疗为主：

辨证论治

1）痰瘀互结证　治法：活血化痰，理气止痛。推荐方剂：瓜蒌薤白半夏汤合桃红四物汤。常用药：瓜蒌，薤白，半夏，熟地黄，当归，白芍，川芎，桃仁，红花。痰浊郁而化热者，可予黄连温胆汤加减。

2）气阴两虚证　治法：益气养阴，活血通脉。推荐方剂：生脉散合人参养荣汤加减。常用药：人参，麦冬，五味子，当归，黄芪，白术，茯苓，肉桂，熟地黄，远志，陈皮，白芍，甘草。兼有气滞血瘀者，可加川芎、郁金。

3）气虚血瘀证　治法：益气活血，祛瘀止痛。推荐方剂：保元汤合血府逐瘀汤。常用药：人参，黄芪，桃仁，红花，紫草，当归，生地黄，川芎，赤芍，柴胡，桔梗，陈皮，白术，白芍。合并阴虚者，可合用生脉散，或人参养荣汤。

4）气滞血瘀证　治法：疏肝理气，活血通络。推荐方剂：血府逐瘀汤。常用药：川芎，桃仁，红花，赤芍，柴胡，桔梗，枳壳，牛膝，当归，生地黄。若猝然心痛发作，可含服复方丹参滴丸、速效救心丸等。

3. 中成药

（1）口服药

1）复方丹参滴丸　复方丹参滴丸由丹参、三七、冰片等组成，具有活血化瘀，理气止痛之功效，可扩张冠状动脉，降血脂，改善血管内皮功能，抗动脉粥样硬化，稳定粥样斑块，适用于血瘀证者。

2）通心络胶囊　通心络胶囊由人参、水蛭、全蝎、土鳖虫、蜈蚣、蝉蜕等组成，具有益气活血，通络止痛之功效，能调节血脂，减轻炎性反应，改善血管内皮功能，逆转动脉粥样硬化，适用于气虚血瘀证者。

3）麝香保心丸　麝香保心丸由麝香、苏合香、蟾酥、牛黄、肉桂、冰片及人参等组成，具有芳香温通，益气强心之功效，能调节血脂，减轻炎性反应，明显抑制动脉内膜中层的增生，降低动脉内膜中层厚度，缩小斑块面积，适用于气滞血瘀证者。

4）速效救心丸　速效救心丸由川芎、冰片等组成，具有行气活血，祛瘀止痛之功效，能缓解冠心病心绞痛症状，抗心肌缺血，改善心电图，并能抑制动脉粥样斑块形成，适用于气滞血瘀证者。

5）血脂康胶囊　血脂康胶囊由红曲组成，具有除湿化痰，活血化瘀，健脾消食之功效，具有调节血脂，减轻炎性反应，阻断动脉粥样硬化的启动，稳定斑块等作用，适用于痰瘀阻滞证者。

6）芎芍胶囊　芎芍胶囊由川芎、赤芍组成，具有活血化瘀之功效，能改善心绞痛症状、心肌缺血和血流动力学，同时还可降低血清总胆固醇（TC）和低密度脂蛋白胆固醇（LDL-C）水平，降低动脉硬化指数，适用于心血瘀阻证者。

7）芪参胶囊　芪参胶囊由黄芪、丹参、人参、茯苓、甘草、三七、红花、川芎、水蛭、蒲黄、山楂、黄芩、玄参、葛根、制首乌组成，具有益气活血，化瘀止痛之功效，对冠心病心绞痛症状有明显疗效，对心电图心肌缺血表现有明显改善，还能降低炎性指标，适用于气虚血瘀证者。

8）丹蒌片　丹蒌片由瓜蒌皮、薤白、丹参、川芎、赤芍、郁金、黄芪、葛根、骨碎补、泽泻组成，具有宽胸通阳，化痰散结，活血化瘀之功效，能减少心绞痛发作频率和时间，改善心电图心肌缺血表现，降低炎性因子水平，降低血脂，具有一定的稳定斑块作用，适用于痰瘀阻滞证者。

9）心可舒片　心可舒片由山楂、丹参、葛根、三七、木香组成，具有活血化瘀，行气通络之功效，不仅有调节血脂的作用，还有抗脂质氧化，保护血管内皮等多种作用，适用于气滞血瘀证者。

10）荷丹片/胶囊　荷丹片/胶囊由荷叶、丹参、山楂、番泻叶、补骨脂组成，具有化痰降浊，活血化瘀之功效，能降低血脂水平，抗炎，稳定甚至缩小动脉粥样硬化斑块，适用于痰瘀阻滞证者。

11）养心氏片　养心氏片由黄芪、灵芝、党参、丹参、葛根、地黄、当归、淫羊藿、延胡索（炙）、山楂、炙甘草等组成，具有扶正固本，益气活血，通脉止痛之功效。

（2）注射剂

1）丹参类注射液　丹参类注射液以丹红注射液、丹参酮ⅡA磺酸钠注射液、复方丹参注射液等为代表，广泛用于动脉粥样硬化患者的治疗。

2）红花黄色素注射液　红花黄色素注射液为从红花的花瓣中提取出的天然黄色素，内含红花红色素和红花黄色素。系统评价显示，在常规治疗基础上，加用红花黄色素注射液可提高临床疗效。

3）生脉类注射液　生脉类注射液由人参、麦冬和（或）五味子组成，具有益气固脱，养阴生津等功效，适用于气阴两虚证者。临床制剂包括参麦注射液、生脉注射液等。

（二）针灸治疗

1. 针刺

（1）取穴

内关、郄门、间使、神门、通里、合谷、曲池、乳根、足三里、丰隆、阳陵泉、肺俞、厥阴俞、心俞、督俞、三阴交、太白、公孙、太冲、曲泉、中脘、鸠尾、膻中、风池、尺泽、委中、关元、太溪等。

（2）手法

每次辨证选取 3～5 穴，日针 1 次，留针 20～30 分钟，10 次为

1个疗程，休息2～5天后可行第2疗程，共1～4个疗程。

2. 热敏灸

（1）取穴

巨阙、天枢、丰隆、脾俞、心俞、肝俞、手三里、足三里、神阙、肾俞、胰俞、三阴交、太溪、太渊、气海、膈俞、关元、石门、下脘、交信、期门、神庭、气海、中脘、梁门、腰阳关、命门、涌泉。

（2）操作

采用热敏艾条，运用回旋灸、雀啄灸、循经往返灸等热敏灸手法，在易发区部位探查，激发患者经气感传，探寻热敏点，当被灸部位出现透热、扩热、传热、局部不热远部热、表面不热深部热、非热感觉等热敏化感觉时即为热敏点，即可在该处施灸，每次可探查选取2～3个热敏点，每次治疗30分钟，每日一次，10次为1个疗程。

3. 穴位注射

采用丹参注射液或当归注射液注射内关、足三里、三阴交、丰隆、太冲穴等，每次选两个穴位，每穴注射丹参注射液或当归注射液1mL，每日1次，交替选用其他穴位，30天为1个疗程。

4. 耳针

（1）取穴

取皮质下、口、内分泌、心、肺、脾、肾、直肠下段等穴，或取敏感点。

（2）操作

先将耳郭用75%的乙醇棉球消毒，用探棒在所选穴位区域找敏感点，用短毫针或用0.5cm×0.5cm的胶布将单粒王不留行籽或白芥子贴压于敏感点上，嘱患者每天至少按压3次，每穴3～5分钟，至耳郭有胀痛发热的感觉为佳，双耳交替使用，2天换药1次，休息2天为1个周期，7个周期为1个疗程。

（三）针药结合治疗优势

1. 增强药物抗动脉粥样硬化作用

针灸对于颈动脉内膜中层增厚及软斑、扁平斑的疗效较好，同调脂及抗氧化药物普罗布考共同使用，具有更强的保护内皮功能、抑血栓形成和延缓动脉粥样硬化形成的作用。

2. 加强疗效

针药结合可以有效地减少短暂性脑缺血发作，降低血脂指标，使锁骨下动脉粥样硬化斑块性质及大小发生变化，提高脑部血流供应量，减少短暂性脑缺血发作症状的发生。针刺配合通络安神汤治疗脑部变性疾病的疗效优于单独针刺的疗效。

参考文献

［1］安冬青，吴宗贵. 动脉粥样硬化中西医结合诊疗专家共识［J］. 中国全科医学，2017，020（005）：507-511.

［2］张坤，何晓华，王占奎. 针灸联合普罗布考治疗颈动脉粥样硬化斑块的临床研究［J］. 新中医，2009（04）：86-87.

［3］胡海，姚杰. 针药结合对 TIA 患者锁骨下动脉粥样硬化斑块及血脂的影响［J］. 中国民族民间医药，2018，27（23）：137-139.

［4］王同兴，刘薇，张丽. 通络安神汤配合针刺治疗脑部变性疾病所致失眠 60 例［J］. 河北中医，2009（11）：1640-1641.

第九章　呼吸系统疾病

第一节　肺　炎

肺炎是指一种发生在终末气道、肺泡腔及肺间质等部位的肺实质急性炎症，可由细菌、病毒、真菌、寄生虫等致病微生物和放射线、吸入性异物等理化因素引起。多数起病急骤，常因受凉淋雨，劳累，病毒感染等因素诱发，约 1/3 的患者在患病前有上呼吸道感染的前驱症状。病程 7 ～ 10 天。临床主要症状有发热、咳嗽、咳痰、痰中带血，可伴胸痛和呼吸困难等。病毒性肺炎的病情稍轻，抗生素治疗无效。可通过血常规检查和胸部 X 光检查来进行诊断。

肺炎一直是主要致死疾病之一，会对人体健康造成极其严重的危害。肺炎常伴严重并发症，如感染性休克、呼吸道、心脑血管功能障碍等。

一、疾病要点

（一）西医认识

1. 病因

（1）细菌感染

如肺炎链球菌、金黄色葡萄球菌、肺炎克雷白杆菌、流感嗜血杆菌等。其中，肺炎链球菌是细菌性肺炎最常见的病原体。

（2）病毒感染

包括呼吸道合胞病毒（RSV）、副流感病毒（1、2、3 型）、流感病毒（A 型、B 型）、腺病毒、巨细胞病毒、麻疹病毒等。

（3）非典型病原体感染

包括支原体（肺炎支原体）、衣原体（沙眼衣原体、肺炎衣原体）、军团菌感染等。

（4）寄生虫感染

包括包虫、弓形虫、血吸虫等。

（5）真菌感染

包括白色念珠菌、曲霉菌、隐球菌、肺孢子菌、毛霉菌等。

（6）非感染原因

放射性损伤，食物、饮料、唾液或呕吐物等异物被吸入肺部，出现过敏反应时，均可引起肺炎。

2. 发病机制

正常情况下，呼吸系统的防御机制可以清除病原微生物，但是如果呼吸系统的防御机制受损、吸入大量病原微生物并突破了呼吸系统的正常防御能力，以及有感染性较强的病原微生物吸入呼吸道等，均可致肺炎的发生。

3. 疾病分类

肺炎是呼吸系统最为常见的一个疾病，分类较多，而且分类的方法也有不同。从病因上可分为：①感染性肺炎，如大叶性肺炎，金黄色葡萄球菌肺炎，病毒性肺炎等，以及其他罕见病原体，如真菌感染所致的肺炎；②非感染性疾病引起的肺炎，比如过敏性肺炎，还有机化性肺炎。

从肺炎发生的场所来讲可分为：①社区获得性肺炎，即在社区环境中间产生的，多半都还是以细菌和病毒为主；②医院获得性肺炎，顾名思义就是患者在住院期间感染的肺炎，医院获得性肺炎，本质上也是以细菌性肺炎居多，但是致病菌和社区获得性肺炎不同，细菌的种类存在差异；③呼吸机相关性肺炎，这是一类特殊的肺炎，主要是重症患者，特别是经过了气管插管，使用呼吸机以后，特定的病原菌在呼吸机的管道沉积，再到肺定植，产生的感染。

4. 疾病症状

（1）寒战、发热

突然寒战起病，继之高热，体温可高达 39 ～ 40℃，呈稽留热型，常伴有头痛、全身肌肉酸痛，食量减少。抗生素使用后，热型可不典型，年老体弱者可仅有低热或不发热。

（2）咳嗽、咳痰

初期为刺激性干咳，继而咳出白色黏液痰或带血丝痰，经 1 ～ 2 天后，可咳出黏液血性痰或铁锈色痰，也可呈脓性痰，进入消散期痰量增多，痰黄而稀薄。

（3）胸痛

多有剧烈的侧胸痛，常呈针刺样，随咳嗽或深呼吸而加剧，可放射至肩或腹部。如为下叶肺炎可刺激膈胸膜引起剧烈腹痛，易被误诊为急腹症。

（4）呼吸困难

一般由于肺实变导致通气不足、胸痛以及毒血症而引起呼吸困难、呼吸快而浅。病情严重时会影响患者气体交换，使动脉血氧饱和度下降而出现紫绀。

（5）其他症状

少数患者有恶心、呕吐、腹胀或腹泻等胃肠道症状。严重感染者可出现神志模糊、烦躁、嗜睡、昏迷等。

5. 诊断标准

肺炎可诊断为社区获得性肺炎或医院获得性肺炎。

社区获得性肺炎的 5 个诊断标准：①患者新近出现咳嗽、咳痰或者原有的呼吸道疾病症状进一步加重，出现脓性痰，伴或不伴有胸痛；②患者体温是否发热，尤其是持续的中高度发热；③查体可见肺部的实变体征，听诊可以闻及患者肺部有湿啰音；④实验室检查，白细胞总计数大于 $10 \times 10^9/L$，伴或不伴有白细胞的核左移，以评估患者细菌感染的中毒情况；⑤影像学检查对于肺炎的诊断极为重要，患者胸部 CT 或者胸部 X 光提示肺部出现片状、斑片状、浸润状或者间质性改变，伴或不伴有胸腔积液。

以上 5 个标准，满足前 4 项中任何一项，加上影像学检查，并且排除其他的肺结核、肺癌等就可以考虑诊断为社区获得性肺炎。在医院外罹患的感染性肺实质炎症可考虑诊断为社区获得性肺炎。

6. 疾病评估

（1）年龄

年龄＞65 岁；存在基础疾病或相关因素，如慢性阻塞性肺疾病（COPD），糖尿病，慢性心、肾功能不全，慢性肝病，一年内住过院，疑有误吸，神志异常，脾切除术后状态，长期嗜酒或营养不良。这是最基本的评估肺炎病情严重程度的方法。

（2）体征

体征是常见的评估重症肺炎病情严重程度的依据。呼吸频率＞30 次/分钟；脉搏≥120 次/分钟；血压＜90/60mmHg；体温≥40℃或≤35℃；意识障碍；存在肺外感染病灶如脑膜炎，甚至败血症（感染中毒症）。

（3）实验室和影像学检查

血白细胞计数＞$20×10^9$/L；呼吸空气时动脉血二氧化碳分压（$PaCO_2$）＞50mmHg；血肌酐＞106μmol/L 或血尿素氮＞7.1mmol/L；血红蛋白＜90g/L 或血红细胞比容＜0.30；血浆白蛋白25g/L；感染中毒症或弥散性血管内凝血的证据，如血培养阳性、代谢性酸中毒、凝血酶原时间和部分激活的凝血活酶时间延长、血小板减少；X 线胸片病变累及一个肺叶以上、出现空洞、病灶迅速扩散或出现胸腔积液。这也是常见的评估重症肺炎病情严重程度的方法。

（二）中医认识

辨证思路

（1）外感风寒

鼻塞严重或鼻痒喷嚏，流涕清稀，喉痒严重，咳嗽，咳痰多而清稀，或见发热恶寒、无汗、头痛、骨节酸痛，舌苔薄白，脉浮或浮紧。

（2）风热犯肺

发热，微恶风寒，或有汗出，鼻流浊涕，咳嗽不爽，痰黄黏稠，咽痛喉痛，口干欲饮，舌苔薄黄，脉浮数。

（3）燥邪犯肺

咳嗽少痰，痰不易咯出，或痰中带有血丝，咽干、咽痛，唇、鼻干燥。咳嗽甚则胸痛，初起或有恶寒、发热等表证。舌苔薄黄而干，舌尖红，脉细数或无变化。

（4）痰热壅肺

身热烦渴，汗出，咳嗽气粗，或伴喘促，或痰黄带血，胸闷胸痛，口渴，舌红苔黄，脉洪数或滑数。

（5）痰浊阻肺

突发咳嗽，咯白痰带泡沫，严重者可闻及哮鸣音，气促。或可见鼻塞，咽痛声嘶，舌苔白滑，脉弦滑。

（6）肺胃热盛

身热，午后为甚，心烦，口渴多饮，咳嗽痰黄，腹满便秘，舌红，苔黄或灰黑而燥，脉滑数。

（7）气阴两虚

身热渐退，或无身热，干咳痰少，自汗神倦，纳少口干，舌红少苔，脉细或细数。

（8）邪陷心包

神志不清，烦躁不安，谵语妄言，甚则昏迷，或有壮热，口渴不欲饮，四肢厥冷，舌质红绛少津，苔黄燥，脉细数。

（9）邪陷正脱

呼吸短促，鼻翼扇动，面色苍白，大汗淋漓，甚则汗出如油；四肢厥冷，烦躁不安，身热骤降；或起病无身热，面色淡白，神志逐渐模糊；舌质淡紫，脉细数无力，或脉微欲绝。

（10）新型冠状病毒肺炎

由 2019-nCoV 引起的肺炎，在中医看来属"冬温""疫病"；病位在卫表、肺、大肠；病性属实、热，初期在表，中后期在里，常夹杂湿邪。除终末期虚脱之证及恢复期气虚、阴虚之证以外，对初期、中期、中晚期、晚期证型的认识分别如下：

1）邪犯卫表，风温夹湿　临床表现：发热、乏力、干咳，咽部不适，或有腹泻、恶心。舌质淡红或边尖红，苔薄白或薄黄，脉数。

2）湿温郁肺　临床表现：低热、乏力困倦，全身肌肉酸痛，干咳频作，胸闷，烦热，大便溏泄。舌质暗红/边尖红，苔白厚腻/微黄腻，脉滑数。

3）湿温热毒闭肺　临床表现：高热嗜睡、乏力明显，干咳频作，胸闷气促，心慌心悸，口干烦热，唇甲紫绀，腹胀便秘，小便少。舌质暗红，苔浊厚腻，脉滑数。

4）卫气营血俱病，湿热毒闭，弥漫三焦　临床表现：高热烦躁，嗜睡或昏迷，极度乏力，咳嗽喘脱，需要借助呼吸机，口干，心慌、心悸、心累，唇甲紫绀，唇焦，腹胀便秘，小便少或无；舌质暗红、绛红，苔黄燥/少苔，脉沉细。

肺炎证型是相对的，有的患者可以归纳为一个证型，有的患者可兼夹两个证型。证型是有阶段性的，这个阶段是一个证型，过了一段时间，由于体质演变、药物作用，可能变成另外一种证型。治疗时不可拘泥于一证一方，也不可机械地使用一个治疗原则。

二、治疗

（一）药物治疗

1. 西药治疗

（1）抗感染治疗是肺炎治疗的最主要环节。细菌性肺炎的治疗包括经验性治疗和针对病原体的治疗。前者主要根据本地区、本单位的肺炎病原体流行病学资料，选择可能覆盖病原体的抗菌药物；后者则根据呼吸道或肺组织标本的培养和药物敏感试验结果选择体外试验敏感的抗菌药物。此外，还应该根据患者的年龄、有无基础疾病、是否有误吸、住普通病房还是重症监护病房、住院时间长短和肺炎的严重程度等，选择抗菌药物和给药途径。

（2）青壮年和无基础疾病的社区获得性肺炎患者常用青霉素类、第一代头孢菌素等，由于我国肺炎链球菌对大环内酯类抗菌药物耐药率高，故对该菌所致的肺炎不单独使用大环内酯类抗菌药物治疗，对耐药肺炎链球菌可使用对呼吸系统感染有特效的氟喹诺酮类（莫西沙星、吉米沙星和左氧氟沙星）药物。

（3）老年人、有基础疾病或需要住院的社区获得性肺炎患者，常用氟喹诺酮类，第二、三代头孢菌素，β‑内酰胺类/β‑内酰胺酶抑制剂，或厄他培南，可联合大环内酯类药物。

（4）医院获得性肺炎常用第二、三代头孢菌素，β‑内酰胺类/β‑内酰胺酶抑制剂，氟喹诺酮类或碳青霉烯类药物。

（5）重症肺炎的治疗首选广谱的强力抗菌药物，并应联合、足量用药。重症社区获得性肺炎常用β‑内酰胺类联合大环内酯类或氟喹诺酮类药物；青霉素过敏者用氟喹诺酮类药物和氨曲南。医院获得性肺炎可用氟喹诺酮类或氨基糖苷类联合抗假单胞菌的β‑内酰胺类、广谱青霉素/β‑内酰胺酶抑制剂、碳青霉烯类药物的任何一种，必要时可联合万古霉素、替考拉宁或利奈唑胺。

（6）肺炎的抗菌药物治疗应尽早进行，一旦怀疑可能为肺炎应立即给予首剂抗菌药物。病情稳定后给药途径可从静脉转为口服。抗菌药物疗程至少5天，大多数患者需要7～10天或更长疗程。如体温正常48～72h，且无肺炎任何一项临床不稳定征象可停用抗菌药物。肺炎临床稳定标准为：①体温≤37.8℃；②心率≤100次/分钟；③呼吸频率≤24次/分钟；④血压：收缩压≥90mmHg；⑤呼吸室内空气条件下动脉血氧饱和度≥90%或PaO_2≥60mmHg；⑥能够口服进食；⑦精神状态正常。

（7）抗菌药物治疗后48～72小时应对病情进行评价。如72小时后症状无改善，其原因可能有：①药物未能覆盖致病菌，或细菌耐药；②特殊病原体感染，如结核分枝杆菌、真菌、病毒等；③出现并发症或存在影响疗效的宿主因素（如免疫抑制）；④非感染性疾病误诊为肺炎；⑤药物热，需仔细分析，做必要的检查，进行相应处理。

（8）真菌或寄生虫引起的肺炎，则需用抗真菌或抗寄生虫药物。发热或疼痛症状严重者，可应用布洛芬或对乙酰氨基酚。痰量过多时，可使用祛痰药物。

2. 中药治疗

（1）外感风寒

治法：疏风散寒，宣肺止咳。

方药：止嗽散。

组成：桔梗、荆芥、紫菀、百部、白前、甘草、陈皮等。

加减：外感风寒初起，头痛鼻塞，恶寒发热等表证较重者，加防风、苏叶、生姜散邪；痰涎黏稠者加半夏、茯苓、桑白皮以祛其痰；干咳无痰者，加瓜蒌、贝母、知母以润燥。

（2）风热犯肺

治法：辛凉解表，宣肺化痰。

方药：银翘散。

组成：银花、连翘、牛蒡子、薄荷、荆芥、桔梗、杏仁、前胡、贝母、板蓝根、大青叶等。

加减：口干渴，舌红者，为热伤阴津，加麦冬、玄参、花粉、茅根；胸闷、舌苔黄腻者加藿香、佩兰、六一散、枳壳；咽痛甚者，加射干、玄参、青果。

（3）燥邪犯肺

治法：清肺润燥，疏风清热。

方药：桑杏汤。

组成：桑叶、沙参、杏仁、浙贝母、栀子、梨皮等。

加减：表证明显者，加连翘、薄荷；痰中带血丝者，加白茅根、茜草。

（4）痰热束肺

治法：清热化痰，宣肺止咳。

方药：清金化痰汤。

组成：黄芩、山栀、桔梗、麦冬、桑白皮、贝母、知母、瓜蒌仁、橘红、茯苓、甘草等。

加减：邪热壅肺、气喘显著者，可配合麻杏石甘汤加减；若痰黄如脓或腥臭，加鱼腥草、冬瓜子；若痰热伤津，加沙参、天冬、天花粉。

（5）痰浊阻肺

治法：祛风散寒，宣肺化痰。

方药：宁嗽化痰汤。

组成：炙麻黄、桔梗、杏仁、生姜、陈皮、枳壳、半夏、前胡、葛根、茯苓、苏叶、甘草等。

加减：痰郁化热者，加黄芩、芦根、连翘。

（6）肺胃热盛

治法：宣肺化痰，泄热通腑。

方药：宣白承气汤。

组成：杏仁、生石膏、瓜蒌、生大黄、浙贝、漏芦、连翘、甘草等。

加减：热盛津伤者，加沙参、麦冬、花粉以养阴生津。

（7）气阴两虚

治法：益气养阴，润肺止咳。

方药：生脉散合沙参麦冬汤。

组成：人参、麦冬、五味子、沙参、玉竹、桑叶、甘草、天花粉、生扁豆等。

加减：烦躁失眠者，加远志、莲子心、枣仁以镇静安神；午后潮热者，加地骨皮、青蒿、鳖甲以养阴清热。

（8）邪陷心包

治法：清心凉营，豁痰开窍。

方药：清宫汤。

组成：玄参心、莲子心、竹叶卷心、连翘心、连心麦冬、水牛角尖等。

加减：热痰盛者，加竹沥、梨汁以清热化痰；抽搐惊厥者，加磁石、生石决明、钩藤以镇惊息风；高热不退者，加大青叶、板蓝根以清热解毒；神志昏迷者，加牛黄清心丸或安宫牛黄丸清心开窍。

（9）邪陷正脱

治法：益气固脱，潜阳益阴。

方药：生脉散合参附汤。

组成：人参、麦冬、五味子、附子、干姜、山茱萸、龙骨、牡蛎等。

加减：神志昏迷者，加石菖蒲醒神开窍；面色青紫者，加丹参、川芎以活血化瘀；汗多者，加山萸肉、煅龙骨、煅牡蛎；肢冷息微者加炮附子15g，急煎频服。

（10）新型冠状病毒肺炎

1）邪犯卫表，风温夹湿

治法：辛凉解表化湿。

方药：服用银翘散合藿香正气散。银翘散全方清凉走上，透邪外出，属辛凉之平剂，遵《内经》"因其轻而扬之"之理，故"治上焦如羽，非轻莫举"；藿香正气散解表化湿，理气和中，全方升散之力显著，兼以化湿祛邪。两方合用，辛凉透散祛邪，疏风而能散热，卫表之邪得散。

2）湿温郁肺

治法：辛凉宣肺，辟秽化浊，托里透毒。

方药：服用麻杏石甘汤合达原饮合程氏透脓散。麻杏石甘汤辛凉宣泄，清肺透邪外出之力更强，属辛凉之重剂；达原饮功擅辟秽化浊，外可通肌腠，内可近胃腑，专治疫毒内侵入里；程氏透脓散清凉透散，托毒外出，使肺内邪气得以外出。三方合用，辛凉透邪力猛，化浊祛湿之力亦著，辅以清凉托里，邪毒因势利导而有出路。

3）湿温热毒闭肺

治法：宣肺泄热，通腑祛邪。

方药：服用麻杏石甘汤合宣白承气汤。宣白承气汤由生石膏、生大黄、杏仁粉、瓜蒌皮组成。此阶段患者肺病及肠有弥漫走窜之势，故以麻杏石甘汤上宣肺热透达毒邪，宣白承气汤肺肠同治，通腑以降肺气，使温毒得泄，热去湿孤。

4）卫气营血俱病，湿热毒闭，弥漫三焦

治法：卫气营血同治。

方药：服用清瘟败毒饮。清瘟败毒饮由白虎汤、黄连解毒汤、犀角地黄汤三方加减而成，能够兼顾气分、营分、血分，邪气得以从内外出，又能走遍三焦解毒开闭。本期是疾病的严重阶段，由于邪气弥漫，故存在很多变局。

（二）针灸治疗

肺炎属于中医"咳嗽"的范畴。常见的有风寒证、风热证、痰湿证、痰热证、肝火犯肺证、肺阴虚证，主穴有肺俞、太渊、列缺。属风寒者加艾灸大椎和风门；属风热者加大椎，针后在大椎处拔罐；痰湿者加阴陵泉；痰热者加丰隆；肝火犯肺者加太冲；肺虚者加肺俞、太溪。

手法可选用导气针法：徐缓地提插捻转，由穴位浅层进入深层，再由深层退出至浅层，缓慢地、反复地操作，以产生微弱、舒适、持久的针感为度。提插、捻转的频率为每分钟 60 ～ 100 次；捻转角度小于 90°；提插幅度不超过 1 ～ 2mm；均匀、和缓地边捻转、边提插。上提与下插、左转与右转应用力均匀，幅度、频率相等，速度和缓、始终如一而有连续性。实施导气针法须确保足够的操作时间，一般每穴操作 1 ～ 2 分钟，但顽固性病症可以数分钟或数十分钟，乃至更长，或者在留针过程中间歇施行导气针法。

（三）针药结合治疗优势

1. 疗效显著

临床研究显示，针药结合治疗肺炎疗效明显优于常规西药治疗。

2. 复发率低

临床上常规治疗措施应对支原体肺炎只能暂时缓解患者临床症状，并不能根治该病。而针药结合治疗该病能够在应对临床症状的同时根治疾病，治标又治本。

3. 副作用少

红霉素在临床上被广泛应用于小儿肺炎支原体肺炎，能有效减轻患儿临床症状，但是该药在彻底清除支原体方面效果不佳，导致患儿出现一系列如呕吐、恶心等胃肠道反应，并且治疗过程中由于需要稀释较多液体，给患者静脉带来较大刺激，进而导致静脉炎。长时间使用红霉素治疗，还会对患儿肝脏功能造成损害，采用针刺联合沙参麦冬汤治疗小儿肺炎支原体肺炎的疗效显著，能够提高整体的疗效，减少并发症的发生，且无明显副作用。

4. 安全性高

针刺结合中药治疗肺炎安全性较常规西药高，在临床上具有良好的应用前景。

参考文献

［1］倪伟.内科学［M］.4 版.北京：中国中医药出版社，2016：7.

［2］焦旭，卢云.基于川派陈氏中医急危重症学术思想治疗新型冠状病毒肺炎［J］.中国中西医结合急救杂志，2020，27（1）：15-18.

［3］于祥萍.沙参麦冬汤加减联合针灸治疗小儿支原体肺炎的应用效果及不良反应发生率影响分析［J］.双足与保健，2019，28（05）：118-119.

［4］夏木西努尔·提衣甫.阿奇霉素联合红霉素治疗小儿支原体肺炎的临床疗效观察［J］.世界中医药，2016，10（b03）：611-612.

第二节　过敏性鼻炎

过敏性鼻炎，又称变态反应性鼻炎（allergicrhinitis，AR），属于中医"鼻鼽"的范畴，是由各类过敏原如花粉、尘螨、动物皮屑等引发的鼻气道炎症，临床表现主要为打喷嚏，鼻痒，流鼻涕和鼻塞。分为常年性变应性鼻炎和花粉症即季节性变应性鼻炎两种，是耳鼻喉科的常见病、多发病。

近年来，随着环境污染加剧、生活方式改变，过敏性鼻炎的发病率明显上升，病情顽固，极易复发，严重影响患者的正常工作及生活。

一、疾病要点

（一）西医认识

1. 病因

（1）遗传因素

人的染色体中有多个位点可能与 AR 等变应性疾病相关。

（2）环境因素

环境中的变应原如花粉、尘螨、动物皮屑等，是导致 AR 发作的主要外界因素。

（3）免疫因素

机体产生过量的 IgE，由此介导变态反应并产生的一系列其他炎性物质如组胺、白三烯等为 AR 发作的主要因素。

（4）微生物因素

环境中微生物过少导致生命早期暴露于微生物的机会减少，会导致日后发生 AR 和哮喘等变应性疾病的风险增高。

2. 病理假说

（1）IgE 介导的 I 型变态反应

I 型变态反应是 AR 发病的核心机制，是机体应对环境变应原而产生过量的特异性 IgE 从而诱发的免疫及炎性反应。吸入变应原可诱导个体鼻腔局部和区域引流淋巴器官产生特异性 IgE，与鼻黏膜肥大细胞和嗜碱性粒细胞表面高亲和力 IgE 受体（Fc ε RI）结合；当机体再次接触相同变应原时，变应原与锚定在肥大细胞和嗜碱性粒细胞表面的 IgE 相结合，活化肥大细胞和嗜碱性粒细胞，导致组胺和白三烯等炎性介质释放；这些炎性介质可刺激鼻黏膜的感觉神经末梢和血管，兴奋副交感神经，导致鼻痒、打喷嚏、清水样涕等症状，该过程称为速发相反应。组胺等炎性介质的释放还可诱导血管内皮细胞、上皮细胞等表达或分泌黏附分子、趋化因子及细胞因子等，募集和活化嗜酸性粒细胞及 Th2 淋巴细胞等免疫细胞，导致炎性介质（白三烯、前列腺素等）的进一步释放，Th2 免疫应答占优势，炎性反应得以持续和加重，鼻黏膜出现明显组织水肿导致鼻塞，该过程称为迟发相反应。AR 发作时鼻黏膜周围腺体神经纤维分泌的 P 物质和神经肽降钙素基因相关肽（CGRP）明显升高，这些物质与鼻腔高反应性密切相关。

（2）IgE 介导的炎性反应

某些具有酶活性的变应原可以诱导上皮细胞产生细胞因子和趋化因子，促进 Th2 反应；或削弱上皮连接的紧密性，破坏上皮细胞屏障功能，促进树突状细胞与变应原的接触。

（3）基因易感性

AR 具有基因易感性，全基因组关联研究显示，染色体 2q12、5q31、6p21.3 和 11q13.5 等多个位点的单核苷酸多态性可能与 AR 和哮喘等变应性疾病相关联。

（4）"卫生假说"

微生物菌群在 AR 的发病过程中也起着重要的作用。如环境卫生过于清洁使得生命早期暴露于细菌和病毒等微生物的机会减少，则日后发生 AR 和哮喘等变应性疾病的风险会增高。

（5）组织重塑

组织重塑在 AR 发病中的机制目前尚不十分明确。虽然 AR 和哮喘被认为是"同一气道、同一疾病"，鼻腔与支气管暴露于相同的环境中，但与哮喘发病过程中的支气管组织重塑相比，AR 鼻腔组织的重塑较轻微。

（6）局部变应性反应

某些非特异性体质患者（变应原 SPT 和血清特异性 IgE 均阴性）的鼻黏膜可产生局部特异性 IgE，变应原鼻激发试验阳性，称为"局部变应性鼻炎"。但其发病机制和临床特征有待进一步明确。

3. 疾病分类

（1）按变应原种类分类

1）季节性 AR　症状发作呈季节性，常见致敏原为花粉、真菌等季节性吸入性变应原。花粉过敏引起的季节性 AR 也称花粉症。

2）常年性 AR　症状发作呈常年性，常见致敏原为尘螨、蟑螂、动物皮屑等室内常年性吸入物变应原，以及某些职业性变应原。

（2）按症状发作时间分类

1）间歇性 AR　症状每周发作少于 4 天，或连续发作少于 4 周。

2）持续性 AR　症状每周发作超过或者等于 4 天，且连续发作超过 4 周。

（3）按疾病严重程度分类

1）轻度 AR　症状轻微，对生活质量（包括睡眠、日常生活、工作和学习；下同）未产生明显影响。

2）中 – 重度 AR　症状较重或严重，对生活质量产生明显影响。

4. 疾病症状

AR 的典型症状为阵发性喷嚏、清水样鼻涕、鼻痒和鼻塞。同时可伴有眼部症状，包括眼痒、流泪、眼红和灼热感等，多见于花粉过敏患者。随着致敏花粉飘散季节的到来，花粉症患者的鼻、眼部症状发作或加重。如果致病因素以室内变应原（尘螨、蟑螂、动物皮屑等）为主，症状多为常年发作。40% 的 AR 患者可合并支气管哮喘，在出现鼻部症状同时，还可伴有喘息、咳嗽、气急和胸闷等肺部症状。

5. 疾病体征

AR 发作时最主要的体征是双侧鼻黏膜苍白、肿胀，下鼻甲水肿，鼻腔内有多量水样分泌物。眼部体征主要为结膜充血、水肿，有时可见乳头样反应。伴有哮喘、湿疹或特应性皮炎的患者有相应的肺部、皮肤体征。儿童 AR 患者可出现一些特殊体征：①"变应性敬礼"，指患儿为缓解鼻痒和使鼻腔通畅而用手向上揉鼻的动作；②"变应性暗影"，指患儿下眼睑肿胀导致静脉回流障碍而出现的下睑暗影；③"变应性皱褶"，指患儿经常向上揉搓鼻尖而在外鼻皮肤表面出现的横行皱纹。

6. 诊断标准

（1）症状

打喷嚏、流清水样鼻涕、鼻痒和鼻塞等症状出现 2 个或以上，每天症状持续或累计在 1 小时以上，可伴有眼痒、流泪和眼红等眼部症状。

（2）体征

常见鼻黏膜苍白、水肿，鼻腔水样分泌物。

（3）变应原检测

至少一种变应原皮肤点刺试验（SPT）和／或血清特异性 IgE 阳性。

过敏性鼻炎应根据患者典型的过敏病史、临床表现以及与其一致的变应原检测结果而做出诊断。

7. 疾病评估

（1）主观评价

可采用"四分法"和视觉模拟量表（VAS）进行疾病症状评分；临床可以使用症状—药物联合评分法进行药物评分；鼻结膜炎生活质量调查问卷（RQLQ）广泛应用于 AR 患者健康相关生活质量的评价；对于合并哮喘的患者，可采用哮喘控制测试（ACT）和哮喘控制调查问卷（ACQ-5）对症状控制水平做出评价。

（2）客观评价

鼻功能检查、鼻激发试验、血液检查。

（二）中医认识

1. 病因

鼻鼽的外因主要有气候变化，风寒火热之邪；内因主要是肺、脾、肾三脏虚损，而不能濡养、温煦鼻窍。

2. 病机

（1）肺气虚寒，卫表不固

《灵枢·本神论》中提到"肺气虚则鼻塞不利"，肺与鼻互为表里，关系密切，若肺生理功能异常，将会影响到鼻的功能。

（2）脾气虚弱，清阳不升

《内经》有云："脾胃为仓廪之官，五味出焉。"脾气虚时，脾之健运失常化生不足，鼻窍失养，外邪侵袭，易出现九窍不利的症状，表现为鼻痒且多喷嚏；而脾虚水湿不运则会导致鼻塞不通，流清涕不止。

（3）肾阳不足，温煦失职

《血证论》曰："肾为水，肺为天，金水相生，天水循环。"《证治汇补》言："凡鼽渊疮痔，久不愈者，非心血亏，则肾水少。"肾为人阴阳之根本，肾脏的病变往往会引发其他脏腑的病变。肾虚摄纳无权，阳气易于耗散，会造成鼻鼽日久不愈。

（4）肺经伏热，上犯鼻窍

《奇效良方·卷五十九》中记载："鼻塞与痒者，热客阳明胃之经也；鼻鼽者，热客太阴肺之经也。"热客于肺经上犯鼻窍，则会鼻痒、喷嚏频繁、鼻塞。

3. 辨证

（1）肺气虚寒

时有鼻痒，喷嚏连作，流大量清涕，鼻塞，嗅觉减退；鼻黏膜色淡、肿胀；语声低，易患感冒，经常咳嗽、咳痰；舌淡红，苔薄白，脉细弱。

（2）脾气虚弱

时有鼻痒，喷嚏连作，流大量清涕，鼻塞，嗅觉减退；鼻黏膜色淡、肿胀；食少，便溏，倦怠乏力；舌淡红或胖，边缘有齿痕，苔薄白，脉细弱。

（3）肾阳不足

时有鼻痒，喷嚏连作，流大量清涕，鼻塞，嗅觉减退；鼻黏膜苍白、肿胀；畏寒，肢冷，腰膝酸软；舌淡，苔白，脉沉细。

（4）肺经伏热

时有鼻痒，喷嚏连作，流大量清涕或黏稠涕，鼻塞、嗅觉减退；鼻黏膜偏红、肿胀；口干；舌红，苔薄白或薄黄，脉数。

二、治疗

（一）药物治疗

1. 西药治疗

（1）糖皮质激素

分为鼻用和口服两类，其中鼻用糖皮质激素是目前治疗 AR 最有效的，为一线治疗药物，其对 AR 患者的所有鼻部症状包括喷嚏、流涕、鼻痒和鼻塞均有显著改善作用，临床可用于轻度和中 – 重度 AR 的治疗，按推荐剂量每天喷鼻 1 ～ 2 次，疗程不少于 2 周；鼻用糖皮质激素对于中 – 重度持续性 AR 是首选药物，疗程 4 周以上。口服糖皮质激素为二线治疗药物，常常用于其他治疗手段无效的中 – 重度 AR 患者，剂量按照患者体重计算，早晨顿服，注意其不良反应，老人、儿童，以及有糖皮质激素禁忌证的患者应避免使用口服糖皮质激素。

（2）抗组胺药

分为鼻用和口服两种，均为一线用药。口服用药起效快，作用持续时间较长，能明显缓解鼻部症状特别特别是鼻痒、喷嚏和流涕，对合并眼部症状也有效，但对改善鼻塞的效果有限，疗效不及鼻用糖皮质激素，推荐每日使用 1 次，疗程不少于 2 周。鼻用抗组胺药疗效与口服抗组胺药相当甚至优于后者，特别是对鼻塞症状的缓解，且鼻用抗组胺药比口服抗组胺药起效更快，通常用药后 15～30 分钟即起效，故可用作过敏症状突发时"按需治疗"。一般每日使用 2 次，疗程不少于 2 周，有研究认为与鼻用糖皮质激素联合治疗起效快、疗效好。

（3）抗白三烯药

主要分为白三烯受体拮抗剂和白三烯合成抑制剂，口服白三烯受体拮抗剂为 AR 的一线治疗药物，其对鼻塞症状的改善作用优于口服抗组胺药，而且能有效缓解喷嚏和流涕症状，每天用药 1 次，晚上睡前口服，疗程 4 周以上。

（4）肥大细胞膜稳定剂

为 AR 的二线治疗药物，对缓解儿童和成人 AR 的喷嚏、流涕以及鼻痒症状有一定效果，但对鼻塞的改善不明显。由于起效较慢，作用维持时间短，通常需要每天用药 3～4 次，口服或鼻内给药，疗程 2 周以上，还可作为预防用药，在花粉播散前 2 周左右开始使用，对季节性 AR 患者因花粉过敏而引起的症状发作具有缓解作用。

（5）减充血剂

为 AR 的二线治疗药物，常用的药物有 0.05% 羟甲唑啉和 0.05% 赛洛唑啉鼻喷剂，可快速缓解鼻塞，但对 AR 的其他鼻部症状无明显改善作用，应严格控制使用次数及疗程，一般每天喷鼻 2 次，每侧 1～3 喷 / 次，连续用药不超过 7 天。

（6）抗胆碱药

鼻用抗胆碱药为 AR 的二线治疗药物，常用药物为异丙托溴铵，主要用于减少鼻的分泌物，对鼻痒、喷嚏和鼻塞等症状无明显效果。

2. 中药治疗

①肺脾虚寒证使用温肺止流丹加减；②脾气虚弱证使用补中益气汤加减；③肾阳不足证使用金匮肾气丸加减；④肺经伏热证使用辛夷清肺饮加减。

另外，还有中成药玉屏风散可供选择，适用于肺气虚寒证及脾气虚弱证。同时可选用芳香通窍或健脾益气的中药滴鼻剂滴鼻。

（二）针灸治疗

1. 选穴原则

主穴选用迎香、印堂、风池、合谷、足三里。对症配穴：鼻塞重配上迎香、上星、四白，涕多配阴陵泉、三阴交，头痛、眼痒配通天、攒竹，咳嗽配列缺、天突、肺俞。辨证配穴：肺虚配肺俞、太渊，脾虚配脾俞、太白、气海，肾虚配肾俞、关元、复溜，久郁化热者配曲池、大椎。

2. 毫针刺法

常规刺法多为平补平泻；透穴刺法选用印堂、四白、迎香透鼻根，透穴时要求鼻根部及鼻腔内产生强烈的酸胀感或以流泪为准；针刺蝶腭神经节，注意因翼腭窝内有丰富的血管及神经，故针刺时宜少提插、多捻转。

3. 灸法

常使用雷火灸、热敏灸、隔姜灸或者隔药饼灸。穴位选用：除隔物灸主穴用神阙外，其余基本与选穴原则相符。

4. 耳穴贴压

选择耳的肺、脾、肾、肾上腺、内鼻、外鼻、交感、风溪、内分泌反应区，将王不留行籽或特制金属丸敷贴其上，嘱每日自行按压刺激穴位。

5. 穴位注射

主要选择迎香穴进行注射。有文献报道选用的注射液有地塞米松、鱼腥草注射液、维生素 B_{12} 注射液、卡介苗多糖核酸注射液、黄芪注射液等。

6. 穴位敷贴

选择穴位大椎或大杼、风门、肺俞、脾俞、肾俞，药物主要选用白芥子、延胡索、甘遂、细辛，以 7：7：4：4 调配打粉，用生姜汁调匀成较干稠膏状，可在平日敷贴，也可在三伏天敷贴。

（三）针药结合治疗优势

文献疗效评价标准均参考中华医学会制定不同版本的《变应性鼻炎诊断和治疗指南》、国家中医药管理局《中医病证诊断疗效标准》制定。

1. 起效快

大量研究显示，针药结合可以综合中药治疗和针灸治疗的优点，在短时间内迅速缓解患者的症状并且防止长久性的反复发作。

2. 在鼻腔功能的改善上效果显著

针药结合治疗对于鼻痒、喷嚏、流涕症状的改善明显优于单独使用针灸治疗，在减轻鼻塞、鼻甲肿大上也均有优势。

3. 复发率低

艾灸以及中药治疗都可以起到一定的预防功效，防止 AR 反复发作。

4. 安全可靠

鼻用糖皮质激素以及抗组胺药等常用一线治疗药物都有或多或少的副作用，对于儿童以及老人危害尤大。如布地奈德鼻喷剂是鼻用糖皮质激素的一种，长期服用会抑制下丘脑－垂体－肾上腺轴，影响儿童生长发育，针药结合治疗可以避免这种副作用的产生。

参考文献

［1］朱世强. 中医对过敏性鼻炎病因病机的认识［J］. 内蒙古中医药，2017，36（06）：26-27.

［2］杨上善. 黄帝内经太素［M］. 北京：人民卫生出版社，1965：617.

［3］唐容川. 血证论［M］. 北京：人民军医出版社，2007：214.

［4］李用粹. 证治汇补［M］. 上海：上海卫生出版社，1958：467.

［5］方贤. 奇效良方［M］. 北京：商务印书馆，1959.

［6］王日荣. 针药结合治疗常年性变应性鼻炎的辨证论治研究［D］. 广州：广州中医药大学，2010.

［7］马秀华，任勤.针药结合治疗小儿过敏性鼻炎疗效观察［J］.天津中医，1997（04）：19.

［8］杨启圣.针药结合治疗过敏性鼻炎的临床观察［D］.广州：广州中医药大学，2010.

［9］吴佳妮.针药结合治疗肺经伏热型变应性鼻炎临床疗效观察［D］.南京：南京中医药大学，2016.

［10］史艳平.针药结合治疗肺脾虚寒型变应性鼻炎临床疗效观察［D］.南京：南京中医药大学，2012.

［11］高玉伟.针药结合治疗肺脾气虚兼风寒型过敏性鼻炎的临床研究［D］.沈阳：辽宁中医药大学，2018.

［12］吴佳妮，严道南.针药结合治疗变应性鼻炎60例临床疗效观察［J］.中医耳鼻喉科学研究，2017，16（01）：18-21.

第三节　哮　喘

支气管哮喘（简称哮喘）为临床常见疾病，其临床特点为慢性或反复发作的咳嗽和喘息。流行病学调查发现，哮喘尽管存在国家地区和人群的差异，但从全球范围来看，近年来哮喘的患病率在世界大部分地区以惊人的速度上升，尤其是儿童哮喘。

一、疾病要点

（一）西医认识

1. 病因

（1）遗传

父母有哮喘史的儿童患哮喘的概率高出其他儿童2～5倍。

（2）特应性

具有特应性的人对正常的良性物质能够发生异常强烈的免疫应答，这种物质被称为变应原。

（3）肥胖

肥胖是哮喘的一种常见共患病，与哮喘的发生存在相关性。

（4）气道高反应性

哮喘患者大多数具有气道高反应性，气道浸润细胞以肥大细胞、嗜酸性粒细胞和T淋巴细胞为主，肥大细胞是启动细胞，而EC细胞是主要的效应细胞，它在黏附因子参与下，由血管内游走入气道黏膜，并产生多种毒性蛋白、氧自由基与其他介质（如细胞内毒素、白三烯、细胞因子、血栓烷、组胺等）经一种网络式的相互作用，最后导致气道炎症并使气道呈高反应性。

（5）抗受体自身抗体

部分哮喘患者体内有抗受体自身抗体，它可以像配基一样与受体结合调节腺苷酸环化酶的活性，也可以封闭受体导致受体功能低下。

（6）环境因素

猫狗、微生物内毒素、化学物刺激、空气污染等。

（7）其他

烟草烟雾。

2. 疾病分类

根据气流阻塞的程度可分为轻度哮喘、中度哮喘、重度哮喘。根据病因可分为运动性哮喘、药物性哮喘、职业性哮喘和过敏性哮喘。

3. 疾病症状

临床可表现为发作性伴有哮鸣音的呼气性呼吸困难，可伴有气促胸闷或咳嗽。一般在夜间及凌晨发作或加重，可在数分钟之内发作，并持续数小时至数天，可经平喘药物治疗后缓解或自行缓解。

4. 诊断标准

（1）症状和体征

①反复发作喘息气急，胸闷或咳嗽，夜间及晨间多发，常与接触变应原、冷空气、理化刺激以及病毒性上呼吸道感染、运动等有关；②发作时双肺可闻及散在或弥漫性哮鸣音，呼气相延长；③上述症状和体征可经治疗缓解或自行缓解。

（2）可变气流受限的客观检查

①支气管舒张试验阳性；②支气管激发试验阳性；③平均每日PEF昼夜变异率＞10%或PEF周变异率＞20%。

符合上述症状和体征，同时具备气流受限客观检查中的任一条，并除外其他疾病所引起的喘息、气急、胸闷和咳嗽，可以诊断为哮喘。

（3）咳嗽

作为唯一或主要症状，无喘息、气急等典型哮喘症状，同时具备可变气流受限客观检查中的任一条，排除掉其他疾病所引起的咳嗽，可诊断为咳嗽变异性哮喘。

5. 疾病评估

哮喘可分为急性发作期、慢性持续期和临床缓解期。

（1）急性发作期

指患者喘息气急、胸闷或咳嗽等症状突然发生或加重，伴有呼气流量降低，常因接触变应原等刺激物或治疗不当所致。哮喘急性发作时其程度轻重不一，病情加重可在数小时或数天内出现，偶尔可在数分钟内危及生命，故应对病情做出正确评估并及时治疗。急性发作时严重程度可分为轻度、中度、重度和危重4级。

1）轻度　步行或上楼时气短，可有焦虑，呼吸频率轻度增加，双肺闻及散在哮鸣音，肺通气功能和血气检查正常。

2）中度　稍微活动后气短，讲话常有中断，呼吸频率增加，可有三凹征，双肺可闻及响亮、弥漫的哮鸣音，心率增快，可出现奇脉，使用支气管舒张剂后PEF占预计值的60%～80%，SaO_2 91%～95%。

3）重度　严重时休息也会感气短，端坐呼吸；只能发单字表达，常有焦虑和烦躁，大汗淋漓；呼吸频率＞30次/分钟，常有三凹征，双肺可闻及响亮、弥漫的哮鸣音；心率增快，一般超过120次/分钟，使用支气管舒张剂后PEF占预计值＜60%或绝对值＜100L/min或作用时间＜2小时，PaO_2 ＜60mmHg，$PaCO_2$ ＞45mmHg，SaO_2 ≤90%，pH可降低。

4）危重　危重患者可出现不能言语、嗜睡或意识模糊、胸腹矛盾运动、哮鸣音减弱甚至消失、脉率变慢或不规则、严重低氧血症和高二氧化碳血症、pH 降低。

（2）慢性持续期

指哮喘患者虽然没有急性发作，但在相当长的时间内仍有不同频度和不同程度的喘息、咳嗽胸闷等症状，可伴有肺通气功能下降。可根据白天和夜间的哮喘症状出现频率和肺功能检查结果，将慢性持续期哮喘按病情严重程度分为间歇性、轻度持续、中度持续和重度持续4 级，但这种分级方法在日常工作中已少采用，主要用于临床研究。

（3）临床缓解期

指哮喘患者无喘息、胸闷、气急、咳嗽症状并维持一年以上。

（二）中医认识

1. 病因

哮喘属中医"哮病"范畴。早在《内经》中即有"喘鸣"之类的记载。《金匮要略》将其称为"上气"，可将其归属于痰饮病中的"伏饮"。目前认为哮喘发病是由于先天禀赋不足、后天失养或疾病损伤、肺脾肾虚损等导致痰饮等病理因素留伏，由外感六淫、接触异气、食甜酸腥辣等而诱发，具有反复发作的特点。

2. 病机

（1）肺失宣降，气道挛急（《证治汇补·哮病》）

"哮即痰喘之久而常发者，因内有壅塞之气，外有非时之感，膈有胶固之痰，三者相合，闭拒气道，搏击有声，发为哮病。"

（2）肺、脾、肾虚（《证治汇补·痰证》）

"脾为生痰之源，肺为贮痰之器"，肺、脾、肾三脏功能的不足导致水液不能正常代谢。肺虚则卫外之阳不能抗邪，故易外感；脾虚不能为胃行其津液，则聚湿成痰，上贮于肺，"宿痰伏肺"是哮喘发病的病理基础。

3. 辨证

哮喘总属邪实正虚之证。发时以邪实为主，当分寒、热、寒包热、风痰、虚哮五类，应注意是否兼有表证。未发时以正虚为主，应辨阴阳之偏虚和肺、脾、肾三脏之所属。若久发正虚，虚实错杂者，当按病程之长短及全身症状辨别主次。

二、治疗

（一）药物治疗

1. 西药治疗

①首先必须确认并减少危险因素接触；②长期使用吸入型糖皮质激素、白三烯调节剂等控制性药物治疗气道慢性炎症。发作时可使用短效 β_2 受体激动剂（SABA）、短效吸入型抗胆碱能药物（SAMA）、短效茶碱、全身用糖皮质激素等缓解性药物，迅速解除支气管痉挛从而达到缓解哮喘的目的。

2. 中药治疗

以"急时治标，缓时治本"为基本原则。发时攻邪治标，祛痰利气；寒痰宜温化宣肺；热痰当清化肃肺；寒热错杂者，当温清并施；表证明显者兼以解表；属风痰者兼以祛风涤痰；正虚邪实者，当扶正祛邪。若发生喘脱危候，当扶正救脱。平时应扶正为主，阳气虚者应予温补，阴虚者则予滋养，分别采取补肺、健脾、益肾等法，从而减轻、减少或控制其发作。

（1）急性发作期

小青龙汤：麻黄、桂枝、半夏、干姜各 10g，白芍、炙甘草各 15g，再加上 3g 细辛和 6g 五味子。每日煎服 1 剂，上、下午各服 1 次，7 剂为一个疗程。

（2）慢性持续期

降宣平喘汤：苏子 20g，炙麻黄 10g，杏仁 10g，白芥子 6g，莱菔子 10g，法半夏 15g，茯苓 10g，陈皮 10g，青天葵 10g，丹参 10g，当归 10g，每日煎服 1 剂，上、下午各服 1 次，7 剂为一个疗程。

麻杏石甘汤：杏仁、半夏、炙麻黄各 10g，白芍、地龙、钩藤、黄芩各 15g，甘草 8g，苏子、桑白皮、款冬花各 20g，每日煎服 1 剂，上、下午各服 1 次，7 剂为一个疗程。

（二）针灸治疗

在临床治疗中，以五脏俞穴为主，其中肺俞、肾俞、脾俞应用频次较多。

1. 针刺取穴

（1）肺俞

可作为治疗支气管哮喘的主要穴位。

（2）脾俞、大椎、定喘

三穴相配能更好改善哮喘的症状。

（3）膻中

气会穴，对喘息有良好疗效。

（4）天突

天突穴一般先直刺约 0.3 寸，将针向下沿胸骨柄后缘、气管前缘缓慢向下刺入 1～1.5 寸，不可过深。

（5）中脘

腑会。可以与脾俞组成俞募配穴。

2. 敷贴法

延胡索、甘遂和芥子，按照 1:1:1 的比例将其研制成粉末状，在足三里、定喘、天突和肺俞等穴位进行敷贴。可以与麻杏石甘汤同服，疗效显著。

（三）针药结合治疗优势

1. 疗效显著

经过大量的临床及实验研究，证明针刺可以通过减少外周血或局部肺组织中 EOS 的浸润，减少炎性介质和细胞因子的释放，从而减轻局部炎性反应，缓解支气管的痉挛，降低气道高反应性，同时还能调节机体免疫应答，影响神经内分泌网络系统，最终达到改善肺功能、减轻哮喘临床症状、减少哮喘发作次数的目的。临床治疗中常用的苏子、白芥子、莱菔子等药具有降气平喘、祛痰止咳的功效。针灸外治与中药内服相结合治疗哮喘疗效显著。

2. 副作用较少

临床治疗通常联合应用多种药物。但是多药联合应用不良反应多，疗效不稳定，停药后易复发。而针药结合治疗既不需要联合应用多种药物，又兼顾了不同的症状。

参考文献

［1］刘淑芹，张凤林.支气管哮喘病因分析及预防措施［J］.中国社区医师（医学专业），2011，13（27）：106-107.

［2］郭来成，谢振华.近年来关于哮喘分类的一些新提法［J］.宁夏医学杂志，1993（05）：320.

［3］葛均波，徐永健，王辰.内科学［M］.九版.北京：人民卫生出版社，2018.

［4］刘渡舟.白话中医四部经典［M］.天津：天津科技翻译出版公司，1994.

［5］张仲景.金匮要略方［M］.北京：人民卫生出版社，2012.

［6］李用粹.证治汇补［M］.北京：学苑出版社，2012.

［7］吴勉华，王新月.中医内科学［M］.九版.北京：中国中医药出版社，2012.

［8］刘艳，刘卓梅，鲜玉军，等.小青龙汤治疗支气管哮喘急性发作期的效果研究［J］.健康之路，2018（4）：212-213.

［9］余慧.中药降宣平喘汤治疗支气管哮喘的临床效果［J］.医学理论与实践，2020，33（06）：915-917.

［10］康晓静.麻杏石甘汤配合中药贴敷疗法治疗咳嗽变异性哮喘60例探究［J］.系统医学，2020，5（01）：19-21.

［11］田伟，杨楠，杨涛．针灸治疗哮喘临床选穴规律研究［J］．河南中医，2015，35（1）：158-159.

［12］李孟媛，王朝辉，王冠，等．近十年针灸治疗支气管哮喘的选配穴规律［J］．中国中医急症，2018，27（12）：2069-2071.

［13］刘韫佳．近二十年针灸治疗支气管哮喘的文献分析［D］．北京：北京中医药大学，2013.

［14］李孟媛，黄海鹏，张丽颖，等．针刺特定穴治疗支气管哮喘的选配穴规律分析［J］．辽宁中医杂志，2020（02）：172-174.

［15］宋春侠，虞跃跃，孙娜，等．针药并用治疗非急性发作期痰浊肾虚型支气管哮喘临床研究［J］．河北中医药学报，2018，33（04）：52-54.

［16］张丽霞，李雪青，石志敏．针药结合治疗咳嗽变异性哮喘的临床研究［J］．针灸临床杂志，2017，33（1）：15-17.

第十章　免疫系统疾病

第一节　原发性纤维肌痛综合征

原发性纤维肌痛综合征（fibromyalgiasyndrome，FMS）是慢性疼痛综合征之一，临床特征以慢性弥漫性肌肉骨骼疼痛和压痛为主，部位常以中轴及肩胛带骨盆对称性分布，伴睡眠障碍、焦虑和抑郁、晨僵、肠易激综合征等，其症状可因天气潮冷、精神紧张、过度劳累而加重，因局部受热、精神放松、良好睡眠、适度活动而减轻。

一、疾病要点

（一）西医认识

1. 病因

（1）遗传

父母患有本病，其子女患此病风险是普通人的八倍。其中多与疼痛调节相关的神经递质基因有关，包括儿茶酚胺转移酶，多巴胺受体，5-羟色胺受体等。

（2）心理—社会因素

本病与各种心理压力相关，包括患者幼年时期遭受虐待，日常生活中的烦恼及灾难性事件发生等，与下丘脑—垂体—肾上腺轴的改变相关。

2. 病理假说

（1）中枢敏化假说

在脊髓水平，纤维肌痛患者表现为中枢敏化，包括对感觉刺激的主动放大，增强对伤害性刺激的疼痛反应，以及重新招募正常潜伏性的低阈值感觉输入，然后激活痛觉回路。另外，纤维肌痛患者的下行疼痛调制的能力降低，这种效应被称为条件性疼痛调制（CPM）。

（2）神经递质假说

磁共振波谱显示纤维肌痛患者脑脊液中谷氨酸水平升高。此外，用普瑞巴林能够降低神经元谷氨酸能活性而从药理上治疗纤维肌痛。最近的一项研究表明，美金刚作为 N- 甲基 -d- 天冬氨酸（NMDA）受体拮抗剂能够改善纤维肌痛综合征患者的症状，这些结果表明谷氨酸可能是纤维肌痛集中的重要因素。神经生长因子和 P 物质为神经系统中重要的神经递质，它们在纤维肌痛综合征患者身上显著增加。

（3）免疫炎症假说

纤维肌痛为炎症性的，免疫和炎症因素可能起到了相关的调节作用。胶质细胞参与维持中枢敏感化，并产生各种趋化因子和细胞因子，如 IL-6 和 IL-8，这些炎症因子水平在纤维肌痛综合征患者的血清中显著增加。

3. 疾病分类

由于患者心理和自主神经系统的个体差异，FMS 存在多种亚型。分别为：疼痛敏感性高且无相关精神疾病；纤维肌痛综合征合并抑郁症以及由于躯体形式障碍而导致的纤维肌痛综合征。

4. 疾病症状

（1）疼痛

全身广泛存在的疼痛是 FMS 的主要特征。一般起病隐匿，大部分患者就诊时不能准确回忆起疼痛开始的时间。也有部分患者疼痛出现于外伤之后，并由局部逐渐扩展到其他部位。FMS 的疼痛呈弥散性，一般很难准确定位，常遍布全身各处，以颈部、肩部、脊柱和髋部最常见。疼痛性质多样，疼痛程度时轻时重，休息常不能缓解，不适当的活动和锻炼可使症状加重。劳累、应激、精神压力以及寒冷、阴雨气候等均可加重病情。

（2）压痛

FMS唯一可靠的体征即全身对称分布的压痛点。在压痛点部位，患者对"按压"反应异常敏感，出现痛苦的表情或拒压、后退等防卫性反应。压痛点弥散分布于全身。常位于骨突起部位或肌腱、韧带附着点等处，仔细检查这些部位均无局部红肿、皮温升高等客观改变。大多数FMS患者压痛点的分布具有一致性。

（3）睡眠障碍及疲劳

约90%以上的患者主诉易疲劳，约15%可出现不同程度的劳动能力下降，甚至无法从事普通家务劳动。患者常诉即使在清晨醒后也有明显疲倦感。90%～98%的患者伴有睡眠障碍，表现为多梦、易醒、甚至失眠等。精神紧张、过度劳累及气候变化等均可加重上述症状。

（4）精神症状

情感障碍是FMS常见临床症状，表现为情绪低落，对自己病情的过度关注，甚至呈严重的焦虑、抑郁状态。很多患者出现注意力难以集中、记忆缺失、执行功能减退等认知障碍。一半以上FMS患者伴有头痛，以偏头痛最为多见。眩晕、发作性头晕以及四肢麻木、刺痛、蚁走感也是常见症状，但无任何神经系统异常的客观证据。

（5）关节症状

患者常诉关节疼痛，但无明显客观体征，常伴有晨僵，活动后逐渐好转，持续时间常＞1小时。

5. 诊断标准

诊断多参照1990年美国风湿病学会提出的FMS分类标准。其内容如下：

（1）持续3个月以上的全身性疼痛

分布于躯体两侧，腰的上、下部以及中轴（颈椎、前胸、胸椎或下背部）等部位的广泛性疼痛。

（2）18 个已确定的解剖位点中至少 11 个部位存在压痛

检查时医师用右手拇指平稳按压压痛点部位，相当于 4 kg/cm² 的压力，使得检查者拇指指甲变白，恒定压力几秒钟。各压痛点检查方法一致，同时需使用相同方法按压前额中部、前臂中部、手指中节指骨、膝关节内外侧等部位，排除患者"伪痛"。

同时符合上述 2 个条件者，诊断即可成立。

6. 疾病评估

评估方法包括多种量表，常用的有纤维肌痛影响问卷（FIQ）、疼痛视觉模拟评分法（VAS），Beck 抑郁量表（BDI）、McGill 疼痛问卷调查、汉密尔顿焦虑量表、汉密尔顿抑郁量表等。

（二）中医认识

1. 病因病机

由于慢性弥散性疼痛为本病核心症状，因此纤维肌痛综合征当属祖国医学之"痹症"范畴。《内经》中提出"风寒湿邪三气杂至合而为痹"论，《时方妙用·痹》中提出："风为阳邪，寒与湿为阴邪，阴主闭，闭则郁滞而为痛，是痹不外寒与湿。而寒与湿亦必假风以为师，寒曰风寒，湿曰风湿，此三气杂合之谈也。"因此，感受风寒湿邪是该病的主要病因之一。该病的病机为禀赋素虚，阴阳失调，气血不足，营卫不和，以致风寒湿热之邪乘虚内侵而致病。痹病初犯人体，多留于肌表，阻于经络，气血运行不畅，不通则痛，故见全身多处肌肉触压痛、僵硬等症。素体虚弱，脏腑亏虚，正气不足，阴阳失调是本病的主要内因，会出现失眠疲劳等精神症状。

2. 辨证思路

（1）脏腑辨证

本病从筋痹、肝痹辨证。肝主筋，肝血濡养，若筋痹不已，复感于邪，内舍于肝，成为肝痹。因此治疗重在舒筋活络，养血柔肝，脏腑辨证分虚实，实证为气滞血瘀和湿痰痹阻，虚证为气血亏虚和肝肾不足，肝脾失和为虚实夹杂。实证以行气化瘀、祛湿化痰为主；虚证以补气血、益肝肾为重；虚实夹杂则宜调和脏腑功能。常用的药物包括柴胡、当归、白芍药、川芎、木瓜、薄荷、酸枣仁等。

（2）经络辨证

《灵枢·周痹》云："故刺痹者，必先切循其下之六经，视其虚实。"本病归属痹症范畴，因此经络辨证非常重要。唐倩等人将纤维肌痛综合征中出现的压痛点与中医经络腧穴一一对应，结果发现这些压痛点所在位置虽不能与腧穴定位完全对应，但大致都在某条经脉循行的区域里，而且在这些经脉中阳经占绝大多数，其中涉及手、足太阳经所过区域的有 4 处，少阳经有 2 处，阳明经有 1 处，少阴经有 1 处，厥阴经有 1 处。

二、治疗

（一）药物治疗

1. 抗抑郁药

为治疗 FMS 的首选药物，可明显缓解疼痛，改善睡眠，调整全身状态，但对压痛点的改善效果不理想。

2. 肌松类药物

常用药物如环苯扎林。不良反应包括嗜睡、口干、头晕、心动过速、恶心、消化不良、乏力等。

3. 第 2 代抗惊厥药

普瑞巴林（pregabalin）是首个被美国食品药品监督管理局（FDA）批准用于 FMS 治疗的药物，不良反应呈轻、中度，与剂量相关。包括头晕、嗜睡、体质量增加、水肿等。

4. 镇痛药物

非阿片类中枢性镇痛药，阿片类药物，非甾体抗炎药（NSAIDs）。

5. 非麦角碱类选择性多巴胺受体激动剂

普拉克索（pramipexole）对部分患者疼痛、疲劳、躯体不适有一定缓解作用，对压痛点以及精神症状的改善也有一定作用。普拉克索耐受性好，不良反应轻微，包括恶心、失眠、嗜睡、头晕、便秘、体位性低血压等。

6. 镇静药

可有助于 FMS 患者改善睡眠，但对疼痛的缓解效果不明显。

7. 激素类药物

目前普遍认为糖皮质激素对 FMS 无效，不推荐使用。

（二）针灸治疗

1. 火针

以痛为腧，是火针选穴的重要取穴法之一，临床应用时不要仅局限在局部压痛点，同时要注意反复比较，以求准确。火针在治疗过程中必须将针烧至通红，此时针身温度达 800℃以上。以火针直接刺激病灶及反射点，能迅速消除或改善局部组织水肿、充血、渗出、粘连、钙化、挛缩、缺血等病理变化，从而加快循环，旺盛代谢，使受损组织和受激压神经重新修复。火针点刺具有消散坚肿，促进慢性炎症吸收的作用。可将病变组织破坏，激发自身对坏死组织的吸收。

2. 电针

临床研究表明电针治疗 1 个月后患者症状改善，无不良事件，可使疼痛平均减少 22 点，或 22% 症状绝对改善。与对照组相比，电针治疗的幸福感平均提高了 15 分。方法：对本病特有压痛点以针刺阿是穴为主，结合患者体质因素，根据辨证施治原则配合取穴。

（三）针药结合治疗优势

1. 增加整体疗效

对于该病的治疗，针灸疗法注重以痛为腧，能够很好地改善患者局部的疼痛，同时在改善情绪方面与药物有着协同治疗效果。马淑惠等人的研究表明针药结合治疗纤维肌痛，其中疲乏好转的患者 108 例，占 77.4%；晨僵者改善 102 例，占 75.0%；抑郁等情绪好转的患者 98 例，占 71.1%；睡眠障碍者改善 55 例，占 40.4%。

2. 减少药物用量，降低毒副作用

阿米替林为有循证医学支持的有效治疗药物，但有头昏、口干、尿潴留、便秘等副作用，配合针灸疗法能够起到协同作用增效减毒。针灸的介入可以减少药物的用量，在一项临床研究中止痛药物减量的患者 71 例，占 52.2%，其中 6 例（4.4%）停用止痛药物；抗抑郁药物减量 36 例，占 26.5%。

参考文献

［1］WOOLF C J. Central sensitization: implications for the diagnosis and treatment of pain［J］. Pain, 2011, 152（3 Suppl）: S2–S15.

［2］JULIEN N, GOFFAUX P, ARSENAULT P, et al. Widespread pain in fibromyalgia is related to a deficit of endogenous pain inhibition［J］. Pain, 2005, 114: 295–302.

［3］SARCHIELLI P, DI FILIPPO M, NARDI K, et al. Sensitization, glutamate, and the link between migraine and fibromyalgia［J］. Curr Pain Headache Rep, 2007, 11: 343–351.

［4］HARRIS R E. Pregabalin rectifies aberrant brain chemistry, connectivity, and functional response in chronic pain patients［J］. Anesthesiology, 2013, 119: 1453–1464.

［5］OLIVAN–BLÁZQUEZ B. Efficacy of memantine in the treatment of fibromyalgia: a double–blind, randomised, controlled trial with 6–month follow-up［J］. Pain, 2014, 155: 2517–2525.

［6］MILLIGAN E D, WATKINS L R. Pathological and protective roles of glia in chronic pain［J］. Nat. Rev.Neurosci, 2009, 10: 23–36.

［7］MÜLLER W, SCHNEIDER E M, STRATZ T. The classification of fibromyalgia syndrome［J］. Rheumatol Int, 2007, 27: 1005–1010.

［8］唐倩，方勇飞，王博，等. 纤维肌痛综合征的经络辨治［J］.中国针灸，2008（10）: 761–763.

［9］DEARE J C, ZHENG Z, XUE C C, et al. Acupuncture for treating fibromyalgia［J］. Cochrane Database Syst Rev, 2013（5）: CD007070.

第二节　类风湿关节炎

类风湿关节炎（rheumatoid arthritis, RA）是一种慢性的、呈进行性发展的全身免疫性疾病，以对称性的关节滑膜病变为早期特征，表现为双侧手腕等小关节麻木、肿痛、晨起僵硬，继之出现软骨的破坏；晚期可出现骨质破坏，关节畸形或僵直，活动障碍，最终丧失劳动能力。

一、疾病要点

（一）西医认识

1. 病因

（1）遗传因素

流行病学调查显示，RA 的发病与遗传因素密切相关。家系调查显示，类风湿关节炎现症者的一级亲属，患类风湿关节炎的概率为 11%；对孪生子调查结果显示，单卵双生子同时患 RA 概率为 12% ～ 13%，双卵孪生子同患 RA 概率只有 4%。大量研究发现该病和 HLA-DR1、HLA-DR4 等位基因突变相关。

（2）感染因素

导致本病的直接感染因子未被明确，但目前认为一些感染因素，如细菌、支原体和病毒等，可通过激活 T、B 等淋巴细胞，分泌致炎因子，产生自身抗体，影响 RA 的发病和病情进展，感染因子的某些成分也可通过分子模拟导致自身免疫反应。

（3）内分泌因素

RA 在女性发病率高于男性，妊娠期病情减轻，而产后又加重，提示各种性激素对其病情有影响。有研究显示，RA 的 HPA 轴功能低下，应激反应迟钝。进一步研究发现，活化的 $CD4^+T$ 细胞和

MHC-Ⅱ型阳性的抗原提呈细胞（antigen presenting cell，APC）浸润关节滑膜。关节滑膜组织的某些特殊成分或体内产生的内源性物质，也可能作为自身抗原被 APC 提呈给活化的 $CD4^+T$ 细胞，启动特异性免疫应答，导致相应的关节炎症状。此外，活化的 B 细胞、巨噬细胞及滑膜成纤维细胞等作为抗原提呈及自身抗体来源细胞，在类风湿关节炎滑膜炎症性病变的发生及演化中发挥了重要作用。

（4）其他因素

寒冷、潮湿、疲劳、外伤、吸烟及精神刺激。

2. 疾病症状

本病多以缓慢、隐匿方式发病。初发病时可能一两个小关节受累，以后逐步发展为对称性多关节炎。受累关节以腕关节、掌指关节和近端指间关节最常见，其次为足、膝、踝、肘、肩、颈、颞颌及髋关节。少数患者可因感染、创伤、过度劳累等刺激，于数日内急性发病。除关节表现外，常伴有发热、全身不适，以及肺、心、神经系统和骨髓等受累表现。

（1）关节内表现

1）晨僵　见于 95% 以上患者，经夜间休息后，晨起时受累关节出现较长时间的僵硬、胶黏着样感觉，一般持续 1 小时以上。其持续时间长短反映滑膜炎症的严重程度。

2）疼痛　疼痛及压痛往往是出现最早的表现。最常出现的部位为腕、掌指关节、近端指间关节，其次是趾、膝、踝、肘、肩等关节。多呈对称性、持续性，但时轻时重。

3）肿胀　多因关节腔积液及关节周围软组织炎症引起，病程长者可因滑膜慢性炎症后肥厚而引起肿胀，呈对称性，以腕关节、掌指关节、近端指间关节、膝关节最常受累。

4）关节畸形　多见于较晚期患者，可为关节骨质破坏造成的纤维性强直或骨性强直，也可为关节周围肌腱、韧带受损，肌肉痉挛或萎缩，致使关节不能保持正常位置，出现关节脱位或半脱位。常见的有手指关节的尺侧偏斜、鹅颈样畸形、纽扣花畸形等。

5）关节功能障碍　美国风湿病学会将其分为4级：Ⅰ级，能照常进行日常生活和工作；Ⅱ级，能生活自理，并参加一定工作，但活动受限；Ⅲ级，仅能生活自理，不能参加工作和其他活动；Ⅳ级：生活不能自理。

（2）关节外表现

1）类风湿结节　是本病较特异的皮肤表现，出现于15%～30%患者，多在关节的隆突部位及皮肤的受压部位，如上肢的鹰嘴突、腕部及下肢的踝部出现皮下小结，大小不一，质硬，无压痛，对称性分布，常提示疾病处于活动阶段。

2）类风湿血管炎　重症患者可见出血性皮疹，或指（趾）端坏疽、皮肤溃疡、巩膜炎等。

3）肺　约30%患者可表现为肺间质病变、胸膜炎及肺结节样改变，多伴有咳嗽、气短症状，并有胸部X线片异常改变。

4）心脏　可伴发心包炎、心肌炎和心内膜炎。通过超声心动图检查可发现约30%患者有心包积液，但多无临床症状。极少数患者出现心包填塞。

5）神经系统　除因类风湿血管炎和类风湿结节造成脑脊髓实质及周围神经病变外，还可因颈椎脱位造成脊髓、脊神经根及椎动脉受压，引发相应的临床症状、体征，故神经系统表现复杂多样。

6）其他　可伴有贫血，以及口干、眼干等干燥综合征表现。

3. 诊断标准

（1）2010美国风湿病协会（ACR）/欧洲抗风湿病联盟（EULAR）类风湿关节炎诊断标准

目标人群：①有至少一个关节具有明确的临床滑膜炎（肿胀）；②具有滑膜炎，用其他疾病不能得到更好解释。

RA诊断标准（评分算法：A～D的项目评分相加；患者如果按下列标准评分≥6，则明确诊断为类风湿性关节炎）如下：

A.受累关节：①1个大关节（0分）；②2～10个大关节（1分）；③1～3个小关节（有或没有大关节）（2分）；④4～10个小关节（有

或没有大关节）（3分）；⑤超过10个小关节（至少一个小关节）（5分）。

B. 血清学（至少需要1项结果）：①类风湿因子（RF）和抗环瓜氨酸肽抗体（ACPA）阴性（0分）；②RF和ACPA至少有一项是低滴度阳性（2分）；③RF和ACPA，至少有一项高滴度阳性（3分）。

C. 急性期反应物（至少需要1项结果）：①CRP和ESR均正常（0分）；②CRP或ESR异常（1分）。

D. 症状持续时间：①<6周（0分）；②≥6周（1分）。

注：在A～D，取患者符合条件的最高分。例如，患者有5个小关节和4个大关节受累，评分为3分。ACPA是anti-citrullinated protein antibody，即抗瓜氨酸化的蛋白抗体。

（2）美国风湿病学会1987年修订的分类标准

共7项：①晨僵持续至少1小时（≥6周）；②3个或3个以上关节肿（≥6周）；③腕关节或掌指关节或近端指间关节肿（≥6周）；④对称性关节肿（≥6周）；⑤类风湿皮下结节；⑥手和腕关节的X线片有关节端骨质疏松和关节间隙狭窄；⑦类风湿因子阳性（该滴度在正常人群的阳性率≤5%）。

上述7项中，符合4项即可诊断为RA。

4. 疾病评估

RA的相关评分

1）美国风湿病学学会（ACR20/50/70）推荐的核心标准　①压痛关节数［28个关节：PIP（指间关节），MCP（掌指关节），腕，肘，肩和膝］；②肿胀关节数（28个关节）；③患者对痛的评价（1～10cm）；④患者对疾病活动性的总体评价（VAS）；⑤医师对疾病活动性的总体评价（VAS）；⑥患者对体力功能的评价（HAQ）；⑦评价疾病活动度的指标（ESR或CRP）；⑧ACR病情改善评估：20%的ACR标准（ACR20）要求肿胀及触痛关节计数改善达20%，且后5个参数中有3个改善达20%，ACR50、ACR70以此类推。

2）疾病活动分数（DAS）计算法　①疾病活动度DAS28计算法：对28个关节（PIP、MCP，腕，肘，肩和膝）肿痛数进行评估，DAS28 大于 3.2 为活动，大于 5.1 为高度活动，小于 2.6 为缓解；②病情改善的评估：治疗反应良好（△DAS28 > 1.2），治疗反应一般（0.6 < △DAS28 ≤ 1.2），治疗无反应（△DAS28 ≤ 0.6）。

3）美国健康评估问卷（HAQ） 健康调查问卷（HAQ）的内容如下。

穿衣和梳理：能自己穿衣吗？包括系鞋带和系扣。能自己洗头吗？

个人卫生：能自己洗澡并擦干身体吗？能洗盆浴吗？能自己上厕所吗？

起身：能从无扶手的直椅中直接站起吗？能上床、起床吗？

触物：能触到头顶高度 2.5kg 重的物体并把它拿下来吗？能弯腰从地上拾起衣服吗？

进食：能切肉吗？能将装满水的玻璃杯送到嘴边吗？能开启一盒未开封的牛奶吗？

握物：能开小汽车车门吗？能打开已开启过的罐头瓶吗？能开关水龙头吗？

行走：能在室外的平地上行走吗？能上 5 个台阶吗？

活动：能跑腿及购物吗？能上下小汽车吗？能做简单家务吗？如吸尘、园艺。

评分标准：每题 0 ～ 3 分。0 分：毫无困难。1 分：有些困难。2 分：很困难或需要协助。3 分：无法完成。需要借助工具才能完成的也评为 2 分。HAQ 总分为 8 项问题得分的平均值。总分介于 0 ～ 3 分。

4）Sharp 评分（影像学评分） ①以手和腕部的关节作为评分位点，范围：0 ～ 5 分。②骨侵蚀：没有侵蚀为 0 分，广泛的侵蚀和破坏为 5 分。③关节狭窄：没有狭窄为 0 分，融合为 5 分。

（二）中医认识

1. 病因辨证

根据 RA 的临床表现及病情演变过程，中医学将其归属于"痹证""顽痹""历节风""尪痹"等"络病"范畴。

有研究参照《类风湿性关节炎中西医结合诊断标准》《中医虚证参考标准》《类风湿关节炎诊治指南（草案）》《中医病证诊断疗效标准》《中药新药临床研究指导原则》及《中医内科学》拟定中医辨证分型标准，得出结论：类风湿关节炎的证候分布特点以湿热阻络型为主，其次风寒湿痹型、风湿热痹型、寒湿阻络型、痰瘀互结型及肝肾两虚型为临床上最常见的辨证分型。

2. 脏腑辨证

RA 病变早期以风、寒、湿、热等实邪为主，迁延难愈，复感外邪，内舍肝肾，造成肝肾不足；或因湿热蕴结日久，暗耗阴精，亦可导致肝肾亏虚。

3. 气血津液辨证

（1）气血亏虚

素体虚衰外邪侵袭是 RA 发病的重要条件，外邪阻滞气机，痰湿瘀血内生，日久亦可耗伤气血，使经脉失养，则肢体麻木，关节酸痛无力，甚者肌肉萎缩。

（2）痰瘀互结

痰、瘀既是 RA 的致病因素，又是其发病过程中的主要病理产物，并且持续于整个 RA 的病程中，二者互为基础，密不可分，痰是瘀的早期阶段，而瘀滞不通，亦可聚津为痰。临床观察补阳还五汤加减治疗痰瘀互结型 RA，发现补阳还五汤加减能有效降低 RA 患者炎性指标，改善临床症状，且安全可靠，有效率高达 88%（$P < 0.05$）。

二、治疗

（一）药物治疗

1. 西药治疗

（1）非甾体抗炎药（NSAIDs）

此类药物是临床最常用的 RA 治疗药物。能有效缓解症状，但不能控制病情进展，不应单独使用。常用 NSAIDs 类药物有：①布洛芬：0.4～0.8g，每天 3 次。②萘普生：0.25～0.5g，每天 2 次。③双氯芬酸：50mg，每天 2 次。近年的研究发现，环氧化酶有两种异构体，即 COX-1 和 COX-2。选择性 COX-2 抑制剂与传统 NSAIDs 类药物相比，胃肠道不良反应明显减少，但可能增加心血管事件的发生率。常用药物有：①塞来昔布：100mg，每天 2 次。②依托考昔：120mg，每天 1 次。

用药应循个体化原则，一种药物服用 2 周以上，疗效仍不明显者，可改用另外一种 NSAIDs 类药物，不宜联合应用。由于同时抑制胃黏膜合成生理性前列腺素，所以常有胃肠道不良反应如腹痛，严重者可致出血、穿孔。因此，临床使用时宜合用保护胃黏膜药物。活动性溃疡禁用、心血管病及肝、肾病慎用。经治疗关节肿痛及晨僵消失后，可停用 NSAIDs。

（2）改善病情的抗风湿药（DMARD）及免疫抑制剂

这类药物一般起效缓慢，对疼痛的缓解作用较差，但能延缓或阻止关节的侵蚀及破坏。

1）甲氨蝶呤（MTX） 常用剂量 7.5～20mg，每周 1 次，口服、肌内注射或静脉注射。疗程至少半年。因为该药疗效肯定、费用低，是目前治疗 RA 的首选药物之一。其主要不反应为骨抑制，用药期间应定期做血常规检查。

2）柳氨磺吡啶（SSZ） 常用剂量 1.5～3g/d，分 2 次服用。宜从小剂量 500mg/d 开始。其不良反应有恶心、食欲下降、皮疹。对磺胺过敏者禁用。

3）来氟米特（LEF） 常用剂量 10～20mg，每天 1 次。其不良反应有腹泻、肝酶增高、皮疹、白细胞下降等。服药期间应定期查血常规和肝功能。

4）抗疟药 氯喹 250mg，每天 1 次；羟氯喹 200mg，每天 1～2 次。长期服用可引起视网膜病变，严重者可致失明，服药半年左右应查眼底。

5）青霉胺（DP） 开始剂量 125mg，每天 2 ～ 3 次，如无不良反应，每 2 ～ 4 周剂量加倍，剂量可达 250 ～ 500mg/d。用药过程中如症状有改善，可改用小量维持，疗程约 1 年。该药毒副作用较多，大剂量时尤需密切观察。

6）金制剂 口服制剂为金诺芬，剂量 6mg/d，分 2 次服，3 个月后起效。其常见的不良反应有腹泻、瘙痒等。适于早期或轻型患者。

7）CsA 主要优点为很少有骨髓抑制，可用于病情较重或病程长及有预后不良因素的 RA 患者。常用剂量 1 ～ 3mg/（kg·d）。其主要不良反应有高血压、肝肾毒性、胃肠道反应、齿龈增生及多毛等。不良反应的严重程度、持续时间与剂量和血药浓度有关。服药期间应查血常规、血肌酐和血压等。

（3）糖皮质激素

能迅速改善关节肿痛和全身症状。在重症 RA 伴有心、肺或神经系统等受累的患者，可给予短效激素，其剂量依据病情严重程度而定。针对关节病变，如需使用，通常为小剂量激素（泼尼松 ≤ 7.5mg/d），仅适用于少数 RA 患者。激素可用于以下几种情况：①伴有血管炎等关节外表现的重症 RA；②不能耐受 NSAIDs 的 RA 患者作为"桥梁"治疗；③其他方法效果不佳的 RA 患者；④伴局部激素治疗指征（如关节腔内注射）。激素治疗 RA 的原则是小剂量、短疗程。使用激素必须同时应用 DMARD。在激素治疗过程中，应补充钙剂和维生素 D。关节腔注射激素有利于减轻关节炎症状，但过频的关节腔穿刺可能增加感染风险，并可发生类固醇晶体性关节炎。

（4）植物药制剂

1）雷公腾多苷 对缓解关节肿痛有效，是否减缓关节破坏尚乏研究。剂量 30 ～ 60mg/d，分 3 次服。病情缓解后逐步减量。本药长期使用对性腺有一定毒性。未婚未育患者慎用。

2）白芍总苷 常用剂量为 600mg，每天 2 ～ 3 次。对减轻关节肿痛有效。其不良反应较少，主要有腹痛、腹泻、纳差等。

3）青藤碱　常用剂量 20 ～ 60mg，每天 3 次。可减轻关节肿痛，常见不良反应有皮肤瘙痒、皮疹和白细胞减少等。

（5）生物制剂

主要包括肿瘤坏死因子 TNF-α 拮抗剂、白介素 IL-1 和 IL-6 拮抗剂、抗 CD20 单抗及 T 淋巴细胞共刺激信号抑制剂等。

2. 中药治疗

中药基础治疗：加减上中下通用痛风方（基本组成：桂枝、威灵仙、白芷、苍术、防己、桃仁、羌活、南星、黄柏、神曲、龙胆草各 9g，川芎、红花各 6g），一日 3 次，疗程为 3 个月。寒重者，加麻黄、芍药、甘草、黄芪等；瘀证重者，加鸡血藤等随证加减。

（二）针灸治疗

1. 主穴

选取大椎、身柱、神道和至阳、筋缩、脾俞、肾俞以及委中、足三里、太溪。配穴：①上肢的肩髎、曲池、阳溪、阳池、阳谷和八邪；②下肢的膝阳关与阳陵泉以及昆仑、解溪与八风；③颈项的颈 1 ～ 7 夹脊；④颞颌关节的上关和下关。采用温针灸疗法刺激上述穴位，先拿长度 > 1.5 寸的毫针刺入穴位，得气后，在留针过程中，每次选取疼痛或肿胀部位较甚的 8 ～ 10 个穴位，取 2cm 长的艾条套于针柄上，艾条与皮肤保持 2 ～ 3cm 的距离，再从下端点燃施灸，以患者局部有温热感或温热感向一定部位传导为宜。每次留针 30 分钟，1 次/天，10 次为 1 个疗程。

2. 其他取穴方法

①整体取穴：取风池、三阴交、大椎、膈俞、足三里。②局部取穴：需要根据患者的病灶区域进行取穴，如病位在肘关节需取曲池、天井、阿是穴等。③辨证分期配穴：早期取穴时可配脾俞、胃俞穴等；中晚期取穴时可配肝俞、肾俞穴等；缓解期取穴时可配足三里、神阙等穴。中医需要根据患者的身体情况，每天自上述穴位中选取 5 ～ 6 穴进行针灸。针灸时，需要先对患者穴位处的皮肤进行消

毒，对主穴行常规的毫针刺法治疗，毫针规格为长 25 ～ 40mm，直径 0.30mm。对足三里以及三阴交穴位在留针期间进行加灸治疗，每次留针时间为 30 分钟，温灸时间为 10 分钟，1 次 / 天，行针间隔时间为 5 分钟，8 周为 1 个疗程。

3. 腹针

主穴：引气归元（中脘、下脘、气海、关元）；双侧天枢、大横。配穴：①按中医辨证取穴，热毒内盛型加双侧商曲、中脘；气滞血瘀型加腹四关（双侧滑肉门、外陵）；寒湿阻络型加灸神阙穴；正虚邪恋型加双侧肓俞、气穴。②根据病变关节的位置取患侧的上风湿点、上风湿外点、下风湿点、下风湿下点。上面所提风湿点分别对应于患侧的肘部、腕指部、膝部、踝趾部。留针 30 分钟，前 3 次每日 1 次，以后隔日 1 次，共针 20 次。

4. 火针

上肢关节受累者，选用阿是穴及师氏颈夹脊，其中肩关节疼痛配肩髎、肩髃、臂臑，肘关节疼痛配肘髎、曲池、手三里，腕关节疼痛配阳池、阳溪、阳谷。下肢关节受累者选用阿是穴及师氏腰夹脊（师氏夹脊穴均为脊柱旁 0.5 寸），其中膝关节疼痛配膝眼、梁丘、足三里、阳陵泉，踝关节疼痛配解溪、太溪、丘墟。手足关节阿是穴用浅而点刺法，其余大关节周围穴用深而速刺法。隔日 1 次，15 次为 1 个疗程，治疗 1 ～ 3 个疗程。

（三）针药结合治疗优势

1. 加强抗炎免疫效应

针灸可以直接作用于自主神经，尤其是迷走神经，通过经典的胆碱能抗炎通路；同时，针灸也能调节免疫和内分泌功能，抑制炎性细胞因子释放，如 IL-1β、IL-6、TNF-α 等，与药物一起实现更好的抗炎免疫效应。

2. 加强镇痛效应

针灸可以直接作用于疼痛局部产生镇痛物质实现局部镇痛效应，

也能诱导中枢内源性镇痛物质实现全身性镇痛效应，跟药物一起达到更好的镇痛效应。

3. 治疗类风湿性关节炎伴发的内脏损伤等病症

针刺可通过调动人神经 – 体液免疫方式，发挥全身抗炎作用，在自身基础之上，充分调动人体"正气"祛除病邪，达到稳态平衡；而根据网络药理学研究，中药中的有效成分对于 RA 可有多个作用靶点，两者结合，使得治疗呈现多层次，多靶点。

参考文献

［1］侯雷，马武开.类风湿关节炎中医证候分类临床文献研究［J］.中国中西医结合杂志，2014，34（03）：279-283.

［2］周胜利，周奕璇.中医辨证治疗类风湿关节炎的临床研究进展［J］.中医药临床杂志，2019，31（11）：2035-2038.

［3］经银峰.类风湿性关节炎针灸治疗临床探讨［J］.中国社区医师，2018，34（22）：83，85.

［4］王红军.针灸治疗风湿性关节炎的临床效果观察［J］.世界最新医学信息文摘，2018，18（54）：147

［5］李方，叶天申，谢文霞，等.腹针辨证治疗类风湿性关节炎的临床研究［J］.浙江中医杂志，2009，44（07）：514-516.

［6］吴宏东，田文海，付国宾.火针治疗类风湿性关节炎 45 例［J］.山西中医，2002（05）：40-41.

第三节　强直性脊柱炎

强直性脊柱炎（anklylosing spondylitis, AS）是一种病因不明的与 HLA–B27 相关的慢性炎性疾病。通常早期累及骶髂关节，以后可累及中轴骨骼；外周关节的累及也是一项重要特征。本病可伴有关节外表现，如急性前葡萄膜炎、主动脉瓣关闭不全、心脏传导障碍、肺上叶纤维化、神经系统受累及继发性肾脏淀粉样变性等。

一、疾病要点

（一）西医认识

1. 病因

强直性脊柱炎的具体病因未明，发病机制也尚不清楚，现主要认为与遗传、感染、免疫、环境因素等密切相关。强直性脊柱炎的发病不完全是由基因决定，同时也受环境因素（如特异性微生物感染，反应性关节炎）或随机事件（如感染、毒物接触、基因突变）的影响。

2. 病理假说

（1）分子模拟假说

强直性脊柱炎的发病与 HLA-B27 的分子模拟机制有着密切关系。

（2）肠道菌群假说

强直性脊柱炎患者肠道中，多种菌群检出率升高，提示肠道细菌过量生长可能会导致持续性肠道感染，造成肠道非特异性炎症，加上黏膜通透性改变，可能会促进细菌抗原或代谢产物进入循环，从而激发炎症机制，导致关节炎症的改变。

（3）炎症病理假说

强直性脊柱炎关节滑膜病变和骨质破坏的发生，可能与炎症因子向关节局部炎症部位聚集的倾向有关。微生物抗原的刺激和肠道微生物的变化会导致 IL-23 的表达增加，进而刺激肠道辅助性 T 淋巴细胞和其他免疫细胞的分化和激活，这是先天免疫系统的一部分，并将触发适应性免疫过程和慢性炎症疾病如强直性脊柱炎的发生。

（4）肠黏膜免疫假说

肠道中的 IgA 可在肠道菌群刺激下逐渐增加，而血清 IgA 在强直性脊柱炎患者中也是升高的，因此可以推测，微生物抗原的持续存在在强直性脊柱炎的发病机制中起重要作用。

3. 疾病分类

（1）通过 CT 诊断对病情严重程度进行分级

患者软骨下出现局限性骨硬化，斑块状缺钙、微小囊变、骨皮质模糊不清等，此为 2 级；患者骨下侵蚀严重，间隙不均匀变窄或者出现强直，韧带部分受到累及增加，此为 3 级。患者出现完全的强直情况，此为 4 级。

（2）对强直性脊柱炎进行分期

患者的两侧髋关节出现轻微变化，此为 1 期；髋关节狭窄伴随着关节出现明显异常，此为 2 期；患者髋关节出现严重狭窄，而且关节周围发生了严重的异常，此为 3 期；髋关节的韧带骨化融合或者是髋关节出现软骨坏死，此为 4 期。

4. 疾病症状

强直性脊柱炎多见于青壮年发病，起病隐匿，早期可伴有乏力、纳差、发热、汗出、体重下降，但症状均较轻微，个别患者可合并贫血，其中发热多以低热为主，伴有发热者，多合并关节红肿热痛，疾病迁延，后期可见明显消瘦。受凉、劳累或感染等因素均可诱发或加重病情。

（1）脊柱症状

腰背痛或腰部不适是本病的主要症状，常常起病隐匿。早期仅可表现为腰部僵硬不适或隐痛，常以单侧或间歇起病，逐渐进展至双侧。疼痛部位多发生在臀部、髂嵴及大腿根部。疼痛可轻重不一，多在凌晨或晨起明显，活动后可减轻，久坐或久卧均可致症状加重，且夜间疼痛明显。少部分患者可急性起病，短时间内出现腰背剧烈疼痛，活动不利。

（2）肌腱附着点炎

中轴关节的附着点炎表现为椎间盘、脊椎骨突、肋椎关节及椎体周围韧带的骨附着处的炎症。外周关节的附着点炎表现为足底筋膜、跟腱、坐骨结节、髂嵴、大转子、耻骨联合、胫骨结节等的骨附着处的炎症，受累部位可见红肿疼痛，常伴压痛。病情进展，上述炎症部位可出现纤维化和骨化，而致关节变形、强直、活动受限。如影响胸椎及胸肋关节可致胸肋疼痛、压痛，胸廓活动受限；影响脊柱可导致颈部、腰部僵硬疼痛，甚则脊柱僵直、活动受限。

（3）髋关节受累

临床表现为髋部、腹股沟的疼痛，并逐渐出现髋关节屈伸、内旋、外展活动受限，负重、站立、行走时疼痛加重，最终可导致受累髋关节僵直，关节周围如臀部及下肢肌肉萎缩。

（4）外周关节炎

强直性脊柱炎累及外周关节，除髋关节以外，还可累及四肢关节如膝关节、踝关节、肩关节、肘关节、腕关节等，但以下肢关节多见，较少累及小关节。可反复出现受累关节肿胀、疼痛，关节积液。由于膝关节的大量积液，可形成膝关节腘窝囊肿。

（5）其他表现

1/4 的患者在病程中发生眼色素膜炎，可单侧或双侧交替发生，反复发作可致视力障碍。晚期可出现坐骨神经痛、椎骨骨折或不全脱位以及马尾综合征，后者可引起夜间尿失禁、膀胱和直肠感觉迟钝、踝反射消失。极少数患者出现肺上叶纤维化、主动脉瓣闭锁不全，以及并发 IgA 肾病和淀粉样变性病。

5. 诊断标准

现常采用 1984 年修订的纽约标准。但是，对一些暂时不符合上述标准者，可参考欧洲脊柱关节病研究组（ESSG）提出的分类标准，符合者可列入此类疾病进行诊断和治疗，并注意随访观察。

（1）1984 年修订的纽约标准

临床标准：①下腰背痛的病程至少持续 3 个月，疼痛随活动改善，但休息不减轻；②腰椎在前后和侧屈方向活动受限；③胸廓扩展范围小于同年龄和性别的正常值。

放射学标准：双侧骶髂关节炎 ≥ II 级，或单侧骶髂关节炎 III ～ IV 级。

如果患者具备放射学标准并分别附加临床标准中的任何 1 条可确诊为强直性脊柱炎。仅符合 3 项临床标准，或仅符合放射学标准者可诊断为可能强直性脊柱炎。

（2）ESSG 标准（1991 年）

炎性脊柱痛或非对称性以下肢关节为主的滑膜炎，并附加以下项目中的任何一项，即：①阳性家族史；②银屑病；③炎性肠病；④关节炎前 1 个月内的尿道炎、宫颈炎或急性腹泻；⑤双侧臀部交替疼痛；⑥肌腱末端病；⑦骶髂关节炎。

（3）2009 年国际脊柱关节炎专家协作组（ASAS）推荐的中轴型 SpA 分类标准

①腰背痛 ≥ 3 个月且发病年龄 < 45 岁的患者（无论是否有外周临床表现）。②影像学显示骶髂关节炎且具有 1 个及以上脊柱关节病特征或 HLA–B27 阳性且具有 2 个及以上脊柱关节病特征；其中脊柱关节病特征包括炎性腰背疼痛，关节炎，肌腱附着点炎（足跟），葡萄膜炎，指（趾）炎，银屑病，克罗恩病 / 溃疡性结肠炎，NSAIDs 治疗有效，具有脊柱关节病家族史，HLA–B27 阳性，C 反应蛋白升高。③骶髂关节影像学表现：MRI 显示活动性（或急性）炎症，高度提示与中轴性脊柱关节炎有关的骶髂关节炎，或根据 1984 年修订的纽约标准确定的骶髂关节炎的放射学改变。

6. 疾病评估

使用多种 AS 疾病评估指标如患者总体评估（PGA）、Bath AS 疾病活动性指数（BASDAI）、Bath AS 功能指数（BASFI）、Bath AS 测量指数（BASMI）、肌腱端指数（EI）、整体肿胀关节指数、扩胸度、夜间痛、脊柱痛等对强直性脊柱炎患者进行评估；采用健康测量量表（SF–36）、勃起功能国际指数（IIEF）、贝克抑郁量表（BDI）对 AS 患者的生活质量进行评估，分析其与 AS 各疾病评估指标的相关性；采用蛋白质指纹技术筛选 AS 患者血清特异性生物标志物；检测 AS 患者血清中白介素（IL）–6、基质金属蛋白酶（MMP）–3、Dickkopf

（DKK）-1、血清淀粉样蛋白A（SAA）的表达水平，分析其与AS各疾病评估指标的相关性；采用MRI评分系统（SPARCC）对脊柱关节炎（SpA）骶髂关节骨髓水肿进行评分，分析其与AS各疾病评估指标的相关性。

（二）中医认识

辨证思路

（1）脏腑辨证

强直性脊柱炎的辨证治疗，先要分辨疾病的寒热虚实。但其主要的临床表现为腰痛，仅依据临床表现很难辨别疾病之寒热，故要参考一些外在依据综合辨证，强直性脊柱炎的寒热辨别主要依据以下三个方面：①外周关节是否肿胀；②炎性指标；③中医舌诊。

强直性脊柱炎临床常见的证候主要有寒湿痹阻证、湿热痹阻证、热毒炽盛证、肾阳亏虚证、肝肾阴虚证、瘀血痹阻证。

（2）经络辨证

强直性脊柱炎的发生与督脉、肾经、膀胱经有密切联系，因此基于这几条经络行针灸疗法能够调治该病。

二、治疗

（一）药物治疗

1. 西药治疗

（1）非甾体类抗炎药（NSAIDs）。常用药：布洛芬、萘普生、洛索洛芬钠、双氯芬酸、吲哚美辛、舒林酸、阿西美辛、萘丁美酮、吡罗昔康、美洛昔康、尼美利舒、依托度酸、塞来昔布、依托考昔。对于早期或晚期AS患者的治疗，非甾体抗炎药都是首选，常可迅速改善患者症状，对该类药物反应良好也是诊断线索之一。但不可同时使用2种或2种以上的NSAIDs联合治疗。

（2）控制疾病抗风湿药（DMARDs）：柳氮磺吡啶、甲氨蝶呤。

（3）抗 TNF 拮抗剂治疗。

（4）糖皮质激素。

（5）其他：沙利度胺、来氟米特。

2. 中药治疗

以肾痹汤、乌头桂枝汤、独活寄生汤、血府逐瘀丸等成方加减。

（二）针灸治疗

1. 取穴原则

主穴：以夹脊穴、阿是穴、膀胱经和督脉为主，督脉多取大椎、身柱、至阳、脊中、命门、腰阳关，膀胱经多取大杼、肺俞、膈俞、脾俞、肾俞、大肠俞等穴位。

配穴：委中、风市、阳陵泉、足三里、绝骨等穴位。

2. 刺法

毫针疗法、火针疗法、刺血疗法、电针疗法，选用 G6805 同侧电针，留针 20 ～ 30 分钟，6 天为一个疗程。

（三）针药结合治疗优势

1. 多维度、多靶点调控

相比单纯镇痛、抗炎药物治疗，针刺可以快速启动人体神经内分泌、免疫等多个系统，进行多维度调控，产生抗炎、镇痛、免疫反应等多管齐下的作用，同时，部分中药在现代药理学分析方面，有抗炎、抑制骨皮质破坏、促进代谢、加速血液循环等多重作用。中药和针刺结合，显著降低炎性因子 TNF、IL-1，ESP、CRP、MMP-3 等实验室指标，通过促进 Th17，抑制 Treg，推动 Th17/Treg 平衡，抑制炎症反应，实现多靶点调控炎症反应，在脊柱功能性指标方面也有很大改善。

2. 增强药物治疗作用

抗风湿药组（柳氮磺吡啶肠溶片）有效率为 60%，中药组有效率为 83.33%，联合组（针刺＋中药）有效率为 93.33%，可见针药联合能显著提高临床治疗有效率。针药联合在患者总体评估（PGA）、强直性脊柱炎功能指数（BASFI）、巴氏强直性脊柱炎活动指数（BADSBAI）、脊柱疼痛视觉模拟评分（VAS）变化上较单纯药物治疗更为显著；在临床症状晨僵、脊柱疼痛等方面同样具有显著治疗优势。

3. 减少抗炎、镇痛等对症药物毒副作用

抗炎、镇痛药在临床应用时，短期内起效快，临床症状可明显改善。强直性脊柱炎属于慢性病，发病机制尚不明确，多表现为骶髂、中轴骨骼、外周关节炎性疾病，后期表现为脊柱强直、畸形致残，病程较长，长期服用此类药品，容易对患者肝功能、肾功能、消化系统等多个方面产生不良反应，甚至毒副作用，经济成本高，患者依从性差。针刺则可通过激活神经网络，调控内分泌、消化系统等多个系统，进行双向平衡调节，实现保护机体作用，改善症状，同时有效控制疾病进程，预防致残。

参考文献

［1］王承德，冯兴华．风湿病中医临床诊疗丛书：强直性脊柱炎分册［M］．北京：中国中医药出版社，2019.

［2］阮雪峰．强直性脊柱炎分型疼痛与临床治疗方式［J］．世界最新医学信息文摘，2019，19（84）：43-44.

［3］范晓云，李志军．强直性脊柱炎的诊断与治疗［J］．中华全科医学，2020，18（8）：1256-1257.

［4］王勤俭，王燕．苁蓉独活散联合温针灸治疗肾阳亏虚型强直性脊柱炎的临床观察［J］．中国实验方剂学杂志，2020，16（12）：126-132.

［5］王来福，侯芳丽，谢河秋．甘草附子汤与针灸联合艾瑞昔布治疗强直性脊柱炎临床研究［J］．新中医，2020，52（7）：27-29.

第四节 荨麻疹

荨麻疹俗称风疹块，是由于皮肤、黏膜小血管扩张及渗透性增加而出现的一种局限性水肿反应，通常在 2～24 小时内消退，俗称风团。但反复发生新的皮疹，病程迁延数日至数月，成为慢性，临床上较为常见。

一、疾病要点

（一）西医认识

1. 病因

荨麻疹的病因非常复杂，约 3/4 的患者找不到原因，特别是慢性荨麻疹。主要可能与以下因素有关：

（1）常见因素：食物及添加剂、吸入物、感染、药物、昆虫叮咬。

（2）物理因素：机械刺激、冷热、日光。

（3）遗传因素。

（4）精神因素与内分泌改变。

（5）系统性疾病伴发：系统性红斑狼疮、恶性肿瘤、溃疡性结肠炎等。

2. 病理假说

各种原因导致的肥大细胞等多种炎性细胞活化与脱颗粒，释放炎性介质，如组胺、5-羟色胺、细胞因子、趋化因子、前列腺素、白三烯，导致血管扩张和通透性增加、平滑肌收缩、腺体分泌增加，是荨麻疹发病的核心环节。从而表现为皮肤、黏膜、呼吸道和消化道等一系列的局部及全身的临床症状。

引起肥大细胞等炎症细胞活化的机制主要有以下三方面：

（1）免疫性机制

多数为Ⅰ型超敏反应，即 IgE 介导的荨麻疹。少数为 IgG 介导的Ⅱ型、免疫复合物介导的Ⅲ型或 T 细胞介导的Ⅳ型超敏反应。

（2）非免疫性机制

主要是指物理因素（冷、热、水、日光、震动、运动等）、某些分子的毒性作用（食物、药物、动物毒素）、补体、神经递质等，通过肥大细胞表面的受体和配体间的直接作用导致细胞活化。

（3）其他机制

凝血功能的异常和维生素 D_3 的缺乏在慢性荨麻疹的发病中起重要作用，但是具体机制仍然不明。

3. 疾病分类

根据病程、病因等特征，可将本病分为自发性荨麻疹和诱导性荨麻疹两大类。自发性荨麻疹又可分为急性和慢性。

4. 疾病症状

荨麻疹的典型表现：风团及不同程度的瘙痒，可伴或不伴血管性水肿。

（1）急性自发性荨麻疹

起病常较急，自发性风团和（或）血管性水肿的发作不足 6 周。患者常突然自觉皮肤瘙痒，很快瘙痒部位出现大小不等的红色风团，呈圆形、椭圆形或不规则形，可孤立分布或扩大融合成片，皮肤表面凹凸不平，呈橘皮样外观，有时风团可呈苍白色。数分钟至数小时后水肿减轻，风团变成红斑并逐渐消失，不留痕迹，皮损时间一般不超过 24 小时，但新风团可此起彼伏，不断发生。严重者会伴有心慌、烦躁、血压下降等过敏性休克症状；胃肠道受累时有恶心、呕吐、腹痛、腹泻等；也有可能累及呼吸系统。

（2）慢性自发性荨麻疹

自发性风团和（或）血管性水肿反复发作超过 6 周以上，且每周发作至少两次者成为慢性自发性荨麻疹。患者的全身症状一般较轻，风团时多时少，反复发生，常达数月或数年之久。常与感染及系统性疾病有关。此外，阿司匹林、非甾体抗炎药、青霉素等都会加剧病情。

（3）诱导性荨麻疹

常见的有皮肤划痕症、冷接触性荨麻疹、热接触性荨麻疹、接触性荨麻疹、日光性荨麻疹、振动性荨麻疹、水源性荨麻疹、胆碱能性荨麻疹、运动诱导性荨麻疹。

5. 诊断标准

根据发生及消退迅速的风团，消退后不留痕迹等临床症状，本病不难诊断。但确定病因较为困难，应详细询问病史、生活史及生活环境的变化等。各种物理性荨麻疹及非物理性荨麻疹的诊断还需要依赖各种特异性的诊断试验（如冰块试验等）。本病还要注意与丘疹性荨麻疹、荨麻疹性血管炎等进行鉴别；伴腹痛腹泻者应与急腹症及胃肠炎鉴别；伴高热和中毒症状者，应考虑合并严重感染。

（二）中医认识

辨证思路

（1）脏腑辨证

2017年中华中医药学会皮肤科分会制订的《瘾疹（荨麻疹）中医治疗专家共识》认为，荨麻疹相当于中医上的"瘾疹"，发病主要是由于素体禀赋不耐，外加六淫之邪的侵袭；或饮食不节、肠胃湿热；或平素体弱、气血不足，卫外不固所致。临床按病程常将瘾疹分为急性和慢性，病程在6周以上者属于慢性。根据瘾疹的致病因素和病程，中医一般分为风热证、风寒证、肠胃湿热证、毒热炽盛证和气血亏虚证五个证型进行治疗。

（2）经络辨证

《灵枢·海论》有言："夫十二经脉者，内属于脏腑，外络于肢节。"故荨麻疹虽属于皮肤病变，可以用针灸疗法。《灵枢·经脉篇》提到"经脉者，所以能决生死，处百病，调虚实，不可不通"，局部气血通畅，营卫调和，则百病不生。朱震亨《丹溪心法·斑疹》云："隐疹多属脾，隐隐然于皮肤间……"本病与脾胃有关，故取穴以手足阳明、足厥阴经为主。曲池疏风解表；血海是治疗血证的要穴，具有活血化瘀、补血养血的作用，取"治风先治血，血行风自灭"之义；足三里为足阳明胃经合穴，胃的下合穴，能疏风化湿，扶正祛邪；三阴交为足三阴经交会穴，能健脾益血，调补肝肾；天枢调中和胃，理气健脾；《素问·至真要大论》云"诸痛痒疮，皆属于心"，故取神门补益心气，安定心神。足三里、天枢温针灸，温通经脉、调和气血阴阳、扶正祛邪。

二、治疗

（一）药物治疗

治疗原则为祛除病因、抗过敏和对症治疗。

1. 西药治疗

（1）急性自发性荨麻疹

首选镇静作用较轻的第二代 H_1 受体拮抗剂治疗。维生素 C 及钙剂可降低血管通透性，与抗组胺药有协同作用；伴有腹痛可给予解痉药物（如溴丙胺太林、山莨菪碱、阿托品等），脓毒血症引起者应立即用抗生素控制感染，处理感染灶。

（2）慢性自发性荨麻疹

首选第二代 H_1 受体拮抗剂，一种抗组胺药无效时，可更改抗组胺药的种类，也可 2 种抗组胺药联用或交替使用。也可视病情联合应用第一代 H_1 受体拮抗剂、H_2 受体拮抗剂（如雷尼替丁）或曲尼司特等白三烯受体拮抗剂，还可酌情选用羟氯喹、雷公藤总苷等口服。控制症状后，宜继续用药维持治疗，并逐渐减量直到停药。生物制剂和免疫抑制剂多用于上述常规治疗无效的难治性慢性自发性荨麻疹。

（3）诱导性荨麻疹

在抗组胺药的基础上，根据不同类型的荨麻疹可联合使用不同的药物。如皮肤划痕症可联合使用酮替芬或者 UVA1 及窄波 UVB；冷接触性荨麻疹可联合使用赛庚啶、多塞平或进行冷脱敏治疗；胆碱能性荨麻疹可联合使用达那唑、酮替芬等；日光性荨麻疹可联合使用羟氯喹、UVA 或 UVB 的脱敏治疗；延迟压力性荨麻疹对抗组胺药物效果较差，可选择糖皮质激素、氨苯砜或者柳氮磺吡啶等治疗。

此外，荨麻疹都可以选用外用药物治疗，夏季可选止痒液、炉甘石洗剂，冬季则选有止痒作用的乳剂（如苯海拉明霜）；对日光性荨麻疹还可以局部使用遮光剂。

2. 中药治疗

（1）中药方剂

根据瘾疹的致病因素和病程，中医一般分为风热证、风寒证、肠胃湿热证、毒热炽盛证和气血亏虚证 5 个证型进行治疗。实证者以疏风清热、疏风散寒或清热利湿、凉血解毒祛邪为主；虚证者以益气养血，固表扶正为主；虚实夹杂者扶正与祛邪并用。

（2）中成药

中成药的选用应遵循《中成药临床应用基本原则》，辨病与辨证相结合，部分中成药无明确适应证型的可采用辨病用药。常用的有防风通圣丸、玉屏风散、肤痒颗粒、皮敏消胶囊、乌蛇止痒丸。

（3）外用中药

1）外洗　可选用具有祛风清热止痒作用的中药煎水外洗皮损。常用浮萍、荆芥、地肤子、白鲜皮、飞扬草、蛇床子、苦参、生姜皮等药物。

2）外搽　可选用具有祛风止痒作用的中药溶液、软膏外搽。如1% 薄荷三黄洗剂、炉甘石洗剂、丹皮酚软膏等。

3）熏洗　风团红、瘙痒明显者，可用马齿苋、白鲜皮等解毒止痒中药熏洗；风团淡白、皮肤粗糙干燥者，可用当归、茯苓、白术等健脾养血中药熏洗。

（二）针灸治疗

1. 针刺疗法

常以风池、曲池、内关、三阴交、血海、合谷为主穴。或根据辨证取穴。

2. 耳针疗法

常取肺、肾上腺、神门、内分泌、抗过敏点埋针或压豆。

3. 刺络放血

常取双耳尖、双中指尖、双足中趾尖，常规消毒后，采用三棱针点刺放血，隔日 1 次。

4. 拔罐疗法

可选神阙穴，1 次 / 天，10 ～ 15 分钟 / 次，10 天为 1 个疗程。

（三）针药结合治疗优势

1. 针药结合治疗的有效率增加，并显著改善症状

利用针刺穴位联合中药复方治疗慢性荨麻疹的临床研究中发现，相对于抗组胺药物组，针药结合有效率可以从 53% 提高到 93.75%；普通针刺联合卡介菌多糖核酸治疗慢性荨麻疹的疗效观察中，总有效率可达 96%。在治疗急性荨麻疹的临床研究中也发现，针刺配合中药比单纯的针刺和中药治疗有效率提高，而且可显著改善风团、瘙痒等症状，临床证候积分显著优于单纯针刺和中药组。

2. 针药结合治疗可显著缩短疗程

针刺联合中药复方治疗慢性荨麻疹的临床研究中发现，相对于单纯的中药组，针药结合不仅可以增加有效率，而且可以将中药治疗的疗程由 25.5 天缩短为 18.5 天，大大缩短疗程，见效比较快。

3. 针药结合治疗可减少复发率

在针刺联合中药治疗寒冷性荨麻疹的临床观察中，在有效率方面，针药结合组优于单纯西药组，而且在停药 3 个月后，观察有效率，针药组的总有效率达到 86.7%，仍然优于西药组（56.7%）。说明

针药结合可以显著减少荨麻疹的复发率。

另有临床研究发现，采用穴位注射以及穴位敷贴，对慢性荨麻疹进行针药结合治疗，依然可以降低复发率。

4.针药结合治疗可提高免疫功能，改善症状和生活质量，安全性好

在针刺联合麻黄方治疗风寒型荨麻疹的临床研究中，发现针药结合组比西药的对照组有效率高，可显著改善风团数量和大小等各方面指标，在瘙痒症状、皮肤病生活质量指数评分（DLQI）、荨麻疹活动性评分（UAS）等方面也显著改善。并且针药结合组相对于西药组，可改善患者 $CD4^+/CD8^+$ 免疫细胞比例的降低，提高患者的免疫功能。

参考文献

［1］中华中医药学会皮肤科分会.瘾疹（荨麻疹）中医治疗专家共识［J］.中国中西医结合皮肤性病学杂志，2017，16（03）：274-275.

［2］陈倩倩，耿立东.针药并用治疗寒冷性荨麻疹30例［J］.中国民族民间医药，2017，26（08）：96-98.

［3］刘红霞.中医外治技法在常见皮肤病中的应用.北京：人民军医出版社，2012.

［4］袁振涛，张素敏，张玉玉，等.针药结合治疗慢性荨麻疹32例［J］.江西中医药，2014，45（11）：52-80.

［5］耿雅楠.普通针刺联合卡介菌多糖核酸治疗慢性荨麻疹的疗效观察［J］.中国医药指南，2020，18（05）：179.

［6］潘海燕，杨发均，黄洁.针刺配合中药治疗急性荨麻疹风热犯表证的临床观察［J］.湖南中医药大学学报，2011，31（01）：70-73.

［7］夏敏，郑春涛.针药结合治疗慢性荨麻疹27例疗效观察［J］.新中医，2008（09）：78-79.

［8］陈倩倩，耿立东.针药并用治疗寒冷性荨麻疹30例［J］.中国民族民间医药，2017，26（08）：96-98.

［9］方萧辉，边莉.中医外治法治疗慢性荨麻疹［J］.辽宁中医药大学学报，2020，22（04）：181-185.

［10］张雪松，周冬梅，马腾飞.针刺联合麻黄方治疗风寒型荨麻疹的临床观察［J］.中国中西医结合皮肤性病学杂志，2020，19（01）：78-81.

第十一章　儿科疾病

第一节　脑性瘫痪

脑性瘫痪（cerebral palsy，CP）是一组持续存在的中枢性运动和姿势发育障碍、活动受限症候群，这种症候群是由于发育中的胎儿或婴幼儿脑部非进行性损伤所致。脑性瘫痪的运动障碍常伴有感觉、知觉、认知、交流和行为障碍，以及癫痫和继发性肌肉、骨骼问题。

一、疾病要点

（一）西医认识

1. 病因

（1）出生前因素

脑性瘫痪的出生前因素多为出生前脑发育障碍或损伤，主要包括以下几种因素。

1）遗传因素　近年来研究认为，遗传因素对脑性瘫痪的影响很大，在与患儿有血缘关系的家庭和同卵双胞胎中脑性瘫痪的风险增加，家族中已经有脑性瘫痪患儿，其他新生儿再发生脑性瘫痪的概率偏高。由于遗传因素与先天性畸形有关，因此遗传因素一直被怀疑是脑性瘫痪的危险因素。目前在较多的脑性瘫痪家族中发现了单基因突变，基因变异的遗传方式通常包括常染色体隐性遗传、罕见的常染色体显性遗传以及与性染色体相关的遗传。

2）母体因素　母亲孕期的不良因素可能与脑性瘫痪的发生相关，主要为大量吸烟、酗酒、理化因素、妊娠期感染、先兆流产、用药、妊娠中毒症、外伤、风湿病、糖尿病、胎儿期的循环障碍、母亲智力落后、母体营养障碍、重度贫血等。我国最新脑性瘫痪流行病学调查结果显示，排在第一位的不良因素是孕妇长期接触有害物理因素。

3）宫内感染　又称先天性感染，是指孕妇在妊娠期间受到感染而引起胎儿的宫内感染。宫内感染是造成先天性缺陷和先天性残疾的重要原因，是脑性瘫痪明确的高危因素之一。临床上常见的宫内感染包括经典的 TORCH 感染，即弓形体病、风疹病毒感染、巨细胞病毒感染、单纯疱疹病毒感染和其他病原微生物感染。其中，疱疹病毒感染可以造成胎儿中枢神经系统损伤，引起小头畸形、脑发育不良等，从而导致脑性瘫痪。

4）宫内生长迟缓　指胎儿体重低于同龄胎儿平均体重的两个标准差，低于胎儿体重生长曲线第 10 百分数。有研究结果显示，宫内生长迟缓是脑性瘫痪的主要危险因素之一。随着胎儿生长发育迟缓程度的增加，痉挛型脑性瘫痪的风险也随之增加。宫内生长迟缓可由许多原因导致，从遗传学、解剖学、病理学角度分析，通常可反映受精卵的种植和胎盘营养不良。妊娠晚期胎儿的生长速度最快，母体和胎盘的营养供应不能满足胎儿的需求，也可导致宫内生长迟缓。

5）绒毛膜羊膜炎　研究表明，绒毛膜羊膜炎与早产和新生儿感染程度显著相关。胎盘和胎膜的组织学绒毛膜羊膜炎及产时发热，使足月儿脑性瘫痪的发生率增加：大多数患有绒毛膜羊膜炎的儿童更易发生早产；患有绒毛膜羊膜炎的儿童，更易发生痉挛型脑性瘫痪和脑室周围白质损伤。

6）先天性畸形　脑性瘫痪儿童先天性畸形的发生率远高于一般人群。大部分先天性畸形是脑畸形，如脑裂和脑积水；伴有其他畸形也较多，如心脏、骨骼肌和泌尿系统畸形。出生缺陷与脑性瘫痪的相关性最高。出生缺陷伴有生长迟缓的婴儿发生脑性瘫痪的风险更大。先天畸形的原因，除先天性感染、营养障碍和致畸因素导致发育不良外，也可能有遗传因素的影响。

（2）围生期因素

主要与以下因素相关。

1）围生期感染　是指由细菌、病毒、原虫、支原体、衣原体等病原体，通过胎盘引起宫内感染或分娩时感染胎儿，也可通过生产后母乳、手等感染新生儿。围生期感染由于病原体不同，可导致不同的疾病和症状，可引起流产、死胎、早产、先天畸形和宫内发育迟缓等。围生期感染是脑白质损伤及脑性瘫痪的危险因素之一。有研究表明，围生期感染是足月儿痉挛型脑性瘫痪独立的危险因素，在痉挛型偏瘫中尤其明显。

2）早产　早产是脑性瘫痪最主要的危险因素之一，约35%的脑性瘫痪患儿为早产，胎龄越小风险越大。早产和产前及产时因素相关，可导致不同类型的脑损伤。近年来认为胚胎早期阶段的发育异常，很可能是导致婴儿早产、低出生体重的重要原因。近年来研究发现，早产儿脑室内出血和脑室周围白质软化（periventricular lucency, PVL）是脑性瘫痪的一个重要危险因素，而感染是导致 PVL 发生的原因之一。

3）新生儿脑卒中　可发生于早产儿，也可发生于足月儿，通常累及大脑中动脉，可发生一侧大脑半球的楔形缺陷和囊肿，往往导致偏瘫。因此即使缺陷或囊肿很大，患儿的功能也不受太大影响，尤其认知功能一般很好。

4）其他　胎盘功能不全、缺氧缺血、胎粪吸入、Rh 或 ABO 血型不合、葡萄糖 –6– 磷酸脱氢酶缺乏症等也被认为与脑性瘫痪有关。足月妊娠的胎盘早剥、前置胎盘、脐带绕颈或胎粪吸入，可能会引起新生儿窒息，由缺氧缺血性脑病（hypoxic ischemic encephalopathy, HIE）导致脑性瘫痪的发生。严重的缺氧缺血性脑病可导致皮层下多囊性脑软化，一旦这种情况发生，多数会引起严重的四肢瘫痪并伴有重度智力低下。多囊性脑软化累及丘脑或基底节区，则会导致肌张力障碍。

（3）出生后因素

可与产前、产时因素重叠，但创伤、感染、惊厥、缺氧缺血性脑病、颅内出血、脑积水、胆红素脑病、中毒等被认为是主要因素。近年来，环境因素的影响越来越受到人们的重视。出生后因素所致脑性瘫痪占 10% ～ 15%。主要因素有以下几种。

1）新生儿脑病　患有新生儿脑病的足月儿，约 13% 发展为脑性瘫痪。新生儿脑病的病因大多与产前因素有关，约 70% 无明确的窒息史。产时窒息造成的脑损伤只占中重度新生儿脑病的一小部分。急性分娩或孕期的慢性病可导致羊水胎粪污染、胎心率异常、Apgar 评分低和新生儿脑病。围生期及新生儿期的缺氧缺血和感染事件，对极低出生体重早产儿脑性瘫痪的风险增加有累积效应。缺氧缺血还包括出生时心肺复苏、动脉导管未闭结扎术、慢性肺疾病以及合并败血症等，均增加了发生脑性瘫痪的风险。

2）胆红素脑病　高胆红素血症时，胆红素通过血 – 脑脊液屏障，损害中枢神经系统的基底节、海马区、丘脑下部、齿状核等神经核，这些神经核团被染成亮黄色或深黄色，发生神经元变性、坏死，神经胶质细胞增生等变化。动物实验研究发现，高胆红素可致脑性瘫痪兔海马、基底节区神经元数量减少，脑干、海马、基底节区神经髓鞘脱失。血清总胆红素水平升高程度越低的新生儿，发生脑性瘫痪的风险越小。

3）感染因素　新生儿各种感染所致永久性、非进展性的中枢神经损伤应被视为导致脑性瘫痪发生的病因之一。90% 人巨细胞病毒（HCMV）感染的儿童会导致智力障碍和耳聋，50% 会发生脑性瘫痪和运动障碍。先天性风疹病毒感染导致智力低下非常普遍，15% 可以发展为脑性瘫痪。新生儿单纯疱疹病毒感染具有较高死亡率，30% ～ 60% 幸存者留有包括脑性瘫痪在内的神经系统后遗症。30% ～ 50% 新生儿细菌性脑膜炎最终会导致脑性瘫痪。

4）中毒及创伤等　重金属及有机磷农药中毒、镰状细胞贫血、重症先心病等也与脑性瘫痪发生相关。新生儿期惊厥、呼吸窘迫综合征、吸入性肺炎、败血症、颅内出血、脑积水以及脑部感染、低血糖症、脑外伤等都被认为是脑性瘫痪的危险因素。虐待儿童或意外创伤，可导致钝性外伤伴有颅骨骨折。摔倒或剧烈摇晃，可导致摇晃婴儿综合征的发生，往往在 1 岁前，由于大脑皮质毛细血管及神经轴突的长轴突被牵拉、剪切和撕裂，多会导致严重的痉挛型四肢瘫，预后较差。交通事故所致脑部的直接损伤或继发性脑肿胀、闭合性颅脑损伤等均可导致脑性瘫痪的发生。

5）性别与种族　在大多数的流行病学研究中，男性脑性瘫痪患病率比女性高。有研究显示，黑种人发生痉挛型脑性瘫痪的风险比白种人高 50% 以上，亚洲人比白种人脑性瘫痪的患病率低，具体机制尚不明确。

6）环境因素　①脑性瘫痪发病可能与社会经济地位及各类自然环境与条件相关，偏远地区或经济欠发达地区低经济收入家庭中的脑性瘫痪发病率偏高，可能与是否得到良好的初级卫生保健服务，是否能够得到早期诊断和早期干预相关；②孕妇长期受到放射性物质的辐射会影响胎儿的脑发育，导致脑性瘫痪、小脑畸形和智力障碍的发生；③孕期营养代谢障碍如叶酸缺乏等可使脑性瘫痪风险增加，孕妇吸烟、酗酒及食用含有甲基汞等的有毒食品可导致痉挛型四肢瘫；④孕期保健和家长培训、家庭成员的文化修养及知识水平、社会机构对脑性瘫痪防治知识的宣传教育以及法规政策等，均与脑性瘫痪防治工作质量相关，从而影响脑性瘫痪患病率。

2. 病理

（1）ACh 及受体与 CP

研究认为痉挛型脑瘫存在胆碱能神经元功能下降，且与病情严重程度相关。

（2）谷氨酸及受体与 CP

研究证明不同发育阶段神经细胞对兴奋性毒性的易感性不同，可能与其表面表达不同的 GluR 及其数量有关。

（3）GABA 及受体与 CP

干预氨基酸类神经递质或受体的药物，在 CP 方面的应用，主要是降低肌张力。

（4）中枢神经系统发育障碍及先天畸形

脑发育不全常见于额叶、颞叶、脑室周围胼胝体脑白质等。先天畸形主要有神经管闭合不全而形成无脑畸形，脑膜膨出和脑膜脑膨出，中脑水管畸形等；脑泡演化发育障碍导致全前脑畸形，小脑扁桃体下疝畸形等；神经元移行及脑回形成障碍导致神经元异常，平脑回或无脑回，巨脑回畸形，多小脑回畸形等；联合障碍或中线结构异常可有胼胝体缺如或发育不全，透明隔缺如或发育不全等。

（5）脑室周围白质软化

是脑损伤的主要神经病理改变，是存活患儿出现神经发育和行为障碍的主要原因。其发生机制为未成熟儿脑室旁白质供血动脉发育不完善，终动脉侧支循环尚未建立，由缺氧缺血所致。现已证实早产儿儿童脑室周围白质软化症（PVL）与脑瘫发生有紧密联系，典型临床表现是痉挛型双瘫或四肢瘫，亦与皮质脊髓束神经纤维受损有关。视觉损伤可能与 PVL 有关，表现为不同程度的视觉感知障碍、视觉发育延迟、视力异常、视野缺损、斜视、眼球震颤、眼球追随运动缺陷等。可能是因为未成熟的视觉系统对不良事件较为敏感，PVL 使视放射白质纤维缺失、皮层输入输出纤维受损，从而导致视交叉后视路内神经元间、皮层与皮层下中枢之间信息传递障碍所致。

（6）神经生化的改变

根据体外实验和动物实验结果认为，自由基和神经递质如谷氨酸盐可促进脑组织坏死。白介素 -1β（IL-1β）、白介素 -6（IL-6）和 TNF-α 可通过胎盘屏障和胎儿血 - 脑脊液屏障，进而损伤胎儿发育中的脑，引起脑室内出血和 PVL。低氧、缺血或低血糖引起的细胞 ATP 减少，可使细胞死亡，与以后出现的神经系统发育异常有关。

（7）产伤所致脑损伤

产伤可为颅外产伤、颅骨产伤和颅内产伤。颅内产伤主要为硬脑膜撕裂硬膜下血肿、脑缺血性梗死等。与脑瘫关系密切的主要是后两种。

（8）胆红素脑病

高胆红素血症时，胆红素通过血－脑脊液屏障，损害中枢神经系统的某些神经核，导致脑瘫。病变的特点是基底节、海马、丘脑下部、齿状核等被染成亮黄色或深黄色。上述部位可有神经元变性坏死，神经胶质细胞增生等变化。

（9）缺氧缺血性脑病

脑缺氧缺血是构成围生期胎儿或婴儿脑损伤的主要原因。基本病变主要有：脑水肿、脑组织坏死缺氧性颅内出血等。近年来，缺氧或缺血所致细胞生化改变导致细胞受损或凋亡已被关注。

（10）先天性感染

先天性感染目前已被认为是主要致畸因素，不仅可以引起中枢神经系统畸形，病变本身也可造成小儿脑瘫。

3. 疾病分型

（1）按运动障碍类型及瘫痪部位分型（六型）

①痉挛型四肢瘫（spastic quadriplegia）；②痉挛型双瘫（spastic diplegia）；③痉挛型偏瘫（spastic hemiplegia）；④不随意运动型（dyskinetic）；⑤共济失调型（ataxia）；⑥混合型（mixed）。

（2）按粗大运动功能分级系统（gross motor function classification system，GMFCS）分级（五级）

按照GMFCS0～2岁、2～4岁、4～6岁、6～12岁、12～18岁的五个年龄段粗大运动功能分级标准，功能从高至低分为Ⅰ级、Ⅱ级、Ⅲ级、Ⅳ级、Ⅴ级。

4. 疾病症状

脑性瘫痪的典型表现：一组持续存在的中枢性运动和姿势发育障碍、活动受限症候群。具体体现在以下几个方面。①一组：强调的是不同原因导致的，不同种类和严重程度的多样化的症候群。②持续存在：排除了一过性的异常，但是要注意临床异常表现的模式是不断变化的。③活动受限：活动是指个体执行一项任务或动作；活动受限是指个体在活动时存在困难。根据 ICF 的核心要素，在脑瘫定义中新加入了该词。④运动和姿势（movement and posture）：指异常的运动模式和姿势，运动失调及肌张力异常。异常的运动控制是脑瘫的核心表现，其他不是主要影响到运动模式和姿势异常的神经发育障碍不能诊断为脑瘫。

5. 诊断标准

（1）必备条件

1）中枢性运动障碍持续存在　婴幼儿脑发育早期（不成熟期）发生抬头、翻身、坐、爬、站和走等大运动功能和精细运动功能障碍，或显著发育落后。功能障碍是持久性、非进行性，但并非一成不变，轻症可逐渐缓解，重症可逐渐加重，最后可致肌肉、关节的继发性损伤。

2）运动和姿势发育异常　包括动态和静态，以及俯卧位、仰卧位、坐位和立位时的姿势异常，应根据不同年龄段的姿势发育而判断。运动时出现运动模式的异常。

3）反射发育异常　主要表现有原始反射延缓消失和立直反射（如保护性伸展反射）及平衡反应的延迟出现或不出现，可有病理反射阳性。

4）肌张力及肌力异常　大多数脑瘫患儿的肌力是降低的；痉挛型脑瘫肌张力增高；不随意运动型脑瘫肌张力（在兴奋或运动时增高，安静时减低）。可通过检查腱反射、静止性肌张力、姿势性肌张力和运动性肌张力来判断。主要通过检查肌肉硬度、手掌屈角、双下肢股角、腘窝角、肢体运动幅度、关节伸展度、足背屈角、围巾征和跟耳试验等确定。

（2）参考条件

1）有引起脑瘫的病因学依据　如前所述出生前、围生期、出生后至 3 岁前的各类病因导致的非进行性脑损伤。

2）可有头颅影像学佐证　包括头颅 B 超、CT、MRI 等影像学检测结果异常。

（3）辅助检查

1）直接相关检查　有利于脑性瘫痪的诊断：① 头颅影像学检查（MRI、CT 和 B 超），是脑性瘫痪诊断的有力支持；② 遗传代谢和凝血机制检查，是脑性瘫痪诊断较好的支持，但不作为常规检查项目。影像学检查发现不好解释的脑梗死可做凝血机制检查，有脑畸形和不能确定某一特定的结构异常，或疑有遗传代谢病，应考虑遗传代谢检查。

2）并发症的相关检查　根据病情特点和需要选择以下相关检查。① 脑电图（EEG）：合并癫痫发作时进行 EEG 检查，EEG 背景波可帮助判断脑发育情况，但不作为脑性瘫痪病因学诊断的常规检查项目；② 肌电图：区分肌源性或神经源性瘫痪，特别是对上运动神经元损伤还是下运动神经元损伤具有鉴别意义；③ 脑干听、视觉诱发电位：疑有听觉损害者，行脑干听觉诱发电位检查；疑有视觉损害者，行脑干视觉诱发电位检查；④ 其他相关检查：有智力发育、语言、营养、生长和吞咽等障碍者进行智商/发育商及其他相关检查。

6. 疾病评估

痉挛评定量表即改良 Ashworth 量表（MAS），是目前临床上应用最广泛的肌痉挛评定方法。精神功能评定包括对患儿智力和气质的评定，常用的量表有韦氏智力测验、中国比内智力量表、Peabody 图片词汇测验、瑞文标准推理测验等。常用的粗大运动功能评定量表包括丹佛发育筛查测验（Denver development screening test，DDST）进行筛查测试，Gesell 发育诊断量表（Gesell development diagnosis schedules，GDDS）进行发育商检测。新生儿20项行为神经测定（neonatal behavioral neurological assessment，NBNA）：采用 NBNA 检测新生儿行为能力（6 项），被动肌张力（4 项），主动肌张力（4 项），原始反射（3 项），一般评估（3 项），从而早期发现异常，早期干预。GM Trust 全身运动评估（general movements assessment，GMs）：采用 GMs 进行婴儿神经评估，通过直接评估法或录像评估法对婴儿自发性运动模式进行观察和评估，从而预测高危新生儿后期发展趋势。Alberta 婴儿运动量表（Alberta infant motor scale，AIMS）：采用 AIMS 对正常运动发育、运动发育迟缓及可疑异常运动模式进行监测。粗大运动功能评定（gross motor function measure，GMFM）：该量表将不同体位的反射、姿势和运动模式分为 88 项评定指标，共分五个功能区，最后得出原始分（5 个能区原始分）、各能区百分比（原始分 / 总分 ×100%）、总百分比（各能区百分比相加 /5）、目标区分值（选定能区百分比相加 / 所选能区数），全面评定粗大运动功能状况，被广泛采用。粗大运动功能分级系统（GMFCS）：以自发运动为依据，侧重于坐（躯干控制）和行走功能，按照不同年龄段粗大运动功能特点，分为 I ～ V 级别，级别越高，功能越差。Peabody 运动发育量表 2（Peabody developmental motor sale PDMS-2）：是目前国内外康复界和儿童康复领域中被广泛应用的全面的运动功能评定量表，适用于 0 ～ 72 个月儿童，是一种定量和定性功能评定量表，包括 2 个相对独立的部分，6 个分测试，3 个给分等级，最后得出：原始分、相当年龄、百分比、标准分（量表分）、综合得来的发育商和总运动商。精细运动功能评定精细运动功能（按精细动作发育顺序进行评定，协调性、灵巧性、眼球运动、手眼协调功能发育）、肌张力、姿势及反射等。常用的精细运动评定量表包括：儿童手功能分级系统（manual ability classification system for children with cerebral palsy，MACS），适用于 4 ～ 18 岁脑性瘫痪儿童，是针对脑性瘫痪儿童在日常生活中操作物品的能力进行分级的系统。精细运动功能评定量表（fine motor function measure；scale，FMFM）：属于等距量表，适用 3 岁脑性瘫痪儿童，可判断脑性瘫痪儿童的精细运动功能水平，并且具有良好的信度和效度。Carroll 上肢功能评定（Carroll upper extremity function，UEFT）：又称手功能测试，将与日常生活活动有关的上肢动作分成 6 大类，分别为抓、握、侧捏、捏、放置、旋前和旋后，共 33 项，较全面评定手的整体功能。Melbourne 单侧上肢评定量表（Melbourne unilateral upper limb assent）：适用于评定 2.5 ～ 18 岁患有先天性或获得性神经系统疾病儿童的上肢运动功能，脑性瘫痪儿童是其最主要的应用人群，具有良好的信度和效度。上肢技巧质量评定量表（quality of upper extremity skills test，QUEST）：加拿大人制定，适用于 18 个月～ 8 岁痉挛型脑性瘫痪，主要对儿童手技巧质量进行评定，多用于肉毒素注射的疗效评定。偏瘫儿童手功能评定：包括抓握（grip）评定、双手活动时患手功能（spontaneous use of affected hand during bilateral manipulation）的评定、实体觉（stereognosis）的评定等。AHA 量表（development of the assisting hand assessment）：专门针对 18 个月～ 12 岁偏瘫和臂丛神经损伤儿童的评定量表。House 上肢实用功能分级法（House classification of upper extremity functional use）：九个级别的分类方法能判断上肢功能的水平和功能基线。参照粗大运动功能分级系统而制定的 Bimanual 精细运动分级方法：适用于各个年龄段的脑性瘫痪儿童，主要特点是可以同时判断单手和双手的功能。Mital Sakellarides 分级系统：用于评定拇指内收和屈曲肌群的痉挛和挛缩状态。

（二）中医认识

1. 病因病机

中医认为脑瘫发病多为先天不足所致，因人之初赖父母精血成形，与父母体质、年龄、多孕多产、双胎有密切关系。其父母精血不充，成胎之时浇灌不足，受胎之后，气血难以长成，出生后身体怯弱，肝血肾精不充，筋骨失养而痿弱，以至瘫痪。本病发病机制不一，有肝肾两亏，因肝主筋主全身之筋，肾主骨主全身之骨。肝亏损，肾不足，则筋不能约束骨而关节屈伸不利；肾亏损，肾不足，骨空而软。加之感受外来风寒风热等则筋骨不能相互协调，统合失散，产生"五软"或"五迟"。有脾肾亏虚，脾主全身之肌肉，肾主全身之骨，脾气亏虚则肉少，肉宽松或肌肉不长，手足如削，肾气亏，骨软，若受风寒风热侵袭亦成"五软"；若气血不荣，血脉不敛，皮肤毛孔空松，被风寒侵袭，则筋脉拘急挛缩，不能伸展，或先天阳气不足，不能温暖肢体，如受外来寒邪所袭，血液运行滞涩而成五硬。

2. 辨证思路

（1）脏腑辨证

脑性瘫痪以虚证为主，故以补为治疗大法。若先天不足，肝肾亏损，宜补养肝肾，强筋壮骨；若后天失调，心脾两虚，则宜健脾养心，益智开窍；若先天、后天均不足，致脾肾虚弱者，宜健脾益气，补肾填精。若血瘀痰阻，脑窍闭塞，亦可见实证。若因难产、外伤、窒息、感染等因素致痰瘀阻滞者，宜化痰开窍，化瘀通络。亦有部分患儿虚实夹杂者，须辨证选方用药。

（2）经络辨证

脑居颅中，由髓汇聚而成。脑为元神之府，脑髓是脑发挥作用的物质基础，脑功能健全是其运动、认知功能得以正常发挥的基础。头为诸阳之会，内藏脑髓统领全身，是脏腑经络汇聚之处。督脉为阳脉之海，总督一身之阳气，刺之可激发人体阳气生成，促进患儿生长发育。此外，督脉循行过头、颈背、腰骶，为人体之柱，刺之可强壮筋骨，改善患儿异常运动。

二、治疗

（一）康复治疗技术

1. 神经易化技术

（1）Bobath 治疗技术

本技术适用于各种类型的脑瘫患儿，应根据不同类型特点，选择采用 Bobath 治疗技术的不同手技。

（2）Brunnstrom 治疗技术

本技术应用于脑性瘫痪康复治疗。

（3）PNF 治疗技术

本技术应用于能够理解和配合指令的脑瘫患儿。

（4）Vojta 治疗技术

本技术适用于各种类型的脑瘫患儿。

（5）Rood 治疗技术

本技术可促进脑瘫患儿的正确感觉输入，改善运动控制能力。

2. 基本康复技术

（1）渐增阻力训练

本训练可以提高肌力，更适合于存在肌张力低下和不随意运动的脑瘫儿童。

（2）关节活动度的维持与改善训练

本训练更适合应用于痉挛型脑瘫儿童。

（3）关节松动术

关节松动术更适合应用于痉挛型脑瘫儿童，用于治疗关节周围肌群痉挛导致的关节活动受限，可改善和缓解痉挛所致肌肉疼痛。

（4）减重步态训练

本训练可改善脑瘫儿童功能性步态，根据需求可佩戴矫形鞋进行减重步态训练。

（5）强化平衡功能训练

本训练可有效改善平衡功能、日常生活能力（ADL）及步行能力，可应用平衡训练仪进行训练。

（6）核心稳定性训练

本训练可用于脑瘫患儿康复治疗，与其他康复治疗技术相结合效果更佳。

（7）运动再学习

运动再学习适合于脑瘫患儿康复治疗。

（8）运动控制训练与任务导向性训练

运动控制训练可以改善脑瘫患儿的粗大运动功能。任务导向性训练可有效改善脑瘫患儿的粗大运动功能及平衡功能。

3. 物理因子治疗

（1）功能性电刺激

当患儿不存在禁忌证时，可选用适当频率的功能性电刺激作为辅助治疗。

（2）生物反馈疗法

本疗法适用于各种类型的脑瘫患儿。

（3）重复经颅磁刺激技术

本技术是脑瘫患儿一项有效的辅助治疗手段。

（4）水疗法

水疗法适合于所有脑瘫患儿。

（5）蜡疗

蜡疗可以应用于脑瘫的康复治疗，尤其对于痉挛型脑瘫更有效。

（6）光疗

光疗可以有效降低肌张力。

4. 辅助器具

（1）辅助器具

脑瘫患儿可根据需求配备坐姿矫正系统、立位辅助器具、移动用辅助器具。

（2）矫形器

根据需求选择配备不同种类的矫形器。

（二）作业治疗

1. 促进认知功能的作业疗法训练

此训练可提高患儿注意力、记忆力、计算能力等认知能力；作业活动中选用适当的趣味用具可增强治疗的效果；脑瘫儿童语言认知训练对肢体功能康复具有促进作用。

2. 提高日常生活活动能力治疗

此治疗能改善脑瘫患儿的日常生活自理能力，提高其生活质量。

3. 姿势控制训练

此训练有助于提高脑瘫患儿上肢功能。

4. 手功能训练

此训练对脑瘫儿童精细运动功能障碍有明显效果。

5. 视觉功能训练

此训练可以改善脑瘫患儿弱视及斜视等视觉功能缺陷。

6. 手眼协调能力训练

此训练可改善脑瘫患儿的精细运动功能和认知能力；利用电脑游戏训练能有效改善患儿的手眼协调能力。

7. 书写能力训练

应针对不同类型脑瘫的书写障碍，进行针对性的书写训练。

8. 游戏活动

游戏活动可以促进儿童多方面功能的发展。

9. 进食训练

及早开始进行进食能力及口咽运动训练，能改善脑瘫患儿进食功能。

10. 更衣能力训练

此训练是脑瘫儿童日常生活自理能力训练的重要组成部分。

11. 如厕训练

此训练是脑瘫儿童日常生活自理能力训练的重要组成部分。

12. 沐浴

在洗浴训练过程中，配合适当的综合康复治疗，能够进一步改善脑瘫患儿运动功能和日常生活活动能力。

13. 学习与交流

学习与交流是作业治疗的重要组成部分，应采取综合方法；引导式教育有其独特的优势。

14. 感觉统合训练

此训练对脑瘫患儿综合能力的提高有明显效果，有助于提高患儿视觉功能、粗大运动功能，改善立位平衡和步行能力等。

15. 强制性诱导疗法

此疗法可提高偏瘫型脑瘫患儿的上肢功能。

16. 镜像视觉反馈疗法

此疗法能提高偏瘫型脑瘫患儿的上肢运动功能。

（三）药物治疗

1. 西药治疗

（1）A 型肉毒素

A 型肉毒素治疗是一种有效、安全的缓解痉挛的治疗技术，缓解下肢痉挛的效果优于缓解上肢痉挛的效果。

（2）乙醇、苯酚

乙醇、苯酚局部注射可用于缓解脑瘫患儿的局部痉挛。

（3）地西泮

短期应用地西泮可缓解脑瘫患儿的全面痉挛。

（4）丹曲林

丹曲林可改善腱反射、剪刀步和日常生活活动能力，可缓解脑瘫的痉挛，但有争议。

（5）巴氯芬

巴氯芬可缓解脑瘫患儿的痉挛和被动关节活动度增大，仍有一些争议；可缓解脑瘫患儿的痉挛和改善运动功能，同时需注意预防副作用。

（6）替扎尼定

替扎尼定可减轻痉挛。

（7）左乙拉西坦

左乙拉西坦可改善不随意运动型脑瘫患儿平衡控制和精细运动。

（8）神经生长因子

神经生长因子可用于缺氧缺血性脑病，脊髓和周围神经损伤等的治疗，应用于脑瘫治疗尚缺少大样本研究的循证医学依据。

2. 中药治疗

（1）肝肾亏损证

六味地黄丸加味。

（2）心脾两虚证

归脾汤加减。

（3）痰瘀阻滞证

通窍活血汤合二陈汤加减。

（4）脾虚肝亢证

异功散加味。

（5）脾肾虚弱证

补天大造丸加减。

（四）针灸治疗

1. 取穴原则

采用"补肾健脑"针法进行针刺治疗，针对不同的情况加用相应的穴位：①对于肝肾不足型，注重补益肝肾；②对于气血不足型，注重补益气血；③对于肢体活动较差的，注重患侧局部多扎针、多行针刺激；④结合患儿年龄与身体状况，决定是否加用电针，年龄较小或体质较弱者暂不进行电针治疗。隔天一次，30 天为一疗程。

2. 穴位选择

（1）头针

靳三针—四神针、智三针、颞三针、脑三针。

（2）体针

①大椎、身柱、筋缩、内关、劳宫、神门、涌泉，点刺不留针；②印堂、太阳、地仓、曲池、合谷、梁丘、血海、足三里、阴陵泉、悬钟、三阴交、太冲，留针 30 分钟；足三里、太冲、四神针、颞三针，加电针 30 分钟；③腰 2、3、4 夹脊穴、肾俞、气海俞、大肠俞、秩边、承扶、委中、承山、太溪、昆仑，静留针 10 分钟。

（五）针药结合治疗优势

1. 快速起效

针刺的快速起效可以弥补药物的迟滞效应。药物临床起效需要一定的时间，电针、体针、头针等各种针灸方法的介入均迅速增加了药物的疗效。

2. 降低药物副作用

针药结合的不良反应率明显低于单纯药物治疗。

3. 减少药物用量

针灸治疗下能够有效减少原本的药物使用量。

参考文献

［1］唐久来，秦炯，邹丽萍，等．中国脑性瘫痪康复指南（2015）：第一部分［J］．中国康复医学杂志，2015，30（07）：747-754.

［2］黄金华，吴建贤，张海峰．神经递质与脑性瘫痪病理机制研究进展［J］．实用儿科临床杂志，2006（24）：1736-1738.

［3］黄真，杨红，陈翔，等．中国脑性瘫痪康复指南（2015）：第二部分［J］．中国康复医学杂志，2015，30（08）：858-866.

［4］李晓捷，庞伟，孙奇峰，等．中国脑性瘫痪康复指南（2015）：第六部分［J］．中国康复医学杂志，2015，30（12）：1322-1330.

［5］王雪峰，刘振寰，马丙祥．中国脑性瘫痪康复指南（2015）：第十部分［J］．中国康复医学杂志，2016，31（04）：494-498.

第二节　小儿多发性抽动症

小儿多发性抽动症，又名 Tourette 综合征、抽动秽语综合征，以刻板的、反复的、不自主肌肉抽动或发声性抽动为其主要临床表现，是一种儿童常见的慢性神经精神障碍性疾病。常表现为眨眼皱眉、抽鼻咧嘴、扬颈摇头及口中发出异声秽语等行为，常有共病症，以行为障碍最常见，其中又以强迫症和注意力缺乏、多动障碍多见。某些患者其行为障碍比抽动症状更突出。

一、疾病要点

（一）西医认识

1. 病因

（1）遗传因素

抽动症是由于多种病因导致的疾病，其中遗传因素就是最为常见的一种。据研究表明，遗传因素主要与 Tourette 综合征有密切的关系。研究人员在进行家族调查时也发现，有非常高比例的患者，存在着家族遗传的特性。所以家长在怀孕时一定要做好孩子的基因检查工作，尽量减少基因缺陷的发生，最大程度地避免孩子出现抽动症。

（2）神经生理、病理、生化代谢因素

除了遗传因素外，如果孩子自身具有一定的神经系统异常，也会导致抽动症的发生。这主要是由于神经系统中的神经递质发生紊乱而造成的。也有很多学者认为抽动症与中枢去甲肾上腺能系统亢进有着不可分割的关系。

（3）脑结构异常

在孩子的成长发育过程中，如果由于某些因素导致脑功能结构异常，也会引发抽动症。患病儿童的脑部都会出现基底节部位尾状核体积减小，左侧海马局部性灰质体积增加。导致发声抽动与皮层下神经回路活动调节异常。

2. 病理假说及机制

（1）神经递质假说

小儿多发性抽动症临床表现的多样性决定其发病涉及多条神经通路和不同神经递质，尽管其具体的细胞及分子机制尚不十分明了，但神经解剖学及神经生理学研究表明皮质－纹状体－丘脑－皮质（CSTC）回路中的多种神经递质改变参与了本病的发生。

（2）多巴胺系统功能异常假说

近年来在小儿多发性抽动症研究中的神经解剖学及神经生化学方

面发现，多巴胺系统功能异常被广泛认为是导致小儿多发性抽动症发病的主要病理学基础，中枢神经系统内多巴胺系统功能亢进参与了小儿多发性抽动症发病的病理生理机制，表现在多巴胺活动过度及介导神经递质和电活动的信号传导分子 DARPP-32 总蛋白表达增高。

可推测其导致小儿多发性抽动症发生的分子机制具体体现为：多巴胺小体从囊泡释出后，突触前膜上表达亢进的多巴胺转运体促使其回吸收增加，使多巴胺累积增加；突触后膜 DRD1 超敏感，使多巴胺神经元与之相结合增强，引起效应细胞的反应活动过度；DARPP-32 总蛋白表达增高（除 DARPP-32 的 Thr34 位点之外的其他位点磷酸化所致）可促进多巴胺突触信息传递效率上调，多巴胺能神经元生物活性增高，即可导致多巴胺系统功能亢进。小儿多发性抽动症的发病机制或许有儿茶酚胺氧位甲基转移酶 mRNA 表达降低的参与。

（3）5- 羟色胺假说

5-HT 主要分布在脑干背侧近中线区的中缝核群内，协同 DA 共同负责机体运动、认知及情感活动的调控。色氨酸（Trp）经一系列脱羧作用形成 5-HT，释放至突触间隙的 5-HT，依赖突触前膜的特异性转运体（SERT）重摄取，被摄取的 5-HT，一部分被单胺转运体（VMATs）转入囊泡贮存，另一部分则在 MAO 作用下降解为 5- 羟吲哚乙酸（5-HIAA）。5-HT 参与抽动障碍发病机制的学说源于一些临床试验及药理研究。Leckman 发现抽动障碍患者血中 5-HT 及 Trp 含量较正常人低下，这种降低在抽动障碍患者尸检的基底核区也得到了验证。但张骠等却有不同发现，即抽动障碍患儿血浆 5-HT 含量明显高于健康儿童。动物实验研究发现，$5-HT_{2A}$ 受体激动剂可诱发动物产生活动过度的行为；而药理研究结果显示，对 $5-HT_2$ 受体有高亲和力的新一代抗精神病药物利培酮可用于抽动障碍的治疗，尤其对共患强迫障碍及情绪障碍的抽动障碍患者疗效更显著。

（4）性激素假说

大量临床及流行病学研究均显示抽动障碍的发病具有明显的性别差异，男女发病率为（3～4）:1。病程中抽动症状常有波动，

Leckman 等发现 7 ～ 15 岁病情最为严重，而该年龄段恰是雄激素分泌突增的时期。Peterson 等应用氟他米特（选择性雄激素受体拮抗剂）减轻抽动障碍患者的运动性抽动症状。青少年期抽动障碍患儿躯体感觉运动皮层的厚度明显不足，这种表现在男性患者中更为显著。以上均表明雄激素在抽动障碍的发病过程中有一定的作用。

（5）其他

此外，小儿多发性抽动症还可能与氨基酸类递质假说、组胺假说、胆碱类递质假说及链球菌感染后所产生的抗体与中枢神经元发生交叉免疫反应有关。

3. 儿童抽动症分类

儿童抽动症大致分为四类：第一就是简单性的抽动障碍，病程不超过一年，症状也比较轻。第二是慢性运动或发声的抽动障碍。第三就是抽动秽语综合征，它涉及全身多个部位肌肉的抽动，同时伴有发声的抽动。还有一类就是属于其他因素引起的未分类的抽动障碍。

4. 疾病症状

多起病于 3 ～ 12 岁，7 岁左右症状最明显。男女发病之比为（2 ～ 10）∶1。

（1）前驱症状

80% 患者有前驱症状，表现为某种感觉异常或难以形容的不适感，如：①眨眼前的眼部烧灼感；②需要通过伸展颈部或点头才缓解的颈部肌肉紧张或痛性痉挛；③肢体紧缩感，伸展手臂或腿才能缓解；④喷鼻前的鼻阻塞感，清嗓音或发出呼噜声前的干燥感和咽喉痛；⑤扭动肩膀前的瘙痒感；⑥较罕见的是患者对他人或他物的异常感觉障碍，需通过触摸或袭击别人而得到缓解。

（2）主要症状

表现为多部位、不自主、突发性肌肉抽动。通常头面部先累及，如眨眼、噘嘴、喷鼻、点头、耸肩，逐渐发展到四肢和躯干，可出现一侧投掷运动、转圈、踢腿、腹肌收缩等。抽动发作频繁，一日十几次至数百次。30% ～ 40% 的患者抽动时伴爆发性异常喉音，如犬吠声、吼叫声、喉鸣声、嘿嘿声等，或刻板地发出咒骂和淫秽词句，并有强迫性意向。85%患者可有轻至中度行为紊乱，如躁动不安、过分敏感、易激惹和行为退缩、注意力缺乏、多动症、破坏行为、学习差等。上述症状在睡眠时消失，精神松弛时减轻，紧张、疲劳或压力增大时加重。患儿可有一定的自控能力（半自主），例如在上学期间压制抽动的欲望和不舒服感觉，放学回家后则通过抽动来释放自己的情绪和精神压力。因此，自我控制能力、与抽动相关的情感和冲动释放、明显的暗示性是本病区别于其他运动过度性疾病的临床特点。

5. 诊断标准与鉴别诊断

根据《中国精神障碍分类与诊断标准》（第3版）诊断标准进行诊断与鉴别诊断：

（1）Tourette 综合征

Tourette 综合征是以进行性发展的多部位运动和发声抽动为特征的抽动障碍，部分患儿伴有模仿言语、模仿动作，或强迫、攻击、情绪障碍，以及注意缺陷等行为障碍，起病于童年。

1）症状标准　表现为多种运动性抽动和一种或多种发声性抽动，多为复杂性抽动，两者多同时出现。抽动可在短时间内受意志控制，在应激下加剧，睡眠时消失。

2）严重标准　日常生活和社会功能明显受损，患儿感到十分痛苦和烦恼。

3）病程标准　18岁前起病，症状可延续至成年，抽动几乎天天发生，1天多次，至少已持续1年以上，或间断发生，且1年中症状缓解不超过2个月。

4）排除标准　不能用其他疾病来解释不自主抽动和发声。

5）疾病评估

根据病情严重程度评估　国外学者将抽动障碍按照病情的严重程度分为3级：①Ⅰ级：抽动轻微，不影响学习和生活，无需治疗；②Ⅱ级：抽动严重，需要治疗；③Ⅲ级：抽动严重，并影响患者学习和生活。

病情严重程度评估表类型：抽动障碍的病情较为复杂，对于疾病病情的评估，通常难以获得准确和全面的量表。临床上对于抽动障碍（TD）病情严重程度的判定，主要通过抽动严重程度量表来进行定量评估，其中最为常用的是耶鲁综合抽动严重程度量表。

（2）短暂性抽动障碍

①有单个或多个运动性抽动或发声性抽动，常表现为眨眼、扮鬼脸或头部抽动等简单抽动；②抽动天天发生，1 天多次，至少已持续 2 周，但不超过 1 年，某些患儿的抽动只有单次发作，另一些可在数月内交替发作；③ 18 岁前起病，以 4 ～ 7 岁儿童最常见；④不由 Tourette 综合征（TS）、小舞蹈病、药物或神经系统其他疾病所致。

（3）慢性抽动障碍

①不自主运动抽动或发声，可不同时存在，常 1 天发生多次，可每天或间断出现；②在 1 年中没有持续 2 个月以上的缓解期；③ 18 岁前起病，至少已持续 1 年；④不是由于 Tourette 综合征、小舞蹈病、药物或神经系统其他疾病所致。

（二）中医认识

1. 病因病机

中医古代文献并无"儿童多发性抽动症"这一病名的确切记载，根据其典型的临床表现，可将其归于中医"瘛疭""肝风""慢惊风""筋惕肉瞤""肝风风痰"等范畴，如《小儿药证直诀》记载："肝有风，目连札不搐。风动而上于头目，目属肝，肝风入于目，上下左右如风吹，不轻不重，儿不能任，故目连札也。"《证治准绳·幼科·慢惊》有言："水生肝木，木为风化，木克脾土，胃为脾之腑，故胃中有风，瘛疭渐生。其瘛疭症状，两肩微耸，两手垂下，时复动摇不已，名为慢惊。"隆红艳教授认为"脑髓神机失调"是本病的关键病机，脑髓主人体的神志、运动，当风、火、痰、热等致病因素作用于人体时，患儿表现为运动、言语、行为等的病态特征，但能短暂控制，这与"脑主神明"的生理特性密切相关。陈玉燕认为本病病机系阴虚阳动、阴阳失调，治疗时应在平肝息风、调理心肝肾的基础上，调摄阴阳，辅以心理疏导。佘继林认为本病病机发作期多实，应治以平肝息风、清心泻火、滋阴清热；缓解期多虚，可治以健脾养血、滋阴潜阳、柔肝息风、滋补肝肾，治疗时应注重五脏辨治，突出从肺调制。总之，TS 的病机主要为气郁化火、脾虚痰聚、阴虚风动。

2. 辨证思路

中医没有相应的病名，但是通过追溯古代文献，结合本病发病特点，多从肝风立论，认为与肝的关系最为密切，并与肺、脾、心、肾相关。而脏腑功能失和，阴阳失衡，气血津液失调，脑髓失养，元神受扰等均可导致本病发生。

（1）脏腑辨证

现代医家大多认为小儿多发性抽动症的病因病机为阴虚风动、肝亢风动、脾虚痰聚、痰火内扰、气郁化火、脾虚肝亢。究其病因，应责之于风痰作祟，病变部位主要在肝脾。此即为"百病皆由痰作祟""诸风掉眩，皆属于肝"。由于小儿"脾常不足"，而"肝常有余"，体属稚阴稚阳，脏腑娇嫩，形气怯弱，机体发育未臻完善，易被饮食、情志等诸多因素干扰。肝主疏泄，调畅情志，肝气偏亢，肝失疏泄，故临床患儿大多具有急躁易怒或胆怯的情志症状。肝为刚脏，体阴用阳，如土虚，气血化生不足，肝无以制，则木火愈旺，肝风扰动愈甚。且久病耗损肝肾阴血，致肝阳偏亢，导致患儿性情急躁、秽语失聪、注意力不集中等精神症状愈加严重，病程迁延。故本病实为本虚标实之证。

（2）经络辨证

多发性抽动症的患儿以头面部的运动性抽动及发声性抽动最多见，从经络循行分布来看，与头面部关系最密切的当属足阳明胃经与足厥阴肝经，《灵枢·经脉》称："胃足阳明之脉，起于鼻之交頞中……下循鼻外……挟口环唇，下交承浆……循颊车……其支者……循喉咙"；"足阳明之别……上络头项，合诸经之气，下络喉嗌"。《灵枢·经脉》称：足厥阴肝经"循喉咙之后，上入颃颡，连目系……

其支者，从目系下颊里，环唇内"。可见，口唇、鼻的周围以及咽喉、眼睛的活动都与足阳明胃经、足厥阴肝经有密切的关系，脾与胃相表里，脾主肌肉，肝主筋，所以，从经络循行来看，病位主要在肝、胃（脾）。

二、治疗

（一）药物治疗

1. 西药治疗

（1）多巴胺受体拮抗剂

多巴胺受体拮抗剂是最有效的抗抽动药物。抽动障碍的发病与基底神经节纹状体神经递质失衡及受体异常有关，其中，多巴胺受体超敏感是目前比较公认的观点。该类药物是最有效的抗抽动药物。代表性药物如氟哌啶醇，匹莫齐特，硫必利等。

（2）选择性单胺拮抗剂

利培酮：与5-羟色胺（5-HT）能的5-HT$_2$受体和多巴胺能的D$_2$受体有很高的亲和力，从而拮抗中枢神经系统的多巴胺和5-HT。此外，还能与肾上腺素能受体α_1、α_2结合，能抑制中枢去甲肾上腺素的功能。在欧洲已经作为一线药物广泛应用于抽动障碍的治疗。

（3）多巴胺自身受体激动剂

多巴胺自身受体激动剂具有抗多巴胺受体的作用，临床现已应用于治疗抽动障碍。代表性药物如培高利特和阿立哌唑。

（4）中枢性受体激动剂

可乐定是目前国内外治疗抽动障碍应用最多的药物，安全性较高，临床常作为治疗轻度至中度抽动障碍患儿的首选药物。

（5）选择性5-羟色胺再摄取抑制剂

该类药物为新型抗抑郁药物，常用的有氟西汀、帕罗西汀、舍曲林等，代表药物如氟西汀等。

（6）其他药物

丙戊酸钠，可能与提高脑内 γ-氨基丁酸水平，减少脑内兴奋性氨基酸含量，从而降低神经兴奋性作用有关。

2. 中药治疗

（1）根据证型用药

1）脾虚痰聚证　防风、法半夏、陈皮、谷精草、木瓜、荆芥、伸筋草、葛根、地龙、胆南星、茯苓、白芍。

2）脾虚肝亢证　防风、谷精草、木瓜、陈皮、伸筋草、白芍、法半夏、钩藤、葛根、川芎、茯苓、山药。

3）阴虚风动证　防风、荆芥、白芍、木瓜、柴胡、陈皮、法半夏、伸筋草、谷精草、地龙、胆南星、葛根。

4）肝亢风动证　钩藤、防风、陈皮、白芍、法半夏、石菖蒲、伸筋草、木瓜、茯苓、川芎、山药、谷精草。

5）痰火扰神证　川芎、石菖蒲、法半夏、山药、茯苓、陈皮、太子参、钩藤、白术、白芍、防风、木瓜。

6）气郁化火证　防风、木瓜、伸筋草、荆芥、柴胡、菊花、谷精草、川芎、葛根、郁金、地龙、白芍。

（2）根据症状用药

1）眨眼　谷精草、密蒙花、木贼。

2）耸鼻、吸鼻　辛夷、苍耳子。

3）吭吭　锦灯笼、青果、射干、草河车。

4）面部抽动　葛根、天麻、蔓荆子。

5）四肢抽动　桑枝、桂枝、鸡血藤、全蝎、僵蚕等。

6）腹部抽动　白芍、甘草。

7）注意力不集中　远志、石菖蒲、郁金、益智仁。

（二）针灸治疗

多发性抽动症发病机制错综复杂，以中医整体观念为指导的针灸治疗，可以多途径、多靶点地作用于神经内分泌系统，符合西医学的社会－心理－生物医学模式，对多发性抽动症的治疗优势越来越多地得以体现。

1. 体针

针灸医家在治疗小儿多发性抽动症时遵循循经取穴原则，主要以膀胱经、胃经、任脉和督脉经穴为主，也根据发病涉及的脏腑选穴，以肝经穴位为主；主穴使用最多的四位为太冲、百会、风池、合谷；分部取穴主要以头颈部为主，配合远端取穴；特定穴常用交会穴和五输穴；随症取穴以抽动症状局部取穴，辨证取穴尚无规范化取穴标准。体针的选择一般根据症状辨证加减。通常主症选择针刺百会、四神聪、神庭、上星、头维、印堂、曲池、合谷、阳陵泉、三阴交、太冲穴。另外，根据症状再进行加减：眨眼和耸鼻者加攒竹、迎香；口角抽动者加地仓、颊车；喉出怪声者加上廉泉、列缺。以提插捻转法施以平补平泻，得气后留针30分钟。通常隔日1次，1个月为1个疗程。

2. 耳针

脑点、皮质下、神门、心、肝、肾、面颊、缘中，每次选2～3穴。先用乙醇脱去耳郭皮脂，将王不留行籽用胶布贴于耳穴上，并按压穴位，使耳穴局部有痛、胀、热等感觉，每天按压至少3次，每次贴一侧耳朵，隔2天换贴另一侧，1个月为1个疗程。

3. 揿针

揿针可长时间刺激穴位，且在贴针的同时不限制患儿活动。揿针针尖短、疼痛少，患儿更易接受揿针疗法。揿针留针时间可长达1周，患者1周仅需要治疗1次即可，避免了增加患者的负担。选穴主要以人体背俞穴为主。主穴为肝俞、肺俞、脾俞、肾俞、心俞、大椎穴、身柱穴。留针选用0.22mm×1.5mm无菌揿针，将穴位常规消毒后，手执胶布将揿针直压揿入所刺穴位，留针5天。嘱家长每晚按压埋针处1～2分钟，加强刺激。留针期间尽量避免针处着水，以防感染。5天后将针取下，令皮肤休息2天，进行下一次埋针。1周埋针一次，5次为1个疗程，共2个疗程，10周。

4. 脚踝针

根据临床症状辨证取穴，如挤眉弄眼选择腕 12 区，耸肩选择 45 区，操作方法以腕部为例：取 1.5 寸毫针在腕上 7 ～ 10cm 处，注意避开皮下静脉，令针尖朝躯干方向与皮肤呈 30° 角快速刺入皮肤，随后将针体放平，紧贴皮肤向前推进，当针根距进针点 1 ～ 2cm 时停止进针，留针 30 分钟。每周 2 次，10 次为 1 疗程，治疗 3 个疗程进行观察，总有效率 93%。

（三）针药结合治疗优势

林咸明认为，针灸、中药配合使用更能达到治神效果，在加减化裁柴胡桂枝干姜汤合半夏厚朴汤畅达少阳的同时，配合"调神针法""安神六穴"治本，达到标本同治之效。唐英等采用针药结合治疗 TS，并进行了临床对照研究，观察组针刺太冲、百会、中脘等穴，随证选择配穴的同时，加服中药平肝健脾方，结果患儿短期疗效较常规剂量服用氟哌啶醇片差，但长期疗效较优，副反应小。崔利萍认为 TS 的发生主要与肝脏功能失调有关，治疗上采用清肝达郁汤加减联合常规针刺内关、神门、丰隆等穴，配合耳针取穴法。

参考文献

［1］隆红艳. 小儿多发性抽动症多巴胺系统的分子机制及静安口服液作用机制研究［D］. 江苏：南京中医药大学，2012. DOI:10.7666/d.y2124264.

［2］殷丹飞，陈玉燕. 陈玉燕以气阴双调法治疗青春期抽动障碍经验探赜［J］. 陕西中医学院学报，2015，38（2）：41–42.

［3］秦胜娟，王成礁，佘继林. 佘继林教授中医治疗小儿多发性抽动症撷萃［J］. 中国中西医结合儿科学，2018，10（1）：90–92.

［4］杨瑜，周慧，陈媛媛. 林咸明教授针药结合治疗小儿多发性抽动症经验［J］. 中医儿科杂志，2016，1（12）：16–18.

［5］唐英，尚清，李文涛，等. 针药结合治疗小儿抽动症临床对照研究［J］. 中国针灸，2015，2（35）：141–144.

［6］崔利萍.清肝达郁汤结合针灸治疗抽动秽语综合征54例疗效观察［J］.中国实用神经疾病杂志，2016，7（19）：124-125.

［7］王雅璇，李双，王素梅.王素梅教授运用揿针结合中药疗法治疗发声性抽动经验［J］.世界中西医结合杂志，2016，11（9）：1210-1212.

［8］王素梅.小儿抽动障碍 – 中西医基础与临床［M］.北京：人民卫生出版社，2017.

第三节　儿童多动症

儿童多动症，又称注意缺陷多动障碍（attention deficit hyperactivity disorder，ADHD）。本病是一种儿童时期较常见的神经发育障碍性疾病，以学龄儿童为多，其表现与同龄儿童发育水平不相称，主要临床表现为注意缺陷、活动过度和冲动三大核心症状。常伴学习或工作困难、情绪和行为方面障碍，但智力正常或基本正常。其症状及其功能损害可以持续到青春期甚至成人期，对个人、家庭及社会造成严重影响。

一、疾病要点

（一）西医认识

1. 病因

（1）遗传因素

目前的研究表明多动症与遗传因素有关，但是遗传方式尚不清楚，可能是多基因遗传。

（2）脑损伤因素

患儿有轻微的脑损伤，在母亲怀孕期间，围生期以及出生后各种原因所导致的轻微脑损伤，可能是部分患儿发生多动症的原因。

（3）神经解剖及生理生化因素

有抽动症的患儿脑电图异常率高，主要是慢波活动的增加，提示该患儿存在着中枢神经系统成熟延迟或大脑皮质的觉醒不足。

（4）家庭社会心理因素

研究发现，几乎一半以上的多动症儿童血中含铅量较高。工业社会的环境污染，汽车的汽油燃烧时，化合物的铅会挥发成气体进入空气中，被儿童吸入体内。用含铅的玩具、餐具，使儿童体内铅蓄量过大，可能引起本病，还有人发现不少多动症患儿的家庭有喜高音调、快节奏和近似噪音音乐的嗜好。当今许多电视、音响节目充斥狂歌劲舞、打斗凶杀场景，对儿童正在发育的大脑构成超强刺激，极易引起脑功能失调。

2. 病理假说

（1）神经递质假说

研究资料表明本病可能与中枢神经递质代谢缺陷有关，近年来相继提出了 DA、NE 及 5-HT 假说。患儿血和尿中 DA 和 NE 的代谢产物低于正常儿童，提示 5-HT 功能失调。并且研究发现多巴胺 β 羟化酶活性增高与寻找新奇的行为及动作有关，儿茶酚胺氧位甲基转移酶（COMT）活性增高与注意缺陷和敌意有关。去甲肾上腺素、多巴胺和 5- 羟色胺（5-HT）3 种神经递质在多动障碍的发生中起重要作用。

（2）遗传假说

许多学者认为多动症是一种遗传疾病。原因是对多动症儿童和正常儿童进行回顾性研究发现，多动症儿童的父母在童年期多会有多动的表现。多动症父母的孩子寄养给正常的家庭，其患病率仍高于普通儿童。单卵双生子中，一个孩子患有多动症，那么另一个孩子患有多动症的概率，要明显高于双卵双生子。

（3）神经解剖学异常假说

磁共振研究报道该障碍患儿存在胼胝体和尾状核体积的减小，功能核磁研究报道该障碍患儿尾状核、额区、前扣带回代谢减少。

（4）神经生理异常假说

该障碍患儿脑电图异常率高，主要正常为慢波活动。增加脑电图功率谱分析挂号发现慢波功率增加，α 波功率减小、平均频率下降。

提示该障碍患儿存在中枢神经系统成熟延迟或大脑皮质的觉醒不足。

3. 疾病分类

依据临床表现分为三个亚型，多动冲动型、注意缺陷型和混合型。

4. 疾病症状

多动症的症状多种多样，并常因患儿年龄、所处环境和周围人对待其态度的不同而有所不同。

（1）活动过多

活动过多大都开始于幼儿早期，进入小学后更显著。有部分儿童在婴儿期就开始有过度活动，表现为格外活跃，会从摇篮或小车里向外爬，开始学步时，往往以跑代步。患儿稍大，看小人书看不了几页，就换一本，或干脆把书撕了；有时翻箱倒柜，搞得乱七八糟。开始上学后，患儿常常手脚不停、坐不住。上课小动作多，不能安静坐着，在座位上扭来扭去，话多、乱跑、乱跳、爬上爬下、不知危险。喜欢惹人，常与同学吵嘴打架等。

（2）注意集中困难

表现为与年龄不相称的明显注意集中困难和注意持续时间短暂，是本病的核心症状。患者常常在听课、做作业或其他活动时注意难以持久，容易因外界刺激而分心。在学习或活动中不能注意到细节，经常因为粗心发生错误。注意维持困难，经常有意回避或不愿意从事需要较长时间持续集中精力的任务，如课堂作业或家庭作业。做事拖拉，不能按时完成作业或指定的任务。患者平时容易丢三落四，经常遗失玩具、学习用具，忘记日常的活动安排，甚至忘记老师布置的家庭作业。

（3）情绪不稳，冲动任性

患儿自控能力差、情绪不稳定、易激动、易怒、易哭、易冲动、常发脾气、个性倔强、固执、急躁、表现幼稚、缺乏荣誉感、不辨是非，有的说谎、逃学、欺骗，有的外出不归，甚至染上恶习。在信息不充分的情况下快速地做出行为反应。做事不顾及后果，凭一时兴趣行事，为此常与同伴发生打斗或纠纷，造成不良后果。在别人讲话时插嘴或打断别人的谈话，在老师的问题尚未说完时便迫不及待地抢先回答，不能耐心地排队等候。

（4）学习困难

患儿虽然智力正常，但都表现出学习困难，记忆辨别能力差，常把"b"写成"d"或把"6"写成"9"等，学习成绩低下。有的患儿智力很好，但学习成绩却不理想，表现为忽上忽下，成绩波动很大，成绩呈跳板样改变，抓一抓成绩就上去，不抓就下降，甚至造成留级。

（5）神经系统发育异常

患者的精细动作、协调运动、空间位置觉等发育较差。如翻手、对指运动、系鞋带和扣纽扣都不灵便，左右分辨困难。少数患者伴有语言发育延迟、语言表达能力差、智力偏低等问题。

（6）品行障碍

注意缺陷多动障碍和品行障碍的共病率高达30%～58%。品行障碍表现为攻击性行为，如辱骂、打伤同学、破坏物品、虐待他人和动物、性攻击、抢劫等，或一些不符合道德规范及社会准则的行为，如说谎、逃学、离家出走、纵火、偷盗等。

5. 诊断标准

中华医学会《中国精神障碍分类方案与诊断标准》（第3版）（CCMD-3）关于注意缺陷与多动障碍（儿童多动症）的诊断标准：

（1）症状标准

1）注意障碍　至少有下列4项：①学习时容易分心，听见任何外界声音都要去探望；②上课很不专心听讲，常东张西望或发呆；③做作业拖拉，边做边玩，作业又脏又乱，常少做或做错；④不注意细节，在做作业或其他活动中常常出现粗心大意的错误；⑤丢失或特别不爱惜东西（如常把衣服、书本等弄得很脏很乱）；⑥难以始终遵守指令，完成家庭作业或家务劳动等；⑦做事难于持久，常常一件事没做完，又去干别的事；⑧与患儿说话时，常常心不在焉，似听非听；

⑨在日常活动中常常丢三落四。

2）多动　至少有下列4项：①需要静坐的场合难于静坐或在座位上扭来扭去；②上课时常有小动作，或玩东西，或与同学讲悄悄话；③话多，好插嘴，别人问话未完就抢着回答；④十分喧闹，不能安静地玩耍；⑤难以遵守集体活动的秩序和纪律，如游戏时抢着上场，不能等待；⑥干扰他人的活动；⑦好与小朋友打闹，易与同学发生纠纷，不受同伴欢迎；⑧容易兴奋和冲动，有一些过火的行为；⑨在不适当的场合奔跑或登高爬梯，好冒险，易出事故。

（2）严重程度

对社会功能（如学业成绩、人际关系等）产生不良影响。

（3）病程标准

起病于7岁前（多在3岁左右），符合症状标准和严重标准至少已6个月。

（4）排除标准

排除精神发育迟滞、广泛发育障碍、情绪障碍。

6. 疾病评估

在多动症的诊断治疗中进行心理评估是必须的，儿童行为评定量表是常用的儿童行为评估方法，常用于儿童多动症的评定量表有：① Conners 评定量表，是目前最常用的儿童多动症行为评定量表，适用于3～17岁的儿童；② Achenbach 儿童行为量表（child behavior checklist，CBCL），是目前国际上最常用的儿童行为评定量表之一，用于多动症不仅可以了解多动症的症状，还可以评估共病情况，主要适用于4～16岁的儿童；③ SNAP-Ⅳ量表，是近年来国际上较常用的评定工具，可作为多动症诊断的辅助工具，用于筛查和评估。

（二）中医认识

1. 病因病机

（1）风起动涌

《至真要大论》病机之首"诸风掉眩，皆属于肝"，谓之理也。风者，善行数变，主动也；《内经》"风胜则动"之至理之名言。病者，像树；邪者，如风。然而风又可以分为内风、外风、不内外风等，可入六经八脉。起病有四者之说：一者，感冒反复，风郁邪扰，神明失调，则多动不安。二者，风邪入侵厥阴，肝风内动，将军之性，任性冲动。三者，风客淫邪，灼伤阴精，动风乱神。四者，多媒体设备使用频繁，小儿久视伤血，耗血伤肝，肝无所藏，进而血虚生风，风生则动甚。

（2）火起神乱

《景岳全书》："凡狂病多因于火。此或以谋为失志，或以思虑郁结，屈无所伸，怒无所泄，以致肝胆气逆，木火合邪，是诚东方实证也。此其邪乘于心，则为神魂不守。"《素问·至真要大论》病机十九条一半言火热也："诸热瞀瘛，皆属于火""诸禁鼓慄，如丧神守，皆属于火""诸逆冲上，皆属于火"，多与动和神明逆乱有关。

（3）痰阻窍塞

痰者，百病之源，"鬼迷心窍"既是古代一俗语，更源出中医"痰迷心窍"一个术语。心窍者，清阳所布，神明所居，神灵所现。故能主宰人之思，体之动，言之出也。《景岳全书·杂证谟》："凡气有所逆，痰有所滞，皆能壅闭经络，格塞心窍，故病与痰之相关。"然痰之致病者，或因嗜食肥甘，痰浊上干，痰阻心脉，脑窍不开；或因过敏之体，痰饮内伏，窜逆心下，神明被扰；或患乳蛾热蒸，烁津为痰，痰热扰心，狂躁多动。此等皆生痰皆阻窍皆迷心也，故曰：窍欲开而痰不去。

（4）血弱心脾

神明者，心之所主；智聪者，血之所养。心血充盈，窍开明智，反之则神不灵门，魂不守舍也。凡病思虑伤脾，气血不足，心脉失养，健忘多动；或因脾虚不纳，贫血弄身，心脑失养，神明不健；或有久泄虫扰，阴血暗耗，血不养心，心灵浮躁。

2. 辨证思路

（1）脏腑辨证

小儿"肾常虚"，肾中的元阴元阳处于一个较低的水平，肾精尚未充足，肾气亦未旺盛，而生长发育迅速，阴精相对不足，故易出现阴阳失衡，阴不制阳，阳盛则多动的现象。若肾精亏虚，元神失养，可致注意缺陷；若肾阴不足，水不涵木，肝阳偏旺，则可出现多动、冲动等症。《素问·灵兰秘典论》云："肾者作强之官，伎巧出焉。"肾为人体阴阳之本，肾藏精，精生髓，脑为髓汇聚而成，精是精神活动的物质基础。肾精又是肾阴的物质基础，肾阴是元阴，肾阳为元阳，肾精虚则元阴、元阳失调，元阴虚，元阳相对亢盛，阴主静而阳主动，阴静不足则阳动有余，故随ADHD疾病的发展出现多动、冲动等症状。

（2）经络辨证

ADHD其主要病机为阴阳失调。经络内属于脏腑，外络于肢节，沟通人体的内外表里，通过其行气血、营阴阳的功能维持着人体功能的平衡。一旦气血阴阳运行功能失常，机体可发生疾病，而解决的办法为"通其经脉，调其血气"，即"菀陈则除之"。

二、治疗

（一）药物治疗

1. 西药治疗

治疗多动症的药物可分为中枢神经兴奋剂、抗抑郁剂、抗精神病药及抗癫痫剂。

（1）中枢兴奋剂类药物

中枢兴奋剂类药物能够减少ADHD儿童多动、冲动性和攻击行为，并改善注意缺陷。它是通过提高突触内多巴胺和去甲肾上腺素的利用率而发生作用的，其结果是强化注意的过程，增加对强化的敏感性以及行为抑制的控制。

1）哌甲酯　哌甲酯为苯丙胺类衍生物，是第一个由美国 FDA 推荐用于治疗 ADHD 的药物，是 ADHD 治疗的一线用药。国内主要有速释（利他林）、缓释（专注达）2 种剂型。

2）苯丙胺　苯丙胺别名安非他明，哌甲酯无效或患儿不能耐受时，可选用苯丙胺。它为一种间接作用的拟交感神经药，对中枢神经有较强的兴奋作用，能加强大脑皮质的兴奋过程，并使抑制过程易于集中，能使人清醒、解除疲劳、增强活动能力和有欣快感。此类药品主要有右旋苯丙胺、二甲磺酸赖右苯丙胺、甲基苯丙胺等。

3）匹莫林　匹莫林别名苯异妥英，是一种温和的中枢兴奋药，强度介于苯丙胺与哌甲酯之间，目前国内已少使用。

（2）中枢去甲肾上腺素调节药物

1）托莫西汀　为选择性去甲肾上腺素重摄取抑制剂。它与哌甲酯是 2016 版《中国注意缺陷多动障碍防治指南》推荐的一线治疗药物。托莫西汀无成瘾风险，滥用概率较低；对身高和体重无明显影响；不诱发抽动；24 小时持续缓解 ADHD 症状；给药灵活方便。

2）可乐定　为 α－肾上腺素能受体激动剂，该药起初用于抗高血压。2010 年 10 月美国 FDA 批准了盐野义制药有限公司开发的盐酸可乐定缓释片 Kapvay，用于单用或辅助兴奋性药物治疗 6 ～ 17 岁儿童至青少年的注意力缺乏和多动症。这是 FDA 首次批准一种盐酸可乐定制剂。

（3）抗抑郁类药物

如丙咪嗪、舍曲林、氟伏沙明、安非他酮等。

2. 中药治疗

（1）中成药治疗

治拟菖麻熄风片、静灵口服液、小儿智力糖浆、小儿黄龙颗粒、知柏地黄丸等。

（2）中草药治疗

中药治疗方面，以调理脏腑为主，健脾益气、平肝潜阳。以黄芪、黄精、茯苓、荷叶、陈皮、益智仁健脾理脾益气；生龙骨、生牡蛎、天麻、钩藤平肝潜阳；石菖蒲开窍宁神。由于多动症的治疗是长期的过程，在选药方面，应避开常用的金石类重镇安神药物，以免造成患儿肝肾损害及蓄积中毒；也不用虫类药物搜风平肝，以免患儿对异性蛋白过敏而影响疗效。（例如黄连温胆汤、莲子郁金汤、龙胆泻肝汤合逍遥散、二仙汤、归脾丸等成方加减。）

（二）针灸治疗

本病发病机制错综复杂，以中医整体观念为指导的针灸治疗，可以多途径、多靶点地作用于神经内分泌系统，符合西医学的社会－心理－生物医学模式，对本病的治疗优势越来越多地得以体现。

1. 体针

针灸医家在治疗小儿多动症时遵循循经取穴，主要以膀胱经、胃经、任脉和督脉经穴为主，也根据发病涉及的脏腑选穴，以肝经穴位为主；主穴使用最多的四位为太冲、百会、风池、合谷；分部取穴主要以头颈部为主，配合远端取穴；特定穴常用交会穴和五输穴；随症取穴以症状局部取穴，辨证取穴尚无规范化取穴标准。体针的选择一般根据症状辨证加减。通常主症选择针刺百会、四神聪、神庭、上星、头维、印堂、曲池、合谷、阳陵泉、三阴交、太冲穴。另外，根据症状再进行加减。以提插捻转法施以平补平泻，得气后留针30分钟。通常隔日1次，1个月为1个疗程。

2. 耳针

脑点、皮质下、神门、心、肝、肾、面颊、缘中，每次选2～3穴。先用乙醇脱去耳郭皮脂，将王不留行籽用胶布贴于耳穴上，并按压穴位，使耳穴局部有痛、胀、热等感觉，每天按压至少3次，每次贴一侧耳朵，隔2天换贴另一侧，1个月为1个疗程。

3. 揿针

揿针可长时间刺激穴位，且在贴针的同时不限制患儿活动。揿针针尖短、疼痛少，患儿更易接受揿针疗法。揿针留针时间可长达1周，患者1周仅需要治疗1次即可，避免了增加患者的负担。选穴主要以人体背俞穴为主。主穴为肝俞、肺俞、脾俞、肾俞、心俞、大椎穴、身柱穴。留针选用 0.22mm×1.5mm 无菌揿针，将穴位常规消毒后，手执胶布将揿针直压揿入所刺穴位，留针 5 天。嘱家长每晚按压埋针处 1～2 分钟，加强刺激。留针期间尽量避免针处着水，以防感染。5 天后将针取下，令皮肤休息 2 天，进行下一次埋针。1 周埋针一次，5 次为 1 个疗程，共 2 个疗程，10 周。

（三）针药结合治疗优势

针刺联合中药治疗注意力缺陷多动障碍的方案得到了认可，目前治疗的趋势在于如何选择接受度高且依从性好、疗效佳的系统诊疗方案。针刺治疗选择遵从多途径叠加疗效大于单一手段疗效的思路，选择疗效好、依从性好且易于被小儿接受的头针、体针结合梅花针、耳穴贴压共奏妙效；中药治疗注重"未病先防"，有研究者提出以"补肾、卫外"为主线的理念，认为注意力缺陷多动障碍具有病程长、易反复、难治愈等特点，因此将补益先天、扶正卫外贯彻始终。另有研究认为，针对脾虚肝旺型儿童多动症患者，逍遥散加减结合针刺治疗，可达到疗效互补与加强的作用，针药结合组疗效优于单纯中药组，且无副作用，可达到标本兼治的目的，并有助于促进小儿健康成长发育。

参考文献

［1］兰玉梅，杨春松，周晓梅.注意力缺陷多动障碍治疗药物的研究进展［J］.中南药学，2017，15（09）：1269-1271.

［2］杨婷，陈丽云.中医治疗儿童多动症与学习障碍的优势［J］.中国中医药现代远程教育，2017，15（09）：139-141.

［3］刘子渝.儿童多动症中医认识与病因病机分析［J］.临床医药文献电子杂志，2017，4（90）：17812-17813.

［4］樊静杰，郑洁.贾成文教授针药结合治疗注意力缺陷多动障碍经验撷萃［J］.河北中医，2020，42（11）：1610-1612，1616.

［5］陈辉,李瑶,徐博.针药并用治疗脾虚肝旺型儿童多动症的疗效观察［J］.名医，2019（06）：109.

第四节　儿童孤独症

儿童孤独症也称儿童自闭症，是一类起病于 3 岁前，以社会交往障碍、沟通障碍和局限性、刻板性、重复性行为为主要特征的心理发育障碍，是广泛性发育障碍中最有代表性的疾病。广泛性发育障碍包括儿童孤独症、Asperge 氏综合征、Rett 氏综合征、童年瓦解性障碍、非典型孤独症以及其他未特定性的广泛性发育障碍。目前，国际上有将儿童孤独症、Asperge 氏综合征和非典型孤独症统称为孤独谱系障碍的趋向，其诊疗和康复原则基本相同。

一、疾病要点

（一）西医认识

1. 病因

（1）遗传因素

遗传因素对孤独症的作用已趋于明确，但具体的遗传方式还不明了。

（2）神经因素

孤独症与多种神经内分泌和神经递质功能失调有关。研究发现孤独症患者的单胺系统，如 5-HT 和儿茶酚胺发育不成熟，松果体 – 丘脑下部 – 垂体 – 肾上腺轴异常，导致 5-HT、内啡肽增加，促肾上腺皮质激素（ACTH）分泌减少。

（3）围生期因素

孤独症患儿围生期各种并发症，如产伤、宫内窒息等较正常对照组多。

（4）免疫系统异常

研究发现，孤独症患儿 T 淋巴细胞数量减少，辅助 T 细胞和 B 细胞数量减少、抑制 – 诱导 T 细胞缺乏、自然杀伤细胞活性减低等。

2. 病理假说

（1）神经生理假说

有研究发现，部分自闭症患儿脑部体积比同龄正常儿童要大，结构也存在一定的异常。尤其近年来，随着检测技术的提高，有人应用 MRI（核磁共振成像）检查发现 2 ～ 3 岁自闭症患儿多个脑区灰白质局限性异常肥厚（比正常肥大 20%），额叶肥大最重，从额到枕肥大度渐小，枕叶与正常人无差别；2 ～ 11 岁患儿随年龄增大，额、颞、顶叶生长较正常对照组慢。另外 Fetemi 研究报道自闭症患儿小脑浦肯野细胞部分性受损且有体积萎缩现象；Wilcox 等检查发现自闭症患者大脑额叶、颞叶等部位血流灌注减低，且以左侧半球更为多见。以上研究均说明自闭症患儿的功能障碍可能与脑神经结构或生理异常有着直接的联系。

（2）5-HT 假说

5-HT 受体广泛存在于大脑皮质、边缘系统和海马等区域，参与大脑的多种认知功能。有研究认为注意力缺陷、抑郁、行为问题，甚至精神分裂症的发生都是 5-HT 系统受损的结果，并且其研究表明约 1/3 的自闭症患者及其一级亲属中全血或血小板 5-HT 水平升高，同时有 5-HT_2 受体的结合位点减少，提示高 5-HT 血症可能是自闭症的一个生化易感性标记。也有研究报道，自闭症患儿 5-HT 合成能力异常增加，2 ～ 15 岁可达到正常成人的 1.5 倍。故有人认为自闭症患者中枢神经系统的 5-HT 度是异常增高的。

（3）杏仁核假说

有人用定量 MRI 分析发现自闭症患儿有颞叶内侧面异常，双侧杏仁核增大，左颞叶语言区体积较正常人为小，这在一定程度上证实了自闭症的杏仁核假说，即认为杏仁核发育畸形是自闭症患者社会认知损害的基础。

（4）谷氨酸假说

谷氨酸是中枢神经系统主要的兴奋性神经递质，谷氨酸及其受体直接参与认知活动如记忆和学习，Carlsson 基于谷氨酸激动剂在健康人体中产生的效应与自闭症患者症状的相似性，提出自闭症可能是一种高谷氨酸疾病。高谷氨酸动物模型也显示了与自闭症的一些相似性，如缺陷行为、刻板重复行为等。

此外，儿童自闭症还与氧化应激假说、免疫异常假说、脑－肠轴假说、神经肽类假说、内源性大麻素假说、离子通道异常假说、营养素缺乏假说有关。

3. 疾病分类

自闭症有多种类型，分别为 Rett 综合征、儿童精神分裂症、儿童分裂样精神病、童年瓦解性精神障碍以及精神发育迟滞等，而不同类型的自闭症治疗方法有所区别，因此治疗时就要先确定具体类型。同时儿童自闭症根据社会交往的类型又可以分为冷漠型、主动但怪异型、被动型。

4. 疾病症状

孤独症多起病于 3 岁前，其中约 2/3 的患儿于出生后逐渐起病，约 1/3 的患儿经历了 1～2 年正常发育后退行性起病。儿童孤独症症状复杂，但主要表现为以下核心症状。

（1）社会交往障碍

儿童孤独症患儿在社会交往方面存在质的缺陷，他们不同程度地缺乏与人交往的兴趣，也缺乏正常的交往方式和技巧。具体表现随年龄和疾病严重程度的不同而有所不同，以与同龄儿童的交往障碍最为突出。

1）婴儿期　患儿回避目光接触，对他人的呼唤及逗弄缺少兴趣和反应，没有期待被抱起的姿势或抱起时身体僵硬、不愿与人贴近，缺少社交性微笑，不观察和模仿他人的简单动作。

2）幼儿期　患儿仍然回避目光接触，呼之常常不理，对主要抚养者常不产生依恋，对陌生人缺少应有的恐惧，缺乏与同龄儿童交往和玩耍的兴趣，交往方式和技巧也存在问题。患儿不会通过目光和声音引起他人对其所指事物的注意，不会与他人分享快乐，不会寻求安慰，不会对他人的身体不适或不愉快表示安慰和关心，常常不会玩想象性和角色扮演性游戏。

3）学龄期　随着年龄增长和病情的改善，患儿对父母、同胞可能变得友好而有感情，但仍然不同程度地缺乏与他人主动交往的兴趣和行为。虽然部分患儿愿意与人交往，但交往方式和技巧依然存在问题。他们常常自娱自乐，独来独往，我行我素，不理解也很难学会和遵循一般的社会规则。

4）成年期　患者仍然缺乏社会交往的兴趣和技能，虽然部分患者渴望结交朋友，对异性也可能产生兴趣，但是因为对社交情景缺乏应有的理解，对他人的兴趣、情感等缺乏适当的反应，难以理解幽默和隐喻等，较难建立友谊、恋爱和婚姻关系。

（2）交流障碍

儿童孤独症患儿在言语交流和非言语交流方面均存在障碍。其中以言语交流障碍最为突出，通常是患儿就诊的最主要原因。

1）言语交流障碍

言语发育迟缓或缺如：患儿说话常常较晚，会说话后言语进步也很慢。起病较晚的患儿可有相对正常的言语发育阶段，但起病后言语逐渐减少甚至完全消失。部分患儿终生无言语。

言语理解能力受损：患儿言语理解能力不同程度受损，病情轻者也多无法理解幽默、成语、隐喻等。

言语形式及内容异常：对于有言语的患儿，其言语形式和内容常存在明显异常。患儿常存在即刻模仿言语，即重复说他人方才说过的话；延迟模仿言语，即重复说既往听到的言语或广告语；刻板重复言语，即反复重复一些词句、述说一件事情或询问一个问题。患儿可能用特殊、固定的言语形式与他人交流，并存在答非所问、语句缺乏联系、语法结构错误、人称代词分辨不清等表现。

语调、语速、节律、重音等异常：患儿语调常比较平淡，缺少抑扬顿挫，不能运用语调、语气的变化来辅助交流，常存在语速和节律的问题。

言语运用能力受损：患儿言语组织和运用能力明显受损。患儿主动言语少，多不会用已经学到的言语表达愿望或描述事件，不会主动提出话题、维持话题，或仅靠其感兴趣的刻板言语进行交流，反复诉说同一件事或纠缠于同一话题。部分患儿会用特定的自创短语来表达固定的含义。

2）非言语交流障碍

儿童孤独症患儿常拉着别人的手伸向他想要的物品，但是其他用于沟通和交流的表情、动作及姿势却很少。他们多不会用点头、摇头，以及手势、动作表达想法，与人交往时表情常缺少变化。

兴趣狭窄和刻板重复的行为方式：儿童孤独症患儿倾向于使用僵化刻板、墨守成规的方式应付日常生活。具体表现如下。

①兴趣范围狭窄：患儿兴趣较少，感兴趣的事物常与众不同。患儿通常对玩具、动画片等正常儿童感兴趣的事物不感兴趣，却迷恋于看电视广告、天气预报、旋转物品、排列物品或听某段音乐、某种单调重复的声音等。部分患儿可专注于文字、数字、日期、时间表的推算、地图、绘画、乐器演奏等，并可表现出独特的能力。

②行为方式刻板重复：患儿常坚持用同一种方式做事，拒绝日常生活规律或环境的变化。如果日常生活规律或环境发生改变，患儿会烦躁不安。患儿会反复用同一种方式玩玩具，反复画一幅画或写几个字，坚持走一条固定路线，坚持把物品放在固定位置，拒绝换其他衣服或只吃少数几种食物等。

③对非生命物体的特殊依恋：患儿对人或动物通常缺乏兴趣，但对一些非生命物品可能产生强烈依恋，如瓶、盒、绳等都有可能让患儿爱不释手，随时携带。如果被拿走，则会烦躁哭闹、焦虑不安。

④刻板重复的怪异行为：患儿常会出现刻板重复、怪异的动作，如重复蹦跳、拍手、将手放在眼前扑动和凝视、用脚尖走路等。还可能对物体的一些非主要、无功能特性（气味、质感）产生特殊兴趣和

行为，如反复闻物品或摸光滑的表面等。

其他表现：除以上核心症状外，儿童孤独症患儿还常存在自笑、情绪不稳定、冲动攻击、自伤等行为。认知发展多不平衡，音乐、机械记忆（尤其文字记忆）、计算能力相对较好甚至超常。多数患儿在8岁前存在睡眠障碍，约75%的患儿伴有精神发育迟滞，64%的患儿存在注意障碍，36%～48%的患儿存在过度活动，6.5%～8.1%的患儿伴有抽动秽语综合征，4%～42%的患儿伴有癫痫，2.9%的患儿伴有脑瘫，4.6%的患儿存在感觉系统的损害，17.3%的患儿存在巨头症。以上症状和伴随疾病使患儿病情复杂，增加了确诊的难度，并需要更多的治疗和干预。

5. 诊断标准

参照ICD-10中儿童孤独症的诊断标准。

（1）3岁以前就出现发育异常或损害，至少表现在下列领域之一：①人际沟通时所需的感受性或表达性语言；②选择性社会依恋或社会交往能力的发展；③功能性或象征性游戏。

（2）具有以下1）、2）、3）项下至少六种症状，且其中1）项下至少两种，2）、3）两项下各至少一种：

1）在下列至少两个方面表现出社会交往能力实质性异常：①不能恰当地应用眼对眼注视、面部表情、姿势和手势来调节社会交往；②（尽管有充分的机会）不能发展与其智龄相适应的同伴关系，用来共同分享兴趣、活动与情感；③缺乏社会性情感的相互交流，表现为对他人情绪的反应偏颇或有缺损；或不能依据社交场合调整自身行为；或社交、情感与交往行为的整合能力弱；④不能自发地寻求与他人分享欢乐、兴趣或成就（如不向旁人显示、表达或指出自己感兴趣的事物）。

2）交流能力有实质性异常，表现在下列至少一个方面：①口语发育延迟或缺如，不伴有以手势或模仿等替代形式补偿沟通的企图（此前常没有呀呀学语的沟通）；②在对方对交谈具有应答性反应的情况下，相对地不能主动与人交谈或使交谈持续下去（在任何语言技能水平上都可以发生）；③刻板和重复地使用语言，或别出心裁地使用某些词句；④缺乏各种自发的假扮性游戏，或（幼年时）不能进行社会模仿性游戏。

3）局限、重复、刻板的兴趣、活动和行为模式，表现在下列至少一个方面：①专注于一种或多种刻板、局限的兴趣之中，感兴趣的内容异常或患儿异常地关注；或者尽管内容或患儿关注的形式无异常，但其关注的强度和局限性仍然异常；②强迫性地明显固着于特殊而无用的常规或仪式；③刻板与重复的怪异动作，如拍打、揉搓手或手指，或涉及全身的复杂运动；④迷恋物体的一部分或玩具的没有功能的性质（如气味、质感或所发出的噪音或振动）。

（3）临床表现不能归因于以下情况，如：①其他类型的广泛性发育障碍；②特定性感受性语言发育障碍及继发的社会情感问题；③反应性依恋障碍或脱抑制性依恋障碍；④伴发情绪/行为障碍的精神发育迟滞；⑤儿童少年精神分裂症和 Rett 综合征。

6. 疾病评估

（1）常用筛查量表

1）孤独症行为量表（ABC） 共 57 个项目，每个项目 4 级评分，总分 ≥ 31 分提示存在可疑孤独症样症状，总分 ≥ 67 分提示存在孤独症样症状，适用于 8 个月～ 28 岁的人群。

2）克氏孤独症行为量表（CABS） 共 14 个项目，每个项目采用 2 级或 3 级评分。2 级评分总分 ≥ 7 分或 3 级评分总分 ≥ 14 分，提示存在可疑孤独症问题。该量表针对 2～ 15 岁的人群，适用于儿保门诊、幼儿园、学校等对儿童进行快速筛查。当上述筛查量表结果异常时，应及时将儿童转介到专业机构进一步确诊。

（2）常用诊断量表

儿童孤独症评定量表（CARS）是常用的诊断工具。该量表共 15 个项目，每个项目 4 级评分。总分 < 30 分为非孤独症，总分 30～ 36 分为轻至中度孤独症，总分 ≥ 36 分为重度孤独症。该量表适用于 2 岁以上的人群。

此外，孤独症诊断观察量表（ADOS-G）和孤独症诊断访谈量表修订版（ADI-R）是目前国外广泛使用的诊断量表，我国尚未正式引进和修订。在使用筛查量表时，要充分考虑到可能出现的假阳性或假阴性结果。诊断量表的评定结果也仅作为儿童孤独症诊断的参考依据，不能替代临床医师综合病史、精神检查并依据诊断标准做出的诊断。

（3）发育评估及智力测验量表

可用于发育评估的量表有丹佛发育筛查测验（DDST）、盖泽尔发展诊断量表（GDDS）、波特奇早期发育核查表和心理教育量表（PEP）。常用的智力测验量表有韦氏儿童智力量表（WISC）、韦氏学前儿童智力量表（WPPSI）、斯坦福 - 比内智力量表、Peabody 图片词汇测验、瑞文渐进模型测验（RPM）等。

（二）中医认识

1. 病因病机

现代医学认为自闭症病因不明，中医古代文献中没有关于"自闭症"病名的记载，但是根据古代医家的各种描述，儿童自闭症当属"语迟""胎弱"等范畴。

（1）肝失条达，升发不利

肝主疏泄，具有调畅气机和调畅情志的作用。肝的疏泄功能正常，则气机调畅，心情开朗；肝失疏泄，则肝气郁滞，心情抑郁。因此，肝失疏泄直接反映在精神和情绪的改变上；临床上肝失疏泄常见于得病初起，表现为精神抑郁，表情淡漠，闷闷不乐，病情随情绪变化而波动；病程日久，情志不遂，肝郁化火，则性情急躁易怒。肝的生理功能是主升、主动，而升发对儿童的生长发育至关重要。长期的肝气郁结，升发不利，会造成儿童生长发育迟缓，内心及行为上的内向、孤独，最终会导致自我封闭的状态。肝开窍于目，因此肝的功能也可以反映于眼睛的活动状态。自闭症中有眼不视人，目光回避的表现，可认为是肝失疏泄、升发不利所造成的。

（2）神失所养，心窍不通

《素问·阴阳应象大论》曰"心主舌""在窍为舌"。《灵枢·忧恚无言》曰："舌者，音声之机也。"心气通于舌，舌才能柔软灵活，语言才能流利。《灵枢·经脉》曰："手少阴之别……循经入心中，系舌本。"心神失养，经脉不通在孤独症儿童中表现为少语、错语、无语、发音不清等症状。《素问·灵兰秘典论》"心者，君主之官也，神明出焉"，《灵枢·邪客》"心者，五脏六腑之大主也，精神之所舍也"都强调了心主神志的重要性。心主神志的功能正常，表现为精神振奋，神志清晰，思考灵活，反应敏捷。若心神失养，则自闭症患者表现为不认亲疏，表情淡漠，不愿交际，听而不闻，言语重复，难于理解等。

心主神志，心藏神。人体生命活动的外在表现以及人的精神、意识、思维活动都是"神"的具体表现。因此，《素问·灵兰秘典论》"心者，君主之官也，神明出焉"和《灵枢·邪客》"心者，五脏六腑之大主也，精神之所舍也"都强调了心主神志的重要性。动作怪异、兴趣狭窄、貌聪无慧等表现皆因心神失养所致。

（3）先天不足，肾精亏虚

肾为先天之本，藏精生髓。脑居颅内，由髓汇集而成。《灵枢·海论》曰："脑为髓之海。"若先天肾精不足，导致肾精亏虚不能化髓充脑，神明用之不足，元神不得滋养而发为精神活动异常。如母孕期间感受外邪，跌仆损伤，精神刺激，误服药物等损伤胎元；或父母健康欠佳，孕母素体虚弱，高龄妊娠导致胎儿禀赋不足。以上诸多因素都可以导致先天肾精不足，脑失所养，从而出现不同程度的智能障碍。此外，在分娩过程中，如果产程过长或胎吸、产钳等工具使用不当，也可直接损伤元神之府而引起智力障碍。

因此，中医理论认为自闭症病因病机为肝失条达，升发不利；心窍不通，神失所养；先天不足，肾精亏虚。同时其发病与脑损伤、遗传等脑病变也相关。其病位在脑，同心、肝、肾三脏有密切联系。

2. 辨证思路

（1）脏腑辨证

现代中医对儿童自闭症的病因病机做了积极探讨，刘刚等认为本病病位在脑，同心、肝、肾三脏密切相关，病机为先天不足、肾精亏虚，神失所养、心窍不通，肝失条达、升发不利三个方面，辨证分为心肝火旺、痰迷心窍、肾精亏虚来治疗。袁青等将本病辨证分为肝郁气滞、心肝火旺、痰迷心窍、肾精亏虚4型，其中肝郁气滞型与心肝火旺型最常见，占35.64%和29.70%。他认为本病多与"肝"的功能活动障碍相关。刘伍立等从中医精神、行为异常角度探讨本病，认为本病的发生有天性不足与习性不够双重因素。病因是先天脑神受损或不足，后天心、肝、脾调理不当，病机总体上是脑神惑乱和脑神不足，病位主要在脑，与心、肝、脾、肾相关，临床表现为神乱或少神等神志异常，以及或静多动少，或动多静少，或动静惑乱的动静异常。张建明认为本病根本原因在于"胎毒闭心"，以心肝火旺，阳亢风动为基本病机。以上诸家从不同角度阐述了自己对儿童自闭症的病因病机认识。值得肯定的是他们都认识到此病与心有关（严格地讲应是心神，或称识神），并提及脑神（脑为元神之府），说明中医将自闭症归属神病范畴。

（2）经络辨证

中医认为奇经八脉主治先天疾病。儿童自闭症的主要病机是先天不足，导致生长发育失衡、脏腑功能异常、经脉阻滞，涉及语言、认知、情感、行为等多方面的发育障碍。另外，儿童与成人生理功能有明显差异：儿童时期的奇经八脉之经气运行尚未闭阻。因此，中医认为本病的治疗原则是奇经八脉论治：激发和疏通奇经八脉为主，调理脏腑功能为辅，再应用特定穴治疗。

1）阴跷、阳跷脉　奇经八脉犹如气之湖泽，《奇经八脉考》云："盖正经犹夫沟渠，奇经犹夫湖泽，正经之脉隆盛，则溢于奇经。"当人体气血盛，则气溢而流注于奇经八脉之中。八脉以阳跷、阴跷及督脉能入于脑，是濡养颅脑、炼气养神的重要经脉。《针灸甲乙经》说：

"跷脉有阴阳，气之在身也，如水之流，如日月之行不休。故阴脉营其脏，而阳脉营其腑，如环之无端，莫知其纪，终而复始，其流溢之气，内溉脏腑，外濡腠理。"李时珍《奇经八脉考》说："紫阳《八脉经》云：八脉者，先天大道之根，一炁之祖，采之惟在阴跷为先。此脉才动，诸脉皆通。次督、任、冲三脉，总为经脉造化之源。"阴阳二跷交于照海及申脉，按揉照海、申脉，激发阴阳跷脉经气，是治疗自闭症的重要穴位。

2）任督二脉　督脉总督诸阳经，古有"病变在脑，首取督脉"之说。督脉与脑直接联系，《难经·二十八难》："督脉者，起于下极之俞，并于脊里，上至风府，入属于脑。"督脉从下而上贯穿整条脊柱，联系各脏腑，将人体脏腑之精微上输于脑，发挥治疗作用；任脉对一身阴经脉气具有总揽、总任的作用。《素问·调经论》曰："五脏之道皆出于经隧，以行血气；血气不和，百病乃变化而生，是故守经隧焉。"任督二脉统领诸经，与人体的多条经脉相互交会，内联五脏六腑，外达四肢百骸，对全身各脏腑、经络均有整体调节作用。

3）先天不足，调"肠"为先　吴旭教授临床发现，孤独症谱系障碍（ASD）患儿不仅有社交、语言障碍等神经行为症状，还多伴便秘、腹痛、泄泻等不同程度的胃肠道症状。从经络理论来看，《灵枢·本输》言："大肠小肠，皆属于胃，是足阳明也。"足阳明胃经经脉"循发际，至额颅"，手阳明大肠经经筋"其支者上颊，结于頄，直者……络头，下右颌"，手足阳明经循头络脑，共同主治神志病、胃肠病。《灵枢·经脉》记载阳明经病候，曰："病至则恶人与火，闻木声则惕然而惊，心欲动，独闭户塞牖而处……贲响腹胀，是为骭厥"，这体现了"神"与"肠"在症状上的直接联系。而手少阴心经与手太阳小肠经相互络属，互为表里，二者可通过经脉、经别以增进与脑的联系。

此外，吴旭教授认为冲脉起着承接作用，《素问·痿论》言："冲脉者……主渗灌溪谷，与阳明合于宗筋。"其前合阳明，可灌水谷。《灵枢·逆顺肥瘦》言："夫冲脉者……其上者，出于颃颡，渗诸阳，灌诸精。"其上行至头，可渗气血。阳明为水谷之海，冲脉为血海，脑为髓海，三者可以形成一个以"肠－冲脉－神"为轴的体系。《灵枢·海论》言："血海不足，亦常想其身小，狭然不知其所病……水谷之海不足，则饥不受谷食……髓海不足，则脑转耳鸣，胫酸眩冒，目无所见，懈怠安卧。"治疗先调"肠"，可使水谷得充，气血得以生化，神有所生，血海得盈，气血得以输布，神有所传，髓海得灌，气血得以渗透，神有所养，故主张治疗 ASD 以调"肠"为先。

二、治疗

（一）药物治疗

1. 西药治疗

近年来试用传统的或新型的抗精神病药物等进行生物医学干预，效果仍待进一步提高，尤其是副作用很大，这一点一直为大家所诟病。若患者伴随的精神神经症状明显，威胁到自身或者他人安全，或严重干扰患者接受教育和训练，影响日常生活，可使用药物对症治疗。目前，用于治疗孤独症的药物主要是抗精神病药物、抗抑郁药物、中枢兴奋药物等。然而长期、大量使用上述药物易导致多系统损害。

（1）利培酮

2006 年，利培酮获得美国食品药品管理局批准治疗 5 ～ 16 岁孤独症患儿。药物能改善患者发脾气等易激惹症状、自伤和攻击行为。开始剂量 0.25 ～ 0.5mg，每日 2 次，以后根据病情调整剂量，剂量范围 0.5 ～ 6mg/d。常见镇静和锥体外系副作用。

（2）中枢兴奋药物

适用于合并注意缺陷和多动症状患者。常用药物哌醋甲酯或苯异妥因（注：中枢兴奋药物仅限 6 岁以上患者使用）。

（3）抗癫痫药物

丙戊酸盐、卡马西平、硝西泮用于合并癫痫发作者。

2. 中药治疗

以六味地黄丸合左归丸、天麻钩藤饮、羚羊角汤、丹栀逍遥散、左归丸、黄连阿胶汤等成方加减。

（二）针灸治疗

选穴

主穴为四神针、颞三针、智三针（神庭、双侧本神）、手智针（内关、神门、劳宫）、舌三针［取廉泉，其左右各旁开 1 寸为廉泉左和廉泉右；拇指间横纹平下颌前缘，拇指尖处为第 1 针（上廉泉），其左右各旁开 1 寸为第 2 针（廉泉左）、第 3 针（廉泉右）］。病程较长的患儿加足智针（涌泉、泉中），定神针（印堂、双阳白）。辨证取穴：痰蒙心窍证加脾俞、内关、丰隆；心脾两虚证加脾俞、心俞、三阴交；肾精亏虚证加太溪、涌泉、肾俞；心肝火旺证加心俞、肝俞、风池。对症取穴：临床症状中度，年龄 > 5 岁及病程长者，可加足智针；语言不利、发音困难、吐字不清，可加舌三针、哑门、廉泉。操作方法：头针行平刺进针，沿皮刺入帽状腱膜下 1 ～ 1.5 mm，沿皮由下向上刺入语言一区，沿皮由前向后刺入语言二、三区及智三针、百会，四神针行针尖向外平刺，紧贴骨膜，针深 15 ～ 20 mm，以抽气法运针 10 次，以内有吸附感为宜，留针 2 小时，行针 3 次，可在留针期间行一般功能训练。直刺手智针 15 ～ 20 mm，留针 30 分钟，行 2 次平补平泻法行针。每日 1 次，每周 5 次。2 组均 3 个月为 1 个疗程，连续治疗 2 个疗程。

（三）针药结合治疗优势

针药结合治疗自闭症具有较大优势，且临床效果较好，具体优势包括：针灸与药物相结合可以提高醒脑开窍、安神定志的作用，可改善患儿情感交流障碍，患儿更容易与外界沟通交流，达到治疗目的；针药结合可以更好地改善患儿脾胃功能，促进患儿发育，从而改善患儿语言功能；针灸可以通过安神调经、疏肝理气等方法，改善患儿睡眠质量、暴躁、易怒等症状，辅以中药治疗可以提高针灸的疗效，达到更好的治疗目的。

参考文献

［1］戴旭芳．自闭症的病因研究综述［J］．中国特殊教育，2006（03）：84-88.

［2］刘刚，袁立霞．儿童孤独症中医病因病机及辨证分型浅析［J］．辽宁中医杂志，2007（09）：1226-1227.

［3］袁青，吴至凤，汪睿超，等．靳三针治疗儿童自闭症不同中医证型疗效分析［J］．广州中医药大学学报，2009，26（03）：241-245.

［4］刘伍立，何俊德．自闭症中医精神、行为异常特征探讨［J］．湖南中医药大学学报，2006，26（5）：6-8.

［5］张建明．中医治疗精神神经类疾病有新说［J］．自我保健，2008（1）：33.

［6］张建国，苏咏芝，朱嘉俊，等．推拿治疗儿童自闭症探析［J］．环球中医药，2017，10（08）：1015-1017.

［7］朱力立，陈栋，张怡颖，等．吴旭"调肠治神"针法治疗孤独症谱系障碍经验［J］．中医杂志，2020，61（11）：950-953.

［8］赵伊黎．自闭症与感觉统合失调的关系［J］．医学信息（中旬刊），2011，9：4728-4729.

［9］张朝，于宗富，黄晓玲，等．听觉统合治疗孤独症儿童20例疗效分析［J］．中国妇幼保健，2011，26（14）：2121-2124.

第十二章　生殖系统疾病

第一节　围绝经期综合征

围绝经期综合征是指妇女绝经前后出现性激素波动或减少所致的一系列躯体及精神心理症状。临床表现为烘热汗出，烦躁易怒，潮热面红，失眠健忘，精神倦怠，头晕目眩，耳鸣心悸，腰背酸痛，手足心热，或伴月经紊乱等与绝经有关的症状。

古代医籍对本病无专篇记载，对其症状的描述可散见于"脏躁""百合病""老年血崩"等病中，如《金匮要略·妇人杂病脉证并治》指出："妇人脏躁，喜悲伤欲哭，象如神灵所作，数欠伸。"

一、疾病要点

（一）西医认识

1. 病因

（1）神经内分泌因素

随着年龄的增长，卵巢功能的逐步衰退，其所分泌的雌、孕激素含量下降，血中雌、孕激素含量减少，导致下丘脑－垂体－卵巢轴平衡轴失调，自主神经中枢及其所支配下的各脏器功能均受到一定影响，进而出现自主神经功能失调的症状。雌激素水平减少以及下丘脑 β－内啡肽活性的降低，使去甲肾上腺素抑制被减弱，血 β－内啡肽含量的下降，引起血 β－内啡肽自身抗体含量亦降低，进而导致神经内分泌调节功能的紊乱。内分泌的变化，还可引起体表及末梢血管舒缩功能改变，末梢血管扩张，血流增加，可引起潮热汗出等症状。

（2）社会文化因素

随着社会经济的快速发展，生活节奏越来越快，生活压力也越来越大，女性患围绝经期综合征的概率也随之增加，且影响较大。

（3）精神因素

除了神经内分泌因素，社会环境、生活压力的影响，个人的性格和精神因素与发病也有很大的关系。故女性的身心健康至关重要，所以维持围绝经期女性的身心健康成为围绝经期领域的难点及热点，目前已介入包括早期保健、生活方式的改变及心理疏导等物理治疗措施。

2. 病理假说

（1）神经内分泌、免疫网络假说

由于体内雌激素水平过度下降，免疫活性细胞不能获得生理剂量的雌激素刺激，雌激素受体随之下降，继而免疫活性细胞不能有效产生足够量的 IL-2 及 β-内啡肽等免疫介质，与去甲肾上腺素的比例失调，最终导致围绝经期综合征临床症候群。

（2）自由基假说

体内自由基的含量与衰老有着密切关系。正常的机体有适应环境的各种保护修复的机制，形成一个完整的抗氧化防御系统能对自由基进行清除，并修复被自由基破坏的细胞。如果机体内这种机制平衡失调，则自由基对组织将产生不可逆的损伤，使组织细胞化学结构发生破坏性反应，并随着破坏层次逐渐扩展而造成功能损坏。卵巢的衰老导致了卵巢功能的衰退，导致出现围绝经期综合征临床症候群。

（3）其他

此外，还有血管舒缩因子学说及肾上腺皮质学说，在围绝经期综合征发病学中的作用目前尚未定论。

3. 疾病分类

存在多种分类方式。

4. 疾病症状

临床表现为烘热汗出、心烦易怒、心慌心跳、手足心热、头痛头晕、耳鸣、失眠、精神抑郁、焦虑不安等。

5. 诊断标准

西医诊断标准参照《妇产科学》以及《临床诊疗指南：妇产科学分册》。

（1）在 40 岁以上妇女，月经紊乱或绝经并伴随出现以下三组症状中的任一项：①典型的血管舒缩功能不稳定症状，如潮热、汗出、胸闷、心悸等；②精神神经症状，如抑郁、焦虑、烦躁、易激动等；③泌尿生殖道萎缩症状，如阴道干烧灼感、性交痛、尿频尿急、反复泌尿道感染等。

（2）血清 FSH 和 E_2 值测定。 检查血清 FSH 值及 E_2 值了解卵巢功能。绝经过渡期血清 FSH > 10U/L，提示卵巢储备功能下降。闭经、FSH > 40U/L 且 E_2 < 10 ～ 20pg/mL，提示卵巢功能衰竭。

（3）抗米勒管激素 AMH 测定。AMH 低至 1.1ng/mL 提示卵巢储备下降；若低于 0.2ng/mL 提示即将绝经；绝经后 AMH 一般测不出。

6. 疾病评估

目前临床上较多应用的评价围绝经期生存质量的量表主要有 Kupperman 评分、世界卫生组织生存质量测定量表和简化版 WHOQOL-BRIEF 量表及有着很好的信度和效度的绝经期生存质量量表 Menopause-Specisic Quality of Life（MENQOL）。

（二）中医认识

1. 病因病机

本病的发生与妇女绝经前后的生理特点密切相关。七七之年，肾气渐衰，天癸渐竭，冲任二脉逐渐亏虚，月经将断而至绝经，在此生理转折时期，受身体内外环境的影响，如素体阴阳有所偏衰，素性抑郁，宿有痼疾，或家庭、社会等环境变化，易导致肾阴阳平衡失调而发病。

"肾为先天之本"，又"五脏相移，穷必及肾"，故肾之阴阳失调，每易波及其他脏腑。而其他脏腑病变，久则必然累及于肾，故本病之本在肾，常累及心、肝、脾等脏，致使本病证候复杂。

（1）肾阴虚

肾阴素虚，精亏血少，绝经前后，天癸渐竭，精血衰少；或忧思不解，积念在心，营阴暗耗；或房事多产，精血耗伤，肾阴更虚；真阴亏损，冲任衰少，脏腑失养，遂致绝经前后诸证。

（2）肾阳虚

素体肾阳虚衰，绝经前后，肾气更虚；或房事不节，损伤肾气；命门火衰，冲任失调，脏腑失于温煦，遂致绝经前后诸证。

（3）肾阴阳两虚

肾藏元阴而寓元阳，若阴损及阳，或阳损及阴，真阴真阳不足，不能濡养、温煦脏腑，冲任失调，遂致绝经前后诸证。

（4）心肾不交

绝经前后，肾水不足，不能上济于心，心火独亢，热扰心神，出现心肾不交，遂致绝经前后诸证。

2. 中医诊断

中医诊断标准参照《中医妇科学》。

（1）病史

发病年龄多在 45～55 岁，若在 40 岁以前发病者，应考虑为"卵巢早衰"。发病前有无工作、生活的特殊改变，有无精神创伤史及双侧卵巢切除手术或放射治疗史。

（2）症状

月经紊乱或停闭，随之出现烘热汗出，潮热面红，烦躁易怒，头晕耳鸣，心悸失眠，腰背酸楚，面浮肢肿，皮肤蚁行样感，情志不宁等症状。

3. 辨证要点

本病的发生以肾虚为本，临证应主要根据临床表现、月经紊乱的情况及舌脉辨其属阴、属阳，或阴阳两虚，或心肾不交。

4. 鉴别诊断

（1）眩晕、心悸、水肿

绝经前后诸证的临床表现可与某些内科病，如眩晕、心悸、水肿等相类似，临证时应注意鉴别。

（2）癥瘕

绝经前后的年龄为癥瘕好发期，如出现月经过多或经断复来，或有下腹疼痛，浮肿，或带下五色，气味臭秽，或身体骤然明显消瘦等症状者，应详加诊察，必要时结合西医学辅助检查，明确诊断，以免贻误病情。

二、治疗

（一）药物治疗

1. 西药治疗

（1）一般治疗

通过心理疏导，使绝经过渡期妇女以乐观的心态适应该生理过程。必要时服用镇静类药物，如睡前服用艾司唑仑 2.5mg。谷维素有助于调节自主神经功能，口服 20mg，每日 3 次。

（2）激素补充治疗

①雌激素制剂：应用雌激素原则上应选择天然制剂，常用雌激素有戊酸雌二醇（Estradiol Valerate）、结合雌激素（Conjugated Estrogen）、17B- 雌二醇经皮贴膜、尼尔雌醇（Nylestriol）；②组织选择性雌激素活性调节剂：替勃龙；③孕激素制剂：常用醋酸甲羟孕酮（Medroxyprogesterone Acetate，MPA）、微粒化孕酮（Micronized Progesterone）。

（3）非激素类药物

选择性 5- 羟色胺再摄取抑制剂、钙剂、维生素 D。

2. 中药治疗

（1）肾阴虚证

以滋肾益阴，育阴潜阳为主，代表方为六味地黄丸加减。

（2）肾阳虚证

以温肾壮阳，填精养血为主，代表方为右归丸加减。

（3）肾阴阳俱虚证

以阴阳双补为主，代表方为二仙汤合二至丸加减。

（4）心肾不交证

以滋阴补血，养心安神为主，代表方为天王补心丹加减。

（二）针灸治疗

1. 体针

肾阴虚者取肾俞、心俞、太溪、三阴交、太冲，毫针刺，用补法。肾阳虚者取关元、肾俞、脾俞、章门、足三里，毫针刺，用补法可灸。

2. 耳针

取内分泌、卵巢、神门、交感、皮质下、心、肝、脾等穴，可用耳穴埋针、埋豆，每次选用 4～5 穴，每周 2～3 次。

（三）针药结合治疗优势

针灸可增强单纯中药治疗的临床疗效。经过 1～2 个月的治疗，针药结合治疗在改良 Kupperman 评分表以及 SF-36 健康调查简表的评分变化上较单纯药物治疗更为显著。针药结合治疗可显著改善围绝经期综合征的总体症状，提高围绝经期妇女的生存质量。在不良反应方面，针药结合和单纯药物并无显著性差异。针刺结合中药治疗能改善围绝经期患者的整体症状，优于单纯中药治疗；针刺结合中药治疗能改善围绝经期生存质量中的血管舒缩、生理、心理及性生活维度，使患者的生活质量得到显著提高，并优于单纯中药治疗；针刺结合中药治疗能升高 E_2 水平、降低 FSH 及 LH 水平，且在改善 E_2 水平方面明显优于单纯中药治疗。

参考文献

［1］中华医学会.临床诊疗指南：妇产科学分册［M］.北京：人民卫生出版社，2009.

［2］谢幸，孔北华，段涛.妇产科学［M］.9版.北京：人民卫生出版社，2018.

［3］陈林兴、陈景华.中医妇科学［M］.北京：中国中医药出版社，2018.

［4］陈妙霞，针药结合对围绝经期综合征疗效及生存质量的影响［D］.广州中医药大学，2011.

［5］曾华伦.针药结合对围绝经期综合征生存质量及内分泌影响的临床研究［D］.广州：广州中医药大学，2012.

第二节　多囊卵巢综合征

多囊卵巢综合征（polycystic ovarian syndrome，PCOS）是一种以雄激素水平增高、持续性无排卵为特征的内分泌紊乱综合征。本病在育龄妇女中发病率为5%～10%，常见症状有月经异常、不孕、多毛、肥胖、痤疮，以及雄激素过多、持续无排卵等。并随年龄的增长而出现胰岛素抵抗、高胰岛素血症和高脂血症。近年来随着研究的深入，逐步认识到PCOS并非一种单一疾病，而是一种多病因、表现极不均一的临床综合征。其病因涉及中枢神经系统、垂体－卵巢轴、肾上腺、胰岛及遗传等方面，其病理生理变化不但涉及生殖健康方面，还涉及神经、内分泌、代谢及肿瘤发生等其他方面。

中医学中无此病名，根据其临床表现应属中医学的"月经过少""月经后期""闭经""崩漏""不孕"等病症范畴。

一、疾病要点

（一）西医认识

多囊卵巢综合征（PCOS）为一种多因性疾病，现已证实其与遗传、基因多态性、代谢综合征（MS）及环境心理等因素相关，但具体机制仍不明确。综合研究归纳如下：

1. 病因

（1）遗传因素

遗传因素与 PCOS 密切相关，PCOS 具有家族聚集性现象，一级亲属肥胖、糖尿病、冠心病、早秃（男性）、月经稀发（女性）可能是 PCOS 的独立遗传表型。PCOS 患者在同卵双胞胎中的发病率显著高于非同卵双胞胎的现象亦可证明，但迄今尚未发现特异的 PCOS 致病基因。目前研究发现，表观遗传修饰可能参与 PCOS 的发病。

（2）肥胖

约 50% PCOS 患者伴有肥胖，多呈中心型肥胖，体重指数＞ 25。肥胖会降低激素结合球蛋白水平，增加雄激素和胰岛素的分泌以及胰岛素抵抗。

（3）慢性炎症

有研究表明慢性炎症可能是胰岛素抵抗的启动因素，各种刺激均可引起 IL-6、TNF-α 和血管紧张素 I 增加，作用于肝脏，导致急性 C 反应蛋白水平升高，抑制胰岛素受体酪氨酸激酶活性，加重胰岛素抵抗，进而发生一系列的代谢性疾病、心血管疾病以及 PCOS。

（4）环境因素

胎儿期子宫内高雄激素环境、化学物质污染、抗癫痫样药物、地域、营养和生活方式等可能是 PCOS 发病的危险因素和易患因素。

（5）精神心理因素

研究发现应激状态下儿茶酚胺如多巴胺（DA）、去甲肾上腺素（NE）、促肾上腺皮质激素释放激素（CRH）、促肾上腺皮质激素

（ACTH）、生长激素（GH）、催乳素（PRL）、肾素 - 血管紧张素 - 醛固酮等分泌都可能增加。而这其中的很多神经递质和激素正是 PCOS 形成的相关因素。

2. 病理假说

（1）卵巢变化

典型的变化是双侧卵巢对称性增大至正常卵巢的 2 ～ 5 倍，表面光滑，包膜增厚呈灰白色，均匀性增厚，较正常厚 2 ～ 4 倍。包膜下有大量大小不等的小囊泡，直径多在 2 ～ 9mm。早期卵巢呈多囊性变化；中期卵巢囊性卵泡出现硬化现象；晚期卵巢中囊性卵泡萎缩、间质纤维化，卵巢缩小变硬。

（2）子宫内膜变化

子宫内膜主要表现为无排卵型的子宫内膜，表现多样化。如单纯型增生、复杂型增生、不典型增生，或表现为腺瘤状甚至内膜癌变。

3. 发病机制

（1）下丘脑 - 垂体功能障碍

PCOS 患者黄体生成素（LH）值高，卵泡刺激素（FSH）值正常或偏低，LH/FSH > 2 ～ 3，静脉注射 GnRH 后 LH 可出现过度反应。可能是由于外周雄激素过多，被芳香化酶转化成过多的雄激素持续干扰下丘脑 - 垂体的功能，导致下丘脑 - 垂体功能失调。此外，研究发现 PCOS 患者的卵巢也可能分泌"抑制素"，抑制 FSH 的分泌，影响卵泡的发育成熟，出现较多的囊状卵泡。近年发现高胰岛素血症和增高的胰岛素样生长因子（IGF）也可使 LH 分泌增多。

（2）肾上腺皮质功能异常

部分 PCOS 患者伴有肾上腺高雄激素血症，肾上腺分泌的雄激素升高可能是肾上腺皮质 P450c17 酶的复合物调节失常，使甾体激素在生物合成途径中从 17- 羟孕酮至雄酮缺乏酶的阻断。肾上腺功能异常可以影响下丘脑 - 垂体 - 卵巢轴的关系异常与分泌异常。

（3）胰岛素抵抗（imsulin rsisance）与高胰岛素血症

目前认为胰岛素抵抗与高胰岛素血症是 PCOS 常见的表现。

PCOS 患者胰岛素水平升高能使卵巢雄激素合成增加，雄激素活性增高可明显影响葡萄糖和胰岛素的内环境稳定。伴有高雄激素血症的 PCOS 患者无论肥胖与否，即使月经周期正常，均伴有明显的胰岛素抵抗。

（4）卵巢局部自分泌旁分泌调控机制失常

目前多数学者推断 PCOS 患者卵泡内存在某些物质，如表皮生长因子（ECF）、转化生长因子 α（TGF-α）及抑制素（inhibin）等，抑制了颗粒细胞对 FSH 的敏感性，提高了自身 FSH 阈值，从而阻碍了优势卵泡的选择和进一步发育。

（5）高泌乳素血症

20%～30% 的 PCOS 患者伴高泌乳素血症。引起高泌乳素血症的机制尚不清楚。可能与血雌酮增多、下丘脑多巴胺相对不足有关。

4. 疾病症状

（1）症状

①月经失调、月经稀发、功能失调性子宫出血以至闭经；②激素紊乱或卵巢功能不全引起无排卵，或者卵子质量差或孕激素缺乏造成子宫内膜生长不良，不利于受精卵着床、发育所引起的不孕症；③高雄激素相关临床表现，如多毛、痤疮、女性型脱发、皮脂溢出及男性化表现等；④常伴有其他疾病表现，如肥胖、黑棘皮症、阻塞性睡眠窒息、抑郁等。

（2）体征

双侧卵巢增大。

（3）辅助检查

1）内分泌激素测定

血清 LH、FSH：血清 LH 与 FSH 的比值与浓度均异常，呈非周期性分泌，大多数患者 LH 增高，而 FSH 相当于早期卵泡期水平、稍低，LH/FSH ＞ 2.5～3，无排卵前 LH 峰。

血清雄激素：睾酮水平升高，但通常不超过正常范围上限 2 倍，硫酸表雄酮、硫酸脱氢表雄酮水平正常或轻度增高。

血清雌激素：雌酮（E_1）水平升高、雌二醇（E_2）正常或轻度升高，且水平波动小，无正常的月经周期性变化，恒定于早卵泡期水平，$E_1/E_2 > 1$，高于正常周期。

血清泌乳素（PRL）：可轻度升高，但因高泌乳素血症可出现类PCOS 症状，应加以鉴别。

尿 17- 酮类固醇：正常或轻度升高。正常时提示雄激素来源于卵巢，升高反映肾上腺雄激素的分泌增多。

其他：腹部肥胖型患者应检测空腹血糖、空腹胰岛素、空腹血脂及口服葡萄糖耐量试验（OGTT）、肝肾功能。

2）B 型超声检查

卵巢体积增大，为正常卵巢体积 $1 \sim 4$ 倍，面积 $> 5.5cm^2$，体积可达 $10cm^3$。包膜回声增强，轮廓较光滑，间质增多回声增强；一侧或两侧卵巢皮质周边有多个囊性卵泡，常大于 10 个，直径 $2 \sim 9mm$，呈项链征或网状分部。连续监测未见优势卵泡发育及排卵迹象。2011 年 我国卫生行业标准 PCO 超声诊断：一侧或双侧卵巢内直径 $2 \sim 9mm$ 的卵泡数 12 个，或卵巢体积 $\geq 10cm^3$［卵巢体积按 $0.5 \times$ 长径（cm）$\times$ 横径（cm）$\times$ 前后径（cm）计算 ］。

（4）专科检查

1）基础体温测定　表现为单相型基础体温曲线。

2）诊断性刮宫　选择月经来潮前数日或月经来潮 6 小时内进行，子宫内膜呈不同程度增殖改变，无分泌期改变。

3）腹腔镜检查　双侧卵巢均匀性增大，包膜增厚，表面光滑，无排卵孔，呈灰白色，有新生血管，包膜下显露多个卵泡，无排卵迹象，无黄体，无血体。镜下取卵巢组织送病理检查，可明确诊断。

5. 诊断标准

2011 年 7 月 1 日我国卫生部发布《中国的 PCOS 最新诊断标准》，并于 2011 年 12 月 1 日开始使用。该标准将"月经稀发或闭经或不规则子宫出血"定为诊断的必需条件。伴"高雄激素"和"PCO"任意一种表现可诊断为" 疑似 PCOS"。超声表现为卵巢多囊样改变：超声示一侧或双侧卵巢直径 2～9mm 的卵泡≥12 个，和（或）卵巢体积 210mL。上述条件需符合 3 项中的 2 项，并需排除其他原因引起的高雄激素疾病。PCOS 的分型主要关注 3 个方面：①有无肥胖及中心性肥胖；②有无糖耐量受损、糖尿病、代谢综合征；③有无高雄激素血症。

（二）中医认识

中医虽无多囊卵巢综合征病名，但随着中西医结合诊断治疗的不断发展，根据中医学相关疾病的治疗原则和临床实践，根据其临床症状运用中医辨证与辨病结合的方法探索总结了 PCOS 的病因病机，并进行治疗，临床疗效尚可。辨证施治根据中医理论审证求因，本病责之于肾、肝、脾三脏，气滞、痰湿、瘀血等为致病因素，故临床常分为肾虚、痰湿阻滞、气滞血瘀、肝经湿热等证型辨证论治。

辨证分型

（1）痰湿阻滞

主要证候：月经周期延后，经量少，色淡质黏稠，渐致闭经，或婚久不孕，带下量多，胸闷泛恶，形体丰满或肥胖，喉间多痰，毛发浓密，神疲肢重；苔白腻，脉滑或沉滑。

（2）气滞血瘀

主要证候：月经周期延后，经量多或少，经期淋漓不净，色暗红，质稠或有血块，渐致闭经，或婚久不孕；伴乳房胀痛，小腹胀痛拒按，胸胁胀痛；舌暗红或有瘀点，苔薄，脉沉涩。

（3）脾虚证

主要证候：月经后期，量少，甚则停闭。伴肢体倦怠，神疲乏力，食欲不振，呕恶痰涎，脘腹胀满，大便溏薄，面色萎黄，或四肢多毛；舌淡胖有齿痕，苔白腻，脉缓弱。

（4）肾虚证

主要证候：月经迟至，月经周期延迟，经量少，色淡质稀，渐至经闭，或月经周期紊乱，经量多或淋漓不净；或婚久不孕，腰腿酸软，头晕耳鸣，面色不华，身疲倦怠，畏寒，便溏；舌淡苔薄，脉沉细。

（5）肾虚肝郁证

主要证候：月经初潮迟至、后期，量少，甚至停闭，婚久不孕。伴腰酸乏力，或足跟痛，头晕耳鸣，心烦易怒，胸胁胀满，乳房胀痛，或精神抑郁，毛发浓密，面部痤疮；舌质暗，脉沉细或弦细。

（6）肝经湿热

主要证候：月经稀发，经量稀少或闭经，或月经紊乱，婚久不孕；体形壮实，毛发浓密，面部痤疮，经前乳房胀痛，大便秘结；苔薄黄，脉弦或弦数。

二、治疗

（一）药物治疗

1. 西药治疗

（1）诱发排卵

克罗米芬（CC）为一线促排卵药物，为类固醇类抗雌激素制剂，具有弱雌激素效应，能竞争性结合雌激素受体，减少细胞内受体，从而使 FSH 升高。从自然月经或黄体酮撤退出血的第 5 天开始，服用克罗米芬 50mg/d，共 5 天，如无排卵则每周期增加 50mg/d，直至 150mg/d。

（2）降低血雄激素水平

1）口服避孕药　对雌激素和孕激素无禁忌且有避孕要求的女性，口服避孕药是首选的治疗卵巢性高雄激素血症的药物。临床上首选药物是达英 35，其主要成分醋酸环丙孕酮，通过竞争结合雄激素受体，发挥降低雄激素生物活性的作用，且其孕激素样作用明显，能够抑制 LH 和雄激素的合成，使肝脏对雄激素的清除作用增强。常用的方法：自月经第 5 天起，每日口服 1 片，共 21 天，可服 3～6 个月。常见的副反应包括头晕、情绪抑郁、胃肠道反应、不规则阴道出血、体重增加、皮肤疾病和体液潴留。

2）糖皮质激素　肾上腺是雄激素的另一来源。虽然肾上腺来源的脱氢表雄酮（DHEA）和 DHEA-S 的雄激素活性较弱，但通过代谢可成为雌激素或活性强的雄激素。抗肾上腺雄激素生成药物的作用机制是通过抑制下丘脑－垂体－肾上腺轴活性，进而抑制 DHEA 的合成。临床上对克罗米芬抵抗的 PCOS 患者，可同时给予糖皮质激素地塞米松辅助治疗，诱发其排卵。常用药物为地塞米松，每晚 0.25mg 口服，不宜超过 0.5mg，以免抑制垂体－肾上腺轴活性。

3）安体舒通　可干扰雄激素合成并竞争雄激素受体。每日 100～200mg，分 2 次口服。但其可能有潜在增加男性胎儿女性化的风险，应用后 4 个月内应避孕。副反应为月经过多和月经不规则、乳房痛、头痛、情绪波动、乏力和性欲减退。

（3）改善胰岛素抵抗

1）二甲双胍　二甲双胍能够抑制小肠吸收葡萄糖，降低肝脏葡萄糖的合成，增加肌肉等外周组织对胰岛素的敏感性，并促进其对葡萄糖的吸收、利用。还通过调整机体代谢，降低血糖、血脂、血浆中脂肪细胞因子及炎性因子，进而改善胰岛素抵抗。二甲双胍通过改善胰岛素抵抗、降低空腹胰岛素水平，增加 PCOS 患者胰岛素敏感性，降低体重，可以改善月经周期，减少雄激素的产生，提高排卵率和受孕率。临床上常规的二甲双胍用法是 500mg 口服，每日 2～3 次，治疗时每 3～6 个月复诊 1 次。

2）噻唑烷二酮类药物　通过作用于特异性核苷酸序列重复区，使特定基因的表达得以调节，从而使脂肪组织、肌肉以及肝脏对胰岛素的敏感性增强，进而改善胰岛素抵抗，并有效抑制肾上腺来源的雄激素分泌。但在临床应用上，噻唑烷二酮类药物尚缺乏长期的安全性资料，且在孕期禁用，故临床应用中比较受限。

2. 中药治疗

（1）痰湿阻滞证

治法：化痰燥湿，活血调经。

方药：苍附导痰丸（《叶天士女科诊治秘方》）加桃仁、当归、红花、夏枯草。

（2）气滞血瘀证

治法：理气活血，祛瘀通经。

方药：膈下逐瘀汤（《医林改错》）。

（3）脾虚证

治法：健脾益气，燥湿除痰。

方药：参苓白术散（《太平惠民和剂局方》）加减。

（4）肾虚证

治法：益肾调冲。

方药：右归丸（《景岳全书》）加石楠叶、仙茅。

（5）肾虚肝郁证

治法：疏肝理气，补肾调经。

方药：调肝汤（《傅青主女科》）加减。

（6）肝经湿热证

治法：泻肝清热，除湿调经。

方药：龙胆泻肝汤（《医宗金鉴》）。

（二）针灸治疗

1. 痰湿阻滞证

主穴：肾俞、脾俞、足三里、照海、关元、丰隆。

配穴：悬钟、太溪、大赫、气穴。

手法：平补平泻，每日1次，20天为1个疗程。

2. 气滞血瘀证

主穴：关元、中极、子宫、三阴交。

配穴：肾虚者，取太溪、命门；头晕耳鸣者，取百会；腰膝酸软者，取腰眼、阴谷；气滞血瘀者，取合谷、血海、太冲。

手法：平补平泻，每日1次，20天为1个疗程。

3. 脾虚证

主穴：脾俞、足三里、合谷、三阴交、丰隆。

配穴：次髎、关元、中极。

手法：平补平泻，每日 1 次，20 天为 1 个疗程。

4. 肾虚证

主穴：关元、归来、子宫、肾俞、命门。

配穴：三阴交、太溪、百会、然谷、腰眼、阴谷。

手法：平补平泻，每日 1 次，20 天为 1 个疗程。

5. 肾虚肝郁证

主穴：关元、太溪、太冲、三阴交、子宫或卵巢。

配穴：肾俞、肝俞、足三里、合谷、气冲、太溪、地机、血海。

手法：平补平泻，每日 1 次，20 天为 1 个疗程。

6. 肝经湿热证

主穴：行间、丘墟、阴陵泉、中极、肝俞。

配穴：次髎、期门、蠡沟、太冲、脾俞、足三里。

手法：平补平泻，每日 1 次，20 天为 1 个疗程。

（三）针药结合治疗优势

针灸联合中药或西药，或针灸联合中、西药对 PCOS 有良好的治疗效应，且与单纯针灸、中药、西药相比，具有症状改善明显、遣方用药灵活、个体针对性强、毒副作用小等优点。三者有机组合，能充分利用中医针灸的整体效应，良性调节效应和西药的靶向性、针对性强等特性，从而实现综合整合，优势互补，增效减毒效应。具体表现为，针药结合治疗可以增强药物作用，降低药物使用剂量，使得激素使用剂量更为安全。减少激素药物副作用，针药结合治疗可以降低药物的不良反应。减轻药物带来的头晕头痛、心慌乏力、脾胃不适、脘腹胀满、便秘等副作用。针药结合能有机地结合中医针灸的整体调节效应和药物的靶向干预效应，从而更有效地调控激素水平，改善胰岛素抵抗，促进排卵，实现良好治疗效应。

参考文献

［1］韩延华，胡国华.妇科名家诊治多囊卵巢综合征临证经验［J］.北京：人民卫生出版社，2018.

［2］陈灏珠，林为果，王吉耀.实用内科学［M］.7版.北京：人民卫生出版社，2013.

［3］虞莉青，曹莲瑛，谢菁，等.电针联合克罗米芬干预多囊卵巢综合征促排卵助孕的疗效研究［J］.中国针灸，2018，38（03）：263-268.

［4］卢圣锋，陈霞，景欣悦，等.针药结合治疗多囊卵巢综合征的临床进展.时珍国医国药，2015，26（7）：1716-1718.

第三节 青春期功血

青春期功能失调性子宫出血（hebetic dysfunctional uterine bleeding，HDUB），简称为青春期功血，是指初潮后 1 ～ 2 年内由于下丘脑 – 垂体 – 卵巢轴（hypothalamic–pituitary–ovarian axis，HPO）发育不完善，引起生殖内分泌系统紊乱，而造成的子宫长期无规律性出血疾病。其中以无排卵型为多，占 80% ～ 90%。以不同程度的经量增多、经期延长、月经周期紊乱为主要临床表现。

中医学并无功能性子宫出血之名，但根据其临床表现特征，以及出血量的多少、出血时间的长短，将其归为"崩中""漏下""月经不调"的范畴。

一、疾病要点

（一）西医认识

1.病因

本病发生的主要是青春期女性卵巢正处于发育阶段，卵巢功能及排卵机制尚未完善，加之环境改变、精神紧张、激烈运动、营养不良等因素刺激，导致无排卵型出血。有的患者因为子宫出血时间长、量多，导致失血过多，甚至严重贫血，同时也增加了慢性炎症的急性发作及逆行感染的机会，从而进一步加重患者病情。

2. 病理假说

本病的发病机制是通过大脑皮质引起的下丘脑－垂体－卵巢轴调节机制失常，促卵泡生长激素水平高于促黄体生长激素，缺乏排卵所必需的促黄体生长激素高峰，导致无法排卵。卵泡产生大量雌激素或长期分泌少量雌激素，进而影响子宫内膜发生不同程度的增生改变，随之发生不规则剥脱出血，导致无排卵型出血。

3. 临床表现

（1）症状

青春期功血约占各种功血的20%。在初潮后最初两年内，月经周期不规则是常见的，多数患者能逐渐自行调整。但当发生子宫大量出血、出血时间过长、出血量过多或周期紊乱时，容易发生贫血，可出现头晕、无力、食欲不振、心悸、多梦、失眠等症状。一般无痛经史。

（2）体征

查体多有贫血貌。

（3）辅助检查

雌激素、孕激素测定无周期性波动，特别是孕激素始终停留在增殖期的水平。超声检查可了解子宫大小、形状，宫腔内有无赘生物，子宫内膜厚度等。

阴道分泌物涂片检查一方面可了解雌激素水平及周期性变化，由于患者卵巢不排卵，故无孕激素作用，无周期性变化；另一方面也可排除罕见的恶性肿瘤。

（4）实验室检查

查血常规和出血、凝血时间，以确定贫血程度和有无血液病。

（5）其他

应常规测甲状腺、肾上腺及肝功能以除外由这些疾病所引起的无排卵型功血。

4. 诊断标准

在将青少年的功血问题视为正常的生理过渡之前，对其进行必要的评估。有 2 ～ 3 年及以上无排卵性月经周期而未治疗者，推荐宫腔镜直视下取内膜送检或行诊刮术。除此以外，月经过多可能是某些遗传性出血疾病的重要临床表现。青少年应该首先排除先天性凝血功能障碍性疾病，尤其是特发性血小板减少性紫癜、血管性血友病和单凝血因子缺乏等。

（二）中医认识

本病的主要发病机制是由于青春期肾精未实，肾气未充，封藏失司，冲任不固，不能制约经血，致使月经紊乱，经期延长，继而出现不规则的阴道出血，轻者经血淋漓如漏，重者血下如注似崩，病情迁延。或因"肾气应盛未盛，或劳伤心肝乃至阴阳失衡"，或因"脾虚则统摄无权，冲任失固"，或因"血热妄行，发为崩漏"。

在辨证上要考虑到青春期功血肾精未实、肾气未充的病理特点。在治疗上要注意调整周期，培固冲任，以使月经恢复正常。

1. 脾气虚型

主要证候：出血量多，色淡质稀，面色萎黄，神疲乏力，气短懒言，纳少便溏，小腹空坠，舌质淡，脉弱无力。

2. 肾阳虚型

主要证候：出血量多或淋漓，色淡，身体瘦弱，精神萎靡，面色苍白，畏寒腰痛，小便清长，纳呆便溏，舌质淡而胖，舌边有齿痕，舌苔薄白，脉沉细无力。

3. 肾阴虚型

主要证候：出血量少或淋漓，色泽鲜红，身体瘦弱，头晕目眩，腰膝酸软，盗汗耳鸣，手足心热，舌质偏红，少苔，脉细数。

4. 气滞血瘀型

主要证候：出血淋漓或突然下血量多，有瘀血块，腹痛拒按，瘀块排除后其痛稍缓，乳房胀痛，舌质暗红，或有瘀斑，脉沉弦。

5. 肝郁化火型

主要证候：出血量多，色深红，口干苦，心烦易怒，面红目赤，舌质红，苔薄黄，脉弦数。

二、治疗

（一）药物治疗

1. 西药治疗

（1）激素类药物治疗

①复方口服避孕药（COCs）为青春期功血一线治疗药物，主要由复方炔诺酮片与复方醋酸甲地孕酮片配制而成，常用药物为优思明、达英 -35 等。规律性服用 3 ～ 6 个月后可以在一定程度上调节人工周期。妈富隆作为第三代口服避孕药，治疗青春期功血在临床上已广为应用，其主要成分为炔雌醇、去氧孕烯，其中炔雌醇为雌激素，能有效促进子宫内膜再生、修复，使创面血管快速凝血，而去氧孕烯具有孕激素活性，可使内膜组织增殖再分化，转化为分泌期子宫内膜，减少血流。②雌孕激素序贯疗法：戊酸雌二醇片每隔 8 小时一次，每次 2mg，出血减少后，改为每隔 12 小时服药一次，连用 3 天后改为 1mg/d，连续服用 21 天，后 10 天加用安宫黄体酮，初始给药剂量为每次 8mg，3 次 / 天。待患者症状减轻后，调整剂量为每次 6mg，1 次 / 天。连续治疗至少 3 个月经周期。③雌激素：适用于急性出血、血红蛋白 < 80g/L 或一般状况较差者。常用药物为戊酸雌二醇片，但服药后期需要加用孕激素撤退。不良反应主要体现在胃肠道反应、突破性出血、血栓风险等方面。④孕激素：在雌激素作用的基础上起拮抗作用，将内膜转化为分泌期，停药后功能层内膜完整剥离，有效提高子宫内膜稳定性。常用药物为醋酸甲羟孕酮 8mg/d（月经第 16 天开始，连用 7 天）或者黄体酮胶囊 2 ～ 3mg/d（月经第 12 天开始，服用 10 天），此适用于血红蛋白 > 80g/L 或有雌激素使用禁忌者，特别是有

生育需求患者。

（2）非激素类药物治疗

①抗纤溶药物：止血药物可以作为激素或外科治疗的替代，或用于纠正凝血缺陷。对于激素治疗失败并希望保持生育功能的妇女，止血治疗是首选。②非甾体抗炎药（NSAIDs）：代表药物如萘普生、布洛芬等，通过抑制环氧化酶降低前列腺素水平，使平衡朝着血栓烷方向倾斜，月经期间服用可以降低 25% ～ 35% 的经血损失。

（3）子宫动脉栓塞（uterine artery embolism，UAE）

子宫动脉栓塞术通过快速阻断血供，控制急性大出血，仅在严重出血危及生命时选用。

（4）子宫内膜消融术

子宫内膜消融术适用于因良性病因引起的月经过多、反复多次药物治疗无效、严重贫血无法改善以及无生育需求者。

（5）子宫切除术

此是青春期功血患者最终且最具侵袭性的手术，有相当长的恢复期，仅适用于反复治疗无效或症状严重无法改善者。在与患者及其家属充分沟通的前提下进行手术，保留双侧卵巢。

2. 中药治疗

（1）脾气虚型

治法：健脾益气，固冲止血，佐以收敛止血。

方药：固本止崩汤加减。黄芪 20g，白术 10g，煅龙骨 30g，煅牡蛎 30g，茜草根 10g，山萸肉 10g，炮姜 6g，人参 10g，熟地黄 10g。

（2）肾阳虚型

治法：温肾助阳，养血止血。

方药：五子衍宗丸加减。菟丝子 10g，覆盆子 10g，枸杞子 10g，五味子 6g，车前子 8g，续断 10g，鹿角胶 10g，杜仲 10g，山药 10g，山茱萸 10g，炮姜 6g，熟地黄 10g。

（3）肾阴虚型

治法：滋肾养阴，兼清热止血。

方药：六味地黄汤合二至丸加减。熟地黄 15g，山药 12g，山茱萸 10g，茯苓 10g，泽泻 10g，黑丹皮 8g，旱莲草 10g，女贞子 10g，黄柏炭 8g，地榆炭 10g，阿胶 12g，枸杞子 10g，桑寄生 10g。

（4）气滞血瘀型

治法：疏肝理气，活血化瘀。

方药：柴胡疏肝散合失笑散加减。柴胡 10g，白芍 10g，枳壳 8g，炙甘草 6g，五灵脂 10g，蒲黄 10g，当归 10g，黑丹皮 8g，田七 8g，黑茜草 10g，益母草 20g。

（5）肝郁化火型

治法：平肝清热，佐以止血。

方药：丹栀逍遥散合二至丸加减。柴胡 10g，当归 10g，白芍 10g，白术 10g，茯苓 10g，炙甘草 6g，旱莲草 10g，女贞子 10g，黑生地 10g，黑黄芩 8g，黑茜草 10g。

（二）针灸治疗

1. 体穴

脾俞、足三里、命门、肾俞、三阴交、血海、关元、断红、隐白、中极。每次取 3～4 穴针刺或合用艾灸。

2. 耳穴

子宫、卵巢、内分泌、脾、肾。每次取 2～3 穴针刺或用王不留行籽贴压。

（三）针药结合治疗优势

针药结合治疗的优势在于，针刺有通调脏腑经络，运行气血的作用，有助于药物成分更快更好地到达相应脏腑并快速起效；艾灸可以温通经络，助阳化气，在气虚、阳虚证的治疗中，可以起到增加药物疗效的作用，在气滞血瘀证的治疗中，可以增加行气止痛活血化瘀的作用。具体分型治疗方案如下：

1. 血热型

治法：清热凉血，滋阴固经。

方药：清热固经汤加味。黄芩 15g，栀子 15g，生地黄 15g，地骨皮 15g，地榆 15g，阿胶 10g，侧柏叶 15g，陈棕炭 10g，炙龟甲 15g，牡蛎 30g，甘草 10g。阴虚明显者加女贞子 10g，旱莲草 15g，

取穴：隐白、三阴交、血海、太冲、大敦等穴，均取双侧用泻法。

2. 脾虚型

治法：补气摄血，养血调经。

方药：固本止崩汤加减。党参 15g，黄芪 30g，白术 15g，熟地黄 30g，炮姜 10g，升麻 6g，山药 10g，乌贼骨 30g，大枣 6 枚，仙鹤草 30g。

取穴：关元、气海、隐白、三阴交、命门、足三里等穴，针用补法，并用艾条灸。

3. 肾阴虚型

治法：滋阴补肾，止血调经。

方药：知柏地黄丸加味。知母 15g，黄柏 10g，熟地黄 30g，山药 20g，山萸肉 15g，茯苓 15g，牡丹皮 15g，泽泻 15g，女贞子 15g，旱莲草 15g。

取穴：关元、三阴交、肾俞、然谷、阴谷等穴，针用补法。

4. 肾阳虚型

治法：温胃固冲，止血调经，

方药：左归饮加减。附子 10g，肉桂 10g，熟地黄 20g，山药 15g，山萸肉 15g，枸杞子 15g，肉苁蓉 15g，鹿角胶 10g，杜仲 10g，菟丝子 15g，续断 15g。

取穴：关元、气海、命门、肾俞、百会、隐白等穴，针用补法，并用艾条灸。

5. 血瘀型

治法：活血化瘀，止血调经。

方药：少腹逐瘀汤加减。小茴香 10g，干姜 10g，延胡索 15g，五

灵脂 10g，没药 10g，川芎 10g，当归 15g，生薄黄（布包）10g，肉桂6g，赤芍 20g，枳壳 10g，香附 10g，甘草 10g。

取穴：气海、三阴交、隐白、地机、气冲、冲门等穴，针用泻法。

参考文献

［1］谈勇.中医妇科学［M］.10 版.北京：中国中医药出版社，2016.

［2］郝耀仙.功能性子宫出血［M］.北京：中国中医药出版社，2005.

［3］王丽静，满玉晶，金文婷，等.青春期功血的中西医诊治进展［J］.世界最新医学信息文摘，2019，19（63）：67-68.

［4］严旭婷，宋阳，曲凡，等.青春期功血的诊治进展［J］.实用妇科内分泌杂志（电子版），2016，3（04）：11-13.

［5］包媛媛，洛若愚.青春期功能失调性子宫出血诊治进展［J］.中国性科学，2019，28（09）：61-64.

［6］李咏梅.青春期功血的中医辨证治疗［J］.卫生职业教育，2007（22）：138.

［7］高景芳，倪继昌，刘承德，等.针药并用治疗功能性子宫出血 100例［J］.针灸临床杂志，1999（03）：32-33.

第四节 盆腔炎性疾病后遗症

盆腔炎性疾病后遗症（sequelae of PID）是盆腔炎性疾病（PID）的遗留病变，以往称为慢性盆腔炎，多是由于 PID 未能得到及时正确的治疗，迁延日久而来，临床缠绵难愈，以不孕、输卵管妊娠、慢性盆腔痛、炎症反复发作为主要临床表现，严重影响妇女的生殖健康和生活质量。根据发病部位及病理不同，可分为慢性输卵管炎与输卵管积水、输卵管卵巢炎及输卵管卵巢囊肿、慢性盆腔结缔组织炎。

中医古籍无此病名记载，根据其临床表现，归属于"癥瘕""妇人腹痛""带下病""月经不调""不孕症"等范畴。

一、疾病要点

（一）西医认识

1. 病因

若盆腔炎性疾病未得到及时正确的诊断或治疗，可能会发生盆腔炎性疾病后遗症。主要病理改变为组织破坏、广泛粘连、增生及瘢痕形成。

2. 病理假说

现代医学认为慢性盆腔炎多由下生殖道逆行感染所致，致病菌经子宫内膜感染后，侵犯子宫肌层、浆膜层，最后累及宫旁结缔组织，输卵管内膜受累后，再经输卵管伞端播散于盆腔结缔组织，也可经淋巴、血液循环传播或邻近其他器官炎症直接蔓延。导致慢性盆腔炎发病的病原体较多，包括葡萄球菌、大肠杆菌、厌氧菌、链球菌等。除了非性病病原体外，性病病原体也是引起本病的重要病原体。

3. 疾病分类

根据发病部位及病理不同，可分为：①输卵管增生、增粗，输卵管阻塞；②输卵管卵巢粘连形成输卵管卵巢肿块；③若输卵管伞端闭锁、浆液性渗出物聚集形成输卵管积水或输卵管积脓，或输卵管卵巢脓肿的脓液吸收，被浆液性渗出物代替，形成输卵管积水或输卵管卵巢囊肿；④盆腔结缔组织表现为主、骶韧带增生、变厚，若病变广泛，可使子宫固定。

4. 临床表现

（1）不孕

输卵管粘连阻塞可致不孕。盆腔炎性疾病后不孕发生率为20%～30%。

（2）异位妊娠

盆腔炎性疾病后异位妊娠发生率是正常妇女的8～10倍。

（3）慢性盆腔痛

炎症形成的粘连、瘢痕以及盆腔充血，常引起下腹部坠胀、疼痛及腰骶部酸痛，常在劳累、性交后及月经前后加剧。文献报道约 20% 急性盆腔炎发作后遗留慢性盆腔痛。慢性盆腔痛常发生在盆腔炎性疾病急性发作后的 4～8 周。

（4）盆腔炎性疾病反复发作

由于盆腔炎性疾病造成的输卵管组织结构破坏，局部防御功能减退，若患者仍处于同样的高危因素，可造成再次感染导致盆腔炎性疾病反复发作。有盆腔炎性疾病病史者，约 25% 将再次发作。

5. 诊断标准

（1）病史

大多有 PID 发作史，或宫腔、盆腔手术史，或不洁性生活史。

（2）症状

下腹部疼痛或坠胀痛，痛连腰骶，常在劳累、性交后及月经前后加重。可伴有低热起伏，易疲劳，劳则复发，带下增多，月经不调，不孕等。

（3）检查

1）妇科检查　子宫常后倾后屈，压痛，活动受限或粘连固定；宫体一侧或两侧附件增厚，或触及呈条索状增粗的输卵管，或触及囊性肿块，压痛；宫骶韧带增粗、变硬、触痛。

2）辅助检查　①实验室检查：白带常规、细菌性阴道病（BV）、宫颈分泌物检测及血沉、血常规检查等可有异常发现；②B 超检查：可有一侧或两侧附件液性包块；③子宫输卵管造影检查：输卵管迂曲、阻塞或通而不畅；④腹腔镜检查：盆腔粘连，输卵管积水、伞端闭锁。

6. 鉴别诊断

（1）子宫内膜异位症

子宫内膜异位症与盆腔炎性疾病后遗症相似，但常表现为痛经，进行性加重；盆腔炎性疾病后遗症疼痛不仅限于经期，平时亦有腹部疼痛，且可伴有发热，抗感染治疗有效。妇科检查、B超、腹腔镜检查有助于诊断。

（2）盆腔瘀血综合征

两者均可表现为长期慢性下腹疼痛、腰骶痛。但盆腔瘀血综合征妇科检查多无明显异常，有时可见宫颈紫蓝或有举痛。腹腔镜检查及盆腔静脉造影有助诊断与鉴别。

（3）卵巢肿瘤

盆腔炎性疾病后遗症相关的输卵管积水或卵巢囊肿除有盆腔炎病史外，肿块呈腊肠形，囊壁较薄，周围有粘连。而卵巢良性肿瘤以圆形或椭圆形较多，多为囊性，表面光滑，活动；卵巢恶性肿瘤在阴道后穹窿触及盆腔内硬结节，肿块多为双侧，实性或半实性，表面凹凸不平，不活动，常伴有腹水，晚期可有恶病质征象。

（二）中医认识

本病病因较为复杂，但可概括为湿、热、瘀、寒、虚5个方面。湿热是本病主要的致病因素，瘀血阻遏为本病的根本病机。

1. 湿热瘀结

湿热内蕴，余邪未尽，正气已伤，气血阻滞，湿热与瘀血交结，阻滞冲任、胞宫、胞脉。

2. 气滞血瘀

素性抑郁，肝失条达，气机不利，气滞而血瘀，阻滞冲任、胞宫、胞脉。

3. 寒湿瘀滞

经行产后，余血未尽，冒雨涉水，感寒饮冷；或久居寒湿之地，寒湿伤及冲任、胞宫、胞脉，血为寒湿所凝，血行不畅，凝结瘀滞而发病。

4. 气虚血瘀

素体虚弱，或大病久病，正气不足，余邪留恋或复感外邪，留着于冲任、胞宫、胞脉，血行不畅，瘀血停聚而发病。

5. 肾虚血瘀

素禀肾气不足，或房劳多产，损伤肾气，冲任气血失调，血行瘀滞，或久病不愈，肾气受损，瘀血内结而发病。

二、治疗

（一）药物治疗

1. 西药治疗

以抗生素药物治疗为主，其中以头孢菌素类、四环素类、青霉素类、大环内酯类、氨基糖苷类、硝基咪唑类抗生素最为常用，多选用广谱类或者不同类型抗生素联合，在此基础上还可根据具体情况，选择手术治疗。

2. 中药口服治疗

湿热瘀结证以清热利湿，化瘀止痛为主，代表方为银甲丸加减。中成药可用花红胶囊、妇科千金胶囊。

气滞血瘀证以疏肝行气，化瘀止痛为主，代表方为膈下逐瘀汤加减。中成药可用坤复康胶囊。

寒湿瘀滞证以祛寒除湿，化瘀止痛为主，代表方为少腹逐瘀汤合桂枝茯苓丸加减。中成药可用桂枝茯苓胶囊。

气虚血瘀证以益气健脾，化瘀止痛为主，代表方为理冲汤加减。中成药可用丹黄祛瘀片。

肾虚血瘀证以温肾益气，化瘀止痛为主，代表方为温胞饮合失笑散加减。中成药可用妇宝颗粒。

3. 中药直肠导入

取红藤、败酱草、丹参、延胡索、三棱等随证加减。适用于各个证型者。

4. 中药外敷

（1）中药药包热敷

辨证选用中药，热敷于下腹部或腰骶部。

（2）中药穴位敷贴

辨证选用中药，研末或制成丸剂，敷贴于三阴交、气海、神阙、关元等穴位。

5. 中药离子导入

辨证选用中药浓煎后通过中药离子光电导入仪导入，使药物通过局部皮肤直接渗透和吸收。

（二）针灸治疗

取穴关元、气海、中极、曲骨、子宫、水道、归来、气冲、阴陵泉、三阴交。曲骨、气冲穴向盆腔方向斜刺 0.5 ～ 1.2 寸，使针感向会阴方向扩散。

或取穴肾俞、命门、八髎、秩边、三阴交。八髎穴深刺入骶后孔，秩边向内下方 45° 角斜刺，均使针感向外生殖器方向轻微扩散。

腹部和腰骶部穴位可交替进行，留针 30 分钟，亦可采用电针或温针灸。

（三）针药结合治疗优势

针药结合疗法包括针刺结合药物口服、药物穴位注射、针灸结合中药保留灌肠等，临床研究表明都能有效提高临床疗效。其增效机制可能涉及以下 3 个方面：①针刺穴位可能通过影响血药浓度的改变，从而介导针刺对药物的增效作用。②穴位针刺能够特异性地引起与其相关联的内脏靶器官对于靶向药物的吸收增加。针刺可能通过神经 - 内分泌 - 体液调节对体内脏器产生良性调整，特异性增强靶器官的兴奋性，使单位时间内灌流靶器官的药量增加。③穴位针刺特异性地提高了靶器官对该药物的反应性或敏感性。

参考文献

［1］豆雨伟，章成煜，乐石旺 . 针药结合治疗慢性盆腔炎 23 例的临床疗效观察［J］. 世界最新医学信息文摘，2019，19（89）：204-209.

［2］崔韶阳，袁双双，谭朝坚，等.针药并用治疗慢性盆腔炎临床观察［J］.上海针灸杂志，2018，37（02）：196-199.

［3］郑跃，刘丽.针药联合治疗气滞血瘀型慢性盆腔炎的临床疗效观察［J］.针灸临床杂志，2017，33（03）：9-12.

［4］芮康乐.针药结合治疗慢性盆腔炎30例临床观察［J］.新中医，2015，47（09）：201-202.

［5］邓真真，张珊媛，余文婷，等.中药热罨包联合穴位注射治疗慢性盆腔炎30例［J］.实用妇科内分泌杂志（电子版），2018，5（34）：38，40.

［6］黄旭丽.针灸结合穴位注射治疗慢性盆腔炎患者的实践研究［J］.中国现代药物应用，2018，12（17）：197-199.

［7］夏晓杰，丁宁，王昕.温针灸联合中药保留灌肠治疗气滞血瘀型慢性盆腔炎及其对血清炎性因子的影响［J］.辽宁中医药大学学报，2020，22（01）：163-166.

［8］罗岚.针灸配合理疗和中药保留灌肠治疗慢性盆腔炎临床效果观察［J］.中国社区医师，2019，35（29）：93-96.

［9］李文娟.针刺疗法结合中药保留灌肠治疗慢性盆腔炎的效果观察［J］.双足与保健，2019，28（05）：124-125.

［10］余玉娇.针药并用治疗湿热瘀滞型慢性盆腔炎临床观察［J］.浙江中西医结合杂志，2019，29（11）：947-949.

第五节　前列腺炎

慢性前列腺炎（chronic prostatitis，CP）是成年男性的常见病，好发于20～40岁的男性青壮年，主要表现为尿急、尿频、尿痛、夜尿增多、性功能障碍等，属中医学"白淫""精浊""白浊""淋证"等范畴。临床上，慢性前列腺炎一般分为慢性细菌性前列腺炎和慢性非细菌性前列腺炎，其临床表现多样，病情缠绵，易反复发作，对男性身心健康和生活质量造成严重的威胁。由于前列腺特殊的生理位置及解剖关系，多数抗生素不能透过血－前列腺屏障进入前列腺而达到有效血药浓度，临床抗炎治疗效果常常不甚理想。

一、疾病要点

（一）西医认识

1. 病因

Ⅰ型及Ⅱ型前列腺炎主要致病因素为病原体感染，致病菌以大肠埃希菌、克雷白杆菌、变形杆菌及铜绿假单胞菌为主，病原体随尿液侵入前列腺，导致感染。Ⅲ型前列腺炎发病机制未明，病因学十分复杂，存在广泛争议。Ⅳ型前列腺炎缺少相关发病机制的研究，可能与Ⅲ型的部分病因与发病机制相同。

2. 病理假说

慢性前列腺炎的发病机制可能是病原体感染，排尿功能障碍，精神心理因素，神经内分泌因素，免疫反应异常，氧化应激学说，下尿路上皮功能障碍等。在患者前列腺液（EPS）或精液中检测到了炎症细胞因子水平变化，如肿瘤坏死因子（TNF-α）、干扰素（IFN-γ）、白介素（IL-1、IL-6、IL-8、IL-10）等，前列腺腺泡内有大量T淋巴细胞浸润，且腺泡内浸润的T淋巴细胞与精液中的细胞因子的水平相关。

3. 疾病分类

前列腺炎（prostatitis）是指由多种复杂原因引起的，以尿道刺激症状和慢性盆腔疼痛为主要临床表现的前列腺疾病。前列腺炎是泌尿外科的常见病，在泌尿外科50岁以下男性患者中占首位。尽管前列腺炎的发病率很高，但其病因仍不是很清楚，尤其是非细菌性前列腺炎，因此其治疗以改善症状为主。1995年美国国立卫生研究院（NIH）制定了一种新的前列腺炎分类方法，Ⅰ型：相当于传统分类方法中的急性细菌性前列腺炎。Ⅱ型：相当于传统分类方法中的慢性细菌性前列腺炎。Ⅲ型：慢性前列腺炎/慢性盆腔疼痛综合征。Ⅳ型：无症状性前列腺炎。其中，非细菌性前列腺炎远较细菌性前列腺炎多见。

4. 疾病症状

Ⅰ型前列腺炎常发病突然，表现为寒战，发热，疲乏无力等全身症状，伴有会阴部和耻骨上疼痛，可有尿频、尿急和直肠刺激症状，甚至急性尿潴留。

Ⅱ型和Ⅲ型前列腺炎临床症状相似，多有疼痛和排尿异常等。不论哪一类型慢性前列腺炎都可表现为相似临床症状，统称为前列腺炎症候群，包括盆骶疼痛，排尿异常和性功能障碍。盆骶疼痛表现极其复杂，疼痛一般位于耻骨上、腰骶部及会阴部，放射痛可表现为尿道、精索、睾丸、腹股沟、腹内侧部疼痛，向腹部放射酷似急腹症，沿尿路放射酷似肾绞痛，往往导致误诊。排尿异常表现为尿频、尿急、尿痛、排尿不畅、尿线分叉、尿后滴沥、夜尿次数增多，尿后或大便时尿道流出乳白色分泌物等。偶尔并发性功能障碍，包括性欲减退、早泄、射精痛、勃起减弱及阳痿。

Ⅳ型前列腺炎无临床症状，仅在有关前列腺方面的检查时发现炎症证据。

5. 诊断标准

根据患者的病史、症状、直肠指诊、前列腺液检查及四杯试验等检查结果，可做出诊断。由于前列腺炎往往继发于体内的其他感染灶，如尿路感染、精囊炎，附睾炎及直肠附近的炎症，因此诊断前列腺炎时，必须对泌尿生殖系统及直肠进行全面检查。

（1）直肠指诊

Ⅰ型前列腺炎直肠指诊可发现前列腺肿大，压痛明显，局部温度增高。需注意的是急性前列腺炎时忌做前列腺按摩，以防感染扩散。

Ⅱ型和Ⅲ型前列腺炎直肠指检可了解前列腺大小、质地、有无结节、有无压痛及其范围与程度，盆底肌肉的紧张度，盆壁有无压痛，按摩前列腺可获得前列腺液用于实验室检查。

（2）前列腺液（EPS）常规检查

EPS常规检查通常采用湿涂片法和血细胞计数板法镜检，后者具有更好的精确度。正常前列腺液沉渣中白细胞的含量在高倍显微镜的每个视野应低于 10 个。如果前列腺液的白细胞数量 > 10 个 / 高倍视野，就高度可疑为前列腺炎，特别是前列腺液中发现含有脂肪的巨噬细胞，基本可确诊前列腺炎。但是有些慢性细菌性前列腺炎患者的前列腺液中白细胞数量可能满视野；另有部分正常男性其前列腺液中白细胞数量 > 10 个 / 高倍视野。因此，前列腺液中白细胞的检查只是前列腺液细菌学检查的辅助方法。

（3）细菌学检查

常用两杯法或四杯法。这些方法尤其适用于在抗生素治疗之前。具体方法：收集尿液以前嘱患者多饮水，包皮过长者应将包皮上翻。清洗阴茎头、尿道口后，患者排尿并收集尿液 10mL；继续排尿约 200mL 后收集中段尿 10mL；然后停止排尿，做前列腺按摩并收集前列腺液；最后再次收集尿液 10mL。将各标本分别做镜检和培养，通过以上标本细菌菌落数量的比较，可鉴别是否有前列腺炎或尿道炎。

（4）其他检查

前列腺炎的患者可能出现精液质量异常，如白细胞增多，精液不液化，血精和精子活力下降等改变。B 超检查可以发现前列腺回声不均，前列腺结石或钙化，前列腺周围静脉丛扩张等表现。尿流率检查可以大致了解患者排尿状况，有助于前列腺炎与排尿障碍相关疾病进行鉴别。

6. 疾病评估

（1）常见临床症状及确诊

①下尿路刺激症状：表现为不同程度的尿频、尿急、尿痛，尿不尽感，尿道灼热，于晨起、尿末或大便时尿道偶有少量白色分泌物流出。②炎性反应或反射性疼痛症状：会阴部、外生殖器区、下腹部、耻骨上区、腰骶及肛门周围坠胀、疼痛。③前列腺触诊质地：腺体饱满，或软硬不均，或有炎性结节，或质地较韧。压痛：可有局限性压痛。大小：可增大、正常或缩小。④前列腺液（EPS）镜检：WBC > 10 个 / 高倍视野；卵磷脂小体减少或消失。⑤EPS 细菌培养阴性者诊

断为非细菌性前列腺炎。

凡具备①、②、③中任何 1 项加④即可确诊。

（2）病情分级标准

采用慢性前列腺炎症状指数（NIH-CPSI）（美国国立卫生研究院制订）进行分级：①轻度：总积分的范围在 1 ～ 14。②中度：总积分的范围在 15 ～ 29。③重度：总积分的范围在 30 ～ 34。

（二）中医认识

慢性前列腺炎，中医学称之为"精浊""淋证""白浊""白淫"等，历代中医古籍有关本病的记载甚多，虽无统一病名，但根据所描述的临床表现，不难推测大量文献中所载的"精浊""淋证""白浊""白淫"等相当于慢性前列腺炎。中医学对其病因病机的认识历史悠久，并不断深化完善，指出其病变证机的核心是本虚标实，肾虚、脾虚、湿热、气滞、血瘀被认为是主要致病因素，在辨证论治方面，虽然各具特色，但皆从本虚标实出发，辨证分型大致不离肾虚、脾虚、湿热、气滞、血瘀之范畴，具体遣方用药上略有差异。

中医诊断标准

根据 1994 年国家中医药管理局主编的《中医病症诊断疗效标准》关于热淋的诊断标准。

1）湿热下注　小便频急不爽，尿道灼热刺痛，尿黄浑浊，少腹拘急，腰痛，或伴有恶寒发热，口苦，恶心呕吐，大便干结。舌红，苔黄腻，脉滑数。

2）阴虚湿热　尿频不畅，解时刺痛，腰酸乏力，午后低热，手足烦热，口干口苦。舌质红，苔薄黄，脉细数。

3）脾肾两虚　尿频，余沥不净，少腹坠胀，遇劳则发，腰酸，神倦乏力，面足轻度浮肿，头昏食少，面色苍白。舌质淡，苔薄白，脉沉细或细弱。

二、治疗

（一）药物治疗

1. 西药治疗

（1）抗菌治疗

前列腺液培养发现致病病原体是选择抗菌药物治疗的依据。非细菌性前列腺炎患者若有细菌感染征象，经一般疗法治疗无效，亦可适当采用抗菌药物治疗。抗菌药物的选择需注意前列腺腺泡与微循环间存在由类脂膜构成的前列腺 - 血屏障，此屏障妨碍水溶性抗生素通过，大大降低治疗效果。当有前列腺结石存在时，结石可成为细菌的庇护体。上述诸因素构成了慢性细菌性前列腺炎治疗上的困难，需要较长的疗程，且容易复发。

目前多主张用喹诺酮类药物如氧氟沙星或左旋氧氟沙星。若无效继续用 8 周。复发且菌种不变，改用预防剂量以减少急性发作，使症状减退。长期应用抗生素若诱发严重副反应，如假膜性肠炎、腹泻、肠道耐药菌株滋长等，需更换治疗方案。非细菌性前列腺炎是否适宜使用抗菌药物治疗，临床上仍有争论。"无菌性"前列腺炎患者也可使用对细菌和支原体有效的药物，如喹诺酮类药物，SMZ-TMP 或单用 TMP，与四环素、喹诺酮类药物并用或间隔使用。如果抗生素治疗无效，确认为无菌性前列腺炎者，则停用抗生素治疗。此外，用双球囊导尿管封闭前列腺部尿道，从尿道腔注入抗生素溶液反流入前列腺管，亦可达到治疗目的。

Ⅰ型主要是广谱抗生素，对症治疗和支持治疗。Ⅱ型推荐以口服抗生素为主，选择敏感性药物，疗程为 4～6 周，用药期间应对患者进行疗效阶段性评价。Ⅲ型可先口服抗生素 2～4 周，再评估疗效。同时辅以非甾体抗炎药、α 受体拮抗剂、M 受体拮抗剂等改善排尿症状和疼痛。Ⅳ型无需治疗。

（2）消炎、止痛药

非甾体抗炎药可改善症状，一般使用吲哚美辛内服或栓剂。别嘌醇能降低全身及前列腺液中的尿酸浓度，理论上可作为自由基清除剂，还可清除活性氧成分，减轻炎症，缓解疼痛。不失为可选用的辅助治疗方法。

（3）M 受体拮抗剂

对伴有膀胱功能过度活动症表现，如尿急，尿频，夜尿增多但无尿路梗阻的前列腺炎患者，可以使用 M 受体拮抗剂治疗。

（4）α 受体拮抗剂

前列腺痛、细菌性或非细菌性前列腺炎患者的前列腺、膀胱颈及尿道平滑肌张力都增加，排尿时后尿道内压增高致尿液反流入前列腺管，是引起前列腺痛、前列腺结石及细菌性前列腺炎的重要原因，应用 α 受体拮抗剂可有效地改善前列腺痛及排尿症状，有助于防止尿液的前列腺内反流，对防止感染复发有重要意义。在 Ⅲ 型前列腺炎的治疗中也具有重要作用。α 受体拮抗剂宜用较长疗程，使有足够时间调整平滑肌功能，巩固疗效，可根据患者的情况选择不同的 α 受体阻滞剂，主要有多沙唑嗪、萘哌地尔、坦索罗辛和特拉唑嗪等。

2. 中药治疗

中医学一般认为本病病位在精室，与肝、肾、膀胱密切相关，其病变核心在于本虚标实，治疗大法为补虚泻实。常用的中药为：①益肾填精类，如菟丝子、枸杞子、地黄、锁阳、巴戟天、牛膝、杜仲等；②健脾益气类，如黄芪、茯苓、白术、党参、山药、炙甘草等；③清热利湿类，如栀子、车前子、薏苡仁、败酱草、萹蓄、瞿麦等；④疏肝理气类，如柴胡、枳实、芍药、陈皮、香附、白蒺藜等；⑤活血化瘀类，如当归、王不留行、桃仁、红花、川芎、丹参、琥珀粉等。

（二）针灸治疗

针灸治疗取穴以肝、脾、肾三经为主；以关元、中极、秩边、肾俞、次髎、膀胱俞、太冲取穴频率最高，配穴多为大椎、合谷、尺泽，次髎、足三里、天枢，秩边、三阴交，肾俞、膀胱俞、关元、行间、阴陵泉，根据不同的临床症状选取配穴；采用平补平泻法，留针15 ~ 30分钟。

（三）针药结合治疗优势

通过针刺合谷、内关、足三里等穴位，既可达到治疗效果，还可以缓解患者由于紧张等情绪出现的舒张压、收缩压、心率升高等应激反应，针刺还可通过神经调节改善前列腺体的局部血液循环，减少药物的用量，患者的舒适度也得到提高。针灸治疗可以疏通经络，使针感直达病所，中药治疗整体调节脏腑功能，临床研究表明，针灸和药物治疗相结合，患者的 NIH-CPSI 评分、EPS 评分显著改善，能够大大提高临床疗效。

针药结合治疗前列腺炎可以减少药物用量，既可以节约医疗费用，又可以减少大量服用药物带来的副作用，同时针刺还有改善免疫力、降低炎症反应、保护心脑等重要器官的功效。

参考文献

［1］叶刚，池建平，李英伦.针刺对慢性前列腺炎大鼠组织学及血清中TNF-α 和 IL-6 的影响［J］.中国老年医学，2014，34（3）：1330.

［2］杨晶，袁博，颜红，等．藁本内酯镇痛作用及对非细菌性前列腺炎前列腺组织中 NGF 影响的研究［J］. 湖南中医药大学学报，2014（9）：27-30，65.

［3］张敏建，宾彬，商学军，等.慢性前列腺炎中西医结合诊疗专家共识［J］.中国中西医结合杂志，2015，35（8）：933-941.

［4］郑小挺，陈东，尹申，等．慢性前列腺炎中医病因病机的研究进展［J］.中华中医药学刊，2016，34（2）：286-288.

〔5〕周红军.次髎、至阴穴刺血治疗慢性前列腺炎 32 例〔J〕.上海针灸杂志，2013（10）：871.

〔6〕付勇，章海凤，张波，等.热敏灸治疗慢性前列腺炎不同灸位 30 例〔J〕.江西中医学院学报，2012（03）：34-36.

第十三章 内分泌和代谢性疾病

第一节 骨质疏松症

骨质疏松症（osteoporosis，OP）是一种以骨量降低、骨组织微结构破坏，导致骨脆性增加和易于骨折为特征的全身性骨病。中医无"骨质疏松症"这一明确的病名，但历代中医文献对骨病的记载中，"骨痿""骨枯""骨痹""骨蚀""骨极""腰痛""虚劳"等的描述与现代医学中骨质疏松症的病因病机及临床表现极其相似，其中定性定位较准确的当属"骨痿"，目前多数医家将其归为"骨痿""骨痹"范畴。

一、疾病要点

（一）西医认识

1.病因

（1）内分泌因素

多年临床与实验研究证实，与骨质疏松症发生有着相关关系的激素至少有8种：①雌激素（estrogen）；②甲状旁腺激素（PTH）；③降钙素（CT）；④活性维生素D[1,25（OH)$_2$D$_3$]；⑤甲状腺素；⑥雄激素；⑦糖皮质激素；⑧生长激素及细胞因子。

（2）营养因素

主要指人体日常摄入的钙、磷、镁、蛋白质、维生素及部分微量元素，其中钙缺乏、磷代谢异常与蛋白质摄入异常是影响人体骨代谢最主要的营养因素。

（3）物理因素

包括是否经常运动，日光照射情况，重力负荷等因素。适当的运动，尤其是负重运动，可以获得更高的峰值骨量，减少和延缓绝经后或老年时期的骨量丢失。

（4）免疫因素

免疫细胞与骨代谢关联最典型的例证是多发性骨髓瘤，其产生的异常免疫细胞能释放刺激破骨细胞的活动因子，促进骨吸收。此外，类风湿关节炎所致的免疫复合病，可导致机体结合组织，如构成骨、软骨、皮肤、肌腱、血管壁等全身器官的支架和包膜的胶原纤维、弹性蛋白、蛋白多糖等老化而致骨质疏松。

（5）遗传因素

1）人种间的差别　骨密度（bone mass density，BMD）的遗传力为 0.6～0.8，不同人种的骨量存在差别，BMD 以黑种人为最高，骨折发生率以白种人为最高，黄种人居中，以黑种人为最低。

2）家族中有骨质疏松或髋部骨折史　从遗传学方面研究最多的是母亲与女儿，获得较明确的结论：母亲有骨质疏松，其女儿峰值骨密度会比正常母亲的女儿更低；此外，一级亲属中有髋部骨折史的个体，将来患骨质疏松或者骨质疏松性骨折的风险将增高。

2. 发病机制

（1）低骨量

1）获得峰值骨量受阻　峰值骨量（peak bone mass，PBM）是指在骨骼成熟期获得的最大骨量，一般在青春期后成年早期达到。通常认为遗传因素决定峰值骨量的 80%，多种基因同时涉及骨量的获得和骨转换的调控，如维生素 D 受体基因、IGF-1 基因及其结合蛋白基因等，这些基因的基因多态性与 BMD 及骨质疏松性骨折之间有着密切联系。此外，体力负荷等机械刺激与峰值骨量的获得有关，足够的体力活动及开始无能无力的年龄很大程度上影响成年骨量的获得；目前认为，内分泌和营养因素在峰值骨量的获得中在很大程度上仅起一种允许作用，但雌激素缺乏或年轻时钙缺乏均可导致较低的峰值骨量；有资料表明峰值骨量还与胎儿宫内发育如出生时的体重等相关。

2）骨量丢失增加　无论男性和女性，均在 30 ～ 35 岁骨量开始丢失，在 35 ～ 40 岁后变得明显。男性达到峰值骨量后每 10 年丢失 3% ～ 5%，女性绝经期骨量丢失明显加速，绝经后 5 ～ 10 年平均每年丢失 2%，尤其是绝经后早期丢失速度最快，可高达 3% ～ 5%。骨量丢失增加主要原因是性激素减少直接或间接影响骨转换；此外，吸烟、酗酒、咖啡因摄入过多、蛋白质缺乏、维生素 K 缺乏、体内脂肪含量低、废用或制动、各种系统疾病及使用糖皮质激素均会导致骨量的丢失。

（2）骨质量下降

骨质量由骨组织的显微结构、骨的胶原成分、基质的矿化、骨的转换以及微骨折的累积与骨折的修改能力等因素构成；骨质量与骨量相整合构成骨强度。疲劳损伤可使骨骼在负荷下不可避免地弯曲造成在显微镜下可见的裂缝，从而削弱骨骼材料，改变其内在强度；骨小梁的不连续性可减弱骨骼结构，二者均导致局部骨容量在负荷下容易变形。机体通过骨重建修复骨骼内部微结构损伤，保持生物力学特征的稳定，骨重建失衡时疲劳损伤修复受阻，骨骼结构损伤加重，导致骨质疏松性骨折发生。

3. 疾病分类

按病因可分为原发性和继发性两大类，其中原发性骨质疏松症分为绝经后 OP（Ⅰ型）、老年性 OP（Ⅱ型）和特发性 OP（包括青少年型）；继发性 OP 指由任何影响骨代谢疾病和 / 或药物及其他明确病因导致的骨质疏松。

4. 疾病症状

继发性骨质疏松症都由相应的原因引起，治疗重点是对原发疾病的治疗。原发性骨质疏松症早期可无明显症状，当骨质疏松达到一定程度时，临床表现主要为疼痛、身高变矮、驼背、脆性骨折及内脏功能障碍。

（1）疼痛

疼痛是骨质疏松患者最常见和最主要的主诉，疼痛通常以腰背部为主，亦可表现为全身性骨骼疼痛或髋、膝、腕关节疼痛。腰背疼痛最初发生在静息状态，经活动后疼痛可缓解，过度负重可使腰背疼痛加重，并出现下肢关节疼痛；后期逐渐发展为持续性。较长时间采用同一姿势，疼痛可加重；若出现压缩性骨折累及神经，可出现肢体麻木、乏力、挛缩、疼痛或肋间神经痛，甚至腹痛。

（2）身高变矮及驼背

身高变矮及驼背是骨质疏松患者继疼痛之后出现的重要临床体征，是椎体发生慢性积累性变形和压缩性骨折的结果，这在下胸椎和腰椎比较多见。由于病变累及多个椎体，经过数年，可使脊柱缩短10～15cm，从而导致身高变矮，其特点是身长短于指间距、头－耻与耻－跟高度比小于1.0。由于多个椎体楔形改变，导致脊柱前屈度增加、后凸加重而出现驼背畸形，其特点是圆背畸形。

（3）脆性骨折

脆性骨折是骨质疏松症最重要的并发症，常为患者首发症状和就医原因。其特点是：在扭转身体、持物、开窗、蹲下等室内日常活动中，即使没有较大的外力作用也可发生骨折；骨折发生部位比较固定，最易发生部位是脊柱、髋部和桡骨。骨折的发生与年龄和绝经时间等有一定的关系。

（4）内脏功能障碍

骨质疏松症患者因腰胸椎压缩性骨折，导致脊柱弯曲，胸廓畸形，影响胸腔脏器功能，临床上可出现胸闷、气短、呼吸困难及紫绀等现象；由于胸廓失去弹性和腰椎前凸妨碍心脏和消化系统的正常功能，出现气急、慢性咳嗽、腹胀、便秘、食欲减退等；对胸腔压迫，造成裂孔疝，导致食物通过障碍或反流性食管炎，出现上腹部及下胸部疼痛与不适。

此外，骨质疏松症患者还常发生牙齿松动、脱落、牙体松脆折断等。

5. 诊断标准

双能 X 线吸收测定法（DXA）测量的骨密度（BMD）是目前通用的骨质疏松症诊断指标。T 值表示所测定的骨密度值与同性别正常年轻人骨密度平均值相差多少个标准差（SD），1 个标准差相当于 12% 的骨密度值。对于绝经后女性、50 岁及以上男性，建议参照WHO 推荐的诊断标准。

（1）WHO 推荐的以 BMD 标准差为指标的妇女骨质疏松症诊断标准

①正常：T 值 ≥ –1.0；②骨量减少：–2.5 SD < T 值 < –1.0；③骨质疏松：T 值 ≤ –2.5；④严重骨质疏松：T 值 ≤ –2.5 并发生一处或多处骨折。

（2）2017 年版中国原发性骨质疏松症诊疗指南标准

符合以下 3 条中之一者诊断为骨质疏松症：①髋部或椎体脆性骨折；② DXA 测定的中轴骨骨密度或桡骨远端 1/3 骨密度的 T 值 ≤ –2.5；③骨密度测量符合骨量减少（–2.5 < T 值 < –1.0）+ 肱骨近端、骨盆或前臂远端发生的脆性骨折。

（二）中医认识

中医理论认为，肾藏精，精化髓，骨赖髓以充养，故"肾主骨"。肾精充足，则生化有源，骨骼坚固有力，反之则疏松易折。脾与肾在生理上是先天与后天的关系，肾为先天之本，脾为后天之本，肾精依赖脾精滋养得以不断补充；若脾失运化，脾精不足，则肾精乏源，导致肾精亏损，脾肾俱虚，骨骼失养，则骨骼脆弱无力，终致骨质疏松症。又因老年人机体功能衰退，易受外邪侵袭，经络不通，气血不畅，故老年人脾肾俱虚的同时，往往伴有血瘀。此外，"肝主筋""肝肾同源"，肾阴虚可导致肝阴虚，最终发展为肝肾阴虚，髓枯筋痿，而致骨痿。因此，骨质疏松症的病因病机可归纳为肾虚、脾虚、血瘀及肝失条达等，其中肾虚是本病发生发展的主要病因，其病机特点为"多虚多瘀"。按中医整体观念及辨证论治的原则，原发性骨质疏松症可分为四种证型，即肾阳亏虚证、肝肾阴虚证、脾肾阳虚证、气滞血瘀证。

二、治疗

（一）药物治疗

1. 西药治疗

强调综合治疗、早期治疗和个体化治疗，以达到减轻症状，改善预后，降低骨折发生率的目的。

（1）一般治疗

包括：①改善营养状况，补充足够的蛋白质；②补充钙剂和维生素 D；③加强运动，增强应变能力，减少骨折意外的发生；④提倡低钠、高钾、高钙和高非饱和脂肪酸饮食，戒烟酒；⑤避免使用致 OP 药物，如抗癫痫药、苯巴比妥、氯硝西泮等；⑥对症治疗，如有疼痛者可给予适量非甾体抗炎药；发生骨折或顽固性疼痛时，可应用降钙素；骨折者应给予牵引、固定、复位或手术治疗，并辅助物理康复治疗，迟早恢复运动功能；骨畸形者应局部固定或采用其他矫形措施防止畸形加剧。

（2）特殊治疗

1）性激素补充治疗　包括雌/雄激素补充治疗、选择性雌激素受体调节剂（selective estrogen receptor modulators，SERM）和选择性雄激素受体调节剂（selective androgen receptor modulators，SARM），其中雌激素、SERM 主要适应于绝经后骨质疏松症（PMOP）的治疗，雄激素和 SARM 主要适应于男性 OP 的治疗。

2）二膦酸盐　二膦酸盐可抑制破骨细胞生成和骨吸收，常用的有依替膦酸二钠、帕米膦酸钠和阿仑膦酸钠。用药期间需补充钙剂，并监测血钙、磷和骨吸收生化标志物。

3）降钙素　降钙素为骨吸收抑制剂，主要制剂有鲑鱼降钙素、鳗鱼降钙素和降钙素鼻喷剂。孕妇和过敏反应者禁用，应用降钙素制剂前需补充数日钙剂和维生素 D。

4）甲状旁腺素（parathyroid Hormone，PTH） 小剂量 PTH 可促进骨形成，增加骨量。

5）其他药物 小剂量氟化钠、IGF-1 等。

2. 中药治疗

骨质疏松症的中药治疗以补肾壮骨为主，兼以健脾益气、活血通络，临床常以右归丸、六味地黄丸、一贯煎、附子理中汤、真武汤、身痛逐瘀汤、补阳还五汤等方加减。常用的中成药有强骨胶囊、仙灵骨葆胶囊、龙牡壮骨颗粒、骨疏康颗粒等。

（二）针灸治疗

1. 取穴原则

骨质疏松症的针灸治疗原则为补肾健脾、养骨生髓、祛瘀生新；临床常以足少阴肾经、足太阳膀胱经（背俞穴）、足太阴脾经、足阳明胃经以及任、督二脉穴位为主，配合对症治疗。

2. 常用穴位及疗法介绍

针灸治疗原发性骨质疏松症的最常用穴位是：肾俞、脾俞、肝俞、膈俞、气海俞、足三里、三阴交、命门、腰阳关、太溪、大椎、大杼、关元、悬钟、神阙、百会、夹脊穴。其中，肾俞、脾俞、足三里使用频率最高。

（1）体针疗法

肝肾不足取肾俞、悬钟、命门。肾阴虚加照海、三阴交；阴虚内热、盗汗加复溜、照海；肾阳虚加中脘、气海、命门；脾虚食少加脾俞、胃俞；上肢无力加曲泽、内关、太渊、鱼际；气滞血瘀加气海、足三里、三阴交；湿热下注加阴陵泉；针刺手法以补为主，进针后留针 30 分钟，间断行针。

（2）耳针疗法

①取穴子宫、肾、内分泌、卵巢、脾，埋针 2 天，两耳交替，每日自行按压 5～6 次，每次 10 分钟左右；②取穴腰椎、骶椎、肾、神门、脾、肾上腺，严格消毒耳郭，针灸得气后，留针 10～15 分钟，

每日一次，两耳交替使用；③取穴肾、脾、腰椎、胸椎、神门、肾上腺，用王不留行籽按压在诸穴上，然后用胶布贴压，每 4 日换 1 次。

（3）灸法

取关元、气海、脾俞、肾俞、三阴交、足三里，每穴施灸，5 ～ 7 分钟，每日一次。亦可取阿是穴、腰阳关、肾俞、命门、身柱，进行隔姜灸，每次每穴灸 2 ～ 3 壮，每日一次。

（4）穴位埋线

取穴脾俞、肾俞、三阴交、关元，将羊肠线 10mm 注入相应穴位后按压片刻，并敷贴无菌性医用输液贴，每 2 周 1 次。

（三）针药结合治疗优势

由于骨质疏松症的病因不同，且个体差异大，西医除对症治疗外，针对病因治疗主要是采用骨转换抑制剂、骨形成刺激剂和骨矿化药物等，虽然方法较多但临床疗效并不理想，且有一定的副作用。中医治疗方面则主要针对个体情况，辨证施治，采用中药内服外敷、针灸、食疗等综合方法，将中医辨证与西医辨病结合起来，将是治疗骨质疏松症的有效方法。有研究显示，在治疗有效率上，"针灸＋中药"的疗效最佳，且"针灸＋中药""针灸＋西药"以及"针灸＋中药＋西药"，均显著比"中药＋西药"治疗的有效率高（$P < 0.05$）；在增加患者骨密度方面，"针灸＋中药""针灸＋西药"以及"针灸＋中药＋西药"，均优于单一中药或西药组（$P=0.05$）；在缓解患者疼痛方面，与单一西药治疗相比，"针灸＋西药"治疗能缓解患者的疼痛（$P < 0.05$），但其余治疗方式之间，并无明显的差异（$P > 0.05$）。说明针灸联合其他疗法可以提高有效率、增加骨密度、缓解患者疼痛。

参考文献

［1］赖新生，伦新. 实用针灸处方学［M］. 北京：人民卫生出版社，2004：137-147.

［2］刘思庆，庄洪，黄宏兴. 骨质疏松症中西医结合治疗［M］. 北京：

人民卫生出版社，2006：536-538.

［3］吴淑平，袁林志，苇袁，等.脾肾俞穴埋线对原发性骨质疏松症血清 BGP 及尿 Ca/Cr 的影响［J］.福建中医药大学学报，2011，21（2）：14-16.

［4］CHEN G Z, XU Y X, ZHANG J W, et al. Effect of Acupoint Catgut-Embedding on the Quality of Life, Reproductive Endocrine and Bone Metabolism of Postmenopausal Women［J］. Chin J. Integr. Med, 2010，16（6）：498-503.

［5］岑卓灏，陈洁娜，黄嘉华，等.针灸联合多种方法治疗骨质疏松的网状 Meta 分析［J］.中国组织工程研究. 2020，24（2）：320-328.

［6］张训浩，陈伟，杨德全，等.仙灵骨葆胶囊联合粗针治疗原发性骨质疏松患者腰背痛的临床疗效［J］.中成药，2019，41（11）：2815-2817.

［7］张国山，邱冉冉，刘密，等.针药结合治疗绝经后骨质疏松症的临床疗效观察［J］.时珍国医国药，2014，25（3）：633-635.

［8］欧阳钢，王东岩，徐小梅.针灸配合药物治疗男性骨质疏松症疗效观察［J］.中国针灸，2011，31（1）：23-25.

第二节　肥胖病

肥胖（obesity）是一种由多种因素引起的慢性代谢性疾病，是指体内脂肪堆积过多和（或）分布异常并达到危害健康的程度。表现为脂肪细胞体积增大和（或）数目增多。肥胖是多种疾病如 2 型糖尿病、血脂异常、高血压、冠心病、卒中和某些癌症的危险因子，肥胖及其相关疾病不仅损害患者的身心健康，降低其生活质量，还缩短其预期寿命。目前，肥胖在全球范围内快速增长、蔓延。肥胖的发生及其防治已经引起了学者和政府的高度重视。肥胖早在 1948 年就被 WHO 列入疾病分类名单（ICD 编码 E66）。2010 年国际肥胖病研究协会报告显示，全球超重者近 10 亿，肥胖病患者 4.75 亿，每年至少有 260 万人死于肥胖及相关疾病。在西方国家成人中，约有半数人超重和肥胖；我国改革开放以来，随着居民膳食结构和生活方式的改变，肥胖率也在以惊人的速度增长。《2010 年全国体质监测公报》显示，我国成人超重率为 32.1%，肥胖率为 9.9%。肥胖病已经成为严峻的公共卫生危机之一。因此，防治肥胖日益受到人们的重视。

一、疾病要点

（一）西医认识

1. 病因

（1）遗传因素

人类的流行病学研究表明，肥胖者往往有明确的家族史。因此遗传因素在肥胖发生中的作用受到越来越多的重视。研究表明遗传因素在机体脂肪量及脂肪分布中的作用、对热量摄入的反应性、基础代谢率、营养素的吸收与利用及体力活动习惯等多方面有极强的影响。目前认为，肥胖的基因表达是复杂的多基因系统。遗传对不同的机体组成的基因表型的影响变化很大，影响因素也很多，包括基因与基因之间，基因与环境之间的相互作用。许多因素都可以影响到基因表型的遗传度，因此确认肥胖的主基因作用是非常重要的。

（2）中枢神经系统

下丘脑是中枢调控食欲的一个重要调节点，存在着复杂的"食欲调节网络"。瘦素通过调控来自弓状核的 NPY /AGRP 通路（其激活导致促进摄食）和 POMC /CART 通路（其激活导致抑制摄食），影响到下丘脑的外侧核、腹内侧核、背中核和室旁核中二级摄食相关神经元的活动，进而在下丘脑和孤束核的两个水平上，与自下而上通过迷走神经传入的各种内脏发出的摄食相关信号发生整合，再由孤束核传出神经网络，最终影响整个机体的摄食量、能量代谢和体重。

（3）内分泌系统

胰岛素是胰岛 β 细胞分泌的激素，有显著的促进脂肪蓄积的作用。肥胖患者或肥胖啮齿动物（不论遗传性或损伤下丘脑）均可见血中胰岛素升高，即肥胖与高胰岛素血症常常并存，同时肥胖患者又存在着胰岛素不敏感性和抵抗性，为满足糖代谢需要，胰岛素也必须维持在高水平，究竟是肥胖和胰岛素抵抗在先还是高胰岛素血症发生在先，有待进一步探讨。但可以肯定的是，二者之间能互相促进，相互加强，最终导致不良后果。一些神经肽和激素（如胆囊收缩素、生长抑素、抑胃肽、内啡肽、神经肽Y、儿茶酚胺等）也参与了对进食的影响。

（4）环境因素

肥胖病与饮食、饮酒、运动等习惯密切相关。肥胖发生多因长期摄入能量过多的结果。多见高热量高脂肪膳食、进食速度快、进食次数多、嗜好零食甜食、夜食等不良饮食习惯均是导致肥胖的重要因素。另外大量饮酒和酗酒的不良习惯，高能量的摄入均可引起肥胖。现代人由于生活方式的改变，导致缺乏运动与体力劳动，运动不足必然使过多的能量转化为脂肪储存于机体内造成肥胖。社会政治、生活环境的相对稳定，社会生产力的大幅提高，经济来源得以保障，食品供应充足等社会因素，也明显地影响着肥胖的发病率。

2. 病理假说

（1）肥胖与代谢性疾病

肥胖相关的代谢性疾病常常并发糖耐量异常、胰岛素抵抗和糖尿病，血脂代谢异常，代谢性综合征，高尿酸血症和痛风。中国肥胖数据汇总分析了BMI与相关疾病患病率的关系，BMI $\geq 24\text{kg/m}^2$ 者患糖尿病的危险是体重正常者的 $2 \sim 3$ 倍，血糖高、血脂紊乱（血总胆固醇高、血甘油三酯高和血高密度脂蛋白胆固醇降低）的危险是体重正常者的 $3 \sim 4$ 倍。肥胖导致相关代谢性疾病的机制复杂，内脏脂肪堆积，胰岛素抵抗与代谢性疾病的发生、发展均有密切关系。脂肪组织分为白色脂肪和棕色脂肪，白色脂肪组织可分泌瘦素、脂联素、网膜素，血管紧张素受体蛋白等多种脂肪因子，有些脂肪因子参与了血糖、血甘油三酯的异常调节，抑制胰岛素的分泌，加重胰岛素抵抗，或直接损伤血管内皮细胞，导致血管壁脂质沉积，动脉粥样硬化，诱发代谢性疾病。另外，近年来多项研究提出肥胖与肠道微生物群有关，肥胖人群的肠道微生物基因数量明显高于正常体重的人群，可能通过干扰人体内环境平衡而导致肥胖。

（2）肥胖与心脑血管疾病

在心脑血管疾病中，高血压、冠心病、充血性心力衰竭，卒中和静脉血栓形成都和肥胖有密切关系。$BMI \geq 24kg/m^2$ 者患高血压的危险是体重正常者的 $3 \sim 4$ 倍。除了 BMI 和腰围以外，近年来有研究提出肥胖患者的脂肪域与高血压、糖尿病及冠心病的关系密切。脂肪域是指脂肪组织有效储存脂肪的最大能力，每个人都有不同的脂肪储存能力。不同的脂肪域，人体脂肪器官的储存功能和对外界能量负荷的适应性则不同，人体对抑制异位脂肪沉积，或者降低有害脂肪对细胞组织的脂毒性（如胰岛素抵抗、细胞凋亡以及炎症反应）的能力也不同，故不同人群发生糖尿病、高血压、冠心病的风险也不同。而腹部脂肪堆积与心血管疾病、糖尿病的发生风险呈正相关，可能的机制是肥厚的脂肪细胞和免疫细胞相关的脂肪组织可以促进炎性细胞的增殖，从而加速脂肪因子和有活性的脂质体的分泌，脂肪因子和脂质体的作用可以加重心血管代谢性疾病。

（3）肥胖与呼吸系统疾病

肥胖可以引起气短、呼吸困难，与阻塞性睡眠呼吸暂停低通气综合征（obstructive sleep apnea hypopnea syndrome，OSAHS）、哮喘、低氧血症也有密切关系。OSAHS 也是一种常见病，近年来全球的OSAHS 患病率逐年增高，国内成人 OSAHS 的患病率为 $2\% \sim 4\%$，其中 $60\% \sim 90\%$ 的患者合并肥胖，肥胖是 OSAHS 的独立风险因素。肥胖人群中 OSAHS 的重要发病因素与上气道周围软组织的脂肪增加导致的解剖结构狭窄有关。另外 OSAHS 患者多出现缺氧，长期处于低氧状态，容易导致人体细胞和组织损伤，而咽侧壁肌肉的代偿性增厚以及周围软组织增大，又进一步加重气道狭窄。OSAHS 与支气管哮喘的发病共同主要的因素之一是肥胖，内脏脂肪堆积，脂肪细胞中的瘦素水平增加，而长期低氧血症可以造成瘦素抵抗。同时肥胖可以诱发哮喘，可直接引起气道高反应，并且导致哮喘难于控制，肥胖与OSAHS、哮喘之间互相影响，互相加重。

（4）肥胖与消化系统疾病

普通成人非酒精性脂肪性肝病（non-alcoholicfatty liver disease, NAFLD）患病率为 20%～33%，肥胖患者 NAFLD 患病率为 60%～90%，全球脂肪肝的流行与肥胖患者的迅速增加密切相关。在肥胖人群中，胆囊炎、胆囊结石、胃食管反流的患病率也比普通人群高。NAFLD 是指除外酒精和其他明确病因的肝损害，以肝脂肪变性为主要特征的临床综合征，包括非酒精性单纯性脂肪肝。肥胖患者中，胰岛功能抵抗通过炎性细胞因子增加了游离脂肪酸导致脂肪组织在肝的沉积。另外，过量的游离脂肪酸，肝细胞的胰岛素抵抗促进和加重脂肪生成，抑制肝 β 受体氧化，进一步加重 NAFLD。

（5）肥胖相关性肾病

随着肥胖患者的迅速增加，肥胖相关性肾病（obesity-related glomerulopathy, ORG）也越来越受到关注，ORG 常常缓慢起病，以微量白蛋白尿或临床显性蛋白尿为早期表现，有时伴有肾功能受损，少数合并镜下血尿或肾病综合征。但是进展相对缓慢，在无治疗干预的情况下表现为持续或者缓慢进展蛋白尿，少数患者可发生肾功能不全，甚至终末期肾病。而肥胖作为慢性肾病（chronic kidney disease, CKD）一种独立的危险因素，需要早期识别，早期诊断。肥胖相关性肾病的发病机制尚不十分明确，可能的发病机制与氧化应激，血流动力学异常、肾素 - 血管紧张素 - 醛固酮系统（renin-angiolensin-aldosterone system, RAAS）激活、胰岛素抵抗、脂代谢紊乱、脂肪细胞因子、炎症因子作用等有关。

（6）肥胖与多囊卵巢综合征

多囊卵巢综合征（polycystic ovary syndrome, PCOS）是目前常见的妇科内分泌代谢性疾病，临床表现高度异质性，但是主要表现为月经稀发或闭经、不孕、肥胖、多毛、高雄激素血症。卵巢有时表现为多囊样，往往伴有糖尿病、高血压、血脂异常、胰岛素抵抗等疾病，严重影响患者的生活质量、生育及远期健康。在育龄妇女中，其患病率约为 5%～10%。PCOS 患者肥胖的患病率为 30%～60%，以腹型肥胖为主。我国 PCOS 患者合并肥胖的患病率为 34.1% ～ 43.3%。肥胖和胰岛素抵抗被认为可以破坏女性卵泡的发育，干扰下丘脑－垂体－卵巢轴，导致慢性不排卵。有研究显示，肥胖的 PCOS 患者不孕率更高，流产率高，妊娠并发症多。

（7）肥胖与抑郁症

对于肥胖患者，由于体型肥胖，常伴有活动不便、行动困难、不愿意与别人交往，从而引发焦虑、抑郁等不良情绪问题，影响了患者的日常生活工作。有研究显示，肥胖患者抑郁症的患病率为 24% ～ 55%，程度为轻度到重度不等，有的甚至会出现认知功能损害和以躯体症状为主要临床特征的一类心理障碍性疾病。越来越多的研究表明肥胖和抑郁之间有重要的双向联系，互相影响。肥胖导致心理疾病的发病机制除了与胰岛素抵抗、脂肪因子、炎症因子有关，肥胖的抑郁症患者肠道微生物菌群与正常健康人群显著不同，可能的机制是通过肠－脑轴影响了抑郁症患者的生物表型以及免疫激活、神经可塑性的活动等。

（8）肥胖相关性肿瘤

来自 2015 年 *Lancet Oncol* 杂志的全球肿瘤与肥胖的研究数据表明，超重和肥胖发病率高的国家，其新发恶性肿瘤的患者数量明显高于肥胖发病率低的国家。在肥胖患者中，常常出现乳腺癌、食管癌、结直肠癌、肝癌、胆囊癌、胰腺癌、肾癌、白血病等。2016 年，国际癌症研究机构提出肥胖是胃癌、结直肠癌、肝癌、胰腺癌、绝经后女性乳腺癌、甲状腺癌等 13 种恶性肿瘤的发病危险因素。2015 年英国癌症风险归因分析研究，按年龄、性别和危险因素暴露水平分析，结果显示超重和肥胖归因的癌症占到第二位，仅次于吸烟诱发癌症的风险，比例分别是吸烟为 15.1%，超重和肥胖 6.3%。而且美国的一项研究表明，与肥胖相关的癌症正趋于年轻化，新诊断的肥胖相关的肿瘤在 65 岁以上人群中减少，而在 50 ～ 64 岁的人群有所增加。许多与肥胖相关的癌症也与糖尿病有关，包括乳腺癌、结肠癌、子宫癌、肝癌、胰腺癌等。

（9）肥胖的相关死因

相对于肥胖相关的疾病，与肥胖相关的死因也已经成为人们关注的焦点。来自国内及英国挪威的多项系统回顾、荟萃分析指出，肥胖导致的死因主要为心脑血管疾病、糖尿病和呼吸疾病及相关的肿瘤，超重及肥胖引起的全因死亡率分别增加 5% 及 9%，心源性猝死的风险增加 1.2 ~ 1.5 倍；一项来自瑞典的大型代际、前瞻性研究显示，超重及肥胖引起的全因死亡父系增加 1.29 倍，母系增加 1.39 倍，肥胖相关的肿瘤死因男性多为膀胱癌、结直肠等，女性多为胆囊癌、肾癌等。

3. 疾病分类

（1）遗传性肥胖

主要指遗传物质变异（如染色体缺失、单基因突变）导致的一种极度肥胖，这种肥胖比较罕见，例如 Prader–Willi 综合征，leptin 基因突变等。

（2）继发性肥胖

主要指由于下丘脑 – 垂体 – 肾上腺轴发生病变、内分泌紊乱或其他疾病、外伤引起的内分泌障碍而导致的肥胖，例如甲状腺功能减退、皮质醇增多症、胰岛素瘤性功能减退症、男性无睾综合征、女性围绝经期综合征及少数多囊卵巢综合征。

（3）单纯性肥胖

主要是指排除有遗传性肥胖、代谢性疾病、外伤或其他疾病所引起的继发性、病理性肥胖，而单纯由于营养过剩所造成的全身性脂肪过量积累，是一种由基因和环境因素相互作用导致的复杂性疾病，常表现为家族聚集倾向。

4. 疾病症状

（1）体重增加

当摄入的营养超过人体代谢消耗的能量时，多余的营养在体内转化为脂肪而蓄积，造成体重增加，逐渐肥胖。

（2）食欲亢进

肥胖患者中有的人习惯多吃，进食不久又出现饥饿感，摄入多于消耗，导致体重增加。

（3）睡眠打鼾

肥胖病患者咽部脂肪增厚，睡眠时上呼吸道狭窄，软组织松弛，舌根后置或松弛。在吸气时负压的作用下，软腭、舌坠入咽腔，紧贴咽后壁，造成上气道阻塞，引起打鼾和呼吸暂停。

（4）呼吸短促

临床表现为动则喘促，气短不能接续。这是由于胸腹部脂肪较多时，腹壁增厚，横膈抬高，换气困难所致。

（5）胸闷心慌

胸闷心慌多见于中重度肥胖者。发病机制可能是由于脂肪组织中血量增多，有效循环血容量、心搏出量、心排出量及心脏负担均增高。

（6）易感疲乏

易感疲乏，即易于疲劳。它是指劳动、运动、思维或活动强度略大，机体组织器官的功能及反应能力就呈现减弱的现象。

（7）畏热多汗

肥胖患者体内产生的热量，由于皮下脂肪的大量存在，起着"绝缘"功效，难以通过对流、传导、辐射的方式发散到体外，因此，常常"畏热"并大量排汗。

（8）腹胀便秘

对于肥胖患者来说，是由于吃的食物过于精细，残渣过少，对肠黏膜的刺激不足，致结肠张力减退，肠内容物在肠内运行迟缓，水分吸收过多，肠内容物排出困难。

（9）下肢水肿

皮下组织间的液体过分潴留，使组织发生肿胀，习惯上称为水肿。一部分肥胖病患者特别是中重度患者易出现下肢水肿。

除上述9种临床表现之外，中重度肥胖还可引起皮肤皱褶处皮炎、皮癣、黑棘皮病；男性阳痿不育、类无睾症，女性闭经不孕、月经量少或经闭；骨关节炎，扁平足，腹部疝和脐疝等症状。

5. 诊断标准

判断肥胖的方法很多，如标准体重法、体脂含量法、体脂分布法等。

（1）一般测量指标

1）身体质量指数（BMI） 主要反映全身性超重和肥胖。计算方法：BMI=体重（kg）/身高^2（m^2）。通常 BMI 大于 24 为中国成人超重的界限，BMI 大于 28 为肥胖的界限。BMI 小于 18.5 为体重过低，BMI 在 18.5～23.9 为体重正常。体重指数（body mass index，BMI）是目前最简单、应用最广泛的评估肥胖的指标，通过体重除以身高的平方（kg/m^2）得到。世界卫生组织（WHO）根据 BMI 定义低体重（BMI < 18.5kg/m^2）、正常体重（18.5kg/m^2 ≤ BMI < 25kg/m^2）、超重（25kg/m^2 ≤ BMI < 30kg/m^2）和肥胖（BMI ≥ 30kg/m^2）。肥胖进一步分为 Ⅰ 度肥胖（30kg/m^2 ≤ BMI < 35kg/m^2）、Ⅱ 度肥胖（35kg/m^2 ≤ BMI < 40kg/m^2）和 Ⅲ 度肥胖（BMI ≥ 40kg/m^2）。由于亚洲人群体脂率较其他种族高，在相同的 BMI 情况下有更高的心脑血管疾病风险，WHO 将东亚、东南亚和南亚人群超重与肥胖的切点分别调整为 23kg/m^2 和 25kg/m^2，即 23kg/m^2 ≤ BMI < 25kg/m^2 为超重，BMI ≥ 25kg/m^2 为肥胖。2011 年《中国成人肥胖病防治专家共识》建议 BMI < 18.5kg/m^2 为低体重，18.5kg/m^2 ≤ BMI < 24kg/m^2 为正常体重，24kg/m^2 ≤ BMI < 28kg/m^2 为超重，BMI ≥ 28kg/m^2 为肥胖。在儿科人群中，与同性别和同年龄的儿童比较，BMI 低于第 5 百分位数即为体重不足，高于第 95 百分位数即为超重或肥胖。肥胖可以导致 16 种代谢并发症或者相关疾病，影响预期寿命或者导致生活质量下降。但 BMI 除了包含脂肪，还有肌肉、骨骼以及其他成分，无法区分这些组织，特别是对于肌肉发达的个体，BMI 不再适宜用于诊断肥胖。而且随着年龄的变化，肌肉会逐渐减少，而脂肪会增加，所以 BMI 会低估老年人的肥胖率。此外，BMI 不能区分腹部脂肪和周围皮

下脂肪。

2）脂肪沉积部位　肥胖按脂肪沉积部位不同可分为全身性肥胖和腹型肥胖。前者的脂肪主要分布在臀部及大腿等皮下组织，而后者的脂肪主要聚集在腹部。腰围是反映腹型肥胖的重要指标。WHO 建议男性腰围 ≥ 94cm，女性 ≥ 80cm 作为腹型肥胖的诊断标准，但这一标准更适宜于欧洲人群。在考虑不同国家和种族区别的基础上，美国和加拿大地区男、女性腹型肥胖切点分别调整为 102、88cm；而亚太地区人群，则分别调整为 90、80cm。我国目前对于腹型肥胖的界定标准是男性腰围 ≥ 90cm，女性腰围 ≥ 85cm。腰围可以间接反映腹型肥胖，是诊断代谢综合征（metabolic syndrome，MS）的核心指标。腹型肥胖更容易导致 MS，增加糖尿病等代谢性疾病的风险。当 BMI 正常而腰围增加时，冠心病的患病率和死亡率就明显上升。所以从代谢的角度以及肥胖并发症方面考虑，应该更加重视和处理腹型肥胖。但腰围反映的是腹部皮下脂肪和腹部内脏脂肪的总和，不能对二者进行区分。

（2）标准体重法

标准体重（kg）= 身高（cm）-105，体重指数 =（实际体重 - 标准体重）/ 标准体重 ×100%。体重指数 10% 以下偏瘦，10% 左右正常，10% ～ 20% 超重，大于 20% 为肥胖。

（3）皮肤皱褶厚度

对均匀性肥胖者来说，以皮下脂肪厚度判断的肥胖程度与用 BMI 判断的肥胖程度大致相同。测量皮下脂肪厚度可在一定程度上反映身体内的脂肪含量。

（4）影像学技术

1）双能 X 线吸收仪　BMI 和腰围只是对肥胖进行初步评估，精确测定脂肪含量还是需要影像学技术。双能 X 线吸收仪（dual energy X-ray absorbent，DEXA）是测定骨密度的金标准。它利用装置获得高能和低能两种不同能量的弱 X 射线。这两种不同能量的 X 线以指数方式衰减，并与 X 线所通过的组织密度有关。骨骼、肌肉以及脂肪存在明显的密度差，扫描中同步探测器记录 3 种不同组织的衰减信号，通过软件处理计算而得到骨骼、肌肉及脂肪的含量。所以除了用于骨质疏松的测量，还可以用来诊断肥胖和肌少症。人体脂肪含量存在年龄和性别差异，男性总体脂肪含量大于 23% ~ 28%、女性总体脂肪含量大于 31% ~ 35% 为脂肪含量超标。与 BMI 测量法相比，DEXA 诊断法不仅能对肥胖者体内总体脂肪含量进行定量诊断，同时可以对上肢、下肢和躯干等部位的脂肪异常分布进行客观的评价。对于 BMI 相同的人或是减重相同的人，通过 DEXA 检测可能会发现不同的脂肪分布或减少。DEXA 检测速度快，辐射暴露低，不需要复杂的技术和准备，但 DEXA 无法区分皮下脂肪和内脏脂肪。

2）生物阻抗技术和超声瞬时弹性成像　腹型肥胖的脂肪主要聚集在腹部皮下组织和腹内脏器，如肝脏、大网膜以及肠系膜。很多研究表明内脏脂肪蓄积与心脑血管疾病、MS 和非酒精性脂肪肝（nonalcoholic fatty liver disease，NAFLD）的发生密切相关。内脏脂肪面积为 $80cm^2$ 的中国人群 MS 患病率与内脏脂肪面积为 $100cm^2$ 的白种人群相似，提示中国人内脏脂肪储存空间有限，罹患代谢疾病风险更高。利用生物电阻抗法测量内脏脂肪安全无辐射，5 分钟即可完成检查，与 CT 有很好的一致性，可以在短期内反复检查。早期借助于超声评估肝脏脂肪含量，2004 年法国研制的超声瞬时弹性成像仪（Fibro Scan）利用受控衰减参数理论（controlled attenuation parameters，CAP）来评估肝脏脂肪变程度。CAP 值越大，表示脂肪变数值越大，能准确测量 10% 以上的脂肪变。并利用振动控制的瞬时弹性成像技术来评估肝脏的硬度值（liver stiffness–measurement，LSM），弹性数值越大，表示肝组织硬度值越大。为肝纤维化、脂肪肝的早期诊断、治疗和预防提供了可能，并被指南认可。中国人群 LSM 正常参考值范围为 2.8 ～ 7.4 kPa。Fibro Scan 利用的是一维瞬时剪切波技术，而由我国自主研制生产的肝脏瞬时弹性检测仪（Fibro Touch）于 2010 年问世，在二维超声的基础上进行弹性值测定，可以同时测定肝脏脂肪量和纤维化程度。Fibro Touch 与 FibroScan 的检测结果有很好的一致性，不过超声瞬时弹性成像易受患者皮下脂肪厚度等因素影响。而采用宽频探头的 Fibro Touch 在检测肥胖人群时更有优势，并且其自带的 B 超探头定位可以避免囊肿、血管等结构对检测的影响。

3）定量电子计算机断层扫描（CT） 内脏脂肪组织（visceral adiposetissue，VAT）是促成"腹型肥胖"的直接因素，CT 具有较好的分辨率及较高的准确性，可应用于 VAT 测量。定量 CT（quantitative CT，Q-CT）检查通过来自不同角度的 X 射线投影获得身体不同组织高分辨率三维体积图像。利用肌肉和脂肪组织对 X 射线的衰减差异分离不同组织。通过相应的软件处理，可以直接测量皮下脂肪、腹内脂肪以及肝脏脂肪的含量。Pickhard 等对 474 例无症状的成年人进行定量 CT 检查，评估其内脏和皮下脂肪分布，发现内脏脂肪积累是 MS 的强有力预测指标，有超过 30% 的非肥胖研究对象（BMI < 30kg/m²）已经出现内脏脂肪升高，有超过 50% 曾经发生心血管事件的研究对象虽然不符合 MS 诊断，但已经有内脏脂肪超标。CT 诊断 NAFLD 的原理是肝脏衰减值与其脂肪病变的程度负相关。正常肝脏的 CT 值 > 60 HU，非增强 CT 检查肝脏 CT 值 < 48HU 时可诊断为脂肪肝，< 40HU 或 45HU 时可诊断为中重度脂肪肝。但对于轻度脂肪肝，CT 的诊断价值有限，准确性较差。CT 测量 VAT 采用的方法尚未标准化且存在一定程度的放射性损伤。在急慢性肝炎、肝硬化、肝内铁沉积过多等因素存在的情况下，肝脏 CT 值并不能真实反映其脂肪变的情况。

4）磁共振（MR） MR 技术在无创性定量脂肪组织方面有巨大优势。MR 利用人体细胞中元素（最常用的是水和脂肪中的氢）的不同磁性来测定脂肪含量。肥胖患者的脂肪组织可以释放大量游离脂肪酸，被肝脏摄取，在肝细胞内合成甘油三酯，形成脂肪肝。传统 MR 主要通过化学位移成像观察整个肝脏，计算脂肪量及分布状况，可以提高局限性或非均匀性脂肪肝的诊断准确性。肝脏的脂肪沉积与 MS 密切相关，2 型糖尿病患者的 NAFLD 患病率高达 60% 左右。Meta 分析提示 NAFLD 是 2 型糖尿病的独立危险因素，可以导致 5 年内糖尿病风险增加1倍。近年来，基于 MR 的内脏脂肪定量检测方法不断发展和应用。目前 MR 光谱法（MRS）被认为是无创性肝脂肪定量的金标准，其中最常用的 ^{1}H-MRS。^{1}H-MRS 利用脂肪和水中质子的磁共振频率分离水和脂肪。在 Dixon 成像基础上，利用"定量脂肪水成像"技术可以对弥漫性或者局部脂肪组织进行定量分析。不仅可以量化肝脏脂肪含量，对脂肪变的程度进行分级，还可以检测肝纤维化，是目前最理想的无创性诊断脂肪肝的定量技术。由于 MR 不存在电离辐射，它甚至可以用于新生儿和婴儿的三维成像。由于分析三维图像的工具有限，目前使用 MR 评估体脂肪主要是一维或者二维图像，对减重过程中内脏和皮下脂肪变化的预测性较差。

5）正电子发射计算机断层显像（PET-CT） 人体内的脂肪分为白色脂肪（white adipose tissue，WAT）和棕色脂肪（brown adipose tissue，BAT）。BAT 是哺乳动物体内重要的非颤抖性产热器官，有助于冬眠动物和新生儿抵御寒冷、维持正常体温。与储存能量为主的 WAT 不同，BAT 细胞富含线粒体，被激活后可以增加能量利用、减少能量蓄积，可以改善肥胖及代谢障碍。以往的观点认为，随着年龄的增长 BAT 逐渐退化，在成人体内含量极少，在寒冷刺激时会增加。近些年通过 PET-CT 检查发现 BAT 在成人体内持续存在，主要分布在颈部锁骨上区。葡萄糖和脂肪是 BAT 产热的主要能量来源，BAT 活化的减少会增加内脏脂肪和糖脂代谢紊乱。因寒冷刺激而激活的 BAT 对葡萄糖的摄取增加，PET-CT 仅能检查被激活的 BAT。PET-CT 的电离辐射和高昂价格，限制其临床应用。有研究在水脂分离技术的基础上，通过 MR 测定 BAT 和 WAT。也有将 PET 和 MR 结合在一起的 BAT 定量技术在研究，与 PET-CT 相比具有辐射低、分辨率高的优点，但还需进一步开发应用。

（二）中医认识

单纯性肥胖在中医辨证中属于"肥人""胖人""肥满""痰湿"等范畴。早在战国时期的《黄帝内经》中就有了对肥胖的论述，《灵枢·卫气失常》："黄帝曰：何以度知其肥瘦？伯高曰：人有脂有膏有肉。黄帝曰：别此奈何？伯高曰：肉胭坚，皮满者，肥。肉胭不坚，皮缓者，膏。皮肉不相离者，肉。"伯高把肥胖人群分为"肥""膏""肉"三类。此外，《内经》还对肥胖的病因、病机、并发症及治疗进行了详细描述，为后人研究此病奠定了坚实的理论基础。中医把肥胖的病因归纳为以下几类：①嗜好甜食肉类；②少言懒动；③先天禀赋不足；④情志伤害；⑤年龄和性别；⑥地理因素。过食肥甘厚味则易阻滞中焦，致脾气不升，聚生痰湿，久则脾虚失运，痰湿膏脂滞留周身，致形体肥胖；劳动不足则易气虚，《内经》曰"久卧伤气"，气虚失于运化，津液代谢异常，易生痰湿，积聚全身而致肥胖。中医对肥胖的治疗包括草药和针刺，如《医部总录》记录："人太肥欲得瘦轻健，传。用冬瓜作羹作长食，欲肥则勿食。"取冬瓜淡渗利湿之效。《灵枢·终始》指出"故刺肥人者，以秋冬之齐；刺瘦人者，以春夏之齐"，提示针刺治疗应与四时相应；《内经》云"春主生发，夏主生长，秋主收藏，冬主封蛰"，秋冬两季人常少动，又喜吃食，故常易致肥，此时，施以针刺，另嘱患者多动少食，则事半功倍。肥人体型较常人胖大，针刺时，应取长针深刺而久留针，方能达到疗效，故《灵枢·终始》又云："年质壮大，肤革坚固，固加以邪，刺此者，深而留之，此肥人也。"除了《内经》外，诸如《针灸甲乙经》《针灸资生经》等均有对肥胖及其伴随症状的治疗描述，《针灸甲乙经》曰："治疗肥胖病，嗜饮明显者取承浆；嗜卧明显者灸五里；消谷善饥者去三里。"

辨证分型

（1）脾虚湿阻型

肥胖，水肿，疲乏无力，肢体困重，尿少，食欲缺乏，腹满，脉沉细，舌苔薄腻，舌质淡红。

（2）胃热湿阻型

肥胖，头胀，眩晕，消谷善饥，肢重，困楚怠惰，口渴，喜饮，脉滑数，舌苔腻微黄，舌质红。

（3）肝瘀气滞型

肥胖，胸胁苦满，胃脘痞满，月经不调，闭经，失眠多梦，脉细弦，苔白或薄腻，舌质暗红。

（4）脾肾两虚型（肾脾阳虚）

肥胖，疲乏，无力，腰酸腿软，阳痿，阴寒，脉沉细无力，苔白，舌苔淡红。

（5）阴虚内热型

肥胖，头晕眼花，头胀头痛。腰痛酸软，五心烦热，低热，脉细数微弦，苔薄，舌尖红。

症状符合2～3项以上，舌、脉象基本符合者，即可诊断为该型。

二、治疗

我国及欧美国家制定并颁布了肥胖治疗指南。这些指南，有效指导着医疗保健专业人员对肥胖病进行治疗。肥胖治疗总纲包括两方面：生活方式干预手段及医疗手段，前者为肥胖治疗基石，后者主要指医药减肥及减肥手术，为减肥重要的辅助手段。

（一）药物治疗

1. 西药治疗

很多药物被用来治疗肥胖，这些药物大多数是通过降低食欲来控制体重的。在18世纪期间，泻药被用于减肥，有时也配合水疗。在19世纪90年代才开始利用药物治疗肥胖。药物作用机制可分为三大类：食欲抑制剂、脂肪酶抑制剂、增加机体产热和耗能的药物。

19世纪末使用的甲状腺激素类药物和20世纪30年代使用的二硝基酚均属于增加产热和耗能的药物。中枢性的食欲抑制剂主要分为以下4类：①肾上腺素能药物：20世纪30～40年代广泛使用的安非他命。1959至1960年批准的芬特明、安非拉酮、苄非他明和苯二甲吗啉。20世纪80年代使用的麻黄碱和盐酸苯丙醇胺。②5-羟色胺（5-HT）能药物：如芬氟拉明、右芬氟拉明。③单胺重摄取抑制剂：

1997 年上市的西布曲明可同时抑制去甲肾上腺素和 5- 羟色胺的再摄取。④大麻素受体拮抗剂：2006 年上市的利莫那班。以上药品除芬特明、安非拉酮、苄非他明和苯二甲吗啉目前仍作为短期治疗药物在美国使用外，其他均因安全性问题被撤市。脂肪酶抑制剂目前只有 1997 年 FDA 批准的奥利司他，低剂量制剂为目前唯一的非处方药。2012 年 FDA 又批准了选择性 5-HT 2C 受体激动剂氯卡色林和复方芬特明托吡酯缓释片，2014 年 9 月和 12 月分别批准了复方安非他酮纳曲酮缓释片和利拉鲁肽注射剂。而我国和欧洲目前上市的减肥药物只有奥利司他。

2. 中药治疗

赵进军等将肥胖的中医治疗概括为 8 个原则：

（1）化湿

用于脾虚湿聚证，代表方为二术四苓汤、泽泻汤、防己黄芪汤。

（2）祛痰

用于痰浊内停证，轻者用二陈汤、平陈汤、三子养亲汤，重者用控涎丹。

（3）利水

用于水湿泛溢证，微利用五皮饮，导水用茯苓汤、小分清饮，逐水用舟车丸、十枣汤。

（4）通腑

用于腑气不通证，代表方为小承气汤、调胃承气汤或单味大黄长期服用。

（5）消导

用于爽食积滞证，代表方为三消饮、保和丸。

（6）疏肝利胆

用于情绪不良，精神紧张者，代表方为温胆汤、疏肝饮、消胀散。

（7）健脾

用于脾虚痰湿内阻，用五味异功散、枳术丸、五苓散、参苓白术散。

（8）温阳

用于脾肾阳虚，湿浊内停，代表方为济生肾气丸、甘草附子汤、苓桂术甘汤。

（二）针灸治疗

1. 治疗方案

（1）以审证求因、辨证论治为原则

由于传统针灸学中并无肥胖病这一独立的病名，因此我们可以通过西医的诊断标准和分类方法来针对不同病因进行针对性治疗，临床根据病史、体检和实验室辅助检查来确定病因，对于胃肠实热型肥胖患者，在取主穴的同时，如果属自幼发胖（体质性肥胖）可加肾俞、三阴交；更年期肥胖，可加气海、关元；并发高血糖或糖尿病可加阳池、三阴交、然谷等。目前单纯性肥胖的针灸临床分型主要包括胃肠湿热及脾虚湿阻两种。针灸减肥的主穴是足三里、三阴交、上巨虚、天枢、关元、脾俞等6穴，辅穴是曲池、公孙、丰隆、中脘、支沟、气海、肝俞等7个穴位，取穴多集中于脾经、胃经、督脉膀胱经等。值得注意的是临床出现了不进行辨证，针刺脂肪堆积部位的局部针灸疗法，中枢调控在能量代谢方面发挥重要作用，因此只针对局部的治疗方法并不能达到应有的治疗作用。

（2）取穴原则

取穴上遵循由少到多的原则，在针刺的第1阶段（1个月），根据辨证，取四肢肘膝以下的4～6个穴位为主，均取一侧，如对胃肠实热型，取左曲池、右合谷、左足三里、右上巨虚、左三阴交、右内庭穴进行治疗；第2阶段，加四肢肘膝以上穴位和背俞穴；第3阶段，加腹部腧穴或梅花针叩于背俞和血海等穴。如果在任一阶段已经取得疗效，则相对固定该方案。在治疗过程中，如患者出现食欲增加，可配合耳穴埋籽，第1阶段的治疗勿使用腹部穴位。

（3）分阶段治疗

第一个治疗阶段为 1～4 周，该阶段取穴原则如上，选取四肢肘膝关节以下的穴位，进针后行针导气，以患者得气及舒适为度，每10 分钟行针 1 次，共行针 4 次。第二个阶段为 4～12 周，该阶段增加四肢肘膝以上穴位、腹部穴位及背俞穴，该阶段患者体重处于平台期，减重缓慢或存在体重反弹，应向患者交代清楚。值得注意的是，这一时期的患者容易出现食欲增加，治疗上使用耳穴，取穴为饥点、内分泌、三焦、神门。第三个阶段为 12 周以后，这一阶段患者进入稳定减重时期，治疗效果良好。

2. 经验治疗

（1）体针疗法

张慧敏等治疗肥胖患者 40 例，取穴中脘、下脘、气海、关元、双侧天枢、外陵、臂臑、曲池、外关、合谷、风市、足三里、三阴交、丰隆等，每周 3 次，连续治疗 4 周后，体质量、BMI、脂肪质量和体脂百分比均较治疗前显著下降。冯骅等治疗超重 56 例，主穴：足三里、水分、滑肉门、天枢、外陵、大巨、三阴交；配穴：胃肠实热加曲池、支沟、上巨虚、内庭，脾虚湿阻加阴陵泉、丰隆、太白、大横，治疗 2 个疗程后，体重指数、脂肪百分率及各体围均有明显改善。周祥华采用腹部围刺加体针针灸配合辨证取穴治疗单纯性肥胖64 例，总有效率达到 90.6%，尤其对于胃肠实热型，有效率达 100%。郭霞针刺治疗肥胖病患者 45 例，取穴：天枢（双）、中脘、下脘、气海、关元、大横、腹结、中渚、曲池、支沟、丰隆、上巨虚、阴陵泉等，对体质量、腰围、腰臀比均有明显疗效，且与治疗前相比，CRP、TG、CHO、LDL-C 水平降低，HDL-C 水平升高，指标差异具有统计学意义。王凌鸿治疗单纯性肥胖女性患者 63 例，采用俞募配穴健脾和胃、行气化湿，配以四肢穴位调和周身气虚、促进代谢，取穴上脘、中脘、关元、气海、天枢、大横、大肠俞、脾俞、肾俞、曲池、支沟、合谷、血海、三阴交、太冲，2 个疗程后患者体重、腰围、臀围均较治疗前显著下降。

（2）电针疗法

高飞等采用透刺加电针的方法治疗单纯性肥胖患者，取穴阴陵泉、三阴交、足三里、丰隆、曲池、天枢、中脘、水分、气海、关元、脂肪堆积部位阿是穴，发现男性组总有效率为 97.29%，女性组总有效率为 86.04%，提示男性组疗效优于女性组。周利平用电针治疗腹型肥胖患者 63 例，取穴水分、中脘、下脘、关元、大横、阴交、滑肉门、外陵、腹结、水道、梁门，治疗 2 周后，体质量和 BMI 均较单纯生活方式干预有显著区别。朱玉治疗单纯性肥胖病 200 例，针刺天枢、大横、中脘、下脘、气海、关元、足三里、丰隆、三阴交，电针双侧天枢穴，体重减轻达 5kg 以上的占 40.5%。王菊华等根据辨证取穴加电针的方法治疗产后肥胖 19 例，有效率达 89.5%。

（3）穴位埋线

王艳丽等用透穴埋线治疗单纯性肥胖患者 1206 例，主穴中脘、梁门、天枢、大横、阴交、章门、京门、丰隆、局部阿是穴，脾虚湿阻型加足三里、阴陵泉、脾俞；胃热湿阻型加内庭、胃俞、大肠俞；气滞血瘀型加膻中、三阴交、肝俞、膈俞；脾肾两虚型加脾俞、肾俞、关元、次髎。研究发现透穴埋线减肥疗效和肥胖度基本成正比，即肥胖度越大疗效越好；同时疗效也和年龄有关，青少年的疗效比中老年疗效更好，提示埋线减肥疗效与正气强弱呈正相关。何丽娅等穴位埋线治疗肥胖病患者 30 例，总有效率达 93.33%，且 TG、CHOL、LDL-C、HDL-C 的改善较治疗前有显著改善，说明穴位埋线不仅能降低肥胖指标，而且能改善脂质代谢。谷婷等采用腹针埋线治疗单纯性腹型肥胖，发现在临床疗效方面与常规埋线并无显著差异，但腰围、臀围、腰臀比跟常规埋线比较有统计学意义。

（4）耳穴贴压

温月贤用王不留行籽贴压耳穴治疗产后肥胖患者 31 例，取穴腰、臀、饥点、渴点、皮质下、胃、神门、内分泌、三焦，并根据中医辨证加减穴位，治疗 2 个疗程后，总有效率为 83.8%。林如意等治疗单纯性肥胖患者 53 例，取穴中脘、气海，双侧天枢、曲池、足三里、大横、脾俞、阴陵泉、丰隆，于双侧足三里、气海穴处行温针灸，发现观察组患者肥胖度、体脂百分率、BMI、VFA 水平低于单纯针刺组，脂联素水平高于单纯针刺组。李唯溱等治疗单纯性肥胖患者 30 例，取穴双侧的合谷、天枢、足三里、丰隆、阴陵泉及中脘、中极，并于合谷、足三里、天枢、中脘穴处施以温针灸，总有效率 90%。王建军温针灸治疗单纯性肥胖 30 例，总有效率达 96.67%，显著优于常规针刺的 66.67%。

（5）综合治疗

袁恺用腹背走罐配合耳穴贴压治疗单纯性肥胖 45 例，耳穴取穴脾、胃、口、神门、三焦、内分泌、缘中、皮质下、小肠、肾上腺，并随症配穴，总有效率为 91.11%，研究发现在减少腰围上观察组较针刺组更有优势，认为走罐可加强局部的基础代谢，促进脂肪消耗。

（三）针药结合治疗优势

提高临床效应，降低副作用。随着肥胖级别增加，伴随很多并发症包括心血管病、糖尿病、骨关节炎、癌症等。使得肥胖的治疗更为复杂，依靠单纯的药物、针灸等方式治疗是行不通的。针灸结合西药、中药治疗该病都有很好的协同性，能够优势互补，提高肥胖患者的临床疗效，降低副作用。针灸与药物结合治疗或许可以为我们治疗肥胖病开辟出新视角。

参考文献

［1］赵进军，陈育尧，佟丽．肥胖病的中药治疗［J］．现代康复，2001（17）：18–20.

［2］刘敏，陆亚康，戴利成，等．针药并用治疗单纯性肥胖的临床研究［J］．中国中医药科技，2009，16（03）：169–170.

［3］李凝，巩静，华川．腹针联合二甲双胍治疗肥胖型多囊卵巢综合征患者的临床研究［J］．中西医结合研究，2016，8（01）：11–13.

［4］林娟．针药结合治疗脾肾阳虚型单纯性肥胖的临床观察［D］．南宁：

广西中医药大学，2017.

第三节　2型糖尿病

2型糖尿病（T2DM）是一种以糖类、脂质代谢紊乱为主的代谢障碍性疾病。该病被称为"非胰岛素依赖型糖尿病"或"成人型糖尿病"，占所有糖尿病的90%～95%。2型糖尿病患者体内胰岛素相对不足，包括胰岛素生产不足及胰岛素抵抗。

一、疾病要点

（一）西医认识

1. 病因

（1）超重和肥胖

过度肥胖及高BMI指数是T2DM最高的危险因素，与胰岛素抵抗密切相关。

（2）饮食及生活习惯

富含高脂肪及碳水化合物饮食与T2DM风险密切相关，这类饮食多包括糖类、红肉类及精致谷物类摄入过多。相较于不吸烟者，吸烟者患T2DM风险增加了45%。

2. 病理假说

（1）β细胞假说

β细胞在正常人类胰岛中占细胞总数的60%，而糖尿病患者减少了30%～40%。T2DM中β细胞的丢失与凋亡和自噬失调有关，其中胰岛素抵抗被认为与β细胞的阈值提高相关（在任何血清葡萄糖水平下都会分泌更多的胰岛素）。这种慢性适应可能是由循环葡萄糖和游离脂肪酸水平升高所致。β细胞每分钟整合来自底物、激素和神经末梢的输入，以适应不断变化的需求来调节胰岛素的释放，个体的变化差异会影响这种调节。在T2DM中，胰岛素分泌可以是正常甚至增加的，而用胰岛素分泌率进行比较，T2DM 患者的胰岛素分泌量明显低于非糖尿病对照组。

（2）胰岛素抵抗假说

肥胖和缺乏运动导致胰岛素抵抗，其出现时间较 T2DM 出现时间更早。胰岛素抵抗存在于多种靶器官，包括肌肉、肝脏、消化道、脂肪、肾脏、血管、大脑等。胰岛素与其受体结合激活了酪氨酸激酶和相关受体底物的磷酸化，这些磷酸化的蛋白结合并激活细胞内信号分子磷脂酰肌醇 3- 激酶（PI3K），该分子促进葡萄糖转运蛋白 4（GLUT-4）转运到血浆膜，导致骨骼肌摄取葡萄糖。

3. 疾病分类

2 型糖尿病根据其分期可分为糖尿病前期和 2 型糖尿病，"糖尿病前期"是指血糖水平未达到糖尿病标准但高于正常水平，其与肥胖（特别是腹部或内脏型肥胖）、高甘油三酯和 / 或低高密度脂蛋白胆固醇的血脂异常以及高血压有关。

4. 疾病症状

2 型糖尿病的典型症状为"三多一少"，即多饮、多尿、多食和体重减轻，同时可合并有多种并发症症状。与典型的 2 型糖尿病症状不同，现代糖尿病表现多以肥胖为主。由于现代血糖监测及诊断手段的进步，多数患者在糖尿病早期即被诊断，及时对血糖进行控制，因此其多不表现为体重减轻。

5. 诊断标准

WHO 糖尿病诊断标准：糖尿病症状（如出现多尿，多饮和不明原因的体重减轻）加一个随机的静脉血浆葡萄糖浓度 ≥ 11.1mmol/L 或空腹血糖浓度 ≥ 7.0mmol/L 或口服 75g 无水葡萄糖 2 小时后血糖浓度 ≥ 11.1mmol/L。

6. 疾病评估

2 型糖尿病的评估方式包括实验室检查结果、患者的症状改善及相关量表的评价。实验室检查指标包括血糖、糖化血红蛋白、血脂指标，而患者症状多以相关量表进行评定，目前常用的量表如通用生存质量评定量表、ADDQOL 量表（糖尿病生活质量量表）。

（二）中医认识

1. 脏腑辨证

《素问·奇病论》记载："此肥美之所发也。此人必数食甘美而多肥也。肥者令人内热，甘者令人中满，故其气上溢。转为消渴。"提示人过食肥甘厚腻，内热中满所致。全小林等人总结了中满内热为其核心，其中心在胃肠，其课题组调查了 2518 例 2 型糖尿病患者的中医证型分布，其中肝胃郁热证 1332 例，占 52.9%；胃肠实热证 368例，占 14.6%；提示"中满内热"者占 74.3%，为主要表型，而肝胃郁热是其主要表现形式。

2. 经络辨证

2 型糖尿病多与脾胃经相关，研究发现足三里与三阴交配伍有明显的降糖效应，因足三里所属之胃经与三阴交所属之脾经互为表里，且胃经主受纳水谷精微，脾经主运化输布水谷精微的经脉，两经协作，可促进糖调节受损人群的血糖调节功能恢复平衡。林在霞等人认为糖尿病发病皆与带脉相关，皆有程度不同的经络信息反应，其病变在胰脏，病位在血脉，关键是带脉功能失控。

二、治疗

（一）药物治疗

1. 西药治疗

（1）二甲双胍

二甲双胍是最常用的抗糖尿病药物，其通过抑制肝脏葡萄糖的产生，降低空腹血糖水平和糖化血红蛋白，然而二甲双胍对胰岛 β 细胞功能及肌肉对胰岛素的敏感性没有改善。

（2）胰岛素增敏剂

吡格列酮及罗格列酮是常用的胰岛素增敏剂，它们增强骨骼肌、心肌、肝脏和脂肪细胞中的胰岛素作用，并对胰岛 β 细胞产生增强和保护胰岛素分泌的有效作用。

（3）GLP-1 受体激动剂

GLP-1 受体激动剂如利拉鲁肽、艾塞那肽等可引起血浆 GLP-1 水平的药理学升高，显著促进胰岛素的分泌，抑制胰高血糖素的分泌。

（4）靶向胃肠道及肾脏药物

阿卡波糖能够减缓肠道中碳水化合物的吸收速度，降低糖化血红蛋白的作用温和，其常见的不良反应包括胃肠道症状；钠/葡萄糖共转运蛋白2（SGLT-2）抑制剂能够阻断近端肾小管对葡萄糖的吸收，起降低肾脏对葡萄糖的最大吸收能力。

2. 中药治疗

（1）燥湿健脾

燥湿健脾方能够明显降低血糖及糖化血红蛋白，改善患者症状；黄连解毒汤、黄连温胆汤、葛根芩连汤加减在降低血糖及糖化血红蛋白的同时可以改善胰岛素抵抗。

（2）清热生津

益气养阴清热方在降糖方面不劣于西药，同时在改善机体炎症方面具有优势；二甲双胍与白虎加人参汤结合治疗能够提高疗效，改善该项指标及症状。

（3）补脾益肾

二甲双胍结合加味参芪地黄汤在改善症状、降低血糖方面均较单药治疗效果显著；六味地黄丸与二甲双胍联用不仅可以降低血糖，改善胰岛素抵抗，还能够改善多种临床症状，如口干、口渴等。

（二）针灸治疗

1. 取穴原则

（1）辨证施治

人根据症状及舌象、脉象将2型糖尿病分为6种类型，包括肺热津伤，胃热炽盛，胃热滞脾，气阴两虚，阴虚夹瘀，阴阳两虚。取穴根据不同证型进行选取，针灸体穴隔日 1 次，每次留针或加灸约为 30 分钟，每 10 分钟行 1 次针，以得气为度，以 3 个月为 1 个疗程。刺灸方法实者以泻法为主，虚者多用补法，寒者可加温灸。

（2）标本配穴

针刺取穴双侧足三里、关元，双侧胰俞。采用 0.25mm×40mm 一次性无菌针灸针，足三里直刺 1.0 ～ 1.4 寸，关元直刺 1.0 ～ 1.4 寸，胰俞 30° 角斜刺 1.0 ～ 1.2 寸，针刺后每穴捻转 30s 得气；足三里及关元采用温针灸，每穴治疗 20 分钟。隔日 1 次，治疗 10 次。

2. 治疗方法

选取督脉穴位为治疗主穴，主要集中于胸 8 ～ 10 节段。方法：1.5 寸针灸针沿着棘突刺入 T8、T9、T10 棘突下凹陷中，刺入 1 寸左右深度，患者出现重压感；1.5 寸针灸针在胸 8、胸 9、胸 10 棘突旁开 0.5 寸直刺，刺入 0.6 ～ 0.8 寸，行导气针法，小幅度高频率捻针，以患者舒适为度。

（三）针药结合治疗优势

1. 减少副作用

以罗格列酮为代表的噻唑烷二酮（TZDs）类药物，因其具有优越的降糖效应，长期广泛应用于 2 型糖尿病的治疗，然而 TZDs 在治疗 2 型糖尿病的过程中会产生体重增加的负效应。针刺结合罗格列酮治疗 2 型糖尿病可以减少药物引起的体重增加，其作用可能通过调控激活中枢通路，同时抑制中枢 PPARγ 表达水平从而影响摄食中枢摄食行为实现的。

2. 增加疗效

药物结合针刺治疗对于血糖调控及胰岛素抵抗改善有显著优势。具体方案：盐酸二甲双胍片 0.5g，每日 3 次；自拟健脾化痰方：党参 20g，茯苓 20g，黄芪 20g，白术 12g，半夏 6g，胆南星 10g，泽泻 12g，山楂 20g；针刺治疗：选取足三里、丰隆、中脘、阴陵泉、脾俞穴，双侧穴者均双侧取穴，隔日 1 次，每次 30 分钟。

3. 改善糖尿病并发症

①糖尿病周围神经病变：鸡血藤、生黄芪、山药各 30g，当归 15g，熟地黄、地龙、丹参、丝瓜络各 10g，甘草 6g；针刺穴位太冲、阳陵泉、三阴交、太溪、肾俞、足三里、脾俞、胰俞、曲池、支沟、关元等，进针得气后留针 30 分钟。②糖尿病胃轻瘫：针刺胃俞募穴联合津力达颗粒治疗。③糖尿病肾病：针刺联合糖克煎剂治疗。

4. 优化治疗方案

二甲双胍为治疗糖尿病最常用的药物，大规模应用于糖尿病早期治疗，然而其疗效有一定限制，如对胰岛 β 细胞功能无改善作用，并且存在一定的副作用，如胃肠道反应。针刺结合二甲双胍治疗 2 型糖尿病可以在不改变治疗药物的基础上优化治疗效果，林恒凯使用二甲双胍联合针刺然谷穴治疗 2 型糖尿病患者，其患者的空腹血糖及餐后血糖调控均优于单纯使用二甲双胍。

参考文献

［1］林在霞，白日晶，李淑芹，等 . 从经络辨证论带脉内属胰脏——附 65 例糖尿病临床分析［C］// 中华中医药学会 . 中医治疗糖尿病及其并发症的临床经验、方案与研究进展——第三届糖尿病（消渴病）国际学术会议论文集 . 北京：中华中医药学会糖尿病分会，2002：2.

［2］林恒凯 . 二甲双胍联合针刺然谷穴治疗 2 型糖尿病的临床疗效观察［J］. 医学食疗与健康，2019（12）：86 87.